全国高等职业院校预防医学专业规划教材

营养与食品卫生学

（供预防医学专业用）

主　编　王　丹　刘　玲　聂春莲

副主编　马　洁　林斌松　何清懿

编　者　（以姓氏笔画为序）

马　洁（天津市疾病预防控制中心）

王　丹（长春医学高等专科学校）

冉春霞（重庆三峡医药高等专科学校）

刘　玲（四川中医药高等专科学校）

杜　林（长春医学高等专科学校）

杨伟品（山东医学高等专科学校）

何　苗（江苏医药职业学院）

何清懿（长沙卫生职业学院）

张亚伟（山东医药技师学院）

林斌松（漳州卫生职业学院）

聂春莲（广东江门中医药职业学院）

龚　琬（四川中医药高等专科学校）

揭金花（福建卫生职业技术学院）

中国健康传媒集团
中国医药科技出版社 ·北京

内 容 提 要

本教材为"全国高等职业院校预防医学专业规划教材"之一，系根据营养与食品卫生学课程标准的基本要求和课程特点编写而成，内容上涵盖营养学基础、食物营养、公共营养、特殊人群的营养、临床营养、营养与营养相关疾病、食品污染及其预防、食品添加剂及其管理、各类食品的卫生及其管理、食源性疾病及其预防、食品安全监督管理等。本教材突出重点，详略得当，同时有机融入学科领域最新知识。本教材为书网融合教材，即纸质教材有机融合电子教材、教学配套资源（PPT、微课、图片等）、题库系统、数字化教学服务（在线教学、在线作业、在线考试），使教学资源更加多样化、立体化，有助学习者理解掌握相关知识，并及时考察学习效果。

本教材主要供高等职业院校预防医学专业师生教学使用，也可供医学营养、护理、食品等专业学生使用，以及作为从事营养与食品卫生学工作的专业人员和健康管理人员参考用书。

图书在版编目（CIP）数据

营养与食品卫生学/王丹，刘玲，聂春莲主编. —北京：中国医药科技出版社，2023.12（2025.7重印）.
全国高等职业院校预防医学专业规划教材
ISBN 978 – 7 – 5214 – 4330 – 1

Ⅰ.①营… Ⅱ.①王… ②刘… ③聂… Ⅲ.①营养学 – 高等职业教育 – 教材 ②食品卫生学 – 高等职业教育 – 教材
Ⅳ.①R15

中国国家版本馆 CIP 数据核字（2023）第 247554 号

美术编辑　陈君杞
版式设计　友全图文

出版　**中国健康传媒集团**｜中国医药科技出版社

地址　北京市海淀区文慧园北路甲 22 号

邮编　100082

电话　发行：010 – 62227427　邮购：010 – 62236938

网址　www. cmstp. com

规格　889 × 1194mm $^1/_{16}$

印张　20

字数　569 千字

版次　2024 年 1 月第 1 版

印次　2025 年 7 月第 2 次印刷

印刷　北京金康利印刷有限公司

经销　全国各地新华书店

书号　ISBN 978 – 7 – 5214 – 4330 – 1

定价　**69.00 元**

获取新书信息、投稿、为图书纠错，请扫码联系我们。

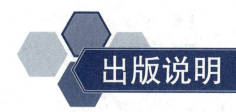

出版说明

为了贯彻党的二十大精神，落实《国家职业教育改革实施方案》《关于推动现代职业教育高质量发展的意见》等文件精神，对标国家健康战略、服务健康产业转型升级，服务职业教育教学改革，对接职业岗位需求，强化职业能力培养，中国健康传媒集团中国医药科技出版社在教育部、国家药品监督管理局的领导下，组织相关院校和企业专家编写"全国高等职业院校预防医学专业规划教材"。本套教材具有以下特点。

1.强化课程思政，体现立德树人

坚决把立德树人贯穿、落实到教材建设全过程的各方面、各环节。教材编写将价值塑造、知识传授和能力培养三者融为一体。在教材专业内容中渗透我国医疗卫生事业人才培养需要的有温度、有情怀的职业素养要求，着重体现加强救死扶伤的道术、心中有爱的仁术、知识扎实的学术、本领过硬的技术、方法科学的艺术的教育。引导学生始终把人民群众生命安全和身体健康放在首位，尊重患者，善于沟通，提升综合素养和人文修养，提升依法应对重大突发公共卫生事件的能力，做医德高尚、医术精湛的健康守护者。

2.体现职教精神，突出必需够用

教材编写坚持"以就业为导向、以全面素质为基础、以能力为本位"的现代职业教育教学改革方向，根据《高等职业学校专业教学标准》《职业教育专业目录(2021)》要求，教材编写落实"必需、够用"原则，以培养满足岗位需求、教学需求和社会需求的高素质技能型人才，体现高职教育特点。同时做到与技能竞赛考核、职业技能等级证书考核的有机结合。

3.坚持工学结合，注重德技并修

围绕"教随产出，产教同行"，教材融入行业人员参与编写，强化以岗位需求为导向的理实教学，注重理论知识与岗位需求相结合，对接职业标准和岗位要求。设置"学习目标""情景导入""知识链接""重点小结""练习题"等模块，培养学生理论联系实践的综合分析能力；增强教材的可读性和实用性，培养学生学习的自觉性和主动性，强化培养学生创新思维能力和操作能力。

4.建设立体教材，丰富教学资源

依托"医药大学堂"在线学习平台搭建与教材配套的数字化资源(数字教材、教学课件、图片、视频、动画及练习题等)，丰富多样化、立体化教学资源，并提升教学手段，促进师生互动，满足教学管理需要，为提高教育教学水平和质量提供支撑。

本套教材的出版得到了全国知名专家的精心指导和各有关院校领导与编者的大力支持，在此一并表示衷心感谢。希望广大师生在教学中积极使用本套教材并提出宝贵意见，以便修订完善，共同打造精品教材。

数字化教材编委会

主　编　王　丹　刘　玲　聂春莲
副主编　马　洁　林斌松　何清懿
编　者　（以姓氏笔画为序）

马　洁（天津市疾病预防控制中心）
王　丹（长春医学高等专科学校）
冉春霞（重庆三峡医药高等专科学校）
刘　玲（四川中医药高等专科学校）
杜　林（长春医学高等专科学校）
杨伟品（山东医学高等专科学校）
何　苗（江苏医药职业学院）
何清懿（长沙卫生职业学院）
张亚伟（山东医药技师学院）
林斌松（漳州卫生职业学院）
聂春莲（广东江门中医药职业学院）
龚　琬（四川中医药高等专科学校）
揭金花（福建卫生职业技术学院）

PREFACE
前言 ▶

　　营养与食品卫生学是一门研究人类营养规律及其与健康关系的学科，它涉及多个领域，包括生物学、化学、生理学、医学、食品科学等，主要研究膳食与机体的相互作用及其对健康的影响，作用机制以及据此提出预防疾病、保护和促进健康的措施政策和法规等。营养与食品卫生学在保障人类健康、预防疾病、促进康复等方面具有重要作用。

　　本教材在遵循预防医学专业学生的培养目标和要求的基础上，密切结合创新型人才培养的需求，在内容上既突出重点，又详略得当，同时将该学科领域的最新知识及时补充到教材中。为了使该教材的适用性更加广泛，我们吸纳了多所医学职业院校从事该领域研究的老师和行业专家共同参与到本教材的编写工作之中。

　　本教材共十一章，涵盖了营养学基础、食物营养、公共营养、特殊人群的营养、临床营养、营养与营养相关疾病、食品污染及其预防、食品添加剂及其管理、各类食品的卫生及其管理、食源性疾病及其预防和食品安全监督管理等内容。每章都由浅入深地介绍了相关知识点，并附有案例导入、知识链接和练习题，帮助读者更好地理解和应用所学知识。

　　本教材由王丹、刘玲、聂春莲担任主编，具体编写分工如下：绪论由王丹编写；第一章由揭金花、冉春霞编写；第二章由王丹、杜林编写；第三章由林斌松编写；第四章由刘玲、龚琬编写；第五章由聂春莲编写；第六章由杨伟品、张亚伟编写；第七章由何苗编写；第八章和第九章由何清懿编写；第十章由马洁、王丹编写；第十一章由马洁编写。全书由所有编者共同完成审阅修改，由王丹统稿、定稿。实验项目由对应的章节的编者完成。

　　教材编写过程中我们对文稿进行了反复讨论、校对与修改，但由于营养学和食品卫生学本身相关知识不断发展与更新，再加之团队的水平与经验有限，疏漏和不足之处恐所难免，恳请各位专家、使用本教材的师生和其他读者及时将问题或建议反馈给我们，以便我们不断改进。

编　者

2023 年 11 月

CONTENTS
◀ **目录**

绪　论

◇ 学习目标

知识目标

1. 掌握营养、营养学、食品卫生学的概念；营养学与食品卫生学的联系与区别。
2. 熟悉营养学与食品卫生学的发展简史、研究内容。
3. 了解营养与食品卫生学的研究方法。

能力目标

具备将膳食和营养平衡、预防为主等的观点与实际结合并运用的能力。

素质目标

通过本章的学习，建立饮食营养对健康影响的科学认知。

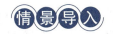

情景：《中国膳食指南科学研究报告（2021）》研究表明，在传统膳食模式的演变过程中，我国不同地区居民逐渐形成了某些地域性的膳食模式，比如东南沿海一带形成的东方健康膳食模式，其研究结果显示，该地区发生超重肥胖、2型糖尿病、代谢综合征和脑卒中等疾病的风险均较低，同时，心血管疾病和慢性疾病的死亡率也较低，居民期望寿命较高。

思考：

1. 上述研究结果给您的启示是什么？
2. 营养与健康有什么关系？

解析

营养与食品卫生学是建立在生物学、基础医学及临床医学等基础上，主要研究膳食与机体之间相互作用及其对健康的影响、作用机制以及由此提出的预防疾病、保护和促进健康的措施、政策和法规等的一门学科，属于预防医学领域。营养与食品卫生学具有很强的科学性、社会实践性和应用性，包括营养学与食品卫生学两个既密切联系又相互区别的学科。

一、营养学与食品卫生学的关系

（一）营养学

营养是指机体从外界摄取食物，经过体内的消化、吸收和（或）代谢后，或参与构建组织器官，或满足生理功能和体力活动需要的必要的生物学过程。

营养学是指研究机体营养规律以及改善措施的科学，即研究食物中对人体有益的成分及人体摄取和利用这些成分来维持、促进健康的规律和机制，在此基础上采取具体的、宏观的、社会性措施改善人类健康、提高生命质量。营养学主要涉及食物营养、人体营养和公共营养三大领域，具体包括基础营养、食物营养、公共营养、特殊人群营养和临床营养五个方面。

（二）食品卫生学

食品卫生学是指研究食品中可能存在的、危害人体健康的有害因素及其对机体的作用规律和机制，并在此基础上提出的具体、宏观的预防措施，以提高食品卫生质量，保护食用者安全的科学。

（三）营养学与食品卫生学的联系与区别

1. 联系 从广义上讲，营养学与食品卫生学的联系在于两者有共同的研究对象，即食物和人体，研究食物与健康的关系。

2. 区别 从狭义上讲，两者在具体的研究目标、研究目的、研究方法、理论体系等方面各不相同。营养学是研究食物中的有益成分与健康的关系，而食品卫生学则是研究食物中有害成分与健康的关系。

二、营养学与食品卫生学的发展简史

（一）营养学的发展简史

1. 古代营养学 我国对食物营养及其对人体健康影响的认识历史悠久，源远流长。早在西周时期（公元前1100年—公元前771年），官方医政制度就把医学分为四大类，即食医、疾医、疡医和兽医，其中的食医排在"四医"之首。食医是专门从事饮食营养的医生。两千多年前的战国至西汉时代编写的中医经典著作《黄帝内经·素问》中，就提出了"五谷为养、五果为助、五畜为益、五菜为充"的原则，这是最早提出的膳食平衡理念。东晋葛洪撰写的《肘后备急方》中记载了用豆豉、大豆、小豆、胡麻、牛乳、鲫鱼六种方法治疗和预防脚气病。唐代医学家孙思邈在饮食养生方面也十分强调顺应自然，特别要避免"太过"和"不足"的危害。此外，他还明确提出了"食疗"的概念和药食同源的观点，认为就食物功能而言，"用之充饥则谓之食，以其疗病则谓之药"。他的弟子孟诜于公元659年编写了我国第一部食疗专著《食疗本草》。宋、金和元时期，食疗学及其应用有了较为全面的发展，如宋朝的王怀隐等编写的《太平圣惠方》，记载了28种疾病的食疗方法。元朝忽思慧等撰写的《饮膳正要》，针对各种保健食物、补益药膳以及烹调方法进行了较为深入的研究。明代李时珍在总结我国16世纪以前药学经验的基础上，著成了《本草纲目》，其中有关抗衰老的保健药物及药膳就达253种。

人类在长达几千年探索饮食与健康关系的历史进程中，不仅积累了丰富的实践经验和感性认识，还逐渐形成了中医学中关于营养保健的独特理论体系，即"药食同源学说""药膳学说""食物功能的性味学说""食物的升、降、浮、沉学说""食物的补泻学说""食物的归经学说""辩证施食学说"等。这些学说依据中医学的理论，站在哲学的高度，用辨证、综合、联系和发展的观点研究饮食与健康的关系。

国外最早关于营养方面的记载始见于公元前400多年前的著作中，记载有将肝汁挤到眼睛中治疗眼病。古希腊名医希波克拉底在公元前400多年已认识到膳食营养对于健康的重要性，并提出"食物即药"的观点，这同我国古代关于"药食同源"学说有着惊人相似之处。此外，他还尝试用海藻治疗甲状腺肿大、用动物肝脏治疗夜盲症和用含铁的水治疗贫血，这些饮食疗法有些现在仍在被广泛沿用。

2. 现代营养学 18世纪中叶以前，关于膳食、营养与健康的关系虽然已形成了许多的观点、学说甚至理论，有些还在实践中得到验证，但这些认识多是表面的感性经验的积累，缺乏对事物全面和本质的认识。直到1785年法国发生"化学革命"，鉴定出一些主要化学元素并建立了一些化学分析方法，才开始了现代意义的营养学研究，标志着现代营养学的开端，即利用定量和科学的方法系统地对那些古老的或新的营养观点进行更深层次的研究与验证。当然这一时期营养学的快速发展不仅得益于化学和物理学的突飞猛进发展，还依赖于生物化学、微生物学、生理学和医学等学科所取得的突破性成果。

现代营养学从开始至现在，可大致分为三个时期。

（1）营养学的萌芽与形成期（1785—1945 年）　这个时期的特点有：①在认识到食物与人体基本化学元素组成基础上，逐渐形成了营养学的基本概念和理论；②建立了食物成分的化学分析方法和动物实验方法；③明确了一些营养缺乏病的病因；④1912—1942 年，分离和鉴定了食物中绝大多数营养素，是发现营养素的鼎盛时期，也是营养学发展的黄金时期；⑤1934 年美国营养学会的成立，标志着营养学的基本框架已形成。这一时期是营养学历史上突破最大和最多的时期，代表性成果如下。

1）认识到了动、植物的主要化学元素构成。"化学革命"使定量的化学分析方法得以建立，从而逐渐认识到了自然界的化学构成。1778 年，法国化学家 Lavoisier 鉴定并命名了氧和氢；1785 年，法国化学家 Berthollet 证明动物和植物体内存在氮，并有氨的存在，这为营养学的发展奠定了基础。

2）1780 年，Lavoisier 用自制的冰量热计测量豚鼠产生的热量与呼出的二氧化碳，并将这些结果与点燃的蜡烛或木炭产生的热量进行比较，首次提出"呼吸是氧化燃烧"的理论，从而为食物的能量代谢研究奠定了基础。

3）1839 年，荷兰科学家 Mulder 首次提出"蛋白质"的概念，并认识到各种蛋白质含氮量均约为 16%。

4）1842 年，德国有机化学家 Liebig 提出机体营养过程是对蛋白质、脂肪和碳水化合物的氧化过程，并指出碳水化合物可在体内转化为脂肪；同时还建立了碳、氢、氮定量测定方法，由此明确了食物的组成及物质代谢概念。

5）1860 年，德国生理学家 Voit 建立了氮平衡学说，并于 1881 年首次系统提出蛋白质、碳水化合物和脂肪的每日供给量；1894 年，Rubner 建立了测量食物代谢燃烧产生热量的方法，提出了热量代谢的体表面积法则和 Rubner 生热系统；1899 年，美国农业化学家 Atwater 提出了 Atwater 生热系数，设计了一种更为精确的呼吸能量计，并完成了大量能量代谢实验和食物成分分析。这三位科学家以其伟大的科研业绩成为现代营养学的主要奠基人。

6）1886 年，荷兰细菌学家 Eijkman 建立了研究脚气病的鸡模型，并发现白色的精制大米可导致该病，而粗制带有麸皮的大米具有治疗该病的作用。从 Eijkman 开始，经过几代人的艰苦努力，终于在 1926 年发现了维生素 B_1。

7）1810 年，Wollastor 发现第一种氨基酸试验——亮氨酸。1935 年，Rose 鉴定出最后一种天然存在的氨基酸——苏氨酸。1942 年，Rose 根据人体试验确认了成年人的必需氨基酸有 8 种。

8）1912 年，Funk 将抗脚气病、抗坏血病、抗癞皮病、抗佝偻病的四种物质统称为"生命胺"。1920 年，命名为维生素。

（2）营养学的全面发展与成熟期（1945—1985 年）　这个时期的特点有：①继续发现一些新营养素并系统研究了这些营养素的消化、吸收、代谢及生理功能、营养素缺乏引起的疾病及其机制；②不仅关注营养缺乏问题，还开始关注营养过剩对人类健康的危害；③这个时期营养学发展的显著特点为公共营养的兴起。第二次世界大战期间，美国政府为防止士兵患营养缺乏病而建立了战时食物配给制度，这些调整食物结构的政策以及预防营养缺乏病所采取的社会性措施为公共营养的发展奠定了基础。战后，国际上开始研究宏观营养，营养工作的社会性不断得到加强；随后在世界卫生组织（World Health Organization，WHO）和联合国粮农组织（Food and Agriculture Organization，FAO）的努力下，加强了全球营养工作的宏观调控性质，公共营养学应运而生。1996 年，Mason 等提出、并经 1997 年第十六届国际营养大会讨论同意，将"公共营养"的定义最终明确下来，这标志着公共营养的发展已经成熟。

（3）营养学发展的新的突破与孕育期（1985 年至今）　这个时期的特点如下。

1）研究领域更加广泛　除传统营养素外，植物化学物对人体健康的影响及其对慢性病的防治作用逐渐成为营养学研究热点；植物化学物的深入研究不仅有利于健康促进、防治人类重大慢性疾病，同时其作用机制的深入研究更加明确了其在人类健康中的作用和地位，并将有一部分植物化学物划分为新的营养素。此外，不仅研究营养素的营养生理功能，还研究其对疾病的预防和治疗作用。

2）研究内容更加深入　随着分子生物学技术和理论向各学科的逐渐渗透，特别是在1985年分子营养学概念的提出，标志着营养学研究已进入分子时代。分子营养学将从更加微观的角度研究营养与基因之间的相互作用及其对人类健康的影响。分子营养学的深入研究，将促进发现营养素新的生理功能，同时利用营养素以促进人体内有益基因的表达和（或）抑制有害基因的表达；此外，还可根据人群个体不同基因型制定不同的膳食供给量标准，为预防营养相关疾病作出了重要贡献。

3）研究内容更加宏观　2005年5月发布的吉森宣言以及同年9月第十八届国际营养学大会上均提出了营养学的新定义：营养学是一门研究食品体系、食品和饮品及其营养成分与其他组分和它们在生物体系、社会和环境体系之间及之内的相互作用的科学。新营养学特别强调其不仅是一门生物学，而且还是一门社会学和环境科学，是三位一体的综合性学科。因此，它的研究内容不仅包括食物与人体健康，还包括社会政治、经济、文化等以及环境与生态系统带来的食物供给变化，进而对人类生存、健康的影响。它不仅关注一个地区、一个国家的营养问题，而且更加关注全球的营养问题；不仅关注现代的营养问题，而且更加关注未来营养学持续发展的问题。

因此，新营养学比传统营养学的研究内容更加广泛和宏观。新营养学的进一步发展将从生物学、社会学和环境科学的角度，综合制定出"人人享有安全、营养的食品"权利的方针、政策，最大限度地开发人类潜力，享有最健康的生活，发掘、保持和享受多元化程度逐渐提高的居住环境与自然环境。

以上三个方面的研究才刚刚起步，还处于初级阶段，但其未来的发展前景和将要产生的重大突破及其对人类和社会发展的巨大贡献是可预见的。因此这一时期是营养学发展的新的突破与孕育期。

3. 我国的现代营养学　我国现代营养学的发展大约始于20世纪初。当时的生化学家做了一些食物成分分析和膳食调查方面的工作。1927年，刊载营养学论文的《中国生理杂志》创刊。1928年、1937年分别发表了《中国食物的营养价值》和《中国民众最低营养需要》。1939年，中华医学会参照国际联盟建议提出了我国历史上第一个营养素供给量建议。1941年，中央卫生实验院召开了全国第一次营养学会议。1945年，中国营养学会在重庆正式成立，并创办了《中国营养学杂志》。当时的中国正处于半封建、半殖民地的政治经济条件下，加上连年的战争状态，营养学研究工作举步维艰，难以收到实际成效。

1949年，我国营养学和人民营养事业有了新发展。中华人民共和国成立初期根据营养学家的建议，国家采取了对主要食品统购、统销和价格补贴政策，保证了食物的合理分配和人民的基本需要。设置了营养科研机构，在全国各级医学院开设了营养卫生课程，为我国培养了大批营养专业人才。结合国家建设和人民健康需要，开展了多方面富有成效的工作，先后进行了"粮食适宜碾磨度""军粮标准化""5410豆制代乳粉""提高粗粮消化率"等研究工作。1952年，我国出版第一版《食物成分表》；1955年，提出中华人民共和国成立后第一个营养素供给量建议；1956年，营养学报创刊；1959年，开展了我国历史上第一次全国性营养调查。

1978年，党的十一届三中全会以后，我国的营养学事业驶向了快速发展的轨道，并取得长足进展，重新组建了中国营养学会，恢复了营养学课程，复刊了营养学报，开展了学科各个领域的建设、科研和实际工作。1982—2012年，每隔10年进行一次全国性营养调查。1988年中国营养学会修订了每人每天膳食营养素供给量，并于1989年制订了我国第一个膳食指南。与此同时，我国的营养科学工作者进行了一些重要营养缺乏病包括克山病、碘缺乏病、佝偻病及癞皮病等的防治研究，并结合防治克山病及硒中毒的研究结果，提出了对应营养素的人体需要量，受到各国学者的高度重视。另外，在基础营养学如我国居民蛋白质、能量需要量以及利用稳定同位素技术检测微量元素、体内代谢等研究领域已接近世界先进水平，并取得了重要成果。

根据社会发展和居民膳食结构的改变，1997 年，中国营养学会修订了膳食指南，并发布了《中国居民平衡膳食宝塔》；2000 年，中国营养学会发布了我国第一版《中国居民膳食营养素参考摄入量》。我国政府十分重视我国居民营养与健康问题，1993 年，国务院发布了《九十年代食物结构改革与发展纲要》，次年国务院总理签发了《食盐加碘消除碘缺乏危害管理条例》；1997 年、2001 年和 2014 年国务院办公厅分别发布了《中国营养改善行动计划》《中国食物与营养发展纲要（2001—2010 年）》《中国食物与营养发展纲要（2014—2020 年）》《健康中国行动（2019—2030 年）》等。这一系列具有法律效力的文件，不仅为改善与促进国民健康提供了有力的保障，还为我国营养学的发展注入了巨大的推动力。

（二）食品卫生学的发展简史

1. 古代食品卫生学　人类对食品可能造成人体健康损害甚至死亡的认识，最早可追溯到人类的起源。大约在 170 万年前到 8000 年前，人类主要靠捕猎和采集野果维持生命，这一时期被称为食物采集期。此时，人类已认识到有些动植物是有毒的，可使人中毒甚至死亡，这也是该时期存在的主要食品卫生问题。大约在 8000 年前至 1 万年前，人类进入了食品生产期。这时，人类生产食物的技术与能力明显提高，出现了食物过剩的现象。过剩的食物需要贮藏，随即出现了食物腐败变质和食物中毒问题。于是食物各种保存方法和生产耐贮藏食品的新技术应运而生。大约在 8000 年前，在近东地区就首次使用煮沸消毒锅；公元前 7000 年，古巴比伦尼亚首次酿造啤酒；公元前 3000 年，阿拉伯半岛的游牧民族（闪族人）首次制作了奶酪和黄油。3000 多年前的周朝，就能控制一定卫生条件而制造出酒、醋、酱等发酵食品。这一时期还出现了腌制、熏制、自然风干和冷冻等食品的保存技术，于是以食盐、食醋、天然香料和天然草药作为食品添加剂的实践活动也随之开始。

夏商周时期，青铜制造工艺达到鼎盛，并广泛用作食品容器，因此经常发生中毒事件（后经证实是由铅中毒引起）。这一时期又发现了炼丹术（国外称炼金术），即将含汞物质炼成兼具治疗和强身健体功能的丹药，也经常引发中毒事件。另外，随着农业的发展，可大面积种植玉米和小麦，因此出现了玉米和小麦被真菌污染而发生的中毒事件。公元前 600 年，亚洲西部就曾发生因食用裸麦而引起中毒事件。

人们在实际生产、生活过程中逐渐认识到食物对人类健康可能造成的重大危害。因此，引起了当时统治阶层的高度重视，并制定了相应的法律，如我国周朝时期就已经设置了"凌人"，专司食品冷藏防腐；唐朝时期制定的《唐律》规定了处理腐败食品的法律准则，如"脯肉有毒曾经病人，有余者速焚之，违者杖九十；若与人食，并出卖令人病者徒一年；以故致死者，绞"。国外也有类似的食品卫生管理的记载，如公元前 400 年古希腊名医希波克拉底所著《饮食论》、中世纪罗马与意大利设置的专管食品卫生的"市吏"、16 世纪俄国古典文学著作《治家训》、18 世纪法国记者梅尔斯撰写的《巴黎景象》等都是这种认识和管理的例证。但当时关于食品卫生与人类健康关系的认识还处于感性的、经验的积累阶段，主要原因是当时整个自然科学的发展也正处在盲目的浑浊不清的状态。

2. 现代食品卫生学

（1）现代食品卫生学的形成期　18 世纪末至 20 世纪中叶是自然科学具有划时代意义的重大发现和突破的鼎盛时期，也是现代诸多学科形成和建立的繁荣时期，现代食品卫生学就是其中之一。18 世纪末法国的"化学革命"，为食物中化学污染物的发现与研究奠定了基础；1683 年，荷兰科学家 Leeuwenhoek 在显微镜下观察到细菌之后，1837 年巴斯德第一次认识到食品中微生物的存在及其作用，证明牛奶变酸是由微生物引起的；1860 年巴斯德第一次用加热的方法杀死了葡萄酒和啤酒中的有害微生物，该方法即所谓的"巴氏消毒法"。巴斯德的发现为现代食品微生物的发展奠定了基础。此时期由于化学、微生物学、物理学、生理学等学科所取得的突破性成就，使现代食品卫生学不仅得以建立，而且取得了迅猛发展。

这个时期取得的主要成就有：①逐渐认识到了食品中的化学性污染物（如汞、镉、砷、铅等）和生物性污染物（如伤寒沙门菌、肉毒梭菌等）的性质与结构，并建立了相应的分析、检测与鉴定方法；②明确了微生物污染在食品腐败变质以及在食物中毒过程中的作用；③开始尝试用高压灭菌消毒、防腐剂及其他一些方法来延长食品保存期；④由于当时西方资本主义国家正处于自由竞争阶段，为了追逐高额利润，食品伪造、掺假、掺杂行为相当猖獗。因此，这些国家最早建立了食品法。例如，1851 年法国颁布了《取缔食品伪造法》、1860 年英国颁布了《防止饮食掺假法》、1878 年美国加利福尼亚州通过了《牛奶场法》。这一时期食品存在的主要卫生学问题是细菌污染与食品腐败变质、食物中毒、食品的伪造、掺假、掺杂等。

（2）现代食品卫生学的快速发展期　第二次世界大战结束以后，科学技术的快速发展带动了工业、农业、商业等的迅猛发展。这种快速发展直接或间接促进了食品卫生学科的进一步发展与完善，并取得了令人瞩目的成就。主要表现在以下几个方面。

1）理论与技术研究方面　食品毒理学理论与食品安全性评价程序的建立及危险性分析方法的应用，都为评价食品中各种有害因素的毒性及制定食品卫生标准提供了依据与保证；食品卫生监督管理概念及理论体系的提出，为确保食品卫生及安全提供了强有力的保障；一些现代化、高精度仪器如各种色谱仪和分光光度计、核磁共振仪等在食品卫生学领域的应用，使发现与鉴定食品中新的化学性污染物及检测食品中痕量污染物成为可能；细胞生物学、分子遗传学、免疫组织化学、分子生物学等技术及同位素示踪技术等的应用，进一步阐明了食品污染物在体内的代谢、毒性作用性质、作用机制以及敏感、特异的生物标志物，为进一步修订污染物的食品卫生标准奠定了基础。

2）食品污染物研究方面　食品的化学性污染是现代食品的最主要卫生问题，也是发展最快、最具特征的一个领域。其主要原因是：①工业的扩张与发展，导致工厂排放的"三废"一度失去控制，从而造成环境及食品的严重污染，如在日本曾出现过"水俣病、骨痛病"等"公害病"。②为增加粮食产量，大量使用农药、化肥、除草剂、植物生长调节剂等，从而也导致了环境及食品的严重污染，如有机汞、有机氯农药这两类农药在 20 世纪 70 ~ 80 年代停止使用，但至今仍可在环境及食品中检出，有些地区的食品残留量仍然很高。③为促进畜牧业的快速发展，在畜禽养殖过程中大量使用兽药、激素以及各种添加剂，从而导致这些化学物质在畜、禽产品中过量残留，并对人体造成一定危害，其中最典型的是盐酸克伦特罗（瘦肉精）。④食品添加剂及各种容器包装材料在食品生产、加工、贮藏过程中的广泛应用，加重了食品化学性污染的严重局面。⑤在腌制、发酵、烧烤、熏制等食品中发现了具有"三致"毒性的化学污染物。如在 20 世纪 50 年代至 80 年代，陆续发现了 $N-$亚硝基化合物、霉菌毒素、多环芳烃、杂环胺四大类致癌物。

生物性污染物研究方面取得的重大成就是发现了霉菌污染的严重性，鉴定了一系列霉菌毒素的化学结构，并阐明了这些毒素的毒作用性质及作用机制。虽然在 19 世纪中叶就已经知道霉菌毒素的存在，但直到 1960 年发现黄曲霉毒素造成英国 10 万只火鸡死亡事件之后，霉菌毒素的研究才开始得到了世界各国和国际有关组织的高度重视。到目前为止，已发现与食品污染有关、并可引起人类健康危害的霉菌毒素主要有黄曲霉毒素、赭曲霉毒素 A、单端孢霉烯族化合物、玉米赤霉烯酮、橘霉素、杂色曲霉毒素、展青霉毒素、圆弧青霉偶氮酸、伏马菌素。

物理性污染物研究方面，食品的放射性污染是20世纪50年代中期提出并纳入食品卫生学的新问题，其原因是世界上的一些超级大国竞相开发核武器，开展核试验，建立核反应堆，偶尔出现核爆炸试验、核反应堆意外污染和意外泄露事件，如苏联切诺贝利核反应堆和英国核反应堆意外泄漏事故都曾造成了食品的严重污染；此外，经常性的放射性物质开采、冶炼，工业、医疗放射性物质的应用，也会造成环境及食品的污染。因此世界各国都建立了包括食品在内的环境放射性污染监测系统，制定并不断修订"食品中放射性物质限量标准"和"食品放射性管理办法"。

3）食品卫生监督与管理研究方面 鉴于食品污染的严重局面，迫切需要将食品卫生学在理论和技术研究方面所取得的成果应用于生产和生活实际，以保护人类健康。世界各国都非常重视食品卫生监督与管理工作，不仅提出了食品卫生监督与管理的概念及理论体系，而且还成立了相应的组织管理机构，并开展了卓有成效的工作。1963年，FAO/WHO成立了食品法典委员会（codex alimentary committee，CAC），主要负责制定推荐的食品卫生标准及食品加工规范，协调各国的食品卫生标准并指导各国和全球食品安全体系的建立。世界各国都制订了本国的食品卫生法及与之配套的技术规范、规章、办法等。政府设有专门负责食品卫生监督与管理的部门，并有专业人员队伍负责食品卫生的日常监督与管理，从而基本上保障了食品安全。

三、营养学与食品卫生学未来发展趋势

（一）营养学面临的挑战及未来发展趋势

1. 进一步加强营养学的基础研究 将重点、深入地研究营养素在人体的代谢情况、生理功能、作用机制，以及人群营养状况，从而为进一步修订膳食营养素参考摄入量（DRIs）奠定基础。

2. 植物化学物的研究 将重点研究从传统中药材、药食两用植物、食物中提取、分离和纯化的植物化学物，建立体外快速筛选植物化学物的检测方法，探讨作用机制及构效关系，并进一步将植物化学物产业化，从而预防和治疗营养相关疾病。

3. 分子营养学的研究 将重点研究营养基因组学、营养代谢基因组学以及基因多态性对营养素代谢的影响。这些分子营养学基础工作的完成，更加深入了解营养物质在分子和基因水平对机体代谢的调节作用和机制，也将为从分子水平采取有针对性的个体化及人群营养预防措施提供科学依据。

4. 营养相关疾病的研究 一方面要重点研究钙、锌、硒和铁缺乏对机体健康的影响，特别是从细胞、分子生物学水平探讨与这些微量元素缺乏有关的生物标志物，从而为这些微量元素缺乏症的诊断提供特异、敏感的指标。另一方面要重点研究膳食结构、膳食成分与慢性病的关系，从微观与宏观两个方面同时入手，探讨防治慢性病的有效措施。

5. 营养学的研究 营养学的概念、研究对象、研究内容及研究目标仍有许多亟待解决的问题；涉及许多学科领域，需要快速与其他相关学科交叉融合形成新的交叉学科，如营养生态学、营养经济学、营养政策学、营养管理学等。另外，还急需培养开展这些交叉学科研究工作所需要的专业人才。这些任务的完成是保证营养学事业蓬勃发展的必要条件。

6. 现代营养学与中医学的融合研究 现代营养学注重科学实验证据、注重定性与定量分析，这既有其科学和先进的一面，但也存在着很大的局限性，即过分强调某个食物成分的作用和某个组织、细胞的功能，缺乏整体、联系、综合与发展的观点。而中医学中许多关于营养与人体健康的观点、学说与理论，恰好能弥补现代营养学的缺陷。如何将二者有机结合、融合成一门新的学科将是未来的发展方向。

（二）食品卫生学面临的挑战及未来发展趋势

现代食品卫生学经历了二百多年，不论是在理论体系还是技术和方法等方面均已日趋完善。作为一门实践性很强的应用学科，在解决食品卫生实际问题、防止食品污染和有害因素对人体健康的危害方面也取得了举世瞩目的成就。然而从20世纪50年代以来，食品卫生又出现了一些亟待解决的新问题和新挑战。

1. 新的生物性污染物的出现　生物性污染物所致的食源性疾病不断上升，在食品腐败变质等传统的食品卫生问题已基本得到解决的发达国家中出现了疯牛病、O157：H7大肠埃希菌中毒、单核细胞增多性李斯特杆菌中毒、隐孢子虫中毒；同时一些传统的细菌性食物中毒又有上升的趋势，如沙门菌、空肠弯曲菌和肠出血性大肠埃希菌食物中毒等。造成生物性食源性疾病发生率增加的原因很多，其中主要包括食物中病原微生物发生改变，耐药菌株产生、传统的消毒方式失效、病原菌感染人类的机会增加；农田和农场耕作方式改变、牧场集约化的畜禽饲养技术和新的食品生产方式可能出现新的病原微生物，或一旦污染，其规模广泛；饮食方式的改变，如嗜好生食、延长货架期、在外就餐机会增加等，均可增加微生物相关的食源性疾病的发生率。

因此，食品卫生学今后的一个发展方向或亟待解决的问题是不断发现、认识和研究食品中新出现的生物性污染物；建立和执行生物性有害因素污染食品及引起食源性疾病的常规监测制度和监测网络；采用危险性分析方法评估微生物性危害，如第二十二届CAC大会和四十五届国际食品法典执行委员会要求成立FAO/WHO联合微生物危险性评估专家委员会（JEMRA），开展微生物危险性评估以保证微生物方面的食品安全。在此基础上通过定量微生物危险性评价（microbiological risk assessment，MRA）和危害分析与关键控制点（hazard analysis critical control points，HACCP）体系的建立，实现降低微生物性危害的最终目标。

2. 新的化学性污染物的出现　食品化学性污染形势依然甚至更加严峻。继1999年比利时首先发现二噁英污染食品事件，并引起世界范围恐慌之后，又相继发现了在食品生产加工过程中产生的氯丙醇、丙烯酰胺等新的污染物。上述三种污染物的共同特点是虽然在食品中含量少，但毒性大，甚至有明确的或潜在的致癌性，因此已引起国际有关组织、世界各国政府管理部门、科技界及消费者的高度重视及忧虑。另外，违规使用农药、滥用兽药从而导致食品高残留污染的形势依然严峻；环境持久性有机污染物对人类健康的危害依然存在。

因此，今后的研究方向和工作任务是继续发现和鉴定食品中新的化学性污染物，建立高效、灵敏、特异、高通量的检测方法，以便加强对化学性污染物的监督、监测和危险性分析，从而为国际和国家标准的建立、采取预防措施提供科学依据。另外，鉴于食品化学性污染种类繁多，进入人体并可检测到的外源性化学物质也可达上百种，尽管含量很低，但需要研究多个化合物低剂量长期接触的累积和联合毒性。

3. 食品新技术和新型食品带来食品安全新问题　近年来生物技术和一些高尖端化工技术应用于食品的生产、加工，从而产生了许多新型食品，如转基因食品、辐照食品、微胶囊化食品、膜分离食品、超高压食品等。这些新技术有可能给新型食品带来新的食品卫生和安全问题，但目前还不清楚，因此需要密切注意并加强该领域的研究。这就要求研究者既要掌握食品卫生知识，又要学习一些食品加工技术和工艺方面的知识。

4. 食品卫生管理所面临和亟待解决的主要问题

（1）加强食品污染与食源性疾病的实验室和流行病学监测，并建立全球性监测网络与信息平台，以便各国之间迅速交换信息，共同采取应对措施和建立国际标准。

（2）全面系统地评估食品污染物的危害性。危险性分析是近年来才建立起的一种方法，仅在一些发达国家对个别污染物进行了评估。因此有必要对食品中存在的一切污染物，尤其是生物性污染物进行危险性分析，以便建立科学合理的预防措施。

（3）国际食品安全的管理模式强调"从农田（或养殖场）到餐桌"的全过程管理，即以预防为主的原则来减少食源性危害，尤其在全过程中要全面贯彻和建立食品良好生产规范（good manufacturing practice，GMP）和HACCP系统。

（4）与国际食品卫生标准即CAC标准接轨。食品安全与卫生已被世界贸易组织纳入两个重要文件中：实施卫生与植物卫生措施协定（agreement on the application of sanitary and phytosanitary measures，SPS协定）和技术性贸易壁垒协议（technical barriers to trade，TBT协议）。同时，WTO还将CAC所制定的标准、准则和技术规范指定为国际贸易仲裁标准，并得到了越来越多国家的认同和采用。而以科学为基础的危险性分析更是SPS协定的重要内容，在解决重大食品安全问题和制定食品卫生标准中将会得到越来越多的应用。因此，世界各国应积极采纳这些WTO认可的原则，开展危险性评估，尽可能地多采纳国际食品法典委员会制定的标准。

食品卫生或安全不仅关系到各国居民的健康，而且还会影响各国社会经济发展、国际贸易、国家声誉及政治的稳定。由于全球经济一体化、跨国贸易频繁、交通便利快捷，一个地区或一个国家发生的食品安全问题会迅速波及其他国家和地区。因此食品安全问题受到了国际有关组织和各国政府的高度重视。作为一门实践性很强的学科，食品卫生学在此过程中必将得到更大的发展。

四、营养与食品卫生学的研究内容与方法

营养与食品卫生学的营养学和食品卫生学两个部分虽然有密切关系，但在研究内容上又各不相同。

（一）营养学研究内容

概括来说，营养学的研究内容主要包括食物营养、人体营养和公共营养三大方面。

1. 食物营养　主要阐述食物的营养组成、功能及为保持、改善、弥补食物的营养缺陷所采取的各种措施。近年来，植物性食品中含有的生物活性成分，即植物化学物的功能研究已成为食物营养的重要研究内容。另外，食物营养还包括对食物新资源的开发、利用等方面。

2. 人体营养　主要阐述营养素与人体之间的相互作用。为保持人体健康，一方面，人体应摄入含有一定种类、数量、适宜比例营养素的食物；另一方面，营养素摄入过多或不足均会对健康造成危害。近年来由于营养素摄入不平衡而导致的营养相关疾病的分子营养学基础研究及营养预防已成为人体营养的重要研究内容。此外，特殊生理条件和特殊环境条件下人群的营养需求也是人体营养重要组成部分。

3. 公共营养　是基于人群营养状况，有针对性地提出解决营养问题的措施，它阐述人群或社区的营养问题，以及造成和决定这些营养问题的条件。公共营养具有实践性、宏观性、社会性和多学科性等特点。公共营养主要包括以下研究内容：膳食营养素参考摄入量、膳食结构与膳食指南、营养调查与评价、营养监测、营养教育、食物营养规划与营养改善、社区营养、饮食行为与营养、食物安全和食物与营养的政策与法规等。

（二）食品卫生学研究内容

概括来说，食品卫生学的研究内容主要包括食品污染、食品及其加工技术的卫生问题、食源性疾病及食品安全评价体系、食品卫生监督管理四大方面。

1. 食品的污染　主要阐明食品中可能存在的有害因素的种类、来源、性质、数量和污染食品的程

度，对人体健康的影响与机制以及防止食品污染的措施等。

2. 食品及其加工技术的卫生问题　主要包括食品在生产、运输、贮存、销售等各环节可能或容易出现的卫生问题及预防管理措施。另外，由于食品新技术的应用以及形成的新型食品，如转基因食品等存在的卫生问题及管理也是食品卫生学研究的新问题。

3. 食源性疾病及食品安全评价体系的建立　包括食物中毒、食源性肠道传染病、人畜共患传染病、食源性寄生虫病等在内的食源性疾病的预防及控制一直是食品卫生学的重要研究内容。建立完善的食品安全评价体系不仅直接影响居民健康，更关系到国家经济发展和政治稳定。

4. 食品卫生监督管理　重点阐述我国食品卫生法律体系的构成、性质及在食品卫生监督管理中的地位与功能。食品卫生标准作为我国食品安全法的主要法律依据，其相关的制定原则与制订程序也是食品卫生学的重要研究内容。此外，加强食品生产企业自身卫生管理手段如 GMP、HACCP 系统等也是保障食品卫生质量的重要手段。

（三）营养与食品卫生学的研究方法

由于营养学和食品卫生学的研究内容不同，采用的研究方法也有差别。

1. 营养学的研究方法

（1）营养流行病学方法　主要应用于人群营养状况的调查、制定膳食指南以及研究营养与疾病的关系。

（2）营养代谢研究方法　包括能量代谢研究方法，营养素平衡研究，耗竭、补充、饱和平台法（主要用于营养素功效研究），放射性同位素示踪技术以及营养素代谢的动力学研究等。

（3）营养状况评价方法　包括体格及体成分的测量及各种营养素的营养状况评价等。

2. 食品卫生学的主要研究方法　主要包括食品化学方法、食品毒理学方法、食品微生物学方法、调查统计方法和行政与法制监督管理方法等。

根据具体研究对象的不同，营养与食品卫生学主要采用了实验研究和人群调查两种研究方式。

实验研究又可分为离体实验（in vitro）和整体实验（in vivo）。离体实验是研究传统营养素及植物化学物的生物活性、研究营养相关疾病的分子机制的常用手段。整体实验通常指动物实验，动物实验及建立的相关动物模型一直是发现营养素及其功能、研究营养缺乏病的重要手段。此外，通过动物实验来了解并掌握食品及食品中有害物质的毒性资料，具有离体实验无法比拟的优越性。

人群研究可概括为：人群志愿者试验研究、人群流行病学调查、突发食品安全事件的人群研究等。值得说明的是，人体观察与人体试验必须严格遵守相应的道德及法律规范。

营养与食品卫生学的研究中除采用上述方法外，还常采用生物化学、生理学、细胞生物学、分子遗传学、分子生物学及肿瘤学等相关学科领域的研究方法。

知识链接

营养学奠基人——陈春明

陈春明祖籍江西，1925 年出生在北京，中共党员。2008 年汶川地震后，她亲赴灾区现场考察儿童营养状况，联合其他专家针对灾区儿童营养保障提出建议，积极推动婴幼儿营养包发放项目，并在现场直接参与工作，有效地控制了灾区儿童的营养不良和贫血发生率。2014 年荣获第十五届吴阶平－保罗·杨森医学药学奖特殊贡献奖，2015 年荣获中国营养学会终身成就奖，2017 年荣获宋庆龄儿科医学终身成就奖及中国反贫困与儿童发展终身成就奖。

答案解析

📝 练习题

一、名词解释

1. 营养；2. 营养学；3. 食品卫生学

二、论述题

试论述营养学与食品卫生学的区别与联系。

（王　丹）

书网融合……

本章小结

微课

第一章　营养学基础

第一节　蛋白质

PPT

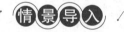

情景：2020年中国营养学会全民营养周专家组通过蛋白质含量和蛋白质的氨基酸评分两个指标选出了"优质蛋白质十佳食物"，依次为鸡蛋、牛奶、鱼肉、虾肉、鸡肉、鸭肉、瘦牛肉、瘦羊肉、瘦猪肉、大豆。

思考：

1. 评价食物蛋白质的营养价值的指标有哪些？

2. 什么是优质蛋白？健康人每天要多少才能满足需求？

蛋白质（protein）是一切生命的物质基础，没有蛋白质就没有生命。蛋白质是含碳、氢、氧、氮、硫等多种元素且结构复杂的大分子有机化合物，是人体氮的唯一来源。蛋白质是构成人体细胞、组织和器官的基本材料，也是一种产能营养素。人体蛋白质每天都处在不断分解与合成的动态变化中，使得组织蛋白质不断更新和修复，影响生长发育和健康。正常成年人体内蛋白质占体重的16%～19%，每天约有3%的蛋白质被更新。

一、氨基酸

氨基酸是组成蛋白质的基本单位，以肽键相连并形成一定的空间结构。由于氨基酸的种类、数量、排列顺序和空间结构的不同，构成了无数功能各异的蛋白质。

（一）氨基酸的分类

1. 必需氨基酸（essential amino acid，EAA） 指人体不能合成或合成速度不能满足机体需求，只能从食物中直接获取的氨基酸。组成人体蛋白质的氨基酸有 20 种，其中 8 种（婴儿为 9 种）氨基酸为必需氨基酸，即蛋氨酸、色氨酸、赖氨酸、缬氨酸、异亮氨酸、亮氨酸、苯丙氨酸和苏氨酸，组氨酸为婴儿的必需氨基酸。

2. 非必需氨基酸 除必需氨基酸外的其余氨基酸，可在人体由其他氨基酸转化而来，不一定需要从食物中直接供给。非必需氨基酸的作用是为机体提供氮源，在合成蛋白质时，非必需氨基酸和必需氨基酸同等重要。

3. 条件必需氨基酸 在特定条件下，某些非必需氨基酸合成能力有限或需要量增加，不能满足机体需要，必须从食物中获取，这类氨基酸称为条件必需氨基酸，又称为半必需氨基酸。酪氨酸和半胱氨酸在体内分别由苯丙氨酸和蛋氨酸转化而来，如果膳食中能提供足量的这两种氨基酸，人体对苯丙氨酸和蛋氨酸的需求量可分别减少 50% 和 30%。如果膳食中的苯丙氨酸和蛋氨酸供给不足，或由于某些原因机体不能转化（如苯丙酮尿症的患者），酪氨酸和半胱氨酸就成为必需氨基酸，也必须来源于食物。

（二）氨基酸模式和限制氨基酸

1. 氨基酸模式 是指蛋白质中各种必需氨基酸的构成比例。计算方法是根据蛋白质中必需氨基酸含量，以含量最少的色氨酸为 1 计算出其他必需氨基酸的相应比值，见表 1-1。

表 1-1 人体和常见食物蛋白质氨基酸模式

氨基酸	人体	全鸡蛋	牛肉	猪肉	牛奶	黄豆	稻米	小麦粉
蛋氨酸 + 半胱氨酸	3.7	4.4	4.1	4.4	1.7	2.0	2.7	3.7
缬氨酸	6.5	3.4	7.5	5.8	3.3	3.8	3.4	4.1
异亮氨酸	5.0	3.5	6.8	5.1	2.7	4.1	2.6	3.3
亮氨酸	9.8	5.6	12.5	9.8	5.4	6.2	4.9	6.8
苯丙氨酸 + 酪氨酸	6.3	6.1	11.7	9.6	4.7	6.6	5.8	7.7
苏氨酸	3.8	3.1	7.1	5.6	2.4	3.2	2.1	2.7
赖氨酸	7.5	4.5	13.8	10.6	4.3	4.9	2.1	2.2
色氨酸	1.0	1.0	1.0	1.0	1.0	1.0	1.0	1.0

食物蛋白质的氨基酸模式与人体蛋白质氨基酸模式越接近，被机体利用的程度就越高，食物蛋白质的营养价值也较高。鸡蛋蛋白质与人体蛋白质氨基酸模式最接近，被称为参考蛋白。

2. 限制氨基酸 指食物蛋白质中含量不足的必需氨基酸，按照缺乏的严重程度依次为第一、第二和第三限制氨基酸。大多数植物蛋白质中必需氨基酸的种类虽然齐全，但存在一种或几种必需氨基酸（色氨酸、赖氨酸、苏氨酸和蛋氨酸）含量相对较低，导致其他的必需氨基酸在体内不能被充分利用，造成蛋白质营养价值降低。

因此，在膳食中将多种食物混合食用，可以使必需氨基酸相互补充，氨基酸模式更接近人体需求，提高蛋白质的营养价值，这种作用称为蛋白质互补作用。食物种类越多越好，动植物性食物混合食用比单纯植物性食物之间的搭配效果要好，互补的氨基酸食用时间越近越好，同时食用效果最好。因此我们提倡食物种类多样化、荤素搭配的膳食原则。养成良好的饮食习惯，不偏食、不挑食，尽量杂食，有利于提高食物蛋白质的营养价值。

二、蛋白质的生理功能

1. 构成人体的重要组织成分 蛋白质是人体不可缺少的结构成分，这是蛋白质最重要的生理功能。任何细胞、组织的形成和修复，组织、器官的发育都需要蛋白质参与。人体生长的过程实际上也是蛋白质在不断更新与增加的过程，如心、肝、肾和肌肉等器官中含有大量蛋白质；骨骼、牙齿、皮肤、血管壁中含有大量胶原蛋白；从细胞膜到细胞内的各种结构均含有蛋白质。

2. 构成重要的生理活性物质 蛋白质是酶、抗体、转运体和某些激素（生长激素、胰岛素和甲状腺素等）等生命活性物质的主要成分。酶能催化体内物质代谢；抗体可以抵御外来微生物和有害物质的入侵；细胞膜和血液中的蛋白质参与各类物质的运输和交换；激素调节各种生理过程维持内环境的稳定；蛋白质还参与维持体内渗透压和酸碱度；在记忆、遗传、血液凝固、视觉形成和人体运动等方面，蛋白质也起着重要的作用。

3. 提供能量 1g 蛋白质在体内分解产生约 16.7kJ（4kcal）能量。体内的氨基酸不能再被利用合成新的蛋白质时，会被分解并产生能量。当膳食中碳水化合物、脂类摄入不足，能量不足以满足机体需要时，蛋白质分解代谢增强，以满足人体能量需求。

三、食物蛋白质的营养价值评价

评价食物蛋白质的营养价值，对指导人群合理膳食、食品的研究与开发等方面都有重要作用。各种食物蛋白质中氨基酸的种类、数量和结构不同，营养价值也不一样。除了蛋白质氮含量高低以外，食物蛋白质的营养价值主要取决于其必需氨基酸的组成和比例。如果必需氨基酸组成接近于人体必需氨基酸模式，可有效提高蛋白质的吸收利用率及应用价值。具体评价指标主要如下。

1. 蛋白质的含量 是评价食物蛋白质营养价值的基础指标。食物蛋白质含量高不一定等于蛋白质质量高，但没有一定的数量，再好的蛋白质其营养价值也有限。动物性食物中蛋白质含量一般较高，大豆外的其他植物性食物蛋白质含量通常较低。因为食物蛋白质的平均含氮量为 16% 左右，常用凯氏定氮法来测定食物中含氮量，然后乘以 6.25（蛋白质的转换系数）来表示食物中蛋白质的含量。

2. 蛋白质的消化率 反映食物蛋白质在消化道内被分解、吸收的程度。蛋白质消化率越高，被机体吸收的数量越多，营养价值就越高。受膳食纤维、蛋白质性质、多酚类物质和酶等因素影响，植物性食物的蛋白质消化率比动物性食物低。玉米、大米和土豆等植物性食物的蛋白质被纤维素包裹，与消化酶接触程度较差，消化率分别为 85%、87%、74%。鸡蛋和牛奶蛋白质的消化率分别为 97%、95%（表 1-2）。植物性食物经过加工烹调，纤维素变软、破坏或去除，可提高消化率。大豆整粒食用的消化率只有 65%，加工变成豆腐后，消化率可提高到 90% 以上。

表 1-2 几种食物蛋白质的消化率（%）

食物	真消化率	食物	真消化率	食物	真消化率
鸡蛋	97	大米	87	大豆粉	86
牛奶	95	面粉	96	菜豆	78
肉、鱼	94	燕麦	86	花生酱	95
玉米	85	小米	79	混合膳食	96

测定蛋白质消化率时，根据是否考虑内源性粪代谢氮，分为表观消化率和真消化率。因为实际工作中难以准确测定粪代谢氮，在膳食纤维含量很少时，可不必计算粪代谢氮，用表观消化率作为蛋白质消化率。

$$蛋白质表观消化率（\%）=\frac{摄入氮量-粪氮}{摄入氮量}\times100\%$$

$$蛋白质真消化率（\%）=\frac{摄入氮量-（粪氮-粪代谢氮）}{摄入氮量}\times100\%$$

3. 蛋白质的利用率　评价蛋白质利用率的常见指标有生物价、蛋白质净利用率、蛋白质功效比值、氨基酸评分等。

（1）生物价（biological value，BV）　反映蛋白质被机体吸收后在体内被利用程度的指标。生物价越高，表明其被机体利用的程度越高，最大值为100。

$$BV=\frac{储留氮}{吸收氮}\times100$$

$$储留氮=吸收氮-（尿氮-尿内源性氮）$$

$$吸收氮=摄入氮-（粪氮-粪代谢氮）$$

尿内源性氮指机体不摄入氮时尿中所含的氮，主要来自组织蛋白的分解。生物价对指导肝脏、肾脏疾病患者的饮食有重要意义。生物价高，表明食物蛋白质中氨基酸主要用来合成人体蛋白，极少经肝、肾代谢而释放能量或由尿排出，从而大大减少肝、肾负担。

（2）蛋白质净利用率（net protein utilization，NPU）　反映食物蛋白质被利用的程度，包括食物蛋白质的消化和吸收两个方面。

$$蛋白质净利用率=消化率\times生物价=\frac{储留氮}{摄入氮}\times100\%$$

（3）蛋白质功效比值（protein efficiency ratio，PER）　表示摄入1g蛋白质所增加的体重克数，该指标被广泛用作婴幼儿食品中蛋白质的评价。通常用处于生长阶段中的幼年动物（刚断奶的雄性大白鼠）作为实验对象，实验期28天。实验期间，实验饲料作为唯一蛋白质来源（被测蛋白质占饲料的10%），实验动物体重增加与摄入的蛋白质质量之比来反映被测蛋白质营养价值。

$$蛋白质功效比值=\frac{动物体重增加（g）}{摄入食物蛋白质（g）}$$

不同实验条件下，同种食物所测蛋白质功效比值往往有明显差异。为使结果更具可比性和一致性，实验期间用标化酪蛋白作为参考蛋白（对照组），将上述计算得到结果与对照组（即标化酪蛋白组）的功效比值相比，再用标准情况下酪蛋白的功效比值（2.5）进行校正，得到被测蛋白质功效比值。

$$被测蛋白质功效比值=\frac{实验组功效比值}{对照组功效比值}\times2.5$$

（4）氨基酸评分（amino acid score，AAS）　又叫蛋白质化学评分，是目前广为应用的最简单的评估食物蛋白质营养价值的方法。不仅适用于单一食物蛋白质的评价，还可用于混合食物蛋白质的评价。该指标可以明确各种限制氨基酸的顺序和缺乏程度，有助于确定蛋白质互补或氨基酸强化方案。该指标的缺点是没有考虑食物蛋白质的消化率。因此，美国食品药品管理局（FDA）于1991年通过和公布了经消化率校正的氨基酸评分法（protein digestibility corrected amino acid score，PDCAAS），将食物蛋白质消化率纳入氨基酸评分。

$$氨基酸评分=\frac{被测食物蛋白质每克氮或蛋白质氨基酸含量（mg）}{参考蛋白质每克氮或蛋白质氨基酸含量（mg）}\times100$$

$$经消化率校正的氨基酸评分=氨基酸评分\times真消化率$$

确定某一食物蛋白质氨基酸评分时，先计算被测蛋白质每种必需氨基酸的评分值，再找出第一限制氨基酸评分值，即为该蛋白质的氨基酸评分。常见食物蛋白质的利用率指标见表1-3。

表1-3　几种食物蛋白质的利用率指标比较

食物	BV	NPU（%）	PER	AAS
全鸡蛋	94	84	3.92	1.06
全牛奶	87	82	3.09	0.98
鱼	83	81	4.55	1.00
牛肉	74	73	2.30	1.00
大豆	73	66	2.32	0.63
大米	63	63	2.16	0.59
精制面粉	52	51	0.60	0.34
土豆	67	60	—	0.48

四、蛋白质营养不良及营养状况评价

（一）蛋白质缺乏的危害

蛋白质长期摄入不足、消化吸收不良和需求量增加会导致机体蛋白质缺乏。蛋白质缺乏往往和能量缺乏同时存在，严重者可发生蛋白质 - 能量营养不良（protein - energy malnutrition，PEM），是世界范围内最常见的营养缺乏病之一。在发展中国家和发达国家的贫困地区的成人和儿童中均有发病，特别是处于生长阶段的儿童更为敏感。根据临床表现分为以下三类。

1. 水肿型（Kwashiorkor 氏征）　指能量摄入基本满足而蛋白质严重不足的儿童营养性疾病，主要表现为全身凹陷性水肿，外观虚胖，表情淡漠，伴毛发稀疏、枯黄和易脱落，生长缓慢、虚弱和易感染其他疾病。体重是同龄儿童平均体重的60%~80%，下降不明显。

2. 消瘦型（Marasmus 氏征）　指蛋白质和能量摄入均严重不足的儿童营养性疾病。主要表现为消瘦无力，皮下脂肪缺失，肌肉松弛，皮肤失去弹性和光泽，头发纤细无光泽、易脱落，精神萎靡，易出现体弱、乏力、腹泻和感染等。体重低于同龄儿童平均体重的60%，下降明显。

3. 混合型　同时出现上述两型的特征，患者体重有明显下降且伴有水肿。

（二）蛋白质过量的危害

蛋白质摄入过多，尤其是动物性蛋白，同样会对人体健康产生危害。蛋白质在体内不储存，过多的蛋白质在体内分解产生的氮，经肾由尿液排出的过程中，需要大量水分，会加重肾脏负荷；动物性蛋白摄入过量的同时会伴随有较多的动物脂肪和胆固醇；另一方面是含硫氨基酸摄入过多会加速骨骼中钙的丢失。一些研究表明，摄入蛋白质过多还可能与乳腺癌、结肠癌、胰腺癌、前列腺癌和肾癌等癌症发病风险增加有关。

（三）营养状况评价

1. 氮平衡（nitrogen balance）　指机体摄入氮和排出氮之间的平衡状态，用于评价蛋白质代谢和机体蛋白质营养状况。通过测定一段时期内尿液、粪便和皮肤等途径排出的氮量，与摄入的氮量进行比较。

$$氮平衡 = 摄入氮量 - （尿氮 + 粪氮 + 皮肤氮）$$

（1）零氮平衡　摄入氮等于排出氮，健康成年人应维持在零氮平衡并富余5%。

（2）正氮平衡　摄入氮大于排出氮，运动员、生长期的儿童、妊娠期妇女和恢复期病人等，应摄入含蛋白质丰富的食物以满足机体需求。

（3）负氮平衡　摄入氮小于排出氮，饥饿、老年、慢性消耗性疾病和组织创伤时往往处于这种情况。当长期处于负氮平衡时，将引起蛋白质缺乏、体重减轻和机体抵抗力下降。

2. 血液指标 常用指标有人血清白蛋白、转铁蛋白、前白蛋白、视黄醇结合蛋白和血清氨基酸含量等。

（1）人血清白蛋白 在群体调查时常用，测定方法简易，早期缺乏时不易测出。

（2）转铁蛋白 可以及时反映脏器蛋白质急剧的变化。受铁元素影响，当蛋白质和铁的摄入量都低时，该指标出现代偿性升高。

（3）前白蛋白 体内储存很少，较敏感。在创伤、急性感染等任何急需合成蛋白质的情况下该指标都迅速下降。

（4）视黄醇结合蛋白 高度敏感。肾脏有病变时，浓度升高。

（5）血清氨基酸含量 蛋白质营养不良时，空腹血异亮氨酸、亮氨酸、缬氨酸和蛋氨酸等会减少，其他非必需氨基酸（如甘氨酸、酪氨酸、丝氨酸和天门冬氨酸等）正常或增高。

3. 尿液指标 尿肌酐反映肌肉的数量和活动，间接反映机体肌肉中蛋白质的含量。机体蛋白质缺乏时，尿肌酐排出量降低。尿3-甲基组氨酸是肌肉蛋白质的分解指标，营养不良时排出量减少。

4. 体格检查 测量人体生长发育的指标是评价机体蛋白质营养状况的重要依据，主要包括身高、体重、上臂围和上臂肌围等。

5. 膳食调查 评价人体蛋白质营养状况的参考指标，与体格检查、生化指标结合，有助于正确判断人体的蛋白质营养状况。

五、蛋白质的参考摄入量及食物来源

（一）膳食参考摄入量

我国以植物性食物为主，蛋白质的消化率和利用率较低，成年人每日蛋白质推荐量应为 1.0~1.2g/kg，或以蛋白质供给能量占总能量的 10%~20%。中国营养学会推荐成年人蛋白质的参考摄入量（DRIs2023 版）为：轻体力劳动男性、女性分别为 65g/d 和 55g/d。特殊生理状态如儿童、青少年、妊娠期妇女、哺乳期妇女和运动员等，为促进细胞增殖，需要额外增加蛋白质的摄入。

（二）食物来源

1. 动物性蛋白质 所含必需氨基酸种类齐全、数量充足、比例恰当，氨基酸模式与人体接近，且易于被人体消化、吸收的蛋白质称为优质蛋白（或完全蛋白）。如肉、鱼、奶和蛋中的蛋白等，既可以维持成年人的健康，也可促进儿童生长发育。肉禽类蛋白质平均含量为 10%~20%、鱼虾类为 15%~22%，鲜奶类为 1.5%~4.0%，蛋类为 12%~15%。

2. 植物性蛋白质 大多数植物性蛋白质中必需氨基酸的种类虽然齐全，但存在一种或几种限制氨基酸。所含必需氨基酸种类齐全，但有的氨基酸数量不足、比例不适当，可以维持生命，但不能促进生长发育的蛋白质称为半完全蛋白，如谷类中的蛋白质。粮谷类蛋白质平均含量为 7%~12%，粮谷类蛋白质含量不算高，但是我国居民的主食，摄入量大，是膳食蛋白质的主要来源。干大豆类含蛋白质高达 35%~40%，氨基酸组成比较合理，是植物性食物中的优质蛋白。

此外，食物中所含必需氨基酸种类不全，既不能维持生命，也不能促进生长发育的蛋白质称为不完全蛋白，如玉米中的玉米胶蛋白，动物结缔组织和肉皮中胶质蛋白，豌豆中的豆球蛋白等。

通过动、植物性食物搭配食用，蛋白质的互补作用可以提高膳食蛋白质的营养价值。一般要求动物性蛋白质和大豆蛋白质应占膳食蛋白质总量的 30%~50%。

知识链接

植物性优质蛋白——大豆

大豆起源于中国，通过丝绸之路走向世界。由于它的营养价值很高，被称为"豆中之王""田中之肉""绿色的牛乳"等。中国古代是以豆制品为主要蛋白质来源，豆腐的发明，是我国先人对世界食品的一大贡献，被称为"20世纪全世界之大工艺"。中国豆腐文化源远流长，具有勤劳、诚信、包容、创新、智慧、清白和朴素等精神内涵。豆腐能够和任何菜肴搭配，却不改变其他菜肴风味，与任何食材搭配都不会喧宾夺主，破坏其主味，同时也能保留自己的本味。清代诗人胡济苍一首广为流传的《豆腐》诗，道出了以豆腐修身的缘由："信知磨砺出精神，宵旰勤劳泄我真。最是清廉方正客，一生知己属贫人。"

第二节 脂 类

PPT

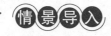

情景：现在很多超市货架上都陈列着"低脂""0脂"的食物，消费者普遍认为这些食品是健康食品。

思考：

1. "0脂"真的没有脂肪吗？

2. 脂肪对人体健康有哪些影响？

脂类（lipids）是由碳、氢和氧等元素组成的一大类有机物，包括脂肪（fats）和类脂（lipoids）。它们的共同特点是难溶于水而溶于有机溶剂，而且可以溶解脂溶性维生素等脂溶性物质。

一、脂类的分类及生理功能

（一）脂类的分类

1. 脂肪 由一分子的甘油和三分子的脂肪酸组成，又称甘油三酯（中性脂肪），约占体内脂类总量的95%。脂肪是机体能量过剩的一种存储方式，必要时可分解提供能量，极易受到营养状况和活动量的影响，变动较大，也称为动脂。

2. 类脂 包括磷脂和固醇类，约占全身脂类总量的5%。磷脂中最重要的是卵磷脂，其次还有脑磷脂、鞘磷脂和神经磷脂等。固醇类包括动物固醇和植物固醇，最重要的是胆固醇。类脂不受营养状况和机体活动的影响，在体内相当稳定，也称为定脂。

（二）脂类的生理功能

1. 供给和储存能量 脂肪是产能最高的营养素，也是人体重要的能量来源。1g脂肪在体内分解产生约37.7kJ（9kcal）能量。一方面，当机体摄入能量过多，则转变为脂肪储存起来，因为脂肪细胞可以不断储存脂肪，所以人体若持续摄入过多的能量就会不断地积累脂肪，导致越来越胖。另一方面，机体不能直接利用脂肪酸分解的含碳的化合物合成葡萄糖，因此脂肪无法给脑、神经细胞和血细胞提供能量。若节食减肥不当，则可能导致机体蛋白质过多被消耗，通过糖异生途径保证血糖水平。

2. 构成机体的重要成分　脂肪主要分布在皮下、腹腔和肌肉纤维之间等。脂类是细胞膜的重要组成成分，对维持细胞膜结构和功能有重要作用。磷脂是细胞膜脂质双分子层的基本骨架，胆固醇是机体合成胆酸、维生素 D_3 和类固醇类的必需物质。

3. 提供必需脂肪酸　必需脂肪酸是指人体不能合成，必须由食物提供的脂肪酸，包括亚油酸和 α-亚麻酸。

4. 保温和保护内脏器官　脂肪传导热的能力弱，皮下脂肪可以起到隔热保温作用，维持体温正常和恒定。皮下和内脏脂肪构成天然屏障，可以防止和缓解因外界冲击对脏器、组织等的损害，还起到固定内脏器官、防止下垂的作用。

5. 促进脂溶性维生素吸收　脂肪消化吸收不良或脂肪摄入不足，可造成脂溶性维生素缺乏。

6. 促进食欲和增加饱腹感　油脂烹调食物可以改善食物的色、香、味和口感，促进食欲；脂肪可以刺激十二指肠产生肠抑胃素，肠蠕动减慢、胃排空延迟，增加饱腹感。

7. 脂肪组织内分泌功能　如瘦素、雌激素和肿瘤坏死因子 α 等，参与机体代谢、免疫和生长发育等过程。

二、脂肪酸的分类及功能

（一）脂肪酸的分类

1. 按碳链长短分类　分为长链脂肪酸（14～24 碳）、中链脂肪酸（8～12 碳）和短链脂肪酸（6 碳以下）。食物中以 18 碳脂肪酸为主，有重要的营养价值。

2. 按饱和程度分类　分为饱和脂肪酸（不含不饱和双键）、单不饱和脂肪酸（有一个不饱和键）、多不饱和脂肪酸（2 个或 2 个以上不饱和键）。动物脂肪、棕榈油、椰子油和可可油等有较多的饱和脂肪酸。不饱和脂肪酸在鱼油、大多数植物性油中含量较高，最常见的单不饱和脂肪酸是油酸，最主要的多不饱和脂肪酸是亚油酸和 α-亚麻酸。

3. 按空间结构分类　如果与双键上 2 个碳原子结合的 2 个氢原子在碳链的同侧，空间构象呈弯曲状，则称为顺式不饱和脂肪酸。反之，如果与双键上 2 个碳原子结合的 2 个氢原子分别在碳链的两侧，空间构象呈线性，则称为反式不饱和脂肪酸。自然状态下，只有少数的是反式脂肪酸，其他大多数的不饱和脂肪酸为顺式脂肪酸。含有氢化油脂、人造黄油、起酥油等原料的加工食品是反式脂肪酸的主要来源。

4. 按双键位置分类　脂肪酸碳原子位置的排列一般从 CH_3—的碳（为 ω 碳）起计算不饱和脂肪酸中不饱和键的位置。如亚油酸的表达式为 $C_{18:2}$，ω-6，9，即有两个不饱和键，第一个不饱和键从甲基端开始算起，在第六和第七碳之间，第二个不饱和键在第九位和第十位之间。国际上也可用 n 来代替 ω，如 ω-3 可写成 n-3。营养学上最具价值的 2 类脂肪酸，属于 ω-3 系列（α-亚麻酸）和 ω-6 系列（亚油酸）的不饱和脂肪酸。

（二）必需脂肪酸的功能

必需脂肪酸（essential fatty acids，EFA）指人体不可缺少且自身不能合成，必须来源于食物的脂肪酸，包括 α-亚麻酸和亚油酸。

1. 参与磷脂的合成　磷脂是细胞膜的主要结构成分，所以必需脂肪酸与细胞膜的结构和功能直接相关。

2. 合成某些生物活性物质（如前列腺素的前体）　前列腺素可使血管收缩和扩张、参与神经信号传导、影响肾脏对水的排泄，母乳中的前列腺素还可防止婴儿消化道损伤等。

3. 与视力、脑发育和行为发育有关　体内 α-亚麻酸可以合成二十碳五烯酸（EPA）、二十二碳六烯酸（DHA）。研究发现EPA能够明显地降低心血管疾病、某些自身免疫、炎症性疾病和癌症等的发生率，并且还具有一定的抗氧化作用。DHA俗称脑黄金，是视网膜和大脑的重要构成成分，维持视紫红质、神经细胞正常功能，对智力和视力发育至关重要。

4. 参与胆固醇代谢　在高密度脂蛋白中，胆固醇与亚油酸形成亚油酸胆固醇酯，然后被运往肝脏进行代谢。另外EPA和DHA被认为具有降低血脂作用，可预防动脉粥样硬化等心血管疾病。

5. 参与动物精子的形成　哺乳动物的生育能力与卵泡中脂肪酸的改变密切相关。研究发现，优质卵母细胞往往含有更多的亚油酸和花生四烯酸。妊娠期妇女超重和女性肥胖会对滤泡液的成分产生影响，并导致生育能力不佳。必需脂肪酸缺乏可导致动物繁殖性能降低，可引起生殖障碍，也会影响哺乳过程。

三、膳食脂类的营养价值评价

（一）脂肪的消化率

与脂肪的熔点密切相关，而熔点又受到脂肪酸碳链长度和饱和程度影响。短链脂肪酸和不饱和脂肪酸的含量越多，熔点越低，越容易消化，营养价值越高。一般植物脂肪的消化率高于动物脂肪。常温下为液体的植物油，消化率在98%左右；常温下呈固态的动物油脂，消化率为80%~90%。

（二）必需脂肪酸的含量

一般植物油中必需脂肪酸含量高于动物脂肪，其营养价值高于动物脂肪。但椰子油、可可油中必需脂肪酸含量极少，鱼油富含EPA和DHA。

（三）脂肪酸的比例

目前推荐的饱和脂肪酸、单不饱和脂肪酸、多不饱和脂肪酸比值为1:1:1，ω-3系列和ω-6系列脂肪酸摄入比例为1:(4~6)。一般植物油中不饱和脂肪酸的含量高于动物脂肪，常见食用油脂中脂肪酸的含量见表1-4。

表1-4　常见食用油脂中脂肪酸的含量（g/100g可食部）

食用油脂	饱和脂肪酸	单不饱和脂肪酸	多不饱和脂肪酸	其他脂肪酸	合计
椰子油	85.1	7.2	2.0	0.1	94.2
棕榈油	49.4	36.7	9.3	0.3	95.6
花生油	18.4	42.5	33.0	1.7	95.6
大豆油	15.0	23.4	55.9	1.3	95.6
玉米油	14.0	29.2	50.1	2.4	95.6
芝麻油	13.9	37.8	42.0	1.9	95.6
橄榄油	13.5	75.1	6.8	0.2	95.6
调和油	11.3	44.6	37.4	2.3	95.6
葵花籽油	10.9	30.2	51.6	2.9	95.6
茶油	9.5	78.0	7.5	0.6	95.6
亚麻籽油	8.1	18.7	67.7	1.2	95.6
菜籽油	7.2	62.6	23.0	2.5	95.6
牛油	54.4	29.9	4.0	0.0	88.0
羊油	48.2	30.4	4.5	1.1	84.1
猪油	41.1	45.6	8.5	0.0	95.2
鸭油	27.9	53.1	14.3	0.0	95.3

（四）脂溶性维生素的含量

膳食脂肪中脂溶性维生素含量越高，营养价值也越高。植物油富含维生素 E，特别是小麦提取的胚芽油中的维生素 E 含量为植物油之冠。动物皮下脂肪几乎不含脂溶性维生素，奶油和动物肝脏，尤其是某些海鱼（如鲨鱼、鳕鱼等）肝脏脂肪提炼而成的鱼肝油，富含维生素 A 和维生素 D。

四、脂类的参考摄入量及食物来源

（一）膳食参考摄入量

必需脂肪酸缺乏时可导致细胞膜的通透性和脆性增加，引起皮肤损伤，肝、肾、神经、生殖和视觉功能障碍，生长发育迟缓等。过量的多不饱和脂肪酸，可导致体内有害的氧化物、过氧化物等增加，对机体产生多种慢性损害。中国营养学会推荐成年人脂肪摄入量占总能量的20%～30%为宜，不同年龄人群脂肪推荐摄入量见表1－5。

表1－5　不同年龄人群脂肪供能比

年龄	脂肪占能量百分比（%）	烹调油用量（g）
<6 月龄	48	—
7～12 月龄	40	0～10
13～24 月龄	35	5～15
2～3 岁	35	10～20
4～10 岁	20～30	20～25
≥11 岁	20～30	25～30

（二）食物来源

1. 动物性脂肪　畜肉类脂肪以饱和脂肪酸为主，禽类脂肪含量比畜肉较低，亚油酸含量在20%左右，熔点低，易于消化吸收。鱼类不饱和脂肪酸含量约80%，消化吸收率高，一些深海鱼、贝类等富含 EPA 和 DHA。蛋黄、肝脏等磷脂含量较丰富。动物内脏、肥肉和蛋黄等富含胆固醇，脑中胆固醇含量最高，肉和奶类也含一定量的胆固醇。

2. 植物油类　植物油（椰子油、可可油除外）中不饱和脂肪酸含量高，普遍含有亚油酸，是必需脂肪酸的最好来源。橄榄油和茶油中油酸含量达80%左右，大豆油中不饱和脂肪酸含量约85%（其中亚油酸为52%），紫苏籽油、亚麻籽油中 α - 亚麻酸较多。麦胚、大豆和花生等富含磷脂。

知识链接

健康要加油　饮食要减油

2020 年"全民健康生活方式日"提出的口号是：健康要加油，饮食要减油。为此，国家卫健委给出以下 10 条核心信息。

1. 油是人体必需脂肪酸和维生素 E 的重要来源，有助于食物中脂溶性维生素的吸收利用，但摄入过多会影响健康。

2. 植物油和动物油摄入过多会导致肥胖，增加糖尿病、高血压、血脂异常、动脉粥样硬化和冠心病等慢性病的发病风险。

3. 建议健康成年人每天烹调油摄入量不超过 25 克。

4. 烹饪时多用蒸、煮、炖、焖、凉拌等方式，使用不粘锅、烤箱、电饼铛等烹调器，均可减少用油量。

5. 家庭使用带刻度的控油壶，定量用油、总量控制。

6. 高温烹调油、植物奶油、奶精、起酥油等都可能含有反式脂肪酸。要减少反式脂肪酸摄入量，每日不超过 2 克。

7. 少吃油炸香脆食品和加工的零食，如饼干、糕点、薯条、薯片等。

8. 购买包装食品时阅读营养成分表，坚持选择少油食品。

9. 减少在外就餐频次，合理点餐，避免浪费。

10. 从小培养清淡不油腻的饮食习惯。

第三节　碳水化合物

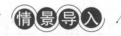

情景：近年来，很多人认为吃含碳水化合物高的食物会引起肥胖，想减肥就不能吃主食。19 岁的女大学生李某，希望通过节食控制体重，每天不吃主食，只吃代餐。一学期内就从 80 多斤减到 55 斤，她还想再瘦一点点，结果有一天突然晕倒在家里。

思考：

1. "减肥不能吃主食"的说法是否正确？

2. 碳水化合物对健康有哪些重要作用？

碳水化合物是由碳、氢和氧 3 种元素构成的化合物，也称糖类。碳水化合物是人类最经济的能量来源，也是人类生存最基本的物质来源。

一、碳水化合物的分类

根据化学结构、生理作用等，将碳水化合物分为糖、寡糖和多糖（表 1-6）。

表 1-6　碳水化合物的分类及组成

分类	亚组	组成
糖	单糖	葡萄糖、半乳糖、果糖
	双糖	蔗糖、乳糖、麦芽糖
	糖醇	木糖醇、甘露糖醇、山梨糖醇等
寡糖	异麦芽低聚寡糖	麦芽糊精
	其他寡糖	棉子糖、水苏糖、低聚果糖等
多糖	淀粉	直链淀粉、支链淀粉、变性淀粉
	非淀粉多糖	纤维素、半纤维素、果胶等

（一）糖

糖包括单糖、双糖和糖醇。

1. 单糖　是不能被水解的分子结构最简单的糖，食物中最常见的单糖是葡萄糖和果糖。

（1）葡萄糖　它是构成各种糖类最基本的单位，也是人体最容易吸收利用的糖。中枢神经系统几乎全部依赖血糖作为能源。葡萄糖可以直接食用，也可经静脉直接进入体内，人们常常将它作为快速能量补充剂。

（2）果糖　与葡萄糖常常同时存在植物中，在水果和蜂蜜中含量更高。果糖在天然糖中甜度最高，在口感上越冷越甜，是饮料、冷冻食品、蜜饯和糖果的重要原料。果糖的代谢途径与胰岛素无关，不会引起血糖及胰岛素水平波动。但一次食用果糖过多，可导致腹泻。

（3）半乳糖　可在奶类产品或甜菜中找到，是哺乳动物的乳汁中乳糖的组成成分。它常以 D - 半乳糖苷的形式存在于大脑和神经组织中，也是某些糖蛋白的重要成分，对婴儿智力发育有重要意义。

2. 双糖　常见的有蔗糖、乳糖、麦芽糖和海藻糖等。

（1）蔗糖　主要来自甘蔗和甜菜，是重要的食品和甜味调味品。多食容易引起肥胖和龋齿，所以糖尿病患者尽量不要食用，儿童不宜多食。

（2）乳糖　是人类与哺乳动物乳汁中特有的碳水化合物。乳糖在胃中不被消化吸收，在肠道内被乳糖酶分解成葡萄糖和半乳糖，还能促进肠道有益菌的生长。由于乳酸的生成有利于钙的吸收，婴儿食品中常强化乳糖。成年人食用牛奶后出现恶心、腹胀、腹泻及其他消化不良的症状，称为乳糖不耐受，是乳糖酶活性降低或缺失导致。

（3）麦芽糖　是淀粉的分解产物，可制备成麦芽糖浆，主要用于加工焦糖酱色及果汁饮料、糖果、糕点、造酒、罐头、豆酱和酱油等。

3. 糖醇　是单糖还原后的产物。糖醇代谢不需要胰岛素，常用于糖尿病患者的食品中。在食品工业上，糖醇也是重要的甜味剂和湿润剂，目前常用的有甘露糖醇、麦芽糖醇、木糖醇和乳糖醇等。

（二）寡糖

又称低聚糖，存在水果和蔬菜中，如洋葱、大蒜和洋蓟等含低聚果糖，大豆中含有大豆低聚糖（主要是棉子糖和水苏糖）。寡糖的共同特点是：难以被胃肠消化吸收，但可以被大肠双歧杆菌分解利用，大量摄入易胀气引起肠道不适。寡糖的甜度低、热量低，基本不增加血糖和血脂。

（三）多糖

营养学上有重要意义的多糖是淀粉、糖原和膳食纤维。

1. 淀粉　存在于植物的种子和根茎中，是人类最主要的食物来源。分为直链淀粉和支链淀粉，如普通粳米以直链淀粉为主，糯米以支链淀粉为主。直链淀粉易"老化"，形成难消化的抗性淀粉，不产生胰岛素抗性。支链淀粉易使食物糊化，比直链淀粉更容易被消化吸收，所以煮到同等程度、同等量的糯米比粳米消化吸收的速度更快。

2. 糖原　又称动物淀粉。糖原主要存在于哺乳动物骨骼肌和肝脏，心肌、肾脏和脑等含有少量糖原。肝糖原分解可维持血糖浓度和解毒；肌糖原分解为肌肉自身收缩供给能量，尤其是高强度和耐力运动时。

3. 膳食纤维　具体内容见本节。

二、碳水化合物的生理功能

1. 构成组织结构　碳水化合物是构成机体组织细胞的重要物质，参与多种生理活动。脑和神经组织中的糖脂，细胞膜的糖蛋白，构成软骨、骨骼和眼角膜的黏蛋白，遗传物质中的核糖和脱氧核糖，抗体、酶和激素的组成，都需要碳水化合物参与。

2. 提供能量　碳水化合物是机体最经济、最主要的能量来源，特别是心脏、脑、神经组织和血细胞。神经细胞葡萄糖供给不足，工作和学习能力效率下降；肌细胞葡萄糖供给不足，心肌功能受损、运动能力下降、乏力和易疲惫。葡萄糖释放能量较快，1g 葡萄糖在体内氧化产生 16.7kJ（4kcal）的能量。糖原是肌肉和肝脏中碳水化合物的储存形式。

3. 调节血糖 碳水化合物的含量、类型和摄入总量会影响血糖的水平。食物富含淀粉和糖，消化吸收快、升高血糖的速度快；食物富含抗性淀粉和膳食纤维，血糖变化较为缓慢而平稳。

4. 节约蛋白质 碳水化合物摄入不足时，为满足对能量的需要，机体会动用蛋白质通过糖异生途径产生葡萄糖，甚至动用心、肝、肾和肌肉等重要脏器的蛋白质。如果膳食中摄入充足的碳水化合物，则不需要动用过多的蛋白质来供能，有效减少蛋白质的消耗。

5. 抗生酮作用 脂肪在体内分解代谢需要葡萄糖代谢产物（草酰乙酸）的参与。当碳水化合物摄入过少，脂肪被动员并加速分解来提供能量。如果草酰乙酸不足，脂肪无法彻底氧化而产生的过多酮体，酮体无法及时被氧化而在体内蓄积，引起机体酮血症、酮尿症。人体每天需要 100～130g 碳水化合物，才可有效预防酮血症的发生。

6. 提供膳食纤维 膳食纤维被称为"第七大营养素"，指植物性食物中不能被人体消化吸收的，也不能产生能量的多糖类物质。膳食纤维分为可溶性纤维和不可溶性纤维，前者包括果胶、树胶、豆胶和魔芋多糖等，后者包括纤维素、半纤维素和木质素等。

三、膳食纤维

膳食纤维具有以下主要生理功能。

1. 维持肠道健康 膳食纤维有较强的吸水性能，增加粪便含水量和体积，刺激肠胃蠕动，促进排便。膳食纤维被结肠细菌发酵产气刺激肠黏膜，促进肠道乳酸杆菌、双歧杆菌增殖，利于肠道健康。

2. 吸附作用 膳食纤维可减少小肠对葡萄糖的吸收，使血糖不会因进食而快速升高，可减少胰岛素的释放。胰岛素可增强胆固醇合成过程中酶的活性，所以胰岛素释放减少有助于降低血浆胆固醇水平。膳食纤维可以吸附脂肪、胆固醇和胆汁酸，使其吸收率下降，达到降血脂的作用。膳食纤维还能吸附残留农药、洗涤剂等有害物质，也会影响矿物质、维生素的吸收。

3. 增加饱腹感 膳食纤维在胃中吸水膨胀，增加胃内容物的体积；可溶性纤维黏度高，可延缓食物由胃进入小肠的速度，从而产生饱腹感以减少能量摄入，达到控制体重的作用。

4. 改善口腔功能 经常食用富含膳食纤维的食物可以锻炼牙齿的咀嚼功能，并可促进唾液腺分泌唾液，有助于改善口腔卫生状况。

四、血糖生成指数与血糖负荷

食物中的碳水化合物经过消化分解成葡萄糖，进入血液循环并影响血糖水平。各种食物消化、吸收速度不同，即使含有等量碳水化合物的食物，对血糖的影响也不同。

1. 血糖生成指数（glycemic index，GI） 指含有 50g 碳水化合物的食物与相当量的葡萄糖在 2 小时内机体血糖水平的百分比，反映食物升高血糖的速度和能力，是衡量食物引起餐后血糖反应的有效指标。一般把葡萄糖的 GI 值定为 100。GI≤55 为低 GI 食物，55～70 为中 GI 食物，>70 为高 GI 食物，见表 1－7。

$$GI = \frac{食用含 50g 碳水化合物的某食物 2 小时血糖曲线下面积}{相当含量葡萄糖 2 小时血糖曲线下面积} \times 100\%$$

表 1 - 7　常见食物的血糖生成指数

食物名称	GI	食物名称	GI	食物名称	GI
白面包	106	小米饭	71	柑橘	43
麦芽糖	105	面包（全麦粉）	69	葡萄	43
葡萄糖	100	大麦粉	66	扁豆	38
馒头（富强粉）	88	土豆（煮）	66	梨	36
绵白糖	84	菠萝	66	苹果	36
大米饭	83	葡萄干	64	藕粉	33
面条（小麦粉，湿）	82	荞麦面条	59	鲜桃	28
烙饼	80	玉米	55	牛奶	28
甘薯（红，煮）	77	燕麦麸	55	四季豆	27
南瓜	75	糙米	54	绿豆	27
油条	75	猕猴桃	52	柚子	25
马铃薯泥	73	香蕉	52	樱桃	22
蜂蜜	73	山药	51	大豆（浸泡，煮）	18
西瓜	72	酸奶	48	花生	14
胡萝卜	71	芋头（蒸）	48	芹菜	15

GI 高表示食物进入胃肠道后消化吸收速度快，葡萄糖迅速进入血液，血糖浓度变化快；反之则在胃肠内停留的时间长，血糖浓度上升、下降的速度和幅度也小。食物的血糖生成指数受食物加工、烹调、搭配以及所含蛋白质、脂肪和膳食纤维等的影响。食物加工越精细，GI 值越高。GI 值可作为糖尿病患者选择含碳水化合物食物的参考依据，也可广泛用于高血压、肥胖者的膳食管理及居民营养教育等。

2. 血糖负荷（glycemic load，GL）　　GI 高的食物，如果碳水化合物含量较低，摄入少量时对血糖总体水平的影响并不大。所以，要综合考虑食物中碳水化合物的摄入量和血糖生成指数，即血糖负荷。

$$GL = \frac{摄入食物中碳水化合物的重量 \times GI}{100}$$

GL＜10 为低 GL 食物，表示对血糖影响较小；10～20 为中 GL 食物，表示对血糖影响中等；＞20 为高 GL 食物，表示对血糖影响较大。同一种食物的 GI 值是相对固定的，但 GL 值随食用量的变化而变化。两者的联合应用，对糖尿病患者、肥胖人群的饮食指导有重要意义。

五、碳水化合物的参考摄入量及食物来源

（一）碳水化合物的参考摄入量

人体对碳水化合物的需要量用提供能量的百分比来表示。中国营养学会建议成年人碳水化合物的可接受范围为总能量的 50%～65%，膳食纤维的适宜摄入量为 25～30g/d。添加糖的摄入量每日不超过 50g，最好限制在 25g 以内。

（二）食物来源

富含碳水化合物的食物主要有粮谷类、根茎类和豆类等。谷类中碳水化合物含量为 60%～80%，薯类含量为 15%～29%，豆类为 40%～60%。单糖和双糖的来源主要是白糖、糖果、甜食、糕点、蜂蜜和水果等。全谷类和蔬菜水果等富含膳食纤维，植物成熟度越高，纤维含量越高。绿叶蔬菜要比根茎类食物纤维含量高，水果皮、谷类和豆类的种子皮纤维含量很高。谷类加工越精细，膳食纤维丢失就越

多。常见食物碳水化合物含量表见1-8。

表1-8 常见食用碳水化合物的含量（g/100g可食部）

食物名称	碳水化合物	不溶性膳食纤维	食物名称	碳水化合物	不溶性膳食纤维
藕粉	93.0	0.1	赤小豆（干）	63.4	7.7
米粉	85.8	—	绿豆（干）	62.0	6.4
魔芋精粉	78.8	74.4	黄豆	34.2	15.5
小麦	75.2	10.8	米饭（蒸）	25.9	0.3
小米	75.1	1.6	玉米（鲜）	22.8	2.9
黑大麦	74.3	15.2	花生仁（生）	21.7	5.5
小麦粉	74.1	0.8	甘薯（红心）	15.3	—
玉米面（白）	73.1	6.2	土豆（蒸）	15.3	0.2
荞麦	73.0	6.5	豆腐	3.4	

知识链接

糖画

融化的糖汁形成金黄的糖浆，用勺子的移动之间案板上勾勒形成各式各样的图案，就是糖画。它是中国民俗文化的重要组成，起源于四川，从明代兴起，到如今已经有五百多年的历史了。借鉴剪纸、雕刻、皮影和书法等技艺，把神话人物、飞禽走兽和戏剧角色等富有吉祥意味的图案展现出来，蕴含着形态万千的中国元素，生动展现人们对生活的热爱和对未来生活的向往，这就是它独特的魅力。2008年，作为中国传统文化精髓之一的糖画被列为国家级非物质文化遗产。立体糖画的出现更拓宽了手艺人们的视野，也带给我们更丰富的视觉享受。

第四节 能 量

PPT

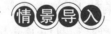

情景：王同学，20岁，某大学二年级学生，因长期节食减肥，近期出现头晕目眩、注意力不集中等症状，遂到医院就诊。体格测量结果显示：身高165cm，体重43kg，胸围75cm，医生结合其他检查结果综合判断为重度营养不良，并建议王同学增加能量摄入、均衡膳食、结合适量的体育锻炼科学减肥。

思考：

1. 机体能量消耗的途径有哪些？维持体重最重要的方式是什么？

2. 王同学每天的能量需要量是多少？可以从哪些膳食中获得？

没有能量就没有生命，正如汽车行驶需要汽油作为动力一样，人类的一切生命活动也需要能量作为动力。人类通过摄取食物中的碳水化合物、脂肪、蛋白质等产能营养素来获取能量，以满足体机需要。机体能量需要量与年龄、性别、生理状态、体重以及身体活动有关，人体能量摄入量与能量消耗量应维持平衡状态，任何原因导致的能量失衡均会引起一系列的健康问题。

一、概述

能量（energy）是维持生命活动的必要条件。人类从食物中摄取的碳水化合物、脂肪、蛋白质经生物氧化产生的能量，约一半以高能磷酸键（ATP）的形式储存在体内，用以维持机体代谢、呼吸、循环、神经传导、肌肉收缩以及维持体温等。当能量长期摄入不足时，机体将动员组织和细胞中储存的能量以维持生理活动中的能量消耗；当能量摄入量过剩时，多余的能量将以脂肪的形式储存在体内。

（一）能量单位及相互换算

能量的国际通用单位是焦耳（joule，J）、千焦耳（kilojoule，kJ）和兆焦耳（megajoule，MJ）。营养学领域常使用的传统能量单位是卡（calorie，cal）和千卡（kilocalorie，kcal）。两种能量单位的换算关系如下。

$$1kJ = 0.239kcal \qquad 1kcal = 4.184kJ \qquad 1MJ = 239kcal \qquad 1000kcal = 4.18MJ$$

（二）能量来源及能量系数

人体所需要的能量是由食物中的碳水化合物、脂肪和蛋白质在体内氧化代谢所释放出来的。因此，这三种宏量营养素又被称为"产能营养素"，是膳食能量的主要来源。

食物中每克产能营养素在体内氧化所产生的能量称为"生理热价"或"能量系数"（energy coefficient），它是经物理热价推算而得到的。物理热价是每克产能营养素在体外完全燃烧时所产生的能量，通常采用"弹式测热计"进行测定。碳水化合物、脂肪和蛋白质的物理热价分别为：17.15kJ（4.1kcal）、39.54kJ（9.45kcal）、23.64kJ（5.65kcal）。碳水化合物、脂肪在体内氧化时与体外燃烧一样，终产物都是 CO_2 和 H_2O，故所产生的能量也相同。蛋白质在体外可以完全燃烧，但在体内氧化时则不完全。每克蛋白质在体内氧化时生成的尿素、肌酐等不完全氧化产物，在体外可以进一步燃烧，并释放出 5.44kJ（1.3kcal）的能量，故 1g 蛋白质在体内氧化时所产生的能量 =（23.64 - 5.44）kJ = 18.20kJ（4.35kcal）。此外，食物中的三大产能营养素在消化道的消化吸收率并非100%，一般混合膳食中碳水化合物、脂肪和蛋白质的消化吸收率分别为98%、95%和92%，故三种产能营养素在体内氧化实际产生的能量如下。

1g 碳水化合物：17.15kJ×98% = 16.81kJ（4.0kcal）

1g 脂肪：39.54kJ×95% = 37.56kJ（9.0kcal）

1g 蛋白质：18.20kJ×92% = 16.74kJ（4.0kcal）

二、人体的能量消耗

一般成年人的能量消耗包括基础代谢、体力活动消耗和食物热效应三个途径。对于儿童、妊娠期妇女、哺乳期妇女等人群还要满足其特殊生理需要，如儿童和青少年应满足其生长发育的需要，妊娠期妇女要保证胎儿正常生长需要和母体自身需要，哺乳期妇女应考虑分泌乳汁的需要。

（一）基础代谢

1. 基础代谢与基础代谢率 基础代谢（basal metabolism，BM）又称基础能量消耗（basic energy expenditure，BEE），是指维持机体最基本的生命活动所需要的能量消耗，占人体总能量消耗的60%～70%。世界卫生组织和联合国粮农组织（WHO/FAO）对基础代谢的定义是人体经过10～12小时空腹和良好的睡眠、清醒仰卧、恒温条件下（一般为22～26℃），无任何身体活动和紧张的思维活动，全身肌肉放松时的能量消耗，此时能量消耗仅用于维持体温、呼吸、心脏搏动、血液循环及其他组织器官和细胞的基本生理功能的需要。基础代谢的水平用基础代谢率（basalmetabolic rate，BMR）来表示，是指人体处于基础代谢状态下，每小时每千克体重（或每平方米体表面积）的能量消耗，其常用的单位为 kJ/（kg·h）或 kcal/（kg·h）、kJ/（m²·h）或 kcal/（m²·h）。

2. 影响基础代谢率的因素 基础代谢率主要受机体构成、生理病理状况、遗传及所处的生活与工作环境等因素影响。如同等体重情况下，瘦高且肌肉发达者的基础代谢能量消耗高于矮胖者；年龄和体表面积相同，男性瘦体组织所占比例一般高于女性，其基础代谢能量消耗比女性高 5%～10%；婴幼儿和青春期基础代谢率较高，成年后随着年龄增长，基础代谢率逐渐降低；基础代谢率与体表面积的大小成正比，体表面积越大，向外环境散热越快，基础代谢能量消耗亦越高；甲状腺功能亢进者的基础代谢率明显增加；天气寒冷、摄食量大及体力过度消耗可提高基础代谢率；禁食、饥饿或少食时，基础代谢率相应降低。

（二）身体活动

身体活动（physical activity）是指由骨骼肌收缩而引起能量消耗的身体运动。一般情况下，各种体力活动所消耗的能量占人体总能量消耗的 15%～30%。影响体力活动能量消耗的因素有：①劳动强度越大、持续时间越长，体力活动能量消耗则越多；②体重负重越大，做相同运动时能量消耗越多；③肌肉越发达，体力活动能量消耗越多；④与工作熟练程度也有关，工作越不熟练，能量消耗越多。

身体活动强度的国际通用单位是能量代谢当量（metabolic equivalence of energy，MET），1MET 相当于能量消耗为 1kcal/（kg·h）或消耗 3.5ml O₂/（kg·min）的活动强度。身体活动强度一般以 10～11MET 为极高强度，7～9MET 为高强度，3～6MET 为中强度，<3MET 为低强度。常见身体活动强度和能量消耗（部分内容）见表 1-9。

表 1-9 常见身体活动强度和能量消耗表

活动项目		身体活动强度/MET		能量消耗量/[（kcal/（标准体重·10min）]	
		<3 低强度；3～6 中强度；7～9 高强度；10～11 极高强度	男(66kg)	女(56kg)
家务活动	整理床，站立	低强度	2.0	22.0	18.7
	收拾餐桌，做饭或准备食物	低强度	2.5	27.5	23.3
	扫地，拖地	中强度	3.5	38.5	32.7
步行	慢速（3km/h）	低强度	2.5	27.5	23.3
	中速（5km/h）	中强度	3.5	38.5	32.7
	上楼	高强度	8.0	88.0	74.7
跑步	慢跑，一般	高强度	7.0	77.0	65.3
	8km/h，原地	高强度	8.0	88.0	74.7
	跑，上楼	极高强度	15.0	165.0	140.0
跳绳	慢速	高强度	8.0	88.0	74.7
	中速，一般	极高强度	10.0	110.0	93.3
	快速	极高强度	12.0	132.0	112.0
其他活动	瑜伽	中强度	4.0	44.0	37.3
	太极拳	中强度	3.5	38.5	32.7
	单杠	中强度	5.0	55.0	46.7
	轮滑旱冰	高强度	7.0	77.0	65.3

（三）食物热效应

食物热效应（thermic effect of food，TEF）又称食物特殊动力作用（specific dynamic action，SDA）是

指摄食后发生的一系列消化、吸收、利用、营养素及其代谢产物之间相互转化等生理活动需要额外消耗能量，同时引起体温升高和能量消耗增加的现象。食物热效应的高低与产能营养素种类、进食量和进食速度有关。不同产能营养素的食物热效应不同，其中蛋白质的食物热效应为其产能的20%～30%，脂肪和碳水化合物的食物热效应分别为其产能的0%～5%和5%～10%，食用混合膳食时，其食物热效应约为基础代谢消耗能量的10%；进食量越多，进食速度越快，食物热效应越高。

（四）特殊人群的能量消耗

特殊人群包括妊娠期妇女、哺乳期妇女、婴幼儿、儿童等。妊娠期妇女在妊娠期能量消耗的增加主要包括胎儿生长发育、妊娠期妇女身体组织增长及这些组织的自身代谢等；哺乳期妇女在哺乳期产生乳汁及乳汁自身含有的能量也需要额外的能量消耗；婴幼儿和儿童阶段生长发育的额外能量消耗主要指机体生长发育中合成新组织所需的能量。

三、能量需要量的确定

能量需要量（estimated energy requirement，EER）是指能长期保持良好的健康状态、维持良好的体型、机体构成以及理想活动水平的个体或人群，达到能量平衡时所需要的膳食能量摄入量。计算人体能量需要量的方法有计算法和测定法，其中计算法是常用方法。本章节以计算法确定成年人的能量需要量为例进行阐述。

（一）基础能量消耗量计算法

个体能量需要量的确定应充分考虑性别、体重、身高、年龄、体力活动和生理状态等因素的影响，因此，个体能量需要量通常采用基础能量消耗结合身体活动水平（physical activitylevel，PAL）情况进行估算，其计算公式为：

$$能量需要量 = 基础能量消耗 \times 身体活动水平$$

目前推算 BEE 最公认的公式是 WHO 于 1985 年推荐使用的 Schofield 公式（表1－10），但按照此公式计算中国人的基础代谢偏高，且我国尚缺乏人群基础代谢的研究数据，因此，中国营养学会建议将18～59岁人群按此公式计算的结果减去5%，作为该人群的基础代谢能量消耗参考值。

表1－10　按体重计算基础代谢能量消耗的公式

年龄/岁	男		女	
	kcal/d	MJ/d	kcal/d	MJ/d
18～30	15.057W＋692.2	0.0629W＋2.89	14.818W＋486.6	0.0619W＋2.03
30～60	11.472W＋873.1	0.0479W＋3.65	8.126W＋845.6	0.0340W＋3.53
＞60	11.711W＋587.7	0.0490W＋2.457	9.082W＋658.5	0.0379W＋2.753

身体活动水平直接影响着机体能量需要量。根据《中国居民膳食营养素参考摄入量（2023年版）》，中国人群成年人身体活动水平分为三个级别，即低身体活动水平（PAL＝1.40）、中等身体活动水平（PAL＝1.70）、高强度身体活动水平（PAL＝2.0）（表1－11）。

表1－11　中国成年人身体活动水平分级

活动水平	生活方式或职业人群	PAL
低	休息、静态生活方式、坐位工作者：办公室职员、修理电器钟表、酒店服务员等	1.40
中等	主要是站着或走着工作者：学生日常活动、做家务、电工安装等	1.70
高强度	主要是重体力活动或体育运动量较大者：建筑工人、农民、矿工、运动员等	2.0

（二）膳食调查法

一般健康者在食物供应充足、体重不发生明显变化时，其能量摄入量基本上可反映出能量需要量。一般情况下，通过 5~7 天的膳食调查，借助《食物成分表》和食物成分分析软件等工具计算出平均每日膳食中碳水化合物、脂肪和蛋白质摄入量，结合调查对象的营养状况，间接估算出人群每日的能量需要量。

四、能量供给及平衡

人体所需能量主要来源于食物中的碳水化合物、脂肪和蛋白质。这些营养素普遍存在于各种食物中，其中植物性食物富含碳水化合物，是最主要、最经济的膳食能量来源；动植物油脂及油炸类食品富含脂肪；动物肌肉组织则富含蛋白质。我国成年人膳食中碳水化合物提供的能量应占总能量的 50%~65%、脂肪占 20%~30%、蛋白质占 10%~15% 为宜。年龄越小，脂肪供能占总能量的比重应适当增加，但成年人脂肪摄入量不宜超过总能量的 30%。《中国居民膳食营养素参考摄入量（2023 年版）》中，18~29 岁健康成年人身体活动水平（轻）的能量需要量为男性 2150kcal/d、女性 1700 kcal/d，身体活动水平（中）的能量需要量为男性 2550kcal/d、女性 2100 kcal/d，身体活动水平（重）的能量需要量为男性 3000kcal/d、女性 2450kcal/d；30~49 岁健康成年人身体活动水平（轻）的能量需要量为男性 2050kcal/d、女性 1700kcal/d，身体活动水平（中）的能量需要量为男性 2500kcal/d、女性 2050kcal/d，身体活动水平（重）的能量需要量为男性 2950kcal/d、女性 2400kcal/d。

能量摄入量与消耗量之间的平衡状态是保持健康的基本要素。当机体长期处于能量摄入量＞消耗量时，过剩的能量会以糖原的形式储存在肝脏和肌肉组织中或以甘油三酯的形式储存于脂肪组织中，可引起人体超重、肥胖及相关疾病；当能量摄入量＜消耗量时，机体将动员储存的糖原、脂肪、蛋白质供能，可引起蛋白质能量营养不良及相关疾病。

PPT

第五节　矿物质

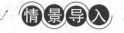

情景：李同学，15 岁，近 6 个月来常感身体疲惫、乏力、头晕、心悸、呼吸急促、记忆力减退、学习注意力不集中，遂到医院就诊。实验室检查结果显示：血红蛋白质 90g/L，红细胞游离原卟啉＞0.9μmol/L，医生结合该患者的膳食调查和体格检查结果，确诊其为缺铁性贫血并给予了膳食调整建议。

思考：

应该如何对该患者进行营养干预？

一、概述

矿物质（mineral）又称无机盐，是维持人体正常生理功能所必需的无机化学元素，在体内不能合成，必须从外界摄取。按照其在体内的含量和膳食需要量可将其分为两类：一类是常量元素（macroelement），指其含量大于人体体重的 0.01% 或每日膳食需要量均在 100mg 以上的矿物质，包括钙、磷、钠、钾、氯、镁和硫 7 种元素；一类是微量元素（microelement），其在人体内的含量小于人体体重 0.01% 或每日膳食需要量均在 100mg 以下的矿物质，其中铁、碘、锌、硒、铜、钼、铬、钴 8 种为人体必需的微量元素。

矿物质与蛋白质、脂肪和碳水化合物等营养素不同，其不能在人体内合成，为满足机体需要，必须不断从食物中补充；矿物质是唯一可以通过天然水途径获取的营养素且容易被机体吸收；矿物质在体内分布极不均匀，如钙主要分布在骨骼和牙齿、铁主要分布在红细胞等；矿物质之间存在协同或拮抗作用，即一种矿物质可影响另一种矿物质的吸收或改变其在体内的分布；某些矿物质在体内的生理剂量与中毒剂量范围较窄，摄入过多易产生毒性作用。

二、常量元素

（一）钙

1. 概述　钙（calcium，Ca）是人体含量最多的矿物质，为 1000～1200g，占人体体重的 1.5%～2.0%，其中约 99% 的钙沉积在骨骼和牙齿中，其余 1% 的钙存在于细胞外液和全身软组织中，称为混溶钙池。机体具有调节混溶钙池的钙与骨骼钙保持动态平衡的机制，当血液中钙浓度升高或降低时，可通过调节机制使血钙浓度保持相对恒定，以维持钙的内环境稳定（又称钙稳态），钙稳态的维持是机体各项生理功能的基础。

2. 生理功能

（1）构成骨骼和牙齿的成分　骨矿物质决定骨的硬度而有机质决定骨的韧性，人体骨骼和牙齿中无机物质的主要成分是钙的磷酸盐，多以羟磷灰石或磷酸钙的形式存在。体内骨骼中的钙与混溶钙池保持着相对的动态平衡，以维持骨骼不断更新。

（2）维持神经和肌肉的正常活动　Ca^{2+} 与神经和肌肉兴奋、神经冲动传导、心脏搏动等关系密切。当血清中 Ca^{2+} 浓度降低时，肌肉和神经的兴奋性增加可引起手足抽搐；而钙离子浓度过高时肌肉收缩功能受损，引起心脏和呼吸衰竭。

（3）血液凝固　Ca^{2+} 即凝血因子Ⅳ，它能够促使活化的凝血因子在磷脂表面形成复合物而促进血液凝固，去除 Ca^{2+} 后血液不能凝固。

（4）其他　通过 Ca^{2+} 调控组织和细胞间的反应，促进细胞信息传递；参与调节众多与细胞代谢有关的酶的活性；通过与细胞膜上某些蛋白质和磷脂的阴离子基团结合，维持细胞膜的稳定性；参与激素分泌，维持体液酸碱平衡等。

3. 吸收与代谢　在食物消化过程中，钙主要以游离态在十二指肠和小肠上段被吸收，其吸收机制包括主动吸收和被动吸收。当机体对钙的需要量高时，肠道对钙的吸收为主动吸收；当钙需要量较低时，大部分由被动的离子扩散方式吸收。人体每日摄入钙的 10%～20% 从肾脏排出，80%～90% 经肠道排出，后者包括食物中未被吸收的钙，肠道上皮细胞脱落释放出及消化液中未被吸收的钙；由汗液排出的钙为 16～24mg；由皮肤、头发和指甲等排出钙约 60mg。

4. 缺乏与过量　钙缺乏常见于膳食摄入不足、钙吸收障碍、特殊生理期钙需求量增加等。主要临床表现为骨骼的病变，如儿童佝偻病、成年人的骨质软化、中老年人骨质疏松症，还可能出现血凝异常，甲状腺机能减退等症状。

钙摄入过量可能出现高钙血症、高钙尿、血管和软组织软化、增加患肾结石的风险等。

5. 营养状况评价　一般通过膳食调查、生化指标、临床体征、骨密度和骨强度等了解机体钙的水平及其满足程度，综合评价机体钙的营养状况。生化指标包括血清总钙浓度（90～110mg/L）、血清离子钙浓度（45～55mg/L）、血清 ［Ca］×［P］＞30（低于此值为不足）、血清碱性磷酸酶（40～150U/L）、24 小时尿羟脯氨酸/肌酐比值（10～33）；骨质测量指标包括骨矿物质含量和骨矿物质密度。

6. 参考摄入量及食物来源　《中国居民膳食营养素参考摄入量（2023 年版）》中，健康成年人钙的推荐摄入量（RNI）为800mg/d，可耐受的最高摄入量（UL）为2000mg/d。

不同食物的钙含量有较大差异，钙含量和钙吸收率均会影响其在人体的生物利用率。奶及奶制品含钙量丰富且吸收率高，是钙的重要来源。此外，豆类、坚果类、绿色蔬菜、虾皮、海带、发菜、芝麻酱等含钙量也很高。适量的维生素D、某些氨基酸、乳糖以及适当的钙磷比例均有助于钙的吸收和利用。膳食中植酸、草酸、脂肪、部分药物及过量的膳食纤维和蛋白质等是不利于钙吸收的因素。

（二）磷

1. 概述　磷（phosphorus，P）是人体重要的元素，其含量约为人体体重的1%。成年人体内磷含量为600~900g，其中85%~90%以羟磷灰石形式存在于骨骼和牙齿中；其余10%~15%与蛋白质、脂肪、碳水化合物等结合，分布在细胞膜、骨骼肌、皮肤、神经组织及体液中。在细胞膜和软组织中的磷大部分以有机磷酯形式存在，少部分为磷蛋白和磷脂等形式，骨骼中的磷主要为无机磷酸盐。

2. 生理功能

（1）与骨骼和牙齿的形成有关　钙和磷以2∶1的比例形成以羟磷灰石为主要成分的无机磷酸盐，是构成骨骼和牙齿的重要成分。

（2）参与能量代谢　磷酸化合物如三磷酸腺苷（adenosinetriphosphate，ATP）是机体能量的主要载体，也是能量代谢过程中作为转移、释放能量的物质。

（3）构成重要生命物质成分　如磷脂为构成所有细胞膜所必需的成分，与膜的离子通道有关；磷酸基团是核糖核酸和脱氧核糖核酸的组成成分；磷脂与凝血、脂蛋白组成有关等。

（4）酶的重要成分　磷酸基团是组成体内许多辅酶或辅基的成分，如焦磷酸硫胺素、磷酸吡哆醛、辅酶Ⅰ和辅酶Ⅱ等。

（5）活化细胞因子　参与细胞的磷酸化和去磷酸化过程，发挥信号传导作用，具有激活蛋白激酶、调控细胞膜离子通道、活化核内转录因子、调节基因表达等作用。

（6）调节酸碱平衡　参与组成体内磷酸盐缓冲体系，可与氢离子结合为磷酸氢二钠和磷酸二氢钠，并从尿中排出，从而调节体液的酸碱平衡。

3. 吸收与代谢　从膳食摄入的磷约70%在小肠吸收，其吸收分为主动吸收与被动吸收两种机制。一般情况下，膳食摄入的磷主要是通过被动吸收，当磷摄入量较低或机体需要量大幅度增加时会通过主动吸收。血浆中的无机磷酸盐主要经肾小球过滤从尿排出，当血中磷浓度降低时，$1,25-(OH)_2-D_3$通过促进肾小管对磷的重吸收作用，以降低磷的排泄；当磷的浓度升高时，甲状旁腺素通过抑制肾小管对磷的重吸收，增加尿磷排泄，从而降低血磷水平。

4. 缺乏与过量　当膳食中能量与蛋白质供给充足时一般不会引起磷的缺乏，只在某些特殊情况下才会出现磷缺乏甚至发展为低磷酸血症，如早产儿仅以母乳喂养、临床上长期使用大量抗酸药、肾小管重吸收障碍或禁食者，常见临床症状为厌食、贫血、肌无力、骨痛、佝偻病和骨软化、全身虚弱、对传染病的易感性增加、感觉异常、共济失调、精神错乱甚至死亡。

细胞外液中磷浓度过高主要是由于肾脏对磷排泄的不足，过量的磷在体内可能对骨产生不良影响，还会引起非骨组织的钙化、低钙血症、神经兴奋性增强、手足抽搐和惊厥。

5. 营养状况评价　膳食磷的摄入量直接影响血清无机磷的水平，测定血清无机磷水平，是评价磷营养状况的合理指标，正常成年人血清磷浓度范围为0.87~1.45mmol/L。

6. 参考摄入量及食物来源　《中国居民膳食营养素参考摄入量（2023年版）》中，18~29岁健康成年人磷的推荐摄入量（RNI）为720mg/d，30~64岁健康成年人磷的推荐摄入量（RNI）为710mg/d，可耐受的最高摄入量（UL）为3500mg/d。

不同食物的磷含量有较大差异，同时膳食的钙磷比例会影响人体对磷的吸收，理论上，膳食中的钙磷比例维持在 2 : 1 之间比较好,不宜低于 0.5,如牛奶的钙磷比为 1 : 1、母乳的钙磷比为 1.5 : 1。食物中瘦肉、禽、蛋、鱼、坚果、海带、紫菜、油料种子、豆类等均是磷的良好来源,但谷类食物中的磷主要以植酸磷形式存在,其与钙结合不易吸收。

(三)镁

1. 概述 正常成年人体内含镁(magnesium,Mg)20 ~ 38g,其中 60% ~ 65% 存在于骨骼,27% 存在于肌肉、肝脏、心脏和胰腺等组织。镁主要分布在细胞内,细胞外液的镁不超过 1%。红细胞含镁 2.2 ~ 3.1mol/L(53 ~ 74mg/L),血清镁含量为 0.75 ~ 0.95mmol/L(18 ~ 23mg/L)。

2. 生理功能

(1)作为多种酶的激活剂 镁可激活多种酶的活性,参与体内生化反应,如可激活磷酸转移酶及水解肽酶系的活性,对糖酵解、脂肪、蛋白质和核酸的生物合成等起重要调节作用。

(2)抑制钾、钙离子通道 镁可封闭不同钾通道的外向性电流,阻止钾的外流,当镁缺乏时,这种作用受到阻滞;镁作为钙阻断剂,具有抑制钙通道的作用,当镁浓度降低时,这种抑制作用减弱,导致钙进入细胞增多。

(3)维护骨骼生长和神经肌肉的兴奋性 镁是骨细胞结构和功能所必需的元素,具有维持和促进骨骼生长的作用;镁可通过抑制钙通道,使得血清中钙浓度降低,从而引起肌肉和神经的兴奋性增加。

(4)维持胃肠道功能 硫酸镁溶液可使奥狄括约肌松弛,促使胆囊排空,具有利胆作用;碱性镁盐可中和胃酸;镁离子在肠道中吸收缓慢,促使水分滞留,具有导泻作用。

(5)调节激素作用 血浆镁的变化可直接影响甲状旁腺激素的分泌,当血浆镁水平上升时可抑制甲状旁腺激素分泌,血浆镁水平下降则可促进甲状旁腺激素分泌。

(6)降血压、降血脂作用 镁与血压升高呈明显负相关,其充足摄入能使血管张力和血管紧张性下降,起降血压的作用;镁具有降低血清胆固醇浓度、甘油三酯浓度,使高密度脂蛋白胆固醇升高,降低低密度脂蛋白胆固醇,扩张血管,抑制血小板聚集,预防动脉粥样硬化的作用。

3. 吸收与代谢 人体摄入的镁 30% ~ 50% 在小肠吸收,其吸收率与摄入水平及食物中钙、磷、乳糖等的含量有关。当镁摄入量高时其吸收率低,而摄入量低时其吸收率可明显增高。正常人通过肠道吸收与肾脏排泄调节镁在机体内的稳态平衡。镁常以尿液、汗液和粪便等形式排泄,其中通过肾脏以尿液形式排出是其主要途径,饮酒、服用利尿剂能明显增加镁从尿中的排出。

4. 缺乏与过量 镁缺乏与个体营养状况(如饥饿、蛋白质 – 能量营养不良及长期肠外营养)、疾病状态(如胃肠道感染、肾病及慢性酒精中毒)等因素有关。镁缺乏可引起神经肌肉兴奋性增加,出现肌肉震颤、手足搐搦、共济失调等临床症状,严重时出现精神错乱、惊厥甚至昏迷;镁的缺乏引起的镁代谢异常会对其他矿物质及酶活性产生影响,如出现低钾血症、低钙血症及心脑血管疾病等。

镁过量常见于肾功能不全者、接受镁剂治疗者或糖尿病酮症者早期因脱水引起血清镁升高。过量的镁可引起腹泻、恶心、胃肠痉挛等胃肠道反应,严重者可出现嗜睡、肌无力、膝腱反射弱、肌麻痹等临床症状。

5. 营养状况评价 一般通过膳食调查、生化指标、临床体征、体格检查等了解机体镁的水平及其满足程度,综合评价机体镁的营养状况。其中生化指标主要包括血清镁(<0.7mmol/L 时,即诊断为低镁血症)、尿镁(24 小时尿镁排出量 <1.5mmol 时,可诊断为镁缺乏症)、血液单核细胞中镁浓度、静脉内镁负荷试验(若镁在体内的保留率 >50% 即为缺镁,<30% 可排除缺镁)。

6. 参考摄入量及食物来源 《中国居民膳食营养素参考摄入量(2023 年版)》中,18 ~ 29 岁健康成年人镁的 RNI 为 330mg/d,30 ~ 64 岁健康成年人镁的 RNI 为 320mg/d。绿叶蔬菜、大麦、黑米、荞麦、麸皮、苋菜、口蘑、木耳、香菇、糙粮和坚果等食物富含镁。除食物之外,也可从饮用水中获得少量的镁，硬水中含有较高的镁盐，但软水中含量相对较低。

（四）钠

1. 概述 钠（natrium，Na）是人体重要的常量元素，成年人体内钠含量为 77～100g，大约占体重的 0.15%，主要存在于细胞外液，占总体钠的 44%～50%，骨骼中含量占 40%～47%，细胞内含量仅占 9%～10%。食盐（NaCl）是人体获得钠的主要来源。

2. 生理功能

（1）调节体内水分 钠是细胞外液中主要的阳离子，构成细胞外液渗透压，调节与维持体内水的恒定。钠量升高时，水量也增加；反之，钠量降低时，水量减少。

（2）维持酸碱平衡 钠在肾小管重吸收时，与 H^+ 交换，清除体内酸性代谢产物（如 CO_2），保持体液的酸碱平衡。

（3）钠泵 钠离子在 $Na^+ - K^+ - ATP$ 酶驱动下主动从细胞内排出，以维持细胞内外渗透压平衡。

（4）维持血压 膳食钠摄入与血压有关，减少膳食钠的摄入量，可使高血压患者血压下降。

（5）增强神经肌肉兴奋性 钠可增强神经肌肉的兴奋性。

3. 吸收与代谢 膳食钠在小肠几乎被完全吸收，在空肠大多是被动吸收，在回肠则大部分是主动吸收。钠与钙在肾小管内的重吸收过程发生竞争，故钠摄入量高时，会相应减少钙的重吸收，而增加尿钙排泄。不被人体需要的大部分钠通过肾脏从尿液、粪便、皮肤等排出体外。

4. 缺乏与过量 钠缺乏的早期症状主要为倦怠、淡漠、无神、起立时昏倒等；当失钠 ≥0.50g/kg 体重时，可出现恶心、呕吐、血压下降、痛性肌肉痉挛，尿中无氯化物检出；当失钠为 0.75～1.20g/kg 体重时，可出现恶心、呕吐、视力模糊、心率加速、脉搏细弱、血压下降、肌肉痉挛、疼痛反射消失，甚至淡漠、木僵、昏迷、外周循环衰竭、休克，最终因急性肾衰竭而死亡。

一般情况下，钠摄入过多并不蓄积，但一次大剂量摄入则可引起中毒甚至死亡，急性中毒的主要临床症状表现为水肿、血压上升、血浆胆固醇升高、脂肪清除率降低、胃黏膜上皮细胞受损等；长期钠过量会增加发生高血压、胃癌的危险性。

5. 营养状况评价 机体钠的营养状况可以通过膳食调查、测定尿钠和血清钠的含量等指标进行评价。尿钠主要是测定 24 小时尿液中钠的浓度，正常成年人尿钠的参考值为 130～260mmol/24h（3～5g/24h）；血清钠是指血清中 Na^+ 的浓度，正常成年人血清钠浓度的参考值为 135～145mmol/L。

6. 参考摄入量及食物来源 《中国居民膳食营养素参考摄入量（2023 年版）》中，18～64 岁健康成年人钠的 AI 为 1500mg/d。钠主要来源于食盐及含盐食品，如酱油、酱腌制品、泡菜、腌熏食品等。此外，味精、苏打饼干、苏打水等食品也含钠。

（五）钾

1. 概述 钾（kalium，K）是人体必需的常量元素，含量为 140～150g，是人体肌肉组织和神经组织中的重要成分之一。人体内的钾 98% 以 K^+ 的形式存在于细胞液中，其在细胞新陈代谢中起重要作用。正常人血浆中 K^+ 浓度为 3.5～5.3mmol/L。

2. 生理功能

（1）维持碳水化合物、蛋白质的正常代谢 葡萄糖和氨基酸经过细胞膜进入细胞合成糖原和蛋白质、ATP 的生成，需要 K^+ 的参与。钾缺乏时，碳水化合物、蛋白质的代谢以及 ATP 的生成会受到影响。

（2）维持细胞内正常渗透压 由于钾主要存在于细胞内，因此对维持细胞内渗透压起重要作用。

（3）维持神经肌肉的应激性和正常功能 细胞内的 K^+ 和细胞外的 Na^+ 联合作用，可激活 $Na^+ - K^+ - ATP$ 酶。

（4）维持心肌的正常功能　心肌细胞内外的 K^+ 浓度与心肌的自律性、传导性和兴奋性有关。钾缺乏时，心肌兴奋性增高，钾过高时，心肌自律性、传导性和兴奋性受抑制，二者均可引起心律失常。

（5）维持细胞内外酸碱平衡和电解质平衡　当细胞失钾时，细胞外液中 Na^+ 与 H^+ 进入细胞内，引起细胞内酸中毒和细胞外碱中毒。反之，高钾时细胞外 K^+ 内移，细胞内 H^+ 外移，可引起细胞内碱中毒与细胞外酸中毒。

3. 吸收与代谢　从食物中摄入的钾主要在小肠吸收，吸收率约为90%，肾脏是维持钾平衡的主要器官，约90%人体所消耗的钾由肾脏排出，此外，少量钾可通过粪便和汗液排出。

4. 缺乏与过量　钾缺乏可引起神经肌肉、消化、心血管、泌尿、中枢神经等系统发生功能性或病理改变。消化系统症状，如胃肠功能变差、出现呕吐恶心、食欲不振、腹痛、腹胀、肠麻痹、肠梗阻等；心肌兴奋性增强，表现为心跳不规律、心悸心慌、心跳过速等症状；体内酸碱失衡，可能引起碱中毒；出现尿潴留等。

肾功能不全或通过制剂补钾可引起钾过量。钾过量可使神经肌肉的自律性、兴奋性、传导性受到抑制，主要表现为肌肉无力、心律失常、代谢性酸中毒并伴有低钙血症和低钠血症等。

5. 营养状况评价　血清钾是了解体内钾贮备的一个重要指标。正常血清钾浓度为 140 ~ 210mg/L（3.5 ~ 5.3mmol/L），＜140mg/L 为钾缺乏，可能出现低钾血症及相应临床症状，＞210mg/L 为钾过量，可能出现高钾血症及相应临床症状。

6. 参考摄入量及食物来源　《中国居民膳食营养素参考摄入量（2023年版）》中，健康成年人钾的 AI 为 2000mg/d。大部分食物都含钾，但豆类、蔬菜和水果是其最好的来源，如赤豆、杏干、蚕豆、扁豆、冬菇、黄豆、竹笋、紫菜、香蕉、鳄梨、黑枣等。

三、微量元素

（一）铁

1. 概述　铁（Ferrum，Fe）是人体含量最多的必需微量元素，人体中的铁含量随年龄、性别营养与健康状况等不同而异。正常人体内铁的含量为 4 ~ 5g，其中70% ~ 75%存在于血红蛋白、肌红蛋白、各种含铁酶、辅助因子及运铁载体中，被称为功能性铁；其余25% ~ 30%主要以铁蛋白和含铁血黄素形式存在于肝脏、脾和骨髓的网状内皮系统中，被称为储存铁。

2. 生理功能

（1）参与氧的运输及组织呼吸过程　铁是血红蛋白、肌红蛋白、细胞色素酶类及含铁触媒的组成成分，起着参与体内氧气和二氧化碳的转运、交换和组织呼吸过程，在肌肉中转运和储存氧气，参与体内氧化还原反应中电子传递并在三羧酸循环中释放能量、供机体需要等作用。

（2）维持正常的造血功能　铁在骨髓造血组织中进入幼红细胞内，与卟啉结合形成血红素，后者再与珠蛋白结合形成血红蛋白。当铁缺乏时，可影响血红蛋白的合成，甚至影响 DNA 的合成和幼红细胞的增殖。

（3）与机体免疫有关　铁可增加中性粒细胞和吞噬细胞的功能，提高白细胞的杀菌能力，从而提高机体免疫力，但过量铁可促进细菌的生长，对抵御感染不利。

（4）其他　铁可催化 β - 胡萝卜素转化为维生素 A；在嘌呤和胶原的合成、抗体的产生、脂类的转运中有着重要作用；参与肝脏对药物的解毒过程；与抗脂质过氧化有关。

3. 吸收与代谢　铁主要在十二指肠及近端空肠吸收，胃和小肠的其余部分也有少量吸收。食物中的铁分为血红素铁和非血红素铁两种，它们的吸收形式有所不同。血红素铁被吸收进入小肠黏膜上皮细胞，在胞浆内释放出游离 Fe^{2+}，血红素铁的吸收率受膳食因素影响较小；非血红素铁通常为 Fe^{3+} 形式，需由细胞色素 B 还原为 Fe^{2+} 被存在于小肠微绒毛的下层和腺窝部分的二价金属离子转运蛋白 1 介导完成吸收。铁被肠黏膜细胞吸收后，部分进入血浆，部分留在肠黏膜细胞内，随着肠黏膜细胞脱落而进入肠腔，随粪便排出体外，这是铁的主要排泄途径。此外，少量铁也可通过脱落的皮肤细胞、毛发、尿、汗等排出。

4. 缺乏与过量　铁缺乏常见于膳食摄入不足、吸收不良及需要量增加等，如膳食中铁以非血红素铁的形式存在、其他食物组分阻碍铁的吸收、萎缩性胃炎、胃酸缺乏或服用过多抗酸药物导致吸收不良、特殊人群需要量增加等。主要临床表现为疲乏无力、心慌气短、头晕、肝脾轻度肿大，机体免疫力和抗感染力下降等。膳食中有很多因素可促进铁的吸收，如充足的蛋白质和氨基酸、部分维生素（如维生素 C、叶酸、维生素 A、维生素 B_2、维生素 B_{12} 等）、血红素铁等；同时非血红素铁、其他矿物摄入过多（如铅、铬、锰等）、一些金属络合物（如 EDTA）、非营养成分（如植酸、单宁）等因素也会抑制铁吸收。

长期过量服用铁剂或大量摄入含铁量高的特殊食品，可造成铁过量甚至中毒。铁在肝脏中大量沉积，可发生皮肤色素沉着症及各种严重器官损害，甚至死亡。

5. 营养状况评价　机体铁的营养状况可通过膳食调查、临床体征、实验室检查等方面进行综合评价。常见实验室检查指标有：血清铁蛋白（serum ferritin, SF）、血清运铁蛋白受体（serum transferrin receptor, sTfR）、红细胞游离原卟啉（free erythropoiesis, FEP）、血红蛋白（hemoglobin, Hb）、血清铁（serum iron, SI）等。SF < 12μg/L 为缺铁，SF > 300μg/L 提示铁负荷过度；sTfR 正常值范围为 0.9 ~ 2.3mg/L；FEP > 0.9μmol/L（全血）或 FEP/Hb > 4.5μg/gHb 即诊断为贫血；Hb 正常范围值为男性 120 ~ 160g/L、女性 110 ~ 150g/L。

6. 参考摄入量及食物来源　《中国居民膳食营养素参考摄入量（2023 年版）》中，18 ~ 49 岁健康成年人铁的 RNI 男性为 12mg/d、女性为 18mg/d，UL 为 42mg/d。

铁广泛存在于各种食物中，但吸收率有较大差异。动物性食物中富含易吸收的血红素铁，如动物血、肝脏、畜禽肉、鱼类等，是膳食铁的良好来源；植物性食物中的铁主要以非血红素铁的形式存在，吸收率不高，如大米仅为 1%、莴苣为 4% 等；也可以在医生的指导下适量补充铁制剂。

（二）锌

1. 概述　锌（zinc, Zn）广泛分布在人体各组织、器官、体液及分泌物中。成年人体内锌含量为 1.5 ~ 2.5g，其中肌肉（含量约 60%）、骨骼（含量约 30%）中含量较高。血液中 75% ~ 85% 的锌分布在红细胞，3% ~ 5% 位于白细胞，其余则在血浆中。

2. 生理功能

（1）含锌酶的组成成分或酶的激活剂　目前已知含锌酶有 200 余种，如超氧化物歧化酶、苹果酸脱氢酶、碱性磷酸酶、乳酸脱氢酶等，在参与组织呼吸、能量代谢及抗氧化过程起着重要作用。

（2）调节和促进机体免疫功能　锌可通过调节免疫因子的产生和分泌影响蛋白质的合成和代谢；可控制外周血单核细胞合成干扰素 -γ、白细胞介素 -1 和白细胞介素 -6、肿瘤坏死因子 -α 和白细胞介素 -2 受体等免疫调节因子。缺锌可引起胸腺萎缩、胸腺激素减少、T 细胞功能受损及细胞介导免疫功能改变。

（3）维持细胞膜结构　锌可与细胞膜上各种基团、受体作用，增强膜稳定性和抗氧自由基的能力，减少毒素吸收和组织损伤，对皮肤、视力等起保护作用。缺锌可造成膜的氧化损伤、结构变形、膜内载体和运载蛋白的功能改变，引起皮肤粗糙、上皮角化等。

（4）促进食欲　锌可与唾液蛋白酶结合形成味觉素，从而对味觉与食欲产生作用，对口腔黏膜上皮细胞的结构、功能、代谢也具有重要的作用。缺锌可影响味觉和食欲，甚至发生异食癖。

（5）其他　锌可参与调节细胞内 DNA 及 RNA 的复制、翻译、转录及蛋白质和核酸的合成过程促进生长发育与组织再生。

3. 吸收与代谢　锌的吸收主要在十二指肠和空肠，部分吸收在回肠，吸收率约为 30%。从肠道吸收的锌先集中在肝脏，然后分布到其他组织。血中的锌与白蛋白、运铁蛋白、α2－巨球蛋白、免疫球蛋白 G、氨基酸及其他配价基结合，随血液进入门静脉循环分布于各器官组织。体内锌经代谢后主要由肠道排出，其余通过尿液、汗液和毛发排出。

4. 缺乏与过量　锌缺乏主要临床表现为食欲减退、异食癖、性功能减退、精子数减少、皮肤干燥粗糙、脱发、创伤愈合不良、免疫力降低等症状。锌缺乏可通过口服锌制剂或肠外营养支持治疗，可通过皮肤吸收治疗皮肤损伤。

锌过量可干扰铜、铁和其他微量元素的吸收和利用，影响中性粒细胞和巨噬细胞活力、抑制免疫细胞杀伤能力，损害免疫功能。当成年人一次性锌摄入量超过 2g，可引起急性中毒，表现为发烧、腹泻、恶心、呕吐和嗜睡等临床症状。

5. 营养状况评价　锌的机体营养状况评价主要通过临床体征、生化指标、功能指标结合膳食状况调查进行判定。生化指标主要包括血浆锌、发锌、尿锌、唾液锌等；功能指标通过含锌酶活性、味觉、暗适应能力等的变化对锌功能进行评价，目前国内外越来越多的实验证明单核细胞金属硫蛋白 mRNA 可靠性较好，是反映边缘性锌缺乏的良好指标，被认为是评价锌营养状况的相对金标准；通过科学、合理的膳食营养状况调查，了解饮食习惯及食物锌摄入量，有助于锌营养状况的评价，但要考虑地域水土对食物锌的影响。

6. 参考摄入量及食物来源　《中国居民膳食营养素参考摄入量（2023 年版）》中，健康成年人锌的 RNI 男性为 12.0mg/d、女性为 8.5mg/d，UL 为 40mg/d。

锌的来源较广泛，贝壳类海产品（如牡蛎、蛏干、扇贝）、红色肉类及其内脏等为锌的良好来源，蛋类、豆类、谷类胚芽、燕麦、花生等也富含锌，蔬菜及水果类锌含量较低；食品加工可导致锌的损失。

（三）硒

1. 概述　硒（selenium，Se）是人体必需的微量元素，主要有硒蛋氨酸和硒半胱氨酸两种存在形式。其中硒蛋氨酸是人体不能合成的，须由膳食提供，作为一种非调节性储存形式，当膳食中硒供给中断时，硒蛋氨酸可向机体提供硒；硒半胱氨酸为具有生物活性的化合物。人体中硒含量为 14～21mg，分布于所有组织器官，在肝脏、肾脏、胰腺、心脏、脾脏、牙釉质和指甲中浓度较高，肌肉、骨骼和血液中次之，脂肪组织最低。

2. 生理功能

（1）抗氧化作用　硒是谷胱甘肽过氧化物酶（glutathione peroxidase，GSH－Px）的组成成分，而 GSH－Px 可清除体内脂质过氧化物，阻断活性氧和其他自由基对机体的损伤作用，起抗氧化作用。抗氧化活性已被认为是许多其他生物学功能的基础，如抗癌、抗炎、抗衰老、预防慢性疾病等。若硒缺乏可引起脂质过氧化反应增强，导致心肌纤维坏死、心肌小动脉和毛细血管损伤，也可引起以心肌损害为特征的克山病。

（2）维持和提高免疫功能　硒可通过上调白细胞介素－2（interleukin－2，IL－2）受体表达，使淋巴细胞、NK 细胞、淋巴因子激活杀伤细胞（lymphokine－activated killer cells，LAK cell）的活性增加，从而提高免疫功能并减少疾病的发生，如起抗艾滋病的作用。

（3）有毒重金属的解毒作用　硒能与体内重金属如汞、镉、铅等结合成金属－硒－蛋白质复合物，并促进有毒金属排出体外而起到解毒作用。

（4）其他　促进生长作用，硒缺乏可引起生长迟缓及神经性视觉损害；此外，硒还具有维持正常生育的功能。

3. 吸收与代谢　人体对食物中硒的吸收良好，其主要在小肠吸收。硒的吸收难易程度与其化学结构、溶解度有关，硒蛋氨酸较无机形式硒更易吸收，溶解度大的硒化合物比溶解度小的更易吸收。体内的硒经代谢后大部分经尿排出，少量从肠道排出，粪便中排出的硒大多为未被吸收的硒；硒摄入量高时可在肝内甲基化生成挥发性二甲基硒化合物由肺部呼气排出，少量硒可从汗液、毛发排出。

4. 缺乏与过量　硒缺乏可引起克山病、大骨节病等疾病，克山病是一种以多发性灶状坏死为主要病变的心肌病，临床特征为心肌凝固性坏死，伴有明显心脏扩大、心功能不全和心律失常，重者发生心源性休克或心力衰竭；大骨节病是一种多发性、变形性骨关节疾病，好发于青少年，严重影响骨发育和日后劳动生活能力。硒的缺乏还可引起 GSH – Px 活力下降，直接影响机体抗氧化系统的功能；影响机体的免疫功能，包括细胞免疫和体液免疫。

过量的硒可引起中毒，主要中毒症状为头发和指甲脱落，皮肤损伤及神经系统异常，肢端麻木、抽搐等，严重者可致死亡。

5. 营养状况评价　机体硒的营养状况可通过直接测定法和间接测定法评价。直接测定法是指直接测定全血、血浆、红细胞、发、尿、指（趾）甲等组织的硒含量，如血清硒的正常参考值为 $18.0 \sim 40.0 \mu g/ml$。间接测定法主要指通过测定硒代谢过程中相关酶的活性间接反映体内硒的营养状况，包括 GSH – Px 活性、血浆硒蛋白酶 – P 活性、某些组织中的抗氧化酶活性和硒蛋白酶 – W，如随着硒含量增加，GSH – Px 活性也增高，但当血硒达到 $1.27 \mu mol/L$（$0.1 mg/L$）时，GSH – Px 活性达饱和而不再升高。

6. 参考摄入量及食物来源　《中国居民膳食营养素参考摄入量（2023 年版）》中，健康成年人硒的 RNI 为 $60 \mu g/d$，UL 为 $400 \mu g/d$。食物中的硒含量因产地不同而有较大差异，海产品和动物内脏是硒的良好食物来源，如鱼子酱、海参、牡蛎、蛤蜊和猪肾等。

（四）碘

1. 概述　碘（iodine，I_2）在成年人体内含量为 $15 \sim 20 mg$，其中 70% ~80% 存在甲状腺组织内，其余分布在骨骼肌、肺、卵巢、肾脏、淋巴结、肝脏、睾丸和脑组织中。甲状腺组织含碘量随年龄、摄入量及腺体的活动性不同而有所差异，健康成年人甲状腺组织内含碘为 $8 \sim 15 mg$；血液中含碘 $30 \sim 60 \mu g/L$。

2. 生理功能　碘在体内主要参与甲状腺素的合成，其生理功能主要通过甲状腺素的生理作用来体现。

（1）参与物质和能量代谢　碘促进蛋白质、脂类、碳水化合物的生物氧化和氧化磷酸化过程，促进物质和能量代谢，参与体温的调节和维持，以维持正常的新陈代谢和生命活动。

（2）垂体激素作用　碘、甲状腺素和腺垂体关系极为密切。当血浆中甲状腺素含量高时，垂体分泌受到抑制，使甲状腺素分泌减少；反之则促使其分泌增多。这种反馈性的调节作用，对甲状腺功能的稳定很重要，对于碘缺乏病作用也很大。

（3）其他　激活体内许多重要的酶，如细胞色素酶系、琥珀酸氧化酶系等；调节组织中的水盐代谢，可避免因甲状腺素缺乏引起的组织水钠潴留和黏液性水肿；可促进烟酸的吸收利用及 β – 胡萝卜素向维生素 A 的转化；促进蛋白质合成和神经系统发育。

3. 吸收与代谢　食物中的碘以无机碘和有机碘两种形式存在，无机碘在胃和小肠几乎 100% 被迅速吸收；有机碘在消化道被消化、脱碘后，以无机碘形式被吸收，与氨基酸结合的碘可直接被吸收。进入血液中的碘分布于各组织器官中，但只有甲状腺组织能利用碘合成甲状腺素。体内的碘约 90% 随尿液经肾脏排出，约10%由粪便排出，极少部分通过肺脏和皮肤排出。

4. 缺乏与过量 长期碘摄入不足、摄入大量含抗甲状腺素因子的食物（如十字花科植物中的萝卜、甘蓝、花菜中含有β－硫代葡萄糖苷等），可干扰甲状腺对碘的吸收利用，均可引起碘缺乏，其主要临床表现为甲状腺肿大、克汀病等。碘强化是治疗碘缺乏的重要途径，常用加碘盐、加碘油和加碘自来水等防治措施。

长期高碘摄入或一次性大剂量摄入可导致碘过量，主要临床表现为高碘性甲状腺肿、甲状腺功能亢进、甲状腺功能减退、桥本甲状腺炎、甲状腺癌、碘过敏和碘中毒等。

5. 营养状况评价 机体碘的营养状况评价指标主要包括垂体－甲状腺轴系激素、尿碘、甲状腺肿大率等。其中尿碘是评价碘摄入量的良好指标，摄入碘越多，尿碘量越高，儿童、成人尿碘<100μg/L，妊娠期妇女、哺乳期妇女<150μg/L提示该人群碘营养不良。

6. 参考摄入量及食物来源 《中国居民膳食营养素参考摄入量（2023年版）》中，健康成年人碘的RNI为120μg/d，UL为600μg/d。食物中碘含量取决于各地区的地质化学状况和食物烹调加工方式。海产品的碘含量高于陆生动植物食物，陆生食物中动物性食物的碘含量高于植物性食物，如蛋、奶、肉类含碘量高于水果、蔬菜。常见的富碘食物有海带、紫菜、海藻、鱼虾及贝类食品，干海带碘可达240mg/kg。

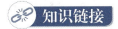 **知识链接**

食物中矿物质的营养评价方法

微量营养素缺乏症（主要是矿物质）影响着世界上50%以上的人口，许多生理和饮食变量都可能影响矿物质的生物利用率。目前，矿物质生物利用率评估模型和方法分为化学方法、体外模型和体内试验程序3类。化学方法以HCl可萃取性（HCl－E）作为可用矿物质的指标，模型模拟了人体胃系统和相应的胃环境食物经过，用于确定食物矿物质在体内的溶解率，但没有适当考虑消化道中酶的作用和实际利用的矿物质。体外模型以溶解度、透析性和吸收性为最常用参数，体外溶解度和透析性代表了生物利用的第一阶段；吸收性常通过组织培养模型来确定，代表生物利用的第二阶段。体内试验（以人或动物为基础）主要包括平衡研究、血清和尿液中矿物质浓度测定、组织指标制定、相对基因或蛋白质的表达研究等，为营养学家所采用，在食品科学研究中并不普及。综上，根据实际需要辩证选择适当方法合理评估矿物质的生物利用率，对于改善人群相应缺乏症具有重要意义。

第六节 维生素

PPT

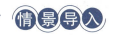 **情景导入**

情景： 某成年男性，因眼睛不适就诊。经检查发现其暗适应试验异常，中心视野生理盲点面积扩大，角膜上皮细胞学检查见角质上皮细胞，血清维生素A水平低于430μg/L（正常430～860μg/L）。医生结合患者膳食习惯和既往病史，判断其可能缺乏维生素A，并建议在日常膳食中注意补充。

思考：

1. 维生素A缺乏的表现有哪些？

2. 上述患者可以通过摄入哪些食物补充维生素A？

一、概述

维生素（vitamin）是维持机体生命活动所必需的一类低分子有机化合物，通常以其本体形式或能被机体利用的前体形式存在于天然食物中，它们既不构成人体组织成分，也不提供能量且需求量较小，但常以辅酶或辅基形式参与酶的功能，以调节物质和能量代谢。通常根据维生素的溶解性不同分为脂溶性维生素和水溶性维生素两大类。脂溶性维生素是指不溶于水而溶于脂肪或有机溶剂的维生素，包括维生素 A、维生素 D、维生素 E 和维生素 K，它们在食物中常与脂类共存，其吸收与肠道中的脂类密切相关，易储存在肝脏和脂肪，摄取过多时易在体内蓄积而导致毒性作用。水溶性维生素是指可溶于水的维生素，包括 B 族维生素和维生素 C，它们在体内没有非功能性的单纯储存形式，当机体需要量饱和后，多摄入的维生素从尿液中排出，一般无毒。

二、脂溶性维生素

（一）维生素 A

1. 理化性质 维生素 A（vitamin A）是第一个被发现的维生素，是含有视黄醇结构并具有生物活性的一大类化合物的总称，包括维生素 A、维生素 A 原及其代谢产物。大多数天然的维生素 A 不溶于水而易溶于脂肪或有机溶剂，易被氧气、酶、氧化剂等氧化，光照、金属元素（如铜、铁、锰）和过氧化物可加速其氧化，当食物中存在磷脂、维生素 E、维生素 C 和其他抗氧化剂时可减缓氧化速率。维生素 A 对酸、碱、热较稳定，一般烹调加工不易破坏。

2. 生理功能

（1）维持正常的视觉功能 视黄醛与视网膜上的感光物质视紫红质的合成与再生有关，有维持弱光下视力的作用。维生素 A 充足时，视紫红质的再生迅速而完全，人体的暗适应恢复时间短，反之则暗适应恢复慢，严重时可导致夜盲症。

（2）维护上皮组织细胞健康 维生素 A 可稳定上皮细胞的细胞膜，维持其形态完整和功能健全。维生素 A 充足时，皮肤和机体保护层（如肺、肠道、阴道、泌尿道、膀胱上皮层）才能维持正常的抗感染和抵御外来侵袭的天然屏障作用。反之则可导致上皮基底层增生变厚，表层角化、干燥，易于感染，以眼睛、皮肤、呼吸道等最为显著，可导致眼干燥症，甚至失明，故维生素 A 又称抗干眼病因子。

（3）维持细胞的生长与分化 维生素 A 及其代谢产物在细胞生长、分化、增殖及凋亡过程中起着十分重要的调节作用。它通过参与体内 DNA 的转录和蛋白质的表达，调节机体多种组织细胞的生长和分化，包括神经系统、心血管系统、眼睛、骨骼和上皮组织等。

（4）维持和增强免疫功能 维生素 A 被称为"抗感染"维生素，它可以通过调节细胞和体液免疫而提升免疫功能，该作用可能与增强巨噬细胞和自然杀伤细胞的活力以及改变淋巴细胞的生长或分化有关。

（5）其他 类胡萝卜素能捕捉自由基、猝灭单线态氧，对机体起抗氧化作用，对防止脂质过氧化、预防心血管疾病和肿瘤等都具有积极意义。另外，维生素 A 可能通过解毒、抗氧化及调节细胞的分化、增殖、凋亡等起抑制肿瘤的作用。

3. 缺乏与过量 维生素 A 缺乏常见于膳食摄入不足、特殊人群机体需要量增加、疾病引起的吸收利用障碍和（或）代谢障碍、其他营养素或药物的干扰等。其缺乏的早期症状是暗适应能力下降，进一步发展为夜盲症，严重者可致眼干燥症，甚至失明；可引起机体不同组织上皮干燥、增生及角化，出现皮脂腺及汗腺角化，导致皮肤干燥、毛囊角化过度、囊丘疹与毛发脱落等症状，食欲降低，易感染，易引起呼吸道炎症，严重时可引起死亡；可引起血红蛋白合成代谢障碍，免疫功能低下。

维生素 A 过量可引起急性、慢性及致畸毒性。急性毒性（成年人使用剂量 > RNI 约 100 倍）症状体现为恶心、呕吐、头痛、眩晕视觉模糊、肌肉失调、嗜睡、厌食、少动、反复呕吐，甚至死亡；慢性中毒（成年人使用剂量 ≥ RNI 10 倍）较常见症状是头痛、食欲降低、脱发、肝大、长骨末端外周部分疼痛、肌肉疼痛和僵硬、皮肤干燥瘙痒、复视、出血、呕吐和昏迷等；过量的维生素 A 还可引起细胞膜的不稳定和某些基因表达改变。大剂量的类胡萝卜素摄入可导致高胡萝卜素血症，出现类似黄疸的皮肤症状，但停止食用后，症状会慢慢消失。日常膳食摄入量一般不会引起维生素 A 或类胡萝卜素中毒。

4. 参考摄入量及食物来源 《中国居民膳食营养素参考摄入量（2023 年版）》中，18～49 岁健康成年人维生素 A 的 RNI 男性为 770μg RAE/d、女性为 660μg RAE/d；50～64 岁健康成年人维生素 A 的 RNI 男性为 750μg RAE/d、女性为 660μg RAE/d；UL 为 3000μg RAE/d。维生素 A 在动物性食物如动物肝脏、蛋类、乳类中含量丰富。植物性食物可提供类胡萝卜素，它在深色蔬菜中含量较高，如西兰花、胡萝卜、菠菜、苋菜等，水果中芒果、橘子和枇杷中类胡萝卜素含量较为丰富。除膳食来源之外，也可以在医生的指导下使用维生素 A 膳食补充剂。

（二）维生素 D

1. 理化性质 维生素 D（vitamin D）是指含环戊氢烯菲环结构并具有钙化醇生物活性的一大类物质，以维生素 D_2（麦角钙化醇）和维生素 D_3（胆钙化醇）最为常见，因其具有抗佝偻病的作用，故又被称为"抗佝偻病维生素"。维生素 D 为白色晶体，溶于脂肪和有机溶剂，在中性和碱性溶液中耐热，不易被氧化，但在酸性溶液中则逐渐分解，故通常的烹调加工不会引起维生素 D 的损失，但脂肪酸败可引起维生素 D 破坏；过量辐照，可形成具有毒性的化合物。

2. 生理功能

（1）促进肠道对钙磷的吸收 维生素 D 作用的最原始点是肠细胞的刷状缘表面，使钙在肠腔中进入细胞内，有助于钙通过肠黏膜；激发肠道对磷的转运和吸收，起着调节体内钙、磷代谢的作用。

（2）促进骨组织的钙化 维生素 D 与甲状旁腺激素协同，能使破骨细胞前体转变为成熟的破骨细胞，促进骨质吸收，使原来骨中的钙盐溶解，钙磷转运至血液，以提高血钙和血磷的浓度，同时还能刺激成骨细胞，促进骨样组织成熟和骨盐沉着。

（3）促进肾小管对钙磷的重吸收 $1,25-(OH)_2-D_3$ 对肾脏有直接作用，可通过促进肾脏对钙、磷的重吸收，可减少钙磷的流失，保持血浆中钙磷的浓度。

（4）其他 通过维生素 D 内分泌系统调节血钙平衡；具有激素的功能，可参与机体多种机能的调节，如调节生长发育、细胞分化、免疫、炎症反应等，有助于降低心血管疾病、糖尿病等慢性疾病的发生率。

3. 缺乏与过量 维生素 D 缺乏的原因可能是阳光照射不足、维生素 D 及钙磷的摄入不足、维生素 D 及钙磷吸收障碍、肝肾疾病或药物等。婴幼儿缺乏维生素 D 将引起佝偻病（rickets），常见症状有"X"或"O"形腿、"鸡胸""肋骨串珠"状、囟门闭合延迟、骨盆变窄和脊柱弯曲、牙齿发育迟缓；成年人缺乏维生素 D 可发生骨质软化症（osteomalacia）和骨质疏松症（osteoporosis），常见症状有骨痛、肌无力和骨压痛，患者步态呈现"鸭步"，重度者脊柱压迫性弯曲，身材变矮，骨盆变形，出现自发性、多发性或假性骨折。治疗可采取增加户外活动、选用维生素 D 含量丰富的食品、在医生的指导下补充维生素 D 制剂。

长期大量摄入维生素 D 制剂可引起中毒。临床表现为食欲减退、精神不振、多有低热、恶心呕吐、烦渴尿频；慢性中毒可致骨骼及非钙化组织如肾脏、血管和皮肤出现钙化，严重者可致死。治疗应首先停用维生素 D 制剂及钙剂、同时避免晒太阳；采用低钙饮食、重症者加服利尿剂加速钙的排出、口服肾上腺皮质激素以减弱维生素 D 的作用。

4. 参考摄入量及食物来源 《中国居民膳食营养素参考摄入量（2023 年版）》中，18～64 岁健康成年人维生素 D 的 RNI 为 10μg/d，UL 为 50μg/d。维生素 D 主要存在于深海鱼类、肝脏、蛋黄等动物性食品及鱼肝油制剂中。我国不少地区食用维生素 D 强化牛奶，使维生素 D 缺乏症得到了有效的控制，因此营养强化食品也是重要的食物来源。

（三）维生素 E

1. 理化性质 维生素 E（vitamin E）是指含苯并二氢呋喃结构且具有 α-生育酚生物活性的一类物质。它包括生育酚和生育三烯酚两大类，生育酚包括 α-生育酚、β-生育酚、γ-生育酚和 δ-生育酚；生育三烯酚包括 α-生育三烯酚、β-生育三烯酚、γ-生育三烯酚和 δ-生育三烯酚，其中 α-生育酚生物活性最高。α-生育酚是黄色油状液体，溶于乙醇、脂肪和有机溶剂，对酸、热稳定，对碱不稳定，对氧极为敏感，油脂酸败会加速其破坏力。食物中维生素 E 在一般烹调时损失不大，但高温油炸会使其活性明显降低。

2. 生理功能

（1）抗氧化 维生素 E 是氧自由基的清除剂，它可与其他抗氧化物质（如维生素 C、谷胱甘肽等）和抗氧化酶（如超氧化物歧化酶、谷胱甘肽过氧化物酶等）一起保护生物膜及其他蛋白质免受自由基攻击，从而减少体内氧化损伤。

（2）预防衰老 维生素 E 预防衰老的基础是其抗氧化作用。维生素 E 可以减少细胞中脂褐素的形成，同时还可改善皮肤弹性、减轻性腺萎缩、提高免疫力。

（3）调节血小板的黏附力和聚集 维生素 E 缺乏时血小板聚集和凝血作用增强，可增加心肌梗死、脑卒中的危险性。这是因为维生素 E 可抑制磷脂酶 A_2 的活性，减少血小板血栓素 A_2 的释放，从而抑制血小板的聚集。

（4）其他 维持正常免疫功能；与动物的生殖功能和精子形成有关，维生素 E 的摄入可使性腺萎缩减轻。

3. 缺乏与过量 维生素 E 缺乏可见于低出生体重的早产儿、血 β-脂蛋白缺乏症、脂肪吸收障碍的患者，其缺乏时，可出现视网膜退行性病变、蜡样质色素积聚、溶血性贫血、肌无力、神经退行性病变、小脑共济失调等。维生素 E 缺乏引起神经-肌肉退行性变化可能是因为神经-肌肉组织抗氧化能力减弱，无法抵抗自由基对其的损伤。

在脂溶性维生素中维生素 E 的毒性相对较小。但大剂量摄入维生素 E 也可能出现中毒症状，如肌无力、视觉模糊、复视、恶心、腹泻以及维生素 K 的吸收和利用障碍。

4. 参考摄入量及食物来源 《中国居民膳食营养素参考摄入量（2023 年版）》中，健康成年人维生素 E 的 AI 为 14 mgα-TE/d，UL 为 700 mgα-TE/d。在自然界广泛存在，富含维生素 E 的食品包括植物油、谷类胚芽、坚果、植物种子类、豆类等。除膳食来源之外，也可以在医生的指导下使用维生素 E 膳食补充剂。

（四）维生素 K

1. 理化性质 维生素 K（vitamin K）是具有叶绿醌生物活性的异戊二烯类侧链的萘醌类化合物，包含维生素 K_1、维生素 K_2、维生素 K_3 和维生素 K_4 四种，其中维生素 K_1、维生素 K_2 是天然存在的，属于脂溶性维生素，具有较强的生物活性。维生素 K 的化学性质比较稳定，能耐酸、热，正常烹调中损失较少，但对光敏感，也易被碱和紫外线分解，故需要避光保存。

2. 生理功能

（1）促进凝血 维生素 K 是凝血因子 γ-羧化酶的辅酶，对 γ-羧基谷氨酸的合成具有辅助作用，如果缺乏则肝脏合成的凝血因子均为异常蛋白质分子，催化凝血作用的能力将大大下降。

（2）参与骨骼代谢　维生素 K 参与合成维生素 K 依赖蛋白质，维生素 K 依赖蛋白能调节骨骼中磷酸钙的合成，因此，骨密度与维生素 K 呈正相关。

3. 缺乏与过量　成人维生素 K 缺乏常见于吸收不良综合征和其他胃肠疾病如囊性纤维化、溃疡性结肠炎、胰腺功能不全等。其缺乏会减少机体中凝血酶原的合成，引起低凝血酶原症，可导致凝血时间延长，出血不止、贫血甚至死亡；低水平的维生素 K 在骨骼中产生较低的钙结合力，而在血管壁中产生更多的钙沉积，这可能导致骨量丢失和血管僵硬。

人体对维生素 K 的使用很有限，因而摄入过量较为罕见，但有特异性体质的老年人，过量服用维生素 K 后，可诱发溶血性贫血、过敏性皮炎等。

4. 参考摄入量及食物来源　《中国居民膳食营养素参考摄入量（2023 年版）》中，健康成年人维生素 K 的 AI 为 $80\mu g/d$。维生素 K 的来源主要包括肠道细菌合成和通过食物摄入，其在绿叶蔬菜中含量丰富，成年人可自由摄取。

三、水溶性维生素

（一）维生素 B_1

1. 理化性质　维生素 B_1（vitamin B_1）又称为硫胺素，是由含有氨基的嘧啶环和含硫的噻唑环通过亚甲基桥相连而成的一类化合物，在体内以焦磷酸硫胺素（thiamine pyrophosphate，TPP）、三磷酸硫胺素（thiamine triphosphate，TTP）和单磷酸硫胺素（thiamine monophosphate，TMP）三种形式存在且相互转化。维生素 B_1 易溶于水，微溶于乙醇。固体形态时不易被破坏，水溶液在酸性环境下较稳定，中性和碱性环境中易被氧化失活，不耐热，在高温条件下易被破坏。

2. 生理功能

（1）辅酶功能　在硫胺素焦磷酸激酶的作用下，维生素 B_1 与 ATP 结合形成 TPP，TPP 为维生素 B_1 的主要活性形式，作为 α-酮酸脱氢酶和转酮醇酶的辅酶，参与葡萄糖、脂肪酸和支链氨基酸衍生物的代谢。

（2）促进胃肠蠕动　乙酰胆碱具有促进胃肠蠕动和腺体分泌的功能，其可被胆碱酯酶水解而失去活性，可抑制乙酰胆碱酯酶活性，避免乙酰胆碱水解。所以临床上将维生素 B_1 作为辅助消化药使用。

（3）对神经组织的保护作用　神经组织中 TPP 含量较高，而 TTP 可能与膜钠离子通道有关，当 TTP 缺乏时无法维持渗透梯度，可引起电解质与水转移。因此，当维生素 B_1 缺乏时，可引起神经系统病变和功能异常。

3. 缺乏与过量　维生素 B_1 缺乏主要损害神经系统和心血管系统，引起脚气病，因此，它又被称为抗神经炎因子和抗脚气病因子。成人脚气病早期症状主要表现有疲乏、淡漠、食欲差、恶心、忧郁、急躁、沮丧、腿沉重麻木和心电图异常，根据症状特点、严重程度、维生素 B_1 缺乏程度和发病急缓一般将其分成三型：①干性脚气病以多发性周围神经炎症为主，表现为指（趾）端麻木、肌肉酸痛、压痛，尤以腓肠肌为甚，跟腱及膝反射异常；②湿性脚气病多以水肿和心脏症状为主，由于心血管系统功能障碍，出现水肿，右心室可扩大，出现心悸、气短、心动过速，如处理不及时，常致心力衰竭；③混合型脚气病其特征是既有神经炎又有心力衰竭和水肿。

维生素 B_1 罕见过量或中毒，偶有病例报道大剂量服用维生素 B_1 可致头痛、抽搐、衰弱、麻痹、心律失常和过敏反应等症状。

4. 参考摄入量及食物来源　《中国居民膳食营养素参考摄入量（2023 年版）》中，健康成年人维

生素 B_1 的 RNI 男性为 1.4mg/d、女性为 1.2mg/d。维生素 B_1 广泛存在于各种食物中，其最为丰富的来源为葵花籽仁、花生、大豆粉和瘦猪肉；其次为粗粮、小麦粉等谷类食物；鱼类、蔬菜和水果中含量较少。

（二）维生素 B_2

1. 理化性质 维生素 B_2（vitamin B_2）又称为核黄素，是具有一个核糖醇侧链的异咯嗪类衍生物。食物中的核黄素有游离态和结合态两种形式，以结合态为主，其结合态分别是黄素单核苷酸（FMN）、黄素腺嘌呤二核苷酸（FAD）与黄素蛋白的结合物。维生素 B_2 易溶于水和碱性溶液中，在中性及酸性环境中对热稳定，但在碱性环境中易被热和光照（紫外线）破坏。

2. 生理功能

（1）辅酶功能 维生素 B_2 以 FMN 和 FAD 辅酶形式与特定蛋白结合形成黄素蛋白，黄素蛋白通过呼吸链参与机体蛋白质、脂肪酸、碳水化合物和能量的代谢，促进正常的生长发育。

（2）参与烟酸和维生素 B_6 的代谢 FAD 和 FMN 分别作为辅酶参与色氨酸转变为烟酸和维生素 B_6 转变为磷酸吡哆醛的反应。

（3）促进黏膜细胞正常生长 皮肤黏膜损伤后的再生需要维生素 B_2 的参与，以维护皮肤和黏膜的完整性。如果维生素 B_2 缺乏，则损伤不易愈合。

（4）其他 FAD 作为谷胱甘肽还原酶的辅酶，参与体内抗氧化防御系统，维持还原型谷胱甘肽的浓度；提高机体对环境应激适应能力；FAD 与细胞色素 P450 结合，参与药物代谢；还与肾上腺皮质激素的产生，骨髓中红细胞的生成以及铁的吸收、储存和动员有关。

3. 缺乏与过量 维生素 B_2 的缺乏常引起"口腔生殖系统综合征"，主要临床症状表现为眼、口腔和皮肤的炎症反应，如舌炎、地图舌、唇炎和口角炎、黏膜水肿、裂隙、溃疡和色素沉着、脂溢性皮炎、阴囊炎及视力模糊、畏光、流泪、视力疲劳、角膜充血等。此外，维生素 B_2 缺乏常伴有其他营养素缺乏，如影响烟酸和维生素 B_6 的代谢；干扰体内铁的吸收、储存及动员，致使储存铁量下降，严重时可造成缺铁性贫血。维生素 B_2 一般不会引起过量中毒。

4. 参考摄入量及食物来源 《中国居民膳食营养素参考摄入量（2023 年版）》中，健康成年人维生素 B_2 的 RNI 男性为 1.4mg/d、女性为 1.2mg/d。维生素 B_2 广泛存在于动植物食品中，动物性食品较植物性食品含量高。动物性食物以动物内脏、乳类、蛋类、瘦肉含量尤为丰富；植物性食品以绿色蔬菜、豆类、坚果含量较高。

（三）烟酸

1. 理化性质 烟酸（niacin）又称维生素 B_3、维生素 PP、尼克酸和抗癞皮病因子等。烟酸为稳定的白色针状结晶，易溶于沸水和沸乙醇，不溶于乙醚，在酸、碱、光、氧或加热条件下不易被破坏，是维生素中最稳定的一种，因此，一般烹调加工损失极小，但易随水流失。

2. 生理功能

（1）辅酶功能 烟酸以烟酰胺的形式构成脱氢酶的辅酶，参与体内物质和能量代谢，如参与葡萄糖的磷酸戊糖代谢，合成核糖及核酸。

（2）降低血胆固醇水平 烟酸可通过干扰胆固醇或脂蛋白的合成，同时能促进脂蛋白酶的合成而降低血胆固醇水平。

（3）葡萄糖耐量因子（glucose tolerance factor, GTF）的组成成分 GTF 由三价铬、烟酸、谷胱甘肽组成，具有增加葡萄糖利用、促进葡萄糖转化为脂肪的作用。

3. 缺乏与过量 当烟酸缺乏时易患癞皮病，其典型症状为皮炎（dermatitis）、腹泻（diarrhea）和痴呆（dementia），即"三D"症状。皮炎多发生在身体暴露部位（如面颊、手背和足背），呈对称性，主要表现为日晒斑样，皮肤变为红棕色，表皮粗糙、脱屑、色素沉着；消化道症状主要表现为食欲减退、消化不良、腹泻；神经精神症状表现有抑郁、忧虑、记忆力减退、感情淡漠、痴呆、躁狂和幻觉。烟酸缺乏常与维生素 B_1、维生素 B_2 缺乏同时存在。

长期大量摄入烟酸可引起中毒，主要表现为皮肤发红、眼部不适、恶心、呕吐、高尿酸血症和糖耐量异常等，服用量超过 3~9g/d 可对肝脏造成损害。

4. 参考摄入量及食物来源 《中国居民膳食营养素参考摄入量（2023 年版）》中，健康成年人烟酸的 RNI 男性为 15mg NE/d、女性为 12mg NE/d，UL 为 35mg NE/d。烟酸广泛存在于各种动植物性食物中，如肝、肾、瘦禽肉、鱼、全谷以及坚果类中含量丰富，乳和蛋中的烟酸含量低，但色氨酸含量较高，在体内可转化为烟酸。

（四）维生素 B_6

1. 物理性质 维生素 B_6（vitamin B_6）包括吡哆醇（pyridoxine，PN）、吡哆醛（pyridoxal，PL）和吡哆胺（pyridoxamine，PM）三种天然存在形式，它们结构性质相似且均具有维生素 B_6 活性，在植物性食物中多以吡哆醇形式存在，在动物性食物中多以吡哆醛和吡哆胺形式存在。维生素 B_6 易溶于水和乙醇，微溶于有机溶剂，在空气和酸性条件下稳定，在碱性条件下易被破坏，各种形式对光均较敏感。

2. 生理功能 维生素 B_6 在体内主要以辅酶形式参与众多酶系反应，从而促进物质的合成与代谢。主要表现在：①参与氨基酸代谢，如转氨、脱氨、脱羧、转硫和色氨酸转化等作用；②参与脂肪代谢，如与维生素 C 协同作用，参与不饱和脂肪酸的代谢；③促进体内烟酸合成；④参与造血，5′-磷酸吡哆醛（PLP）参与琥珀酰辅酶 A 和甘氨酸合成血红素的过程；⑤促进体内抗体的合成；⑥促进维生素 B_{12}、铁和锌的吸收；⑦参与神经系统中许多酶促反应，使神经递质的水平升高；⑧参与一碳单位和同型半胱氨酸代谢。

3. 缺乏与过量 维生素 B_6 缺乏可引起脂溢性皮炎、体液和细胞介导的免疫功能受损，主要临床症状为口炎、唇干裂、舌炎，个别有神经精神症状（如易受刺激、抑郁以及神经错乱等），出现高半胱氨酸血症和高尿酸血症，偶见低色素小细胞性贫血和血清铁增高。

维生素 B_6 的毒性相对较低，经食物摄入维生素 B_6 一般不会引起中毒，服用维生素 B_6 制剂达到 500mg/d 时可引起严重不良反应，出现神经毒性和光敏感性反应。

4. 参考摄入量及食物来源 《中国居民膳食营养素参考摄入量（2023 年版）》中，18~49 岁健康成年人维生素 B_6 的 RNI 为 1.4 mg/d，UL 为 60 mg/d；50 岁及以上人群维生素 B_6 的 RNI 为 1.6 mg/d，UL 为 55 mg/d。口服避孕药或用异烟肼治疗结核时，应增加维生素 B_6 的摄入量。维生素 B_6 广泛存在于各种食物中，如白肉类（如鸡肉和鱼肉）、肝脏、豆类、坚果类、蛋黄、香蕉、卷心菜、菠菜等含量丰富，但在柠檬类水果、奶类等食品中含量较少。

（五）叶酸

1. 理化性质 叶酸（folic acid）又称为维生素 B_9，为淡黄色结晶状粉末，不溶于冷水、稍溶于热水，其钠盐易溶于水，不溶于乙醇、乙醚及其他有机溶剂。在中性和碱性溶液中对热稳定，在酸性溶液中不稳定，pH <4 可被破坏，在酸性溶液中温度超过 100℃ 即分解，在水中易被光破坏。天然食物中的叶酸经过烹调加工可损失 50%~90%。

2. 生理功能 叶酸在体内的活性形式为四氢叶酸，其生理功能是作为一碳单位的载体参与代谢。主要表现为：①携带"一碳基团"（甲酰基、亚甲基及甲基等）参与嘌呤和嘧啶核苷酸的合成，在细胞分裂和增殖中发挥作用；②催化二碳氨基酸和三碳氨基酸相互转化；③在某些甲基化反应中起重要作用。

3. 缺乏与过量　叶酸缺乏可致骨髓中巨幼细胞（megaloblast）增多，同时血红蛋白合成减少，引起巨幼细胞贫血；妊娠期妇女先兆子痫，胎盘早剥，自发性流产，胎儿宫内发育迟缓、早产、新生儿低出生体重，胎儿神经管畸形（主要表现为脊柱裂和无脑畸形等中枢神经系统发育异常）等；会使同型半胱氨酸向胱氨酸转化受阻，从而升高血中同型半胱氨酸水平，形成高同型半胱氨酸血症，是动脉硬化和心血管疾病发病的一个独立危险因素；与某些癌症的发生有关，如患结肠癌、前列腺癌及宫颈癌均与膳食中叶酸的摄入不足有关。

叶酸摄入过量可抑制锌的吸收而引起锌缺乏；使胎儿发育迟缓，低出生体重儿增加；干扰抗惊厥药物的作用而诱发患者惊厥；掩盖维生素 B_2 缺乏的症状，干扰其诊断。

4. 参考摄入量及食物来源　《中国居民膳食营养素参考摄入量（2023 年版）》中，健康成年人叶酸的 RNI 为 400μgDFE/d，UL 为 1000μgDFE/d。叶酸广泛存在于各种食物中，其中肝脏、肾脏、蛋、梨、蚕豆、芹菜、花椰菜、莴苣、柑橘、香蕉及其他坚果类等含量较丰富。

（六）维生素 B_{12}

1. 理化性质　维生素 B_{12}（vitamin B_{12}）又名钴铵素，为红色结晶体（金属钴的颜色），溶于水和乙醇，不溶于三氯甲烷和乙醚；在弱酸条件下稳定，在强酸、强碱环境中易被破坏，日光、氧化剂和还原剂均能使其破坏。

2. 生理功能　维生素 B_{12} 在体内以甲基 B_{12}（甲基钴胺素）和辅酶 B_{12}（5 - 脱氧腺苷钴胺素）两种辅酶形式参与体内生化反应。主要表现为：①作为蛋氨酸合成酶的辅酶参与同型半胱氨酸甲基化转变为蛋氨酸的反应；②作为甲基丙二酰辅酶 A 异构酶的辅酶参与甲基丙二酸 - 琥珀酸的异构化反应。

3. 缺乏与过量　维生素 B_{12} 缺乏的主要表现为红细胞中 DNA 合成障碍，诱发巨幼细胞贫血；阻抑甲基化反应而引起神经系统损害，可引起斑状、弥漫性的神经脱髓鞘，进而出现精神抑郁、记忆力下降、四肢震颤等神经症状；引起高同型半胱氨酸血症，即心血管疾病的危险因素，也可对脑细胞产生毒性作用而造成神经系统损害。

维生素 B_{12} 毒性相对较低，未见明显不良反应报道。

4. 参考摄入量及食物来源　《中国居民膳食营养素参考摄入量（2023 年版）》中，健康成年人维生素 B_{12} 的 RNI 为 2.4μg/d。膳食中维生素 B_{12} 来源于动物性食品，植物性食品基本不含维生素 B_{12}，其在肉类、动物内脏、鱼、禽及蛋类等食物中含量较丰富，乳及乳制品含量较少。

（七）维生素 C

1. 理化性质　维生素 C（vitamin C）又称为抗坏血酸（ascorbic acid），是一种含有 6 个碳原子的酸性多羟基化合物，易溶于水，微溶于低级醇类和丙酮等，几乎不溶于有机溶剂，具有很强的还原性和抗氧化性。它对氧非常敏感，是最不稳定的一种维生素，在酸性环境中相对稳定，遇热、光、碱、氧化酶和金属离子极易氧化破坏。

2. 生理功能

（1）参与羟化反应　羟脯氨酸和羟赖氨酸是细胞间质胶原蛋白的重要组成成分，体内维生素 C 不足时，脯氨酸和赖氨酸的羟基化过程受阻，会影响胶原蛋白的合成，导致创伤愈合延缓、毛细血管壁弹性减小，引起不同程度出血；参与类固醇的羟化反应，促进其代谢，以降低血清胆固醇，起预防动脉粥样硬化的作用。

（2）抗氧化作用　维生素 C 具有很强的抗氧化性，在体内物质的氧化还原过程中发挥重要的作用。它可通过还原胱氨酸为半胱氨酸而促进抗体形成；还原三价铁为易吸收的二价铁；将叶酸还原为四氢叶酸并促其吸收；维持巯基酶的活性；维生素 C 与维生素 E、烟酰胺腺嘌呤二核苷酸共同起着清除自由基的作用等。

（3）其他　维生素 C 可通过还原体内氧化型谷胱甘肽并与重金属离子结合后将其排出体外，避免机体中毒；维生素可阻断亚硝基化合物合成，预防癌症；参与合成神经递质——去甲肾上腺素和 5 - 羟色胺；作为酸性介质，促进钙的吸收等。

3. 缺乏与过量　维生素 C 缺乏的典型临床症状表现为牙龈炎（牙龈肿胀、发炎、出血）、出血（全身点状出血、血肿或瘀斑）、骨质疏松（胶原蛋白合成障碍导致骨有机质形成不良）等。

维生素 C 毒性很低，但当一次口服维生素 C 超过 2g 时，可引起渗透性腹泻；超过 4g 时，可使尿中尿酸排出增多 1 倍，且尿酸盐结石形成增多，增加了患尿路结石的风险。

4. 参考摄入量与食物来源　《中国居民膳食营养素参考摄入量（2023 年版）》中，健康成年人维生素 C 的 RNI 为 100mg/d，UL 为 2000mg/d。维生素 C 的主要食物来源是新鲜的蔬菜和水果，如辣椒、苦瓜、豆角、菠菜等蔬菜，酸枣、鲜枣、草莓、柑橘、柠檬等水果。对于维生素 C 缺乏症可以口服或注射维生素 C 制剂进行补充和治疗。

PPT

第七节　水

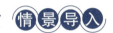
情景导入

情景：某高校抽取 715 名大学生，对其饮水知识、态度及行为进行调查。结果显示，被调查者对于每天饮水量知晓率为 19.0%；对于饮水方式的知晓率为 95.0%。被调查者晨起空腹、临睡前饮水比例分别为 48.4%、40.7%，45.5% 想起来就喝水。

思考：

1. 水对健康有何重要意义？
2. 我们应如何科学饮水？

水被称为人类生命的源泉，是维持生命的重要物质。水是人体含量最多的营养素，分布在人体的各个组织器官中。水的缺乏可引起不同程度的脱水，甚至危及生命。

一、人体水含量及分布

人体中水含量存在明显个体差异，随着年龄的增长，人体的含水量逐渐降低。新生儿含水量约占体重的 80%，婴幼儿含水量约占 70%，成年男性含水量在 60% 左右，女性在 55% 左右。人体内的水分可以存在于血液中，也存在于组织液以及细胞内液中。不同的器官组织，含有的水分含量差异较大：分布于骨骼和软骨中的水约占骨总量的 10%；脂肪当中的水占脂肪总量的 20%～35%；肌肉中水的分布已高达肌肉总量的 70% 左右；而血液中的血浆里，除了 6%～8% 的血浆蛋白、0.1% 左右的葡萄糖和 0.9% 左右的无机盐以外，其余的成分全是水，占血浆总量的 91%～92%。

二、水的生理功能

1. 构成机体的重要成分　水是细胞和体液的重要组成成分。细胞内的水大部分与蛋白质结合形成胶体，使组织细胞具有一定的形态、硬度和弹性。水是维持体液平衡的重要物质，构成机体内环境。

2. 参与机体物质代谢　人体内所有的生化反应都依赖于水的存在，水是细胞内的良好溶剂，各种营养物质的运输和代谢废物的排出都需要水的参与。

3. 调节体温　水的导热性强，使体内各组织器官间的温度趋于一致。水的比热高，能量代谢产生的热，通过体液传到皮肤，再经蒸发或出汗来保持体温的稳定。

4. 润滑组织和关节　胸腔、腹腔、胃肠道和关节等都含一定量的水，起到缓冲、润滑和保护的作用，避免运动对机体造成伤害。

三、水的平衡

水在体内必须维持一个动态的平衡状态，即摄入水量和排出水量相等。一般成年人每日水平衡量见表1-12。

表1-12　成人每日水平衡量（ml）

来源	摄入量	排出途径	排出量
饮水或饮料	1200	尿液	1500
食物	1000	皮肤蒸发	500
代谢水	300	呼吸	350
—	—	粪便	150
总量	2500	—	2500

水摄入不足或丢失过多，可引起机体不同程度的脱水。当失水达体重的2%，人会感到口渴，出现少尿。感觉口渴，说明身体已经明显缺水。正常尿液的颜色应是略带黄色或透明色，随着机体失水量的增加，除了口渴外，还会出现尿量变少，颜色变深等症状，并随缺水程度而增加。

肾脏、肝脏疾病、充血性心力衰竭等疾病时，水摄入过多超过肾脏排泄能力，可引起水中毒。正常人极少出现水中毒。

四、水的推荐摄入量

水的需要量与性别、年龄、环境、运动强度和生理状况等有关。《中国居民膳食指南（2022）》指出，轻体力活动的成年人每日饮水量为1500~1700ml。清晨空腹喝1杯水（200ml），能有效降低血液黏稠度，促进肠胃蠕动，防止便秘；餐前1小时空腹喝1杯水，到进餐时便能产生充足的消化液，帮助消化；睡前喝1杯水利于预防夜间血液黏稠度增加。

人体补充水分的最佳方式是饮用白开水，经济又安全卫生，也不增加能量。不喝或少喝含糖饮料，不长期大量饮用浓茶，在高温环境、劳动或运动，大量出汗时失水量增加，要注意水和电解质的同时补充。有些疾病如肾脏疾病、心血管系统疾病需要控制水量，不能一次大量喝水，以免加重病情。

知识链接

中国茶文化

茶是中国人的"国饮"，按照发酵程度的不同，可以分为绿茶、白茶、黄茶、青茶、红茶和黑茶等。茶叶碱和咖啡因可以提神醒脑，增强人体的反应能力；茶多酚具有抗氧化作用，可清除自由基，预防肌肤老化；茶黄素、茶多酚等物质能降低胆固醇、降低心血管疾病风险。研究表明，长期饮茶有助于预防心脑血管疾病，可降低某些肿瘤的风险。茶已被世界各国公认为是天然的健康饮料。茶文化是一种饮食文化，也承载了中华民族的精神文化。饮茶不仅仅是生理需求，更是一种修养、一种人生态度。茶文化蕴含着尊重自然、注重礼仪、崇尚和谐、追求真善美等中华民族的传统美德。

PPT

第八节　食物中的生物活性成分

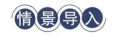

情景： 辅酶 Q_{10} 主要存在于酵母、植物叶和种子以及动物的内脏中，它能大幅度改善人体细胞的用氧功能、营养功能和免疫增强功能，通常与其他天然抗氧化原料配合制成复合型延缓衰老的功能性食品用于高原、登山运动消费者的耐缺氧功能性食品中。20世纪90年代中期，国外市场出现了含有添加辅酶 Q_{10} 成分的保健品和功能食品；我国于2003年批准了首款以辅酶 Q_{10} 为主要原料的保健食品；2019—2020年，市场监管总局两次发布辅酶 Q_{10} 等五种保健食品原料目录备案产品技术要求（征求意见稿），以不断完善和规范保健食品管理制度。

思考：

1. 除辅酶 Q_{10} 外，你所了解的食物中的生物活性成分还有哪些？

2. 食物中的生物活性成分还具有哪些重要的生理功能呢？

一、概述

食物中的生物活性成分（bioactive food components）是指食物中不是维持机体生长发育所必需的，但对维护人体健康、调节生理功能和预防疾病发挥着重要作用的一大类物质。它主要包括来源于植物性食物的多酚类化合物、有机硫化物、萜类化合物和类胡萝卜素等和来源于动物性食物的辅酶 Q、褪黑素、硫辛酸、γ - 氨基丁酸及左旋肉碱等，具有抑制肿瘤、抗氧化、免疫调节、抑制微生物、保护心血管、提高运动能力、抗炎症等多种生理功能。

二、植物化学物

植物化学物（Phytochemicals）是植物能量代谢过程中产生的多种中间或末端低分子量次级代谢产物（secondary metabolites），除个别是维生素的前体物（如 β - 胡萝卜素）外，其余均为非传统营养素成分。常见植物化学物的代表化合物、主要食物来源及生物学作用见表1-13。

表1-13　常见植物化学物的代表化合物、主要食物来源及生物学作用

名称	代表化合物	主要食物来源	生物学作用
多酚类化合物	槲皮素、绿原酸、白藜芦醇、花青素	各类深色水果、蔬菜和谷物	抗氧化、抑制肿瘤、保护心血管、抗炎、抗微生物作用
类胡萝卜素	胡萝卜素、番茄红素、玉米黄素、叶黄素	黄色、橙色、红色和深绿色蔬菜、水果	抗氧化、抗肿瘤作用、免疫调节功能、预防和改善老年性眼部退行性病变
萜类化合物	单萜、倍半萜、二萜、三萜、四萜	柑橘类水果	抗肿瘤、抗菌、抗炎症、抗氧化作用；保护神经系统、镇痛、镇静、安眠
皂苷类化合物	大豆皂苷、人参皂苷、三七皂苷、绞股蓝皂苷	豆类、人参、三七、绞股蓝等	增强免疫功能、抗微生物、抗肿瘤、抗氧化、抗突变作用等
有机硫化物	异硫氰酸盐、烯丙基硫化合物	十字花科和葱蒜类蔬菜	抗肿瘤、抗氧化、抗微生物作用、调节脂质代谢、抗血栓作用、免疫调节作用、降血糖、降血压、保护肝脏、抗突变
植物固醇	β - 谷固醇、豆固醇、菜油固醇	豆类、坚果、植物油	降胆固醇、抗肿瘤作用、调节免疫功能、抗炎症作用

续表

名称	代表化合物	主要食物来源	生物学作用
植物雌激素	染料木黄酮、木酚素、香豆雌醇	大豆、葛根、亚麻籽	类雌激素样作用
植酸	——	各种可食用植物	螯合作用、抗氧化作用、调节免疫功能、抗肿瘤作用

三、动物来源的生物活性成分

除了植物化学物以外，还有一些动物性来源的食物活性成分对机体具有重要的生物学作用。常见动物来源的生物活性成分的别称、主要食物来源及生物学作用见表1-14。

表1-14 常见动物来源的生物活性成分的别称、主要食物来源及生物学作用

名称	别称	主要食物来源	生物学作用
辅酶Q（COQ$_{10}$）	泛醌	动物的心、肝、肾细胞中；酵母、植物叶片、种子等	作为呼吸链组分参与ATP合成、抗氧化；保护心血管、提高运动能力、免疫调节、抗炎等
硫辛酸	α-硫辛酸	肉类和动物内脏（心、肾、肝）	抗氧化、抗炎、调节糖代谢和改善糖尿病并发症、对心血管和神经损伤的保护作用
褪黑素	黑素细胞凝集素	动物性食物是褪黑素的良好来源；植物性食物如玉米、百合、苹果和萝卜等	调节时间生物学节律、抗氧化、调节免疫功能、调节能量代谢、延缓衰老
γ-氨基丁酸	4-氨基丁酸、GABA	动物性食物：脑、骨髓 植物性食物：豆类、谷类、蔬菜等	抗糖尿病、抗高血压、保护肝肾、促进睡眠、抗抑郁、改善甲状腺功能、保护外分泌等
左旋肉碱	L-肉毒碱、维生素BT	红肉是左旋肉碱的主要来源	促进脂肪代谢、抗疲劳、抗氧化、提高免疫力、保护心血管等

知识链接

抗炎饮食预防肿瘤推荐要点

抗炎饮食中的"炎"是指机体慢性炎症。如果机体长期存在慢性炎症，会增加各种慢性非传染性疾病的患病风险。2023年中国抗癌协会肿瘤营养专业委员会等共同发布了《抗炎饮食预防肿瘤的专家共识》，重点推荐通过抗炎饮食来防治肿瘤，这对于促进国民健康，实现"健康中国"战略具有积极意义。其中有两点推荐与植物化学物密切相关。其一，全谷物有抗炎潜力，小麦麸皮及胚芽中富含各种酚类植物化合物，具有抗炎效应；其二，理想的抗炎食物——蔬菜水果，其所含植物化合物如黄酮、花青素、丁苯甲酸酯等多酚类植物化合物，具有较大的抗炎潜力，紫甘蓝、蓝莓、黑莓、黑枸杞、黑加仑、桑葚、紫薯、大豆、柑橘类等富含此类植物化学物。

练习题

答案解析

一、单选题

1. 下列不属于必需氨基酸的是

A. 异亮氨酸　　　　　　B. 亮氨酸　　　　　　C. 色氨酸

D. 苏氨酸　　　　　　E. 酪氨酸

2. 在大豆蛋白质中，第一限制性氨基酸是
   A. 组氨酸　　　　　　　B. 赖氨酸　　　　　　　C. 蛋氨酸
   D. 缬氨酸　　　　　　　E. 色氨酸

3. 中国居民膳食指南推荐成年人每日脂肪提供的能量占总能量的
   A. 15%～20%　　　　　B. 20%～30%　　　　　C. 30%～35%
   D. 35%～40%　　　　　E. 45%～50%

4. 富含 EPA、DHA 的食物是
   A. 玉米油　　　　　　　B. 花生油　　　　　　　C. 牛油
   D. 葵花籽油　　　　　　E. 深海鱼油

5. 某男士饮用牛奶后，常引起腹胀、腹泻等不良反应，其原因可能是该男士
   A. 麦芽糖酶缺乏或活性降低　　B. 淀粉酶缺乏或活性降低
   C. 乳糖酶缺乏或活性降低　　　D. 蛋白酶缺乏或活性降低
   E. 脂肪酶缺乏或活性降低

6. 在人体内可转变为烟酸的氨基酸是
   A. 苯丙氨酸　　　　　　B. 赖氨酸　　　　　　　C. 组氨酸
   D. 色氨酸　　　　　　　E. 苏氨酸

7. 下列与基础代谢无关的因素是
   A. 年龄　　　　　　　　B. 体力劳动强度　　　　C. 体型
   D. 性别　　　　　　　　E. 气温

8. 植物性食物中维生素 B_6 的主要存在形式是
   A. 吡哆醛　　　　　　　B. 吡哆醇　　　　　　　C. 吡哆胺
   D. PLP　　　　　　　　E. PMP

9. 某地区居民多见甲状腺肥大，且该地区出现认知能力低下、呆小症、聋哑等症状的儿童，该地区居民最可能缺乏
   A. 碘　　　　　　　　　B. 硒　　　　　　　　　C. 锌
   D. 钙　　　　　　　　　E. 铁

10. 下列对重金属具有解毒作用的元素是
   A. 钙　　　　　　　　　B. 铁　　　　　　　　　C. 碘
   D. 锌　　　　　　　　　E. 硒

二、实例解析题

某高校女生，19 岁，身高 168cm，体重 60kg，每天摄入碳水化合物 300g、脂肪 40g、蛋白质 60g。请问：

（1）该女生每天摄入的总能量是多少千卡？

（2）三大产能营养素的供能比分别是多少？

（揭金花　冉春霞）

书网融合……

本章小结

微课

题库

第二章 食物营养

学习目标

知识目标

1. 掌握食物营养价值、营养质量指数的概念；各类食物及其制品的营养特点。

2. 熟悉食物营养价值的评价指标；大豆类食物中的抗营养因子；加工、烹调、储藏对各类食物营养价值的影响。

3. 了解谷类食物的结构特点；食物营养价值。

能力目标

学会正确阅读食品标签及营养标签，指导老年人合理选择保健食品、特殊医学用途配方食品，并合理选择食物。

素质目标

通过本章的学习，具有科学思辨的思维模式，具有健康素养。

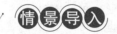

情景：《中国食品与营养发展纲要（2014—2020 年)》要求"加快发展符合营养科学要求和食品安全编著的方便食品、营养早餐、快餐食品、调理食品等新型加工食品，不断增加膳食制品供应种类。强化对主食类加工产品的营养科学指导等，加快传统食品生产的工业化改造、推进农产品综合开发与利用"。

思考：

对食品进行加工处理势必会造成营养素的损失，如何最大限度地保留食品的营养成分呢？

第一节 食物营养价值的评价及意义

食物的营养价值（nutritional value）是指某种食物所含营养素和能量能满足人体营养需要的程度。食物营养价值的高低不仅取决于其所含营养素的数量是否足够，种类是否齐全，也取决于各营养素之间的相互比例是否适宜，以及是否易被人体消化吸收及利用。食物的营养价值受食物的产地、品种、部位、气候、加工工艺和烹调方法等很多因素影响。另外，食物在生产、加工和烹饪过程中其营养素含量也会随之发生相应变化，从而改变其营养价值。了解食物营养价值并进行评价对合理安排膳食具有重要意义。食物营养价值的评价主要从食物所含的能量、营养素的种类及含量、营养素的相互比例、烹调加工的影响等几个方面综合考虑。除此，随着对食物中营养素以外活性成分的深入研究，食物中包含的其他有益活性成分的含量和种类也可作为食物营养价值评价的依据。

几乎所有天然食物都含有人体所需的各种营养素，但天然食物中各营养素的含量不均衡；且食物的营养价值是相对的。平时所提及营养价值高的食物是指多数人易缺乏的营养素含量较高，或各种营养素相对比较全面的食品。

在评价食物营养价值时，食品安全性是首先需要考虑的，如果食品受到各种污染，就无法考虑其营养价值。

一、食物营养价值的评价指标

（一）营养素的种类及含量

食物所含营养素的种类、数量，营养素间的比例，以及被人体消化吸收的程度，都会影响食物的营养价值。食物所提供营养素的种类和含量越接近人体需要，营养价值越高。如谷类食物蛋白质中缺乏赖氨酸，从而使谷类蛋白质的营养价值与肉类比较，相对较低；另外，食物品种、部位、产地及成熟程度也会影响食物中营养素的种类和含量。在实际工作中除用化学分析法、仪器分析法、微生物法、酶分析法等测定食物中营养素的种类和含量外，也可通过查阅食物成分表，初步评定食物的营养价值。

（二）营养素质量

在评价某食物或某营养素的价值时，营养素的质与量是同等重要的。而食物的优劣主要从人体对所含营养素的消化、吸收和利用程度中体现。营养素在人体的消化率、吸收率和利用率越高，其质量越优，即营养价值就越高。

评价营养素质量，主要依靠动物实验及人体试食试验的结果，根据生长、代谢、生化等指标，与对照组进行比较分析得出结论。

1. 食物利用率 是指食物进入人体后被机体消化吸收和利用的程度。一般用动物实验进行测定。目的是评价产能营养素蛋白质、脂肪、碳水化合物的营养，计算方法如下。

$$食物利用率 = \frac{饲养期间动物体重增重（g）}{饲养期间饲料消耗的总重量（g）} \times 100$$

从式中可见，饲料消耗越少，动物的体重增加越多，表明这种饲料在机体内的利用率越高，即营养价值越高。

2. 营养质量指数（index of nutrition quality，INQ） 是判定一种食物营养价值的高低最常用的指标，是指营养素密度（该食物所含某营养素占供给量的比）与能量密度（该食物所含热能占供给量的比）之比。所谓营养素密度，是指被评价食物中某营养素含量与该营养素供给量标准之比；能量密度是指被评价食物所产生的能量与能量供给量标准之比。INQ 的计算公式为

$$INQ = \frac{某营养素密度}{能量密度} = \frac{食物中某营养素含量 / 该营养素参考摄入量}{食物所提供能量 / 能量参考摄入量}$$

以 65 岁男性轻体力劳动的营养素与能量的 DRIs 计算鸡蛋、大米、大豆中蛋白质、视黄醇、硫胺素和核黄素的 INQ 值，见表 2-1。

表 2-1 鸡蛋、大米、大豆中几种营养素的 INQ

	能量（kcal）	蛋白质（g）	视黄醇（µgRAE）	硫胺素（mg）	核黄素（mg）
65 岁男性轻体力劳动参考摄入量	1900	72	730	1.4	1.4
鸡蛋 100g	144	13.3	234	0.11	0.27
INQ		2.44	4.23	1.04	2.54
大米 100g	347	8.0	—	0.22	0.05
INQ		0.61	—	0.86	0.20
大豆 100g	359	35.0	37	0.41	0.20
INQ		2.57	0.27	1.55	0.76

选择食品时，若 INQ =1，说明该食物提供营养素和提供能量能力相当，当人们摄入该种食物时，

既能满足能量的需要，也可满足对该营养素的需要；若 INQ > 1，则表示该食物营养素的供给能力高于能量的供给能力，当人们摄入该种食物时，满足营养素需要的程度大于满足能量需要的程度；若 INQ < 1，表示该食物中该营养素的供给能力低于能量，当人们摄入该种食物时，满足营养素需要的程度小于满足能量需要的程度，如快餐食品，虽可满足能量的需要，却不能满足一些必需营养素的需要，摄入过多易造成该营养素不足或能量过剩导致肥胖；INQ = 0 代表纯能量食品或净卡路里食品，如白糖、乙醇，这些食品只提供能量而不提供必需营养素。一般认为 INQ > 1 和 INQ = 1 的食物营养价值高。INQ 的优点在于它可以根据不同人群的需求来分别进行计算，由于不同人群的能量和营养素参考摄入量不同，所以同一食物不同人食用其营养价值是不同的。

（三）营养素在加工烹饪中的变化

多数情况下，食物经过加工、烹调可改善其感官性状，去除或破坏一些抗营养因子，提高消化吸收率，但同时也使部分营养素受到损失和破坏。因此，应采用合理的加工、烹调方法，最大限度地保存食物中的营养素，使食物具有较高的营养价值，以满足人体的营养要求。

（四）食物血糖生成指数

不同食物来源的碳水化合物进入机体后，因其消化吸收的速率不同，对血糖水平的影响也不同，可用血糖生成指数来评价食物碳水化合物对血糖的影响，评价食物碳水化合物的营养价值，进而从另一侧面反映食物营养价值的高低。血糖生成指数低的食物具有预防超重和肥胖进而预防营养相关慢性病的作用，从这个角度，可以认为食物血糖生成指数低的食物营养价值较高。

（五）植物化学物

食物的活性物质如植物化学物也是评价食物营养价值的重要内容。虽然不是维持机体生长发育所必需的，但对维护人体健康、调节生理机能和预防疾病发挥重要的作用。如具有抗氧化能力的食物进入人体后可以防止体内产生过多的自由基，并具有一定清除自由基的能力，从而预防自由基水平或总量过高，有助于增强机体抵抗力和预防营养相关慢性病。主要包括食物中存在的抗氧化营养素如维生素 E、维生素 C、硒等，以及植物化学物，如类胡萝卜素、番茄红素、多酚类化合物及花青素等。

二、评价食物营养价值的意义

1. 全面了解各种食物的天然组成成分，包括所含营养素种类、生物活性成分及抗营养因子等；发现食物各自的主要营养缺陷，解决抗营养因素问题，充分利用食物资源，为改造或开发新食品提供依据。

2. 了解食物在加工过程中营养素的变化和损失，采取相应的有效措施，最大限度保存食物中的营养素，使食物的营养价值相对提高。

3. 指导人们科学选购食物及合理配制平衡膳食，以达到促进健康、增强体质以及预防疾病的目的。

第二节　植物性食物的营养价值

PPT

人类生长发育所需的物质基础是食物，而食物则是人体获得所需热能和各种营养素的基本来源。食物依其性质和来源可分为两大类：一是植物性食物，二是动物性食物。每种食物各有其营养特点，只有根据人体对营养素的需要，了解食物所含营养素的种类和数量，才能做到营养平衡，了解各类食物的营养价值是选择食物并搭配出平衡膳食的关键。

一、粮谷类食物

《黄帝内经》中提到的五谷为养不仅体现了我国传统膳食结构的特点，也能满足平衡膳食模式要求。粮谷类食物主要包括小麦、大米等，是膳食中的主食，含有丰富的碳水化合物，是人体能量最经济和最重要的食物来源，也是 B 族维生素、矿物质、膳食纤维和蛋白质的重要食物来源。

（一）谷粒的结构

尽管各种谷类种子形态大小不一，但结构相似，由谷皮、糊粉层、胚乳和胚芽四个部分构成，如图 2-1 所示。谷类最外层为谷皮，起保护谷粒的作用，主要由纤维素、半纤维素等组成，含较高的矿物质和脂肪。糊粉层含有丰富蛋白质、脂肪、矿物质和 B 族维生素，但在碾磨加工时，易与谷皮同时混入糠麸中流失，营养价值降低。胚乳含有大量淀粉和一定量蛋白质，还含有少量的脂肪、矿物质和维生素。胚芽富含脂肪，蛋白质、矿物质、B 族维生素和维生素 E，柔软且韧性强，不易粉碎，在加工过程中易与胚乳脱离，与糊粉层一起混入糠麸，所以精加工谷类常因缺失胚芽造成营养价值降低。

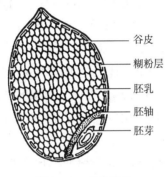

谷皮

糊粉层

胚乳

胚轴

胚芽

图 2-1　谷粒结构

（二）粮谷类食物营养特点

粮谷类食物中的营养素种类和含量，因谷物的种类、品种、产地、施肥以及加工方法的不同而有差异。

1. 蛋白质　粮谷类食物蛋白质含量一般为 8% ~ 12%，蛋白质中必需氨基酸组成不平衡，赖氨酸是大多数粮谷类食物的第一限制氨基酸，其营养价值低于动物性食物和大豆类食物中的蛋白质。对粮谷类所缺少的氨基酸进行强化，或通过蛋白质互补作用将多种食物混合，来提高谷类蛋白质的营养价值。

2. 碳水化合物　淀粉是粮谷类食物碳水化合物的主要存在形式，占 40% ~ 70%。谷类淀粉分为直链淀粉和支链淀粉，其含量和比例因谷类品种不同而有差异，并直接影响粮谷类食物的风味及营养价值。支链淀粉的血糖生成指数高于直链淀粉，故增加食物中直链淀粉与支链淀粉比值，有利于糖尿病患者食用。另外，谷皮中含有丰富的膳食纤维，加工越精细膳食纤维丢失越多，全谷类食物是膳食纤维的重要来源。

3. 脂肪　粮谷类脂肪含量普遍较低，平均 2%，玉米和小米可达 4%。谷类加工时，易转入副产品中，如小麦胚芽油含量约为 10.1%，玉米胚芽油含量可达 17% 以上，且 80% 为不饱和脂肪酸，其中亚油酸占 60%，具有降低血清胆固醇、防止动脉粥样硬化的作用。

4. 矿物质　粮谷类矿物质含量为 1.5% ~ 3.0%，主要是磷、钙、钾、镁，且常以植酸盐形式存在，消化吸收较差，加工容易损失。

5. 维生素　粮谷类是 B 族维生素的重要膳食来源，如维生素 B_1、维生素 B_2、烟酸、泛酸和维生素 B_6。谷类加工的精度越高，保留的胚芽和糊粉层越少，维生素损失越多。谷类几乎不含维生素 C、维生素 A 和维生素 D。玉米和小麦胚芽中含有丰富的维生素 E，黄色玉米中含有少量的胡萝卜素。玉米的烟酸为结合型，经过加碱加工变成游离型烟酸后可被人体吸收利用。

6. 植物化学物　谷类含有多种植物化学物，主要存在于谷皮，包括黄酮类化合物、酚酸类物质、植物固醇、类胡萝卜素、植酸、蛋白酶抑制剂等，含量因不同品种有较大差异，在一些杂粮中含量较高。

（三）影响粮谷类食物营养价值的因素

1. 加工　收获后的谷粒经脱壳形成可食用的粮粒，然后经加工制成不同精度的大米和面粉。精制加工主要方式是适当碾磨，去除杂质和谷皮，可改善谷类的感官性状，利于消化吸收。谷类所含矿物质、维生素、蛋白质、脂肪等多分布在谷粒的周围和胚芽内，向胚乳中心则逐渐减少，因此这些营养素的存留程度与加工方法和精度关系密切。加工精度越高，糊粉层和胚芽损失越多，营养素损失也越多，尤以 B 族维生素损失严重。加工精度低，出粉（米）率高，营养素损失减少，但感官性状差，且植酸和纤维素含量较高，影响其他营养素的吸收，消化吸收率也相应降低。

粮谷类经发酵、烘烤、油炸、提取淀粉等深加工可以生产出各种产品，其主要成分是碳水化合物。①发酵，添加酵母是 B 族维生素的良好来源，酵母可消耗部分淀粉和可溶性糖，且所含的植酸酶将面粉中大部分植酸水解，从而提高了钙、铁、锌的吸收率；②烘烤，面粉中蛋白质发生美拉德反应产生褐色物质，使蛋白质中赖氨酸的生物利用率降低。高温也可造成 B 族维生素的损失；③油炸，油炸的高温会使谷物中的维生素 B_1 损失殆尽，维生素 B_2 和烟酸也损失 50% 以上，是谷物营养素损失最大的一种加工方式；④提取淀粉，粉皮、粉丝、凉粉等是由谷类或薯类提取淀粉制成的，绝大部分蛋白质、维生素和矿物质随多次洗涤而损失，营养价值较低。

2. 烹调　经过烹调，谷类淀粉糊化，易于消化吸收，但 B 族维生素的损失较大，以维生素 B_1 损失最为严重，蛋白质和矿物质在烹调过程中损失不大。稻米淘洗过程中水溶性维生素和矿物质流失，维生素 B_1 可损失 30% ~60%，维生素 B_2 和烟酸可损失 20% ~25%，矿物质损失 70%。营养素的损失与淘洗的次数、浸泡的时间、用水量和温度密切相关，如淘米时水温高、搓洗次数多、浸泡时间长、营养素的损失就大。米饭在电饭煲中保温时，随时间延长维生素 B_1 的损失增加。面食的加工与烹调面食常用的烹饪方法有蒸、煮、炸、烙、烤等，烹饪方法不同，营养素的损失程度也不同。

3. 储藏　储藏环境相对湿度增大、温度升高时，谷粒内酶的活性变大、呼吸作用增强，使谷粒发热，促进霉菌生长，引起蛋白质、脂肪、碳水化合物分解产物堆积，发生霉变，改变了感官性状，失去了食用价值。由于粮谷储藏条件和水分含量不同，各类维生素在贮存过程中变化不尽相同。谷类应贮存在避光、通风、干燥和阴凉的环境下，控制霉菌及昆虫的生长繁殖条件，减少氧气和日光对营养素的破坏，保持谷类的原有营养价值。

二、豆类食物

豆类包括黄豆、黑豆和青豆等大豆类；豌豆、蚕豆、绿豆、红豆等杂豆类；蚕豆、豌豆等常见鲜豆；豇豆、扁豆、菜豆、毛豆等豆荚类。豆类是我国居民膳食中优质蛋白质的重要来源。

（一）豆类食物营养特点

1. 大豆类食物营养特点

（1）蛋白质　大豆的蛋白质含量高达 35% ~40%，由球蛋白、清蛋白、谷蛋白和醇溶蛋白组成，其中球蛋白含量最多。大豆蛋白质中赖氨酸含量较多，氨基酸模式较好，属于优质蛋白质。常与谷类食物混合食用，发挥蛋白质的互补作用。

（2）碳水化合物 大豆含碳水化合物 25%~30%，一部分为机体可利用的阿拉伯糖、半乳聚糖和蔗糖，淀粉含量较少；另一部分为寡糖，人体不能消化吸收，但可以被肠道中微生物利用后发酵产气，引起腹胀，同时也是双歧杆菌的生长促进因子，多存在于大豆细胞壁中，如棉子糖和水苏糖。

（3）脂肪 大豆脂肪含量为 15%~20%，以黄豆和黑豆较高，可用来榨油。大豆油是目前我国居民主要的烹调用油之一，不饱和脂肪酸约占 85%，其中油酸含量为 32%~36%，亚油酸为 52%~57%，亚麻酸 2%~10%，还含有 1.64% 的磷脂。

（4）矿物质 大豆中含有丰富的矿物质，占 4.5%~5.0%，其中钙含量高于粮谷类食品，铁、锰、锌、铜、硒等微量元素含量也较高。豆类是一类高钾、高镁、低钠的碱性食品，能纠正饮食中矿物质的摄入不平衡，并维持血液酸碱平衡。

（5）维生素 大豆含有胡萝卜素、维生素 B_1、维生素 B_2、烟酸、维生素 E 等，其中维生素 B_1，维生素 B_2 的含量均高于谷类和某些动物性食品。干豆类几乎不含抗坏血酸，但经发芽做成豆芽后，其含量明显提高。

（6）抗营养因子 各种大豆类中都含有一些抗营养物质，不利于大豆中营养素的吸收利用，这些物质统称为抗营养因子。

1）蛋白酶抑制剂 是能抑制胰蛋白酶、糜蛋白酶、胃蛋白酶等 13 种蛋白酶的物质的总称，其中抗胰蛋白酶（抗胰蛋白酶抑制剂）存在最为普遍，抑制人体胰蛋白酶的活性，妨碍蛋白质的消化吸收，进而抑制动物生长的作用。常压蒸汽加热 30 分钟，或 1kg 压力加热 10~25 分钟，可破坏大豆中的抗胰蛋白酶。

2）豆腥味 生食大豆有豆腥味和苦涩味，由豆类中的不饱和脂肪酸经脂肪氧化酶氧化降解，产生醇、酮、醛等小分子挥发性物质所致。通常采用 95℃ 以上加热 10~15 分钟，或用乙醇处理后减压蒸发，以及采用纯化大豆脂肪氧化酶等方法均可脱去部分豆腥味。日常生活中将豆类加热、煮熟后也可破坏脂肪氧化酶去除豆腥味。

3）胀气因子 主要指大豆中的水苏糖和棉子糖，摄入后经肠道微生物发酵产气。可将大豆加工制成豆制品时，除去胀气因子。

4）植物红细胞凝集素 是能凝集人和动物红细胞的一种蛋白质，集中在子叶和胚乳的蛋白体中，含量随成熟的程度而增加，发芽时含量迅速下降。大量食用数小时后可引起头晕、头疼、恶心等症状，加热即被破坏。

5）植酸 大豆中存在的植酸与铁、锌、钙、镁等产生螯合作用，影响其吸收利用。在 pH4.5~5.5 时 35%~75% 的植酸可溶解。

（2）杂豆类食物营养特点 杂豆可以和主食搭配食用，发挥膳食纤维、B 族维生素、钾、镁等均衡营养作用，提高蛋白质互补和利用。常见杂豆类食物营养价值见表 2-2。

表 2-2 部分杂豆类食物的营养价值（%/每 100g）

食品名称	蛋白质	脂肪	碳水化合物	膳食纤维	B 族维生素
绿豆	22	0.8	62	6	2.36
红豆	20	0.6	63	8	2.27
豌豆	20	1.1	66	11	3.03
芸豆	22	1.0	61	8	2.62
蚕豆	25	1.6	59	3	2.90
豇豆	2	0.3	7	1	0.11

（二）豆制品的营养价值

豆制品包括非发酵豆制品和发酵豆制品两类，加工中去除了大量的粗纤维和植酸，胰蛋白酶抑制剂和植物血细胞凝集素被破坏，营养素的利用率有所提高。

非发酵豆制品是将大豆经过浸泡、磨浆、过滤、煮浆等工序加工而成的产品，如豆浆、豆腐、豆腐干、干燥豆制品（如腐竹）等。豆浆是将大豆用水泡后磨碎、过滤、煮沸而成。其营养成分近似牛奶，蛋白质含量比牛奶还要高，不含胆固醇与乳糖，铁含量虽比牛奶高但吸收率低，维生素含量低于牛奶。豆腐蛋白质含量 5%～6%，脂肪 0.8%～1.3%，碳水化合物 2.8%～3.4%。豆腐干由于在加工中去除了大量水分，使得营养成分得以浓缩；此外还有豆腐丝、豆腐皮、百叶等。腐竹是将大豆磨浆烧煮后，凝固干制而成的豆制品，所含的蛋白质、脂肪和糖的比例均十分平衡。

发酵豆制品如腐乳、豆豉、臭豆腐、酱油等，是以大豆为主要原料经微生物发酵而成的制品。发酵使蛋白质部分降解，提高消化率，B 族维生素含量增高；发酵后大豆中的棉子糖、水苏糖被微生物（如曲霉、毛霉和根霉等）分解，故发酵豆制品不会引起胀气。纳豆是由黄豆通过发酵，所释放的酶素转化蒸煮过黄豆的营养成分所制成的豆制品，气味浓烈，有黏性，不仅保有黄豆的营养价值、富含维生素K、提高蛋白质的消化吸收率，更重要的是发酵过程产生了多种生理活性物质，具有溶解体内纤维蛋白、排除体内部分胆固醇、分解体内酸化性脂质及其他调节生理机能的保健作用。

以大豆为原料制成的蛋白质制品还包括：①大豆分离蛋白，蛋白质含量约为 90%；②大豆浓缩蛋白，蛋白质含量 65% 以上，其余为纤维素等不溶成分；③大豆组织蛋白，将油粕、分离蛋白质和浓缩蛋白质除去纤维，经高温高压膨化而成；④油料粕粉，用大豆或脱脂豆粕碾碎而成，有粒度大小不一、脂肪含量不同的各种产品；⑤大豆低聚肽，是指大豆蛋白质经蛋白酶作用后，处理而得到的蛋白分解产物，除含有低分子量的肽类外，还含有少量游离氨基酸、糖类和无机盐等成分，易吸收，是老年人补充蛋白质较理想的途径。

（三）影响豆类食物营养价值的因素

1. 加工　豆类经过加工，去除了大豆中的纤维素、抗营养因素，提高豆类蛋白质消化率、吸收率，营养价值提高。与豆类相比，豆制品营养素种类变化不大，水分增多，相对含量减少，豆芽可增加维生素 C 的含量。如熟大豆的蛋白质消化率仅为 65%，但加工成豆浆可达 85%，豆腐可提高到 95%。

2. 储藏　在一定的储藏期间内，豆类含有的大量维生素 E，能够保证其中油脂的稳定性，但如果储藏时间过长，尤其是去皮或破损后，容易发生脂肪氧化。因此应密闭储存于避光、阴凉处。

三、蔬菜

蔬菜按其结构和可食部位不同，分为叶菜类、根茎类、瓜茄类、鲜豆类、花芽类和菌藻类，不同种类蔬菜其营养素含量差异较大。根据颜色可将蔬菜分为深色蔬菜和浅色蔬菜，其颜色与营养成分的含量有关，一般深色蔬菜营养价值较高。

（一）蔬菜的营养特点

1. 一般蔬菜的营养特点

（1）**蛋白质和脂肪**　大部分蔬菜蛋白质含量很低，一般为 1%～2%，鲜豆类平均可达 4%。脂肪含量极低，不足 1%。菌藻类食物含有丰富的蛋白质，氨基酸组成基本均衡，脂肪占干重的 20%～30%，且亚油酸、亚麻酸含量的比例较大。

（2）**碳水化合物**　不同种类蔬菜碳水化合物含量差异较大。蔬菜所含碳水化合物包括单糖、双糖、淀粉及膳食纤维。含单糖和双糖较多的蔬菜有胡萝卜、西红柿、南瓜等。蔬菜所含纤维素、半纤维素是膳食纤维的主要来源，其含量在 1%~3%，叶菜类和茎类蔬菜中含有较多的纤维素和半纤维素，而南瓜、胡萝卜、番茄等则含有一定量的果胶。菌藻类碳水化合物含量在 20%~35%。大多数菌藻类含有各种类型的非淀粉多糖，如银耳多糖、香菇多糖、褐藻酸等。

（3）维生素和矿物质　蔬菜中的维生素含量与品种鲜嫩程度和颜色有关，一般叶部含量较根部高，嫩叶比枯老叶高，深色菜叶比浅色菜叶高。嫩茎、叶、花菜类蔬菜富含 β-胡萝卜素、维生素 C；胡萝卜素在绿色、黄色或红色菜中含量较多。菌藻类食物维生素和矿物质含量丰富，虽然维生素 C 含量不高，但维生素 B_2、烟酸和泛酸等 B 族维生素含量较高；菌类含钾量较高，藻类含钠、碘量较高。

（4）生物活性物质　瓜茄类番茄含有丰富的番红素、β-胡萝卜素，辣椒含有辣椒素和辣椒红色素，茄子中含有芦丁等黄酮类物质，冬瓜中皂苷类物质主要为 β-谷甾醇，南瓜中含有丰富的类胡萝卜素，同时还含有丰富的南瓜多糖。水生蔬菜如藕、菱白、水芹等含有的植物化学物主要为类黄酮类物质。藕节中含有一定量的三萜类成分。

（5）抗营养因子　蔬菜中也存在抗营养因子，如植物血细胞凝集素、皂苷、蛋白酶抑制剂、草酸等。木薯中的氰苷可抑制人和动物体内细胞色素酶的活性；甘蓝、萝卜和芥菜中的硫苷化合物可导致甲状腺肿；茄子和马铃薯表皮含有的茄碱可引起喉部瘙痒和灼热感；有些毒蕈中含有引起中毒的毒素等；一些蔬菜中硝酸盐和亚硝酸盐含量较高，尤其在不新鲜和腐烂的蔬菜中更高。

2. 薯类的营养特点　薯类食物含水量在 60%~90%，薯类淀粉含量达鲜重的 8%~30%，达干重的 85% 以上，易消化吸收，可用作能量的来源。薯类富含膳食纤维，质地细腻，对肠胃刺激小，可有效预防便秘，还可降低血脂等。

（1）蛋白质　薯类蛋白质含量较低，但氨基酸组成合理，生物价值高。富含赖氨酸和色氨酸，可与谷类搭配发挥蛋白质互补作用。甘薯蛋白质质量与大米相近，但赖氨酸含量高于大米。

（2）脂肪　薯类脂肪含量低于粮谷类，以不饱和脂肪酸为主。

（3）碳水化合物　薯类食物中含有优质而丰富的淀粉，可作为能量的重要来源，尤其是由木薯生产的淀粉极易消化，适宜婴儿及病弱者食用。魔芋、山药、马铃薯含有大量的膳食纤维，是减肥、降血压的理想食品。魔芋中含有的葡萄甘露聚糖是其特有成分，为目前发现的最优良的可溶性膳食纤维，可有效预防肥胖。

（4）维生素　维生素以 B 族维生素和维生素 C 为主。

（5）矿物质　矿物质钾的含量较丰富，有助于排钠，预防和降低高血压。红薯含有较多的镁、钙、钾，具有降血压、降血糖作用，也可预防骨质疏松。

（6）其他活性物质　马铃薯中酚类化合物含量较高，多为酚酸物质，包括水溶性的绿原酸、咖啡酸等，具有抑制胆固醇合成，调节血脂和血压的作用。山药块茎主要含山药多糖、胆甾醇、麦角甾醇等多种活性成分，可促进胆固醇排泄，调节血脂和血糖。

（二）影响蔬菜营养价值的因素

1. 加工

（1）脱水（干制）　蔬菜脱水的过程中，矿物质、碳水化合物、膳食纤维等成分得到浓缩。在晾晒和烘烤的脱水过程中，维生素 C 几乎全部损失，胡萝卜素大部分被氧化。真空冷冻干燥，营养素损失最小。

（2）热烫　可除去 2/3 以上的草酸、亚硝酸盐、有机磷农药等，同时钝化氧化酶和水解酶类，在后续加工中可提高营养素的利用率。但维生素 C、维生素 B_1、叶酸、钾等营养素会溶于水流失。应严格控制热烫时间并提高冷却效率。

（3）腌制　腌制前处理，水溶性维生素和矿物质损失严重，腌制过程中可能会产生亚硝酸盐，并且会引入较多的钠盐。

（4）速冻 蔬菜经过速冻一系列处理后，水溶性维生素有一定损失，但胡萝卜素、矿物质、膳食纤维损失不大。

（5）罐藏 罐藏蔬菜水溶性维生素和矿物质受热降解和随水流失一部分，其中维生素C的损失率较高。

2. 烹调 洗菜和切菜应该是先洗后切，如果先切或浸泡，会造成大量营养素溶水流失。切菜后也应尽快烹调，以减少氧化。烹调蔬菜较好的方式是凉拌、急火快炒和快速蒸煮。快炒或一般炖煮维生素C和叶酸的损失率通常为20%～50%，长时间熬煮维生素C损失大，但胡萝卜素损失小，微波烹调的维生素C损失高于普通烹调。烹调时加些醋，可以提高维生素C热稳定性，减少损失。

3. 储藏 新鲜蔬菜不宜久存，勿在日光下曝晒，烹制后的蔬菜尽快吃掉。储藏温度和湿度对蔬菜营养价值有极大的影响。多数蔬菜在储藏温度为12℃和相对湿度为85%～90%时，维生素C的损失较小。

四、水果

水果种类很多，依据果实的形态和生理特征，主要分为仁果类、核果类、浆果类、柑橘类、瓜果类以及热带、亚热带水果6大类。水果主要为人体提供各种矿物质、膳食纤维及维生素，特别是维生素C、胡萝卜素、核黄素、钾、钙、镁、磷等，其营养价值类似蔬菜。

（一）水果的营养特点

1. 蛋白质和脂肪 新鲜水果蛋白质及脂肪含量均不超过1%。

2. 碳水化合物 水果所含碳水化合物在6%～28%，水果含糖较蔬菜多而具甜味，主要是果糖、葡萄糖和蔗糖，不同种类和品种有较大差异，还富含纤维素、半纤维素和果胶。仁果类如苹果和梨以含果糖为主，核果类如桃、李、柑橘以含蔗糖为主，浆果类如葡萄、草莓则以葡萄糖和果糖为主。水果在成熟过程中，淀粉逐渐转化为可溶性糖，甜度增加。

3. 维生素 水果含有除维生素D和维生素B_{12}之外的所有维生素，但含量一般低于绿叶蔬菜。新鲜水果中含维生素C和胡萝卜素较多，B族维生素含量相对较少。鲜枣、草莓、橘子、猕猴桃中维生素C含量较多，芒果、柑橘、杏等含类胡萝卜素较多。

4. 矿物质 水果含有丰富的矿物质，如钾、钠、钙、磷、镁、铁、锌、铜等。除个别水果外，矿物质含量相差不大。干制水果因水分含量降低而使矿物质浓缩。

5. 其他营养物质 水果中常含有多种芳香物质、有机酸和色素，它们使水果具有特殊的香味和颜色。水果中因含有多种有机酸而具有酸味，有机酸中以柠檬酸、苹果酸、酒石酸含量较多，还有少量的苯甲酸、水杨酸、琥珀酸和草酸等。柠檬酸为柑橘类果实所含的主要有机酸。仁果类的苹果、梨及核果类的桃、杏、樱桃等含苹果酸较多。酒石酸又叫葡萄酸，为葡萄的主要有机酸。在同一种果实内，往往是多种有机酸并存，如苹果中主要是苹果酸，也含有少量的柠檬酸和草酸等。一些水果中含有的某些物质具有重要的营养保健作用，如葡萄中的白藜芦醇、西瓜中的番茄红素等，它们具有抗炎、抗氧化、抗衰老、抗肿瘤、增强免疫、降低血脂、保护心脑血管等作用。野生水果如沙棘、酸枣、刺梨、番石榴和金樱子等，其维生素C、胡萝卜素、核黄素和钙、铁等营养素含量往往优于培植水果，营养价值相对较高。

（二）影响水果营养价值的因素

1. 加工 水果加工过程中，主要损失维生素C。水果罐头、果酱、果脯、果汁、果糕等维生素C的保存率与原料特点、加工水平及储藏条件有很大关系。纯果汁分为两类：一类是带果肉的混浊汁，其中含有除部分纤维素之外的水果中的全部养分。一类是澄清汁，经过过滤或超滤，除去了水果中的膳食纤维，各种大分子物质和脂类物质，只留下糖分、矿物质和部分水溶性维生素。果汁饮料中原果汁的含量在10%以下。果酱和果脯加工品需要加大量蔗糖长时间熬煮或浸渍，含糖量可达50%～70%。水果干中维生素C损失10%～50%，在酸性条件下损失较少，矿物质得到浓缩。

2. 储藏 储藏可引起水果中维生素C的损失。酸性水果在常温储藏中维生素C的保存率较高，如柑橘类水果和山楂。

第三节 动物性食物的营养价值

PPT

畜、禽肉、水产品、蛋类、乳类及其制品属于动物性食物。

一、畜、禽类食物

畜肉指猪、牛、羊、马等牲畜的肌肉、内脏及其制品；禽肉则包括鸡、鸭、鹅等的肌肉、内脏及其制品。畜禽肉类中营养素的分布与含量因动物的种类、年龄、肥瘦程度及部位的不同而差异较大。

（一）畜、禽类食物的营养特点

1. 蛋白质 畜、禽肉蛋白质，属于优质蛋白质，大部分存在于肌肉组织中，含量为10%～20%。蛋白质含量受动物的品种、年龄、肥瘦程度及部位的影响，如猪肉蛋白质平均含量为13.2%，猪里脊肉为20.2%，而猪五花肉为7.7%，牛肉和鸡肉为20%，鸭肉为16%。

2. 脂肪 畜肉中猪肉脂肪含量最高，其次是羊肉，牛肉和兔肉较低；畜肉类脂肪以饱和脂肪酸为主，主要为甘油三酯，还含有少量卵磷脂、胆固醇和游离脂肪酸。禽类中，鸭和鹅肉的脂肪含量较高，鸡和鸽子次之，与畜肉相比，禽肉类脂肪含量较少，而且含有20%的亚油酸，易于机体的消化吸收。畜禽内脏、脑组织的脂肪含量较高，且含较高胆固醇。畜禽肉中脂肪含量也因牲畜的品种、年龄、肥瘦程度以及部位的不同而有较大差异，如猪肥肉脂肪含量高达90%，猪前肘脂肪含量为31.5%，猪里脊肉脂肪含量为7.9%，牛五花肉脂肪含量为54%，瘦牛肉脂肪含量为2.3%。

3. 碳水化合物 畜、禽类食物中的碳水化合物主要以糖原形式存在于肌肉和肝脏中，含量极少。

4. 矿物质 畜、禽类肉中矿物质含量为0.8%～1.2%，不同部位含有的矿物质含量不同，如畜禽类肉中内脏矿物质含量高于瘦肉，瘦肉矿物质含量又高于肥肉。畜禽肉和动物血中铁含量尤为丰富，且主要以血红素铁的形式存在，生物利用率高，是膳食铁的良好来源。肾脏中硒的含量较高，尤其以牛肾和猪肾中硒的含量，是其他一般食物的数十倍。此外，畜肉还含有较多的钾、钠、铁、磷、硫、铜等。禽肉中含有较为丰富的钾、钙、钠、镁、磷、铁、锰、硒及硫等，其中硒的含量高于畜肉。

5. 维生素 畜禽肉可提供多种维生素，尤其内脏含量较高，畜肉是维生素A的良好来源。

（二）影响畜、禽类食物营养价值的因素

1. 加工 畜、禽类制品主要包括腌腊制品、酱卤制品、熏烧烤制品、干制品、油炸制品、香肠、火腿和肉类罐头等。腌腊制品、干制品因水分减少，蛋白质、脂肪和矿物质的含量升高，但易出现脂肪氧化以及B族维生素的损失。酱卤制品饱和脂肪酸的含量降低，游离脂肪酸的含量升高，B族维生素损失。熏烤制品加工过程含硫氨基酸、色氨酸和谷氨酸等因高温而分解，营养价值降低。肉类罐头的加工过程使含硫氨基酸、B族维生素分解破坏。香肠、火腿、罐头等加工过程中可能产生或添加危害人体健康的因素，如亚硝胺类或多环芳烃类物质的含量增加。这些加工方法不仅使用了较多的食盐，同时油脂

过度氧化等也存在一些食品安全问题，长期食用会给人体健康带来风险，应尽量少吃。

2. 烹调　对畜、禽肉蛋白质、脂肪和矿物质的损失一般较小，但对维生素的损失较大。烹饪方式的不同，对其营养价值的影响不同。炖煮过程中对营养素的破坏相对较小，主要是使水溶性维生素和矿物质溶于水中，因此其汤汁不宜丢弃。上浆挂糊能够减少营养素的流失，使肉质表面形成一层较硬的保护层，水分不易蒸发，蛋白质、脂肪不外溢，维生素也得以保存。

3. 储藏　肉类经过冷冻冷藏，可抑制细菌的繁殖生长，但肉质的变化受冻结速度、储藏时间和解冻方式影响。根据肉的不同冷冻储存方式，可分为冷鲜肉、冷却肉、冷冻肉。要食用时将冻肉置于常温下或流动的水中浸泡，让其缓慢解冻使组织液被组织细胞充分吸收，就可使冻肉恢复到鲜肉的原状和滋味。

二、水产类食物

水产品可分为鱼类、甲壳类和软体类。鱼类有海水鱼和淡水鱼之分，海水鱼又分为深海鱼和浅海鱼。

（一）水产品营养特点

1. 蛋白质　鱼类中蛋白质含量一般为15%～25%，含有人体必需的各种氨基酸，尤其富含亮氨酸和赖氨酸，属于优质蛋白质。蛋白质含量及氨基酸模式因鱼的种类、年龄、肥瘦程度及捕获季节等不同而有区别。鱼类肌肉组织较畜、禽肉更易消化，营养价值与畜、禽肉相近。其他水产品中河蟹、对虾、章鱼的蛋白质含量约为17%，软体动物的蛋白质含量约为15%，酪氨酸和色氨酸的含量比牛肉和鱼肉高。

2. 脂肪　鱼类脂肪含量较低，一般主要分布在皮下和内脏周围，肌肉组织中含量很少，主要以不饱和脂肪酸形式存在，占脂肪含量的80%，消化吸收率可达95%；尤其深海鱼类脂肪长链多不饱和脂肪酸含量高，如EPA和DHA。蟹、河虾等脂肪含量约2%，软体动物的脂肪含量平均为1%。鱼籽、虾籽、蟹黄等食物中胆固醇含量较高。不同种类的水产品脂肪含量差别较大。

3. 碳水化合物　鱼类碳水化合物的含量仅为1.5%左右，主要以糖原形式存在。

4. 矿物质　鱼类矿物质含量为1%～2%，其中磷的含量最高；钙的含量较畜、禽肉高，是钙的良好来源。海水鱼类含碘丰富。此外，鱼类含锌、铁、硒也较丰富。虾类钙、锌含量也较高；鲍鱼、河蚌和田螺中铁含量较高。软体动物中硒含量较高。

5. 维生素　鱼类肝脏是维生素A和维生素D的重要来源，也是维生素B_2的良好来源，维生素E和烟酸的含量也较高，但几乎不含维生素C。软体动物维生素的含量与鱼类相似，但B族维生素含量较低。贝类食物中维生素E含量较高。

（二）影响水产品营养价值的因素

1. 加工　干制品因水分减少，蛋白质、脂肪和矿物质的含量升高，脂肪易氧化；罐头的加工使含硫氨基酸、B族维生素分解破坏。腌制过程微生物和鱼体组织酸类的作用，在较长时间的盐渍过程中逐渐失去原来鲜鱼肉的组织状态和风味特点，肉质变软，氨基酸氮含量增加。

2. 烹调　烹调后，蛋白质变性更有利于消化吸收。无机盐和维生素在用炖、煮方法时，损失不大；但在高温制作过程中，B族维生素损失较多。

3. 储藏　水产品极易腐败变质，通过气调保鲜、低温冷藏或冷冻储藏结合使用，也可用不低于15%的食盐储存。

三、蛋类及其制品

蛋类主要包括鸡蛋、鸭蛋、鹅蛋、鹌鹑蛋和鸽蛋等，其中食用最普遍、销量最大的是鸡蛋。

各种蛋类大小不一，但结构相似，由蛋壳、蛋清、蛋黄三部分组成。以鸡蛋为例，每枚鸡蛋平均重约50g。其中，蛋壳占全蛋重的11%～13%，主要由碳酸钙构成。蛋壳的颜色由白色到棕色，深浅不一，因鸡的品种而异，与蛋的营养价值无关。蛋白膜和内蛋壳膜紧密相连，阻止微生物进入蛋内；蛋白膜之内为蛋清，蛋清占全蛋重的55%～60%，为白色半透明黏性溶胶状物质，接近蛋黄部分较为黏稠；蛋黄占全蛋重的30%～35%，由无数富含脂肪的球形微胞组成，为浓稠、不透明、半流动黏稠物，表面包有蛋黄膜，由两条韧带将蛋黄固定在蛋的中央。蛋黄的颜色受禽类饲料成分的影响，如饲料中添加β-胡萝卜素可以提高蛋黄的水平，而使蛋黄呈现黄色至橙色的鲜艳颜色。

（一）蛋类食物的营养特点

蛋类的宏量营养素含量稳定，微量营养素含量受品种、饲料、季节等方面的影响。

1. 蛋白质　蛋类蛋白质含量一般在10%以上，且蛋清中较低，蛋黄中较高。蛋清中主要含卵清蛋白、卵伴清蛋白、卵黏蛋白、卵胶黏蛋白、卵类黏蛋白、卵球蛋白等。蛋黄中蛋白质主要是卵黄磷蛋白和卵黄球蛋白。鸡蛋蛋白的必需氨基酸组成与人体接近，是蛋白质生物学价值最高的食物，常被用作参考蛋白。

2. 脂肪　蛋清中脂肪含量极少，98%的脂肪集中在蛋黄中，呈乳化状，易消化吸收。甘油三酯占蛋黄中脂肪的62%～65%，脂肪中油酸约占50%，亚油酸约占10%；磷脂占30%～33%，磷脂主要是卵磷脂和脑磷脂，是磷脂的良好食物来源，除此还有神经鞘磷脂；蛋黄中固醇为4%～5%，适量摄入鸡蛋并不明显影响血清胆固醇水平，也不明显影响心血管疾病的发病风险。

3. 碳水化合物　蛋类含碳水化合物较少，蛋清中主要是甘露糖和半乳糖，蛋黄中碳水化合物多与蛋白质结合形式存在。

4. 矿物质　蛋类的矿物质主要存在于蛋黄内，蛋清中含量极低。其中以磷、钙、钾、钠含量较多，铁、镁、锌、硒等也较为丰富。

5. 维生素　蛋类维生素主要集中于蛋黄，含量受到品种、季节和饲料的影响，主要以维生素A、维生素E、维生素B_2、维生素B_6和泛酸为主，也含有一定量的维生素D、维生素K等，维生素种类相对齐全。

（二）影响蛋类食物营养价值的因素

1. 加工　蛋制品宏量营养素与鲜蛋相似，但不同加工方法对某些微量营养素的含量产生影响。如皮蛋在加工过程中加碱和盐，使矿物质含量增加，且会增加铅的含量，对维生素A、维生素D的含量影响不大，但会造成B族维生素损失；咸蛋主要是钠含量的增加；糟蛋在加工过程中蛋壳中的钙盐可以渗入蛋内，提高钙含量。

2. 烹调　煮蛋时间过长会使蛋白质过度凝固，影响消化吸收，维生素也会大量损失；煎炒蒸蛋火不宜过大，时间不宜过长，否则可使鸡蛋变硬变韧，既影响口感又影响消化。

3. 储藏　鲜蛋存放温度以-1～0℃为宜，低温抑制蛋内微生物和酶的活性，使鲜蛋呼吸作用减缓，水分蒸发减少，有利于保持鲜蛋营养价值和鲜度。

四、乳类及其制品

乳包括牛乳、羊乳和马乳等，其中食用最多的是牛乳。乳是营养素齐全、容易消化吸收的一种优质蛋白质，也是老年人的理想食品。

（一）乳类主要营养特点

鲜乳主要是由水（86%～90%）、脂肪、蛋白质、乳糖、矿物质、维生素等组成的一种复杂乳胶体，其营养素含量与其他食物比较相对较低。

1. 蛋白质　牛乳蛋白质含量为2.8%～3.3%，主要由酪蛋白、乳清蛋白和乳球蛋白组成。蛋白质消化吸收率为87%～89%，属优质蛋白质。

2. 脂类　乳中脂肪含量一般为3.0%～5.0%，主要为甘油三酯，少量磷脂和胆固醇，吸收率高达97%。乳脂肪中脂肪酸组成复杂，油酸、亚油酸和亚麻酸分别占30%、5.3%和2.1%，短链脂肪酸含量较高，易于消化。

3. 碳水化合物　乳中碳水化合物主要为乳糖，含量为3.4%～7.4%。乳糖有调节胃酸、促进胃肠蠕动和促进消化液分泌作用，还能促进钙的吸收和促进肠道乳酸杆菌繁殖。

4. 矿物质　乳中矿物质含量丰富，富含钙、磷、钾、镁、钠等；其中钙含量110mg/100ml，吸收率高，是钙的良好来源。

5. 维生素　牛乳中维生素含量与饲养方式和季节有关，放牧期牛乳中维生素较冬春季在棚内饲养明显增多。牛乳是B族维生素的良好来源，但瓶装牛乳在光线下较长时间存放会使牛乳中的维生素B_2被分解破坏。鲜牛乳中含有少量的维生素C，且经高温消毒处理后其维生素C含量大幅减少。

6. 乳中活性物质　较为重要的有生物活性肽、乳铁蛋白、免疫球蛋白、激素和生长因子等。具有调节铁代谢、促生长和抗氧化等作用，经蛋白酶水解形成的肽片段具有一定的免疫调节作用。

（二）乳类营养价值的影响因素

1. 加工　乳制品是以乳类为原料经浓缩、发酵等工艺制成的产品，如奶粉、酸奶、炼乳等。乳制品因加工工艺不同，其营养素含量差异较大。常见的乳制品有消毒牛奶、发酵乳、炼乳、奶粉、奶油、奶酪等。

液态乳包括：①巴氏杀菌乳、灭菌乳，除B族维生素和维生素C有损失外，营养价值与新鲜生乳差别不大；②调制乳因其是否进行营养强化而差异较大。

发酵乳以80%以上生牛（羊）乳或乳粉为原料添加其他原料经杀菌、接种嗜热链球菌和保加利亚乳杆菌，发酵后pH降低，发酵前或后添加或不添加食品添加剂、营养强化剂、果蔬、谷物等制成的产品；经过乳酸菌发酵后，乳糖变为乳酸，蛋白质凝固，游离氨基酸和肽增加，生物价提高，脂肪不同程度的水解，营养价值更高，更容易消化吸收，还可刺激胃酸分泌；益生菌可抑制肠道腐败菌的生长繁殖，尤其对乳糖不耐受的人更适合。

根据鲜乳是否脱脂又可分为全脂乳粉和脱脂乳粉。一般全脂乳粉的营养素含量约为鲜乳的8倍，脱脂乳粉脂肪含量仅为1.3%，损失较多的脂溶性维生素，适合于要求低脂膳食的患者食用。调制乳粉一般是以牛乳为基础，根据不同人群的营养需要特点，对牛乳的营养组成成分加以适当调整和改善调制而成。

热处理能够杀灭原料乳中的蛋白酶，可有效延缓或抑制牛乳蛋白的水解，增强牛乳蛋白的稳定性。除B族维生素和维生素C有损失外，营养价值与新鲜生牛乳差别不大，但调制乳因其是否进行营养强化而差异较大。

2. 储藏　乳在储藏过程中风味和品质会因热处理的程度和储藏环境而发生改变。通常情况下，超高温灭菌乳可在室温下储藏，巴氏灭菌乳需冷藏储藏。

PPT

第四节　其他食物的营养价值

一、保健食品

保健食品（health food）又称功能食品（functional food），是指声称并具有特定保健功能或者以补充维生素、矿物质为目的的食品，即适用于特定人群食用，具有调节机体功能，不以治疗疾病为目的，并且对人体不产生任何急性、亚急性或慢性危害的食品。

（一）保健食品的特点

1. 保健食品是食品　保健食品必须具有食品的共性，即无毒无害、有一定的营养价值并具有相应的色、香、味等感官性状。但保健食品不是普通的食品，保健食品既可以体现传统食品的属性，也可以是胶囊、片剂或口服液等形式，并且保健食品在食用量上有限制，不能替代正常膳食。

2. 保健食品不是药物　药物是以治疗疾病为目的，允许有一定的副作用且多数不能长期使用。而保健食品是以调节机体功能为主要目的，不能用于治疗疾病，对人体不产生任何急性、亚急性或慢性危害，可以长期服用。此外，保健食品为经口摄入，而药物的摄入渠道可通过注射、皮肤及口服等多种途径。

3. 保健食品具有特定的保健功能　保健食品的保健功能是经过科学验证的，如增强免疫力、抗氧化、减肥、促进生长发育、缓解体力疲劳等功能。这是保健食品区别于普通食品的一个重要特征。

4. 保健食品适于特定人群　保健食品是针对亚健康人群设计的，不同功能的保健食品对应的是不同特征的亚健康人群。

（二）保健食品的基本功能与分类

《允许保健食品声称的保健功能目录非营养素补充剂（2022年版）》将增强免疫力等24项保健功能纳入保健功能目录，分别是：有助于增强免疫力、有助于抗氧化、辅助改善记忆、缓解视觉疲劳、清咽润喉、有助于改善睡眠、缓解体力疲劳、耐缺氧、有助于控制体内脂肪、有助于改善骨密度、改善缺铁性贫血、有助于改善痤疮、有助于改善黄褐斑、有助于改善皮肤水分状况、有助于调节肠道菌群、有助于消化、有助于润肠通便、辅助保护胃黏膜、有助于维持血脂（胆固醇/甘油三酯）健康水平、有助于维持血糖健康水平、有助于维持血压健康水平、对化学性肝损伤有辅助保护作用、对电离辐射危害有辅助保护作用、有助于排铅。

按照保健食品的功能，可分成3类。

1. 营养型保健食品　以增进健康和各项体能为主要目的的保健食品，可供健康人群或亚健康人群食用。这类保健食品一般含有较全面的营养素，或较一般食品更易于消化吸收，以调节免疫、抗疲劳、调节胃肠功能等为主要功能的食品即属于此类。提高人体的营养水平，防止人体因某种营养素缺少而引起功能失调。

2. 专用保健食品　以特殊生理需要或特殊工种需要的人群为食用对象的保健食品，称为专用保健食品。此类保健食品一是根据各种不同生理阶段的健康人群的生理特点和营养需求设计的专用保健食品，包括中老年抗衰老食品等；二是根据特殊工作条件的人群如高温、低温、高原等环境下及接触有毒有害物质的工作人群及运动员的生理特点和营养需要设计的专用保健食品。

3. 防病保健食品　以防病抗病为目的的保健食品，称为防病保健食品。它根据特殊疾病患者的特殊生理状况，强调预防疾病和促进康复两方面的调节功能。对于患者在药物治疗的同时，服用此类保健食品可以达到预防并发症，促进康复的目的。

（三）保健食品常用的功效成分

保健食品的功效成分又称为功能因子、活性成分、有效成分，是指能通过激活酶的活性或其他途径调节人体功能的物质。利用这些功效成分或含有这些成分的食物，以及人们熟知的蛋白质、脂类等各种必需营养素，经过适当的加工过程和科学评价可以得到调节生理功能或预防疾病的保健食品。目前，从天然物质中分离提取的功效成分有以下几类。

1. 蛋白质、多肽和氨基酸

（1）超氧化物歧化酶（SOD）　是一种金属酶，可从细菌、藻类、真菌、昆虫、鱼类、高等植物和哺乳动物等生物体内分离得到。其生物学功能主要包括：①抗氧化、抗衰老作用；②提高机体对疾病的抵抗力。

（2）大豆多肽　是指大豆蛋白质经蛋白酶作用后，再经特殊处理而得到的蛋白质水解产物。生物学功能主要包括：①增强肌肉运动力、加速肌红蛋白的恢复；②促进脂肪代谢；③降低血清胆固醇。

（3）谷胱甘肽　是由谷氨酸、半胱氨酸和甘氨酸组成的三肽化合物，广泛存在于动植物中，在面包酵母、小麦胚芽和动物肝脏中含量较高。生物学功能主要包括：①消除自由基，防止自由基对机体的侵害；②预防因放射线、放射性药物或抗肿瘤药物引起的白细胞减少症；③防止皮肤老化及色素沉着，减少黑色素的形成；④可进入机体与有毒化合物、重金属离子与致癌物质等结合，并促使其排出体外，起到中和解毒的作用。

（4）牛磺酸　是一种含硫氨基酸，是调节机体正常生理功能的重要物质。生物学功能主要包括：①促进脑细胞 DNA、RNA 的合成，增强学习记忆能力；②改善视神经功能；③有抗氧化和稳定细胞膜的作用；④促进脂类物质消化吸收；⑤免疫调节作用。

2. 碳水化合物

（1）膳食纤维　常存在于植物细胞壁、禾谷类和豆类种子的外皮及植物的茎和叶中。目前开发利用的有小麦纤维、树胶和海藻多糖等。生理功能主要包括：①预防便秘；②调节肠内菌群和辅助抑制肿瘤作用；③调节血脂；④调节血糖；⑤控制肥胖。然而，由于构成膳食纤维的一部分糖单位具有糖醛酸残基，其结构上的羧基能与钙、铁、锌等阳离子结合，从而影响人体对某些矿物质元素的吸收。

（2）低聚糖　普遍存在于高等植物中，尤其在芦笋、洋葱、牛蒡、香蕉等植物中含量较多。目前研究较多的功能性低聚糖有低聚果糖等。生物学功能主要有：①低聚糖可改善肠道微生态环境；②低聚糖对预防龋齿具有积极作用；③低聚糖可通过增加免疫作用而抑制肿瘤的生长；④低聚糖也是一种低能量糖，大豆低聚糖的热值仅为蔗糖的 50%，可添加在糖尿病患者的专用食品中。

（3）活性多糖　是指含有 10 个以上糖基的聚合物，包括植物多糖、动物多糖（海参多糖、壳聚糖、透明质酸）及微生物多糖。目前的研究多集中于食用菌的活性多糖上，例如茶多糖、枸杞多糖等。活性多糖已经是国际公认的天然、安全、高效的天然免疫调节剂。生理作用主要有：①调节免疫功能；②抑制肿瘤；③延缓衰老作用；④降血糖；⑤一些多糖还具有排除肠道毒素和降低重金属对人体的毒害、抗辐射、防龋齿等方面的保健作用。

3. 功能性脂类成分

（1）大豆磷脂　是指以大豆为原料所制的磷脂类物质，它是由卵磷脂、脑磷脂、肌醇磷脂等成分组成，常见的化合物为卵磷脂和脑磷脂。此外，增加磷脂的摄入量，能调整人体细胞中磷脂和胆固醇的比例，增加磷脂中脂肪酸的不饱和度，有效改善生物膜的功能，提高人体的代谢能力和人体组织的再生能力，从根本上延缓人体的衰老。而且由于磷脂具有良好的乳化性能，因而能够降低血液黏度，促进血液循环，改善血液供氧循环，延长红细胞生存时间并增强造血功能。

（2）多不饱和脂肪酸　多不饱和脂肪酸主要包含 $\omega-3$ 和 $\omega-6$ 两个系列，包括二十碳五烯酸（EPA）、二十二碳六烯酸（DHA）、$\alpha-$ 亚麻酸、亚油酸、花生四烯酸（AA）等。多不饱和脂肪酸的生理功能如下：①增进神经系统功能，益智健脑，保护视力；②抗凝血、降血脂、预防心脑血管疾病；③抑制肿瘤生长；④抗炎、抑制溃疡及胃出血作用；⑤保护视力。此外，$\alpha-$ 亚麻酸还具有增强胰岛素活性、抗脂质过氧化、减肥等作用。

（3）植物甾醇　是广泛存在于生物体内的一种重要的天然活性物质，主要为谷甾醇、豆甾醇和菜油甾醇等。植物油、谷类、蔬菜、瓜果中都含有植物甾醇。植物甾醇具有预防心血管系统疾病、抑制肿瘤细胞形成、抗炎、退热、维持皮肤柔软、保水和润滑的作用，还可以促进机体蛋白质合成和机体的生长等。

4. 微量营养素　主要包括维生素和维生素类似物以及矿物质。目前作为保健食品中的功效因子，主要有维生素 C、维生素 A 和维生素 E 这 3 类维生素。大多数维生素类似物在体内合成，通过体外补充这些物质，能观察到明显的生理功效。矿物质用于保健食品中的矿物质有钙、铁、锌等。例如老年人增加硒和维生素 E 的摄入量以增强抗氧化功能，有助于预防或延缓一些慢性退行性疾病的发生。

5. 益生菌及其发酵制品　益生菌是一类微生物，服用足够数量将对人体健康带来有益作用的获得微生物。常见的益生菌有双歧杆菌、乳杆菌、益生链球菌等。益生菌及其发酵制品生理功能包括：①促进消化吸收；②调节胃肠道菌群平衡、纠正肠道功能紊乱，抑制病原性细菌生长繁殖；③提高机体免疫力、抑制肿瘤作用；④降低血清胆固醇，预防高血脂导致的冠状动脉硬化以及冠心病；⑤防止便秘。

二、特殊医学用途配方食品

特殊医学用途配方食品（food for special medical purpose，FSMP）简称特医食品，是为了满足由于完全或部分进食受限、消化吸收障碍或代谢紊乱人群的每天营养需要，或满足由于某种医学状况或疾病而产生的对某些营养素或日常食物的特殊需求加工配制而成，且必须在医生或临床营养师指导下使用的配方食品。

（一）特医食品的特点

特殊医学用途配方食品是食品不是药品，属于医学营养品的范畴。不能替代药物的治疗作用，产品也不得声称对疾病的预防和治疗功能。特医食品的目标人群一般是患者。当目标人群无法进食普通膳食或无法用日常膳食满足其营养需求时，特殊医学用途配方食品可以作为一种营养补充途径，起到营养支持作用。同时针对不同疾病的特异性代谢状态，对相应的营养素含量提出了特别规定，能更好地适应特定疾病状态或疾病某一阶段的营养需求，为患者提供有针对性的营养支持。改善患者的营养状况，为疾病的治疗恢复提供良好的基础条件。

（二）特医食品的分类

根据特医食品提供营养素是否全面分为三类：全营养特殊医学用途配方食品、特定全营养特殊医学用途配方食品和非全营养特殊医学用途配方食品。

1. 全营养配方食品　全营养配方食品中含有人体所需要的营养素，可作为单一营养来源满足目标人群营养需求的特殊医学用途配方食品。全营养配方食品主要针对有医学需求但对营养素没有特别限制的人群，如体质虚弱者、严重营养不良者等。如氨基酸/短肽型全营养配方食品、整蛋白型全营养配方食品等。

2. 特定全营养配方食品　特定全营养配方食品的能量和营养成分含量应以全营养配方食品为基础，但可依据疾病或医学状况对营养素的特殊要求适当调整，以满足目标人群的营养需求。例如，针对糖尿病的特殊医学用途配方食品的开发，应考虑从降低血糖方面来辅助疾病的治疗，配方设计时，应选择低血糖指数的碳水化合物，血糖指数最好在 50 左右；增加配方中不饱和脂肪酸的用量；增加配方中膳食纤维的用量；降低配方中 Na 的用量。

常见特定全营养配方食品有：糖尿病全营养配方食品，呼吸系统疾病全营养配方食品，肾病全营养配方食品，肿瘤全营养配方食品，肝病全营养配方食品，肌肉衰减综合征全营养配方食品，创伤、感染、手术及其他应激状态全营养配方食品，胃肠道吸收障碍、脂肪酸代谢异常全营养配方食品，肥胖、减脂手术全营养配方食品。

3. 非全营养特殊医学用途配方食品 非全营养配方食品中含有可满足目标人群部分营养需求的特殊医学用途配方食品，需在医生或临床营养师的指导下，按照患者个体的特殊状况或需求而使用，不适用于作为单一营养来源。该类产品不能作为单一营养来源满足目标人群的营养需求，需要与其他食品配合使用，故对营养素含量不作要求。常见的非全营养配方食品有：营养素组件（蛋白质组件、脂肪组件、碳水化合物组件）、电解质配方、增稠组件、流质配方和氨基酸代谢障碍配方。

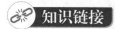 **知识链接** --

老年人与特医食品

老年人要经常监测体重，对于体重过轻（$BMI < 20kg/m^2$）或近期体重明显下降的老年人，应及早查明原因，从膳食上采取措施进行干预，关注老年人的进食情况，鼓励摄入营养密度高的食物。

特医食品选择中，标准整蛋白配方适合大多数老年人的需要；氨基酸和短肽类的特医食品适合胃肠功能不全（如重症胰腺炎等）的老年人；高能量密度配方有利于实现老年人营养充足性；不含乳糖的特医食品适合乳糖不耐受易出现腹泻的老年人。添加膳食纤维的特医食品可改善老年人的肠道功能，减少腹泻和便秘发生。特医食品常用口服营养补充（ONS）方式，使用量 400~600kcal/d，含蛋白质 15~30g，分 2~3 次在两餐间服用，至少连续使用 4 周。对不能摄入普通食物的老年人，建议啜饮（50~100ml/h）。

答案解析

✏️ 练习题

一、单选题

1. 下列食物蛋白质真消化率最高的是
   A. 全麦   B. 大豆   C. 牛肉
   D. 花生   E. 鸡肉

2. 粮谷类食物的第一限制氨基酸是
   A. 赖氨酸   B. 蛋氨酸   C. 苏氨酸
   D. 亮氨酸   E. 精氨酸

3. 鲜蛋最适宜的贮藏条件是
   A. 0℃   B. 0~4℃   C. 0~10℃
   D. 4℃   E. −1~0℃

4. 下列对于特医食品特点描述，不正确的是
   A. 特殊医学用途配方食品是食品不是药品，属于医学营养品的范畴

B. 特医食品能一定程度替代药物，起到一定的治疗作用

C. 特医食品产品不得声称对疾病的预防和治疗功能

D. 特医食品的目标人群一般是患者

E. 特殊医学用途配方食品可以作为一种营养补充途径，起到营养支持作用

二、多选题

1. 评价食物营养价值的指标包括

A. 营养素质量　　　　　B. 营养素在加工中的　　　C. GI

D. 营养素的种类　　　　E. 营养素的含量

2. 大豆类食品中的寡糖主要是

A. 棉子糖　　　　　　　B. 甘露糖　　　　　　　C. 水苏糖

D. 果寡糖　　　　　　　E. 壳寡糖

3. 乳中的活性物质包括

A. 生物活性肽　　　　　B. 乳铁蛋白　　　　　　C. 免疫球蛋白

D. 生长因子　　　　　　E. 激素

4. 下列属于《保健食品原料目录与保健功能目录管理办法》保健功能目录的是

A. 增强免疫力　　　　　B. 抗氧化　　　　　　　C. 增强记忆力

D. 改善睡眠　　　　　　E. 缓解体力疲劳

（王　丹　杜　林）

书网融合……

本章小结　　　　　　　微课　　　　　　　题库

第三章　公共营养

公共营养又称社区营养或社会营养，属于营养学的一个重要分支。公共营养侧重于研究社会人群对营养需求的动态变化和改善措施，通过营养调查、营养监测技术等手段发现人群中存在的营养问题，运用营养知识与方法，制定有关营养的政策及措施，制定并推广居民膳食指南，解决人群中存在的营养问题，以达到改善公众营养状况的目的。

第一节　概　述　微课1

PPT

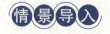

情景： 公共营养师作为一种正在蓬勃发展的职业，自2005年国家职业标准颁布以来广受社会各界的关注。刘某是某卫生职业学院预防医学专业毕业班的学生，对公共营养师职业很着迷。他了解到公共营养师是从事公众膳食营养状况的评价与指导、营养科学与食品安全知识传播、促进社会公众健康工作的专业人员。公共营养师的职业要求是能够面向社会人群进行营养调查和人体营养状况评价、管理和指导，膳食营养评价、管理与指导，对食物及配方进行营养评价，进行营养知识的咨询与健康教育等。他立志要成为一名公共营养师。

思考：

1. 什么是公共营养？公共营养的特点有哪些？我国公共营养领域开展的工作主要有哪些？

2. 什么是营养调查？营养调查的内容有哪些？如何对人体营养状况开展营养评价？

一、公共营养的概念与特点

（一）公共营养的概念

1997 年 7 月第 16 届国际营养大会对公共营养的定义是：公共营养是基于人群营养状况，有针对性地提出解决营养问题的措施，阐述人群或社区的营养问题以及造成这些营养问题的原因。与临床营养相比，其工作重点从个体水平转向群体水平，从微观营养研究转向范围广泛的宏观营养研究，如营养不良的消除策略、政策与措施等。

2015 年 12 月 29 日国家卫生和计划生育委员会发布卫生行业标准《营养名词术语》（WS/T 476—2015），里面给社区营养定义为：社区营养是在社区内运用营养学理论、技术及社会性措施，研究和解决社区人群营养问题。由此可见，社区营养是公共营养在社区的实际应用。

（二）公共营养的特点

1. 实践性 公共营养的突出特点是实践性，其力求将营养学的研究成果转化为居民营养状况得到改善的社会效益。公共营养工作者要在人群层面上开展膳食调查研究和营养干预，将营养学的研究成果转化为提高人群营养与健康的社会措施。

2. 宏观性 公共营养面向特定的社会群体（如来自某个国家、省或地区的人群），通过分析人群营养状况与经济购买力、食品消费结构、经济发展趋势的关系，制定宏观的国家或地区性营养政策、食品经济政策，才能有效调整食品生产与消费结构，引导公众养成平衡膳食的饮食习惯。同时，国家或地区的经济实力、政策导向也制约着营养政策的制定，影响国民的营养状况。

3. 社会性 人们的日常饮食行为受到社会经济、文化、法律、政策、制度、行为习惯、政治背景以及宗教信仰等多方面的影响，因此，公共营养要探索解决人群营养问题的途径，不仅需要研究制定营养改善政策，更需要全社会共同参与和各部门紧密协作，才能保证实现全民的健康和社会发展，达到改善公众营养的目的。

4. 多学科性 虽然公共营养是营养学的一个分支组成，但是它的宏观性、实践性、社会性特点决定了公共营养的研究涉及自然科学和社会科学，自然科学主要包括基础医学、临床医学、预防医学、农学等，社会科学主要包括人类学、社会与行为科学、经济学和政治学等多种学科的理论和方法。

二、公共营养的工作内容

公共营养的核心目标是追求更高的人群健康水平，延长寿命，提高生命质量。要实现这一目标需要有效地运用营养科学知识与技能，阐述人群的饮食营养问题，制定相关的营养政策和措施，引导公众形成平衡膳食行为。我国公共营养的主要工作内容如下。

1. 开展营养调查，全面了解人群膳食结构和营养健康状况。

2. 开展营养监测，从环境与社会经济方面分析影响人群营养状况的因素，探讨改善人群营养状况的社会措施。

3. 制订/修订膳食营养素参考摄入量，并将其应用于评价和计划膳食。

4. 分析居民的营养状况和膳食结构，制订/修订居民膳食指南，倡导平衡膳食。

5. 开展公共营养的科学研究，如修订食物成分表、设计与评估营养干预计划、培养与考核营养专业人才、开展社区营养服务等。

6. 为有关部门制定国家食物与营养的政策、法规，协调公共营养相关部门的工作提供技术咨询。

7. 开展营养健康教育，倡导科学的饮食行为（合理选择食物、科学烹饪等），引导食品的生产加工。

8. 高度重视食品安全问题，为加强食源性疾病的防制管理提供技术咨询。

第二节　膳食营养素参考摄入量 微课2

PPT

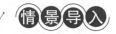

情景：某老年人，男，65岁，身高168cm，体重65kg，退休在家，身体健康。

思考：

1. 如何确定该老年人全日膳食热能的合理摄入量？

2. 如何确定老年人对钙、铁、锌、碘等营养素的需求？

为了保证人体能从食物中摄取足够的能量和充足的营养素，使机体处于适宜的健康状态，世界各国普遍结合本国国民体质健康状况制定了膳食营养素参考摄入量（dietary reference intakes，DRIs）。另一方面，不同国家、不同历史时期、不同的经济状况下，社会公众的生活水平会发生变化，公众的膳食结构、营养与健康状况也随之发生改变，这些都推动着相关国际组织和各国对 DRIs 不断进行修订。

中国营养学界从 1930 年就开始关注公众的营养需要量问题，直到制定推荐膳食营养素供给量（recommended daily allowance，RDA），再发展到制定、修订 DRIs，经历了 80 多年的历程。

随着经济的发展和膳食结构的改变，某些非传染性慢性病（non-communicable chronic diseases，NCD）的发病率逐年增高，对营养素的摄入标准提出了新的要求，要求不但能预防营养缺乏病，也要能防止慢性病的发生；不但要避免营养不足带来的危害，也要避免营养过剩产生的后果。美国最早提出了 DRIs 的概念，并从 1996 年开始与加拿大合作，分步制定各营养素的 DRIs，从 1999 年起陆续发布了一些营养素的 DRIs。2000 年中国营养学会正式颁布了《中国居民膳食营养素参考摄入量》（Chinese DRIs），包括 EAR、RNI、AI 和 UL 共 4 项内容。2023 年 11 月完成了《中国居民膳食营养素参考摄入量》（2023 版）修订工作，目前执行的就是《中国居民膳食营养素参考摄入量》（2023 版）。

一、平均需要量

平均需要量（estimated average requirement，EAR）是根据某目标人群测定的营养素需要量分布，估算出其总体营养素需要量的平均值。研究表明，即使是相同年龄和性别的个体，他们的营养素需要量也不尽相同。但是当样本量足够大时，人群的营养素需要量呈正态分布，其平均值就是 EAR。

EAR 主要用于计划和评价群体的膳食营养素摄入情况。可根据某一性别、某一年龄组中摄入量低于 EAR 个体的百分比来评估群体中摄入量不足的发生率，评价其营养素摄入情况是否适宜。EAR 也可以作为计划或制定人群推荐摄入量的基础，如果个体摄入量呈正态分布，一个人群组的推荐摄入量可以根据 EAR 和摄入量的变异来估计。为保证摄入量低于 EAR 的个体少于 2%~3%，推荐摄入量的平均值应在 EAR 的基础上加 2 个标准差以上。针对个体，EAR 可用于检查其摄入量不足的可能性。如果某个体的摄入量低于 EAR 减去 2 个标准差，则几乎可以肯定该个体的摄入量满足不了机体的营养需要，存在营养缺乏。

二、推荐摄入量

推荐摄入量（recommended nutrient intake，RNI）是个体适宜营养素摄入水平的参考值，是可以满足某一特定性别、年龄及生理状况群体中绝大多数个体（即 97%～98% 的个体）需要的营养素摄入水平，是健康个体膳食摄入营养素的目标值。RNI 相当于推荐的每日膳食营养素供给量（RDA）。

当某个体的营养素摄入量低于 RNI 时，并不一定表明该个体没有处于适宜的营养状态。RNI 在评价个体营养素摄入量方面的用处有限。如果某个体的摄入量低于 RNI，可以认为存在摄入不足的危险；如果某个体的平均摄入量达到或超过了 RNI，可以认为该个体没有摄入不足的危险。仅凭借膳食摄入量一项指标或其他任何单一指标都不能作为评价个体营养状况的依据。若某个体日常摄入量经常低于 RNI，需要进一步用生化实验或临床检查来评价其营养状况。

当人群营养素需要量的分布呈近似正态分布时，可计算出该营养素需要量的标准差（SD），EAR 值加 2 倍 SD 可计算出 RNI，即 RNI = EAR + 2SD。

如果资料不充分、不能计算标准差，改用变异系数（CV）（一般设定为 EAR 的 10%），代替 SD 进行计算。

$$SD = 10\% EAR = 0.1EAR$$

$$RNI = EAR + 2 \times 0.1EAR = 1.2EAR$$

与其他营养素不同，能量的推荐摄入量（RNI）即能量需要量（estimated energy requirement，EER），就是人群的能量平均需要量（EAR），不需要增加 2SD。

RNI 是根据某一特定人群中体重在正常范围内的个体需要量设定的。对个别身高、体重超过此参考范围较多的个体，需按每千克体重的需要量调整其 RNI。

三、适宜摄入量

适宜摄入量（adequate intakes，AI）是某个人群或亚人群能够维持指定的营养状态的平均营养素摄入量，是以健康人群（不是个体）为观察对象（要求无明显营养缺乏表现），通过营养素摄入量的调查得出，一般采用膳食调查中营养素摄入量的中位数值，也可以是通过实验研究或人群观察确定的估算值。当个体需要量的研究资料不足，无法计算 EAR，因而不能求得 RNI 时，可采用 AI 来代替 RNI。

AI 与真正的平均需要量之间的关系不能肯定，只能为营养素摄入量的评价提供一种不精确的参考值。AI 主要用于个体的营养素摄入目标和用作限制过多摄入的参考指标。当健康人摄入量达到 AI 时，出现营养缺乏的危险性就很小；如果长期摄入量超过 AI，则有可能产生不良作用。

AI 与 RNI 的相似之处是二者都是作为个体营养素摄入的目标值，能满足目标人群中几乎所有个体的需要。AI 与 RNI 的区别是 AI 的准确性远不如 RNI，可能显著高于 RNI，因此使用 AI 时要比使用 RNI 更为小心些。

四、可耐受最高摄入量

可耐受最高摄入量（tolerable upper intake level，UL）是营养素或其他膳食成分的每日摄入量的安全上限，是一个健康人群中几乎所有个体都不会出现毒副作用的最高摄入水平。UL 的主要用途是用于检查个体摄入量过高的可能，避免发生中毒。当摄入量低于 UL 时，可以肯定不会发生毒副作用；当摄入量超过 UL 时，发生毒副作用的危险性增加。在大多数情况下，UL 包括膳食、营养强化和食品添加剂等各种来源的营养素之和。

有些营养素目前尚未制定 UL，这可能是由于现有的资料不足，难以制定出确切的 UL，但并不表示这种营养素就可以随意摄入而不会发生过量的危险。

五、宏量营养素可接受范围

宏量营养素可接受范围（acceptable macronutrient distribution ranges，AMDR）指蛋白质、脂肪、碳水化合物的理想摄入量范围，该范围可提供人体对这些必需营养素的需要，并有利于降低慢性病发生危险。蛋白质、脂肪、碳水化合物这 3 种宏量营养素都可以产生能量，因此 AMDR 一般用某种宏量营养素提供的能量占摄入总能量的百分比表示，其特点是具有上限和下限。如个体摄入量高于或低于推荐范围，可能引起慢性病患病风险增加，或导致必需营养素缺乏的可能性增加。达到 AMDR 的下限可以保证人体对该宏量营养素和能量的生理需要，而低于其上限则有助于降低慢性病发生的危险。

六、预防非传染性慢性疾病的建议摄入量

预防非传染性慢性疾病的建议摄入量（proposed intakes for preventing non‑communicable chronic diseases，PI‑NCD）简称建议摄入量（PI），这是以非传染性慢性疾病（NCD）的一级预防为目标，提出的必需营养素的每日摄入量。由于膳食营养素摄入量过高或过低容易导致一些慢性病的发病率增高，一般涉及肥胖、高血压、糖尿病、血脂异常、脑卒中、冠心病及某些癌症。当 NCD 易感人群某营养素摄入量接近或达到 PI 时，可降低发生 NCD 的风险。对于 NCD 危险人群，某些营养素的摄入量应该超过身体的正常需要量，即 PI‑NCD 应该高于 RNI 或 AI，如维生素 C 和钾等；而有些营养素则应低于目前的平均摄入水平，如钠、胆固醇等。

七、特定建议值

特定建议值（specific proposed levels，SPL）专用于营养素以外的某些膳食成分，主要是植物化学物，这些膳食成分的建议摄入量。植物化学物具有改善人体生理功能、预防慢性疾病的生物学作用。某些疾病易感人群如果每日膳食中这些膳食成分摄入量达到或接近 SPL 时，有利于维护人体健康。

制定 DRIs 的根本目的是改善居民的膳食营养状况。DRIs 的应用主要包括评价膳食和计划膳食两个方面。在评价膳食时，DRIs 作为一个尺度，可用于判断人们实际摄入的营养素的量是否适宜；在计划膳食时，DRIs 作为营养状况的适宜目标，用于建议居民如何合理地摄取食物来达到这个目标。DRIs 在这两方面的应用详见表 3–1。

表 3–1　DRIs 在健康个体及群体中的应用

用途	针对个体	针对群体
评价*	EAR：用于估计日常摄入不足的概率	EAR：用于估计一个群体中摄入不足个体所占的比例
	RNI：日常摄入量达到或超过此水平则摄入不足的概率很低	AI：平均摄入量达到或超过此水平表明该人群摄入不足的概率很低
	AI：日常摄入量达到或超过此水平则摄入不足的概率很低	AMDR：宏量营养素的日常摄入量保持在上限与下限范围内，则摄入不足的人数比例很小，而且易感人群发生 NCD 的概率很低
	AMDR：宏量营养素的日常摄入量保持在上限与下限范围内，则摄入不足的可能性很小，且因过量引起 NCD 的风险减小	UL：用以评估人群中因摄入过量而存在健康风险的个体所占的比例

续表

用途	针对个体	针对群体
	UL：日常摄入量超过此水平可能面临健康风险	
计划	RNI：要达到这一水平。如果日常摄入量达到或超过此水平则摄入量不足的概率很低	EAR：作为摄入不足的切点，计划群体膳食，使摄入不足者占的比例很低
	AI：要达到这一水平。如果日常摄入量达到或超过此水平则摄入不足的概率很低	AI：用于计划平均摄入量水平，平均摄入量达到或超过此水平则摄入不足者比例很低
	PI：NCD 易感个体的摄入量接近或达到这一水平，NCD 的发生风险降低	PI：用于计划摄入量，使 NCD 易感人群接近或达到 PI 水平
	AMDR：进入上限和下限范围内，预防宏量营养素或减少因其过量引起 NCD 的风险	AMDR：用于计划摄入量，增加进入 AMDR 范围的人群比例
	UL：日常摄入量低于此水平，以避免摄入量过量可能造成的危害	UL：用作计划指标，使人群中有摄入过量风险的比例很小

注：* 需要统计学上可靠的日常摄入量估算值。

第三节　膳食结构和膳食指南 微课3

PPT

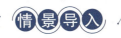

情景：刘先生，40 岁，身高 170cm，体重 90kg，体检发现血压升高、血糖升高、胆固醇和甘油三酯都偏高、尿酸偏高，成为"三高"人。刘先生平时爱吃大鱼大肉，不爱吃蔬菜，每顿都要吃两大碗米饭。医生告诫他，要仔细管理好自己的饮食，对于其这些疾病后续的发展进程如何，饮食调节是关键环节之一。

思考：

如何根据刘先生的身体状况，帮助他调整制定合理的膳食计划？

膳食结构（dietary structure）又称膳食模式（dietary pattern）、膳食构成，是指一个国家或地区的人们的日常膳食中各类食物的种类、数量及其所占的比例。膳食结构的形成是一个长期漫长的过程，受一个国家或地区的人口、农业生产、食品加工、饮食习惯等诸多因素的影响。可以根据当地人群普遍饮食消费中各类食物所能提供的能量及各种营养素的数量满足人体需要的程度来衡量膳食结构是否合理。理想的膳食结构应该是平衡膳食。平衡膳食是制定居民膳食指南的科学依据和基础。

膳食指南（dietary guidelines，DG）是由政府或学术团体根据营养科学的原则和人体营养需要，结合当地食物生产供应状况及社会人群生活实践，所提出的用于指导国民合理饮食以维持健康的饮食指导建议。其目的在于优化膳食结构，减少与膳食失衡有关的疾病发生，提高全民的健康素质。

一、膳食结构

（一）全球典型的膳食结构

一般根据动、植物性食物在膳食构成中的比例来划分不同的膳食结构，将世界典型的膳食结构分为以下四种类型。

1. 动物性食物为主的膳食结构　俗称经济发达国家膳食结构，是多数欧美发达国家如美国、西欧及北欧诸国的典型膳食结构。其膳食构成以动物性食物为主，粮谷类食物的消费量小，年人均大约消费

50～70kg，而畜肉类高达100kg，乳类100～150kg，同时还消费大量的禽、蛋等。人均日摄入热量高达3300～3500kcal，蛋白质100g以上，脂肪130～150g，这类膳食模式以高能量、高蛋白质、高脂肪、低膳食纤维为主要特点，主要营养问题是"营养过剩"，容易造成肥胖、高血压、冠心病、糖尿病等营养过剩性慢性病发病率上升。

2. 植物性食物为主的膳食结构　俗称东方膳食结构，常见于大多数发展中国家如印度、巴基斯坦、孟加拉国和非洲部分国家和地区。该膳食结构特点是粮谷类食物消费量大，动物性食物消费量小。植物性食物提供的能量占总能量的90%左右，动物性蛋白质一般少于蛋白质总摄入量的10%～20%。日均能量摄入2000～2400kcal，蛋白质仅50g左右，脂肪仅30～40g，膳食纤维充足，来自动物性食物的营养素如钙、铁、锌、维生素A的摄入量常会出现不足。该类膳食结构容易出现蛋白质－能量营养不良，以致体质较弱，健康状况不良，劳动能力降低，但心血管疾病（冠心病、脑卒中等）、2型糖尿病等慢性病的发病率较低。

3. 动植物食物较为平衡的膳食结构　该膳食结构以日本为代表，又称日本膳食结构。其特点是动物性食物与植物性食物的比例较适宜，人均每日消费谷类300～400g，消费动物性食物100～150g，其中海产品比例达到50%，奶类100g左右，蛋类、豆类各50g左右。这样能量和脂肪的摄入量低于欧美发达国家，日均能量摄入约为2000kcal，蛋白质为70～80g，动物性蛋白质占总蛋白质的50%左右，脂肪50～60g。这类膳食结构既保留东方膳食的特点，又吸取西方膳食的长处，少油、少盐、多海产品，蛋白质、脂肪、碳水化合物的供能比例合适，既能满足人体对营养素的需要，避免营养缺乏病，又能预防慢性病，膳食结构基本合理。

4. 地中海膳食结构　这是居住在地中海地区的居民所特有的膳食结构，意大利、希腊、西班牙等可作为该种结构的代表。其膳食由新鲜蔬菜、水果、海产品、五谷杂粮、坚果和橄榄油及少量的牛肉、奶制品、酒类等构成。膳食富含植物性食物，食物的加工程度低、新鲜度较高；一般食用当季、当地产的食物为主，以橄榄油为主要的食用油；有饮用少量红葡萄酒的习惯。这种膳食结构以高膳食纤维、高维生素、低饱和脂肪酸为特点，当地居民的心脑血管疾病、2型糖尿病和某些肿瘤的发生率很低，西方国家纷纷参照这种膳食结构改进自己国家的膳食结构。

（二）中国居民的膳食结构

改革开放以来，随着我国经济的高速发展，充足的食物供应和居民生活水平的不断提高，我国城乡居民的膳食结构逐渐发生了显著变化。当前我国居民存在3种膳食结构，表现为贫困和偏远地区居民保持东方膳食结构，经济发达地区（一些大城市和沿海富裕地区）居民已经是西方经济发达国家膳食结构，而其他地区则是从原来的东方膳食结构向西方经济发达国家膳食结构的过渡。当前我国正处于膳食结构变迁的关键期，我国居民总体上是营养缺乏与营养过剩并存，尤其是营养过剩引起的肥胖、心脑血管病、糖尿病、恶性肿瘤等慢性病迅速增加。因此，我们应该加强社会人群营养健康教育，广泛宣传《中国居民膳食指南》，正确引导居民改善膳食现状，提高公众对平衡膳食和健康生活方式的认识，建立起科学合理的膳食结构。

二、中国居民膳食指南

《中国居民膳食指南》是运用营养科学原理，针对我国居民当前主要的公共卫生问题，提出的我国食物选择和身体活动的指导意见，其目的是实现平衡膳食，满足各种营养素DRIs的要求。

（一）中国居民膳食指南的发展沿革

1. 第一版《中国居民膳食指南（1989）》　1989年10月中国营养学会首次发布了《中国居民膳食

指南》，其内容共八条：食物要多样，饥饱要适当，油脂要适量，粗细要搭配，食盐要限量，甜食要少吃，饮酒要节制，三餐要合理。

2. 第二版《中国居民膳食指南（1997）》 1997年4月发布的《中国居民膳食指南（1997）》针对我国居民的营养需要及膳食中存在的主要缺陷，借鉴国外先进经验，对第一版膳食指南进行修订，并附有说明。其内容共有八条：①食物多样、谷类为主；②多吃蔬菜、水果和薯类；③常吃奶类、豆类或其制品；④经常吃适量鱼、禽、蛋、瘦肉，少吃肥肉和荤油；⑤食量与体力活动要平衡，保持适宜体重；⑥吃清淡少盐的膳食；⑦如饮酒应限量；⑧吃清洁卫生、不变质的食物。

3. 第三版《中国居民膳食指南（2007）》 2007年9月中国营养学会理事会扩大会议通过《中国居民膳食指南（2007）》，包括一般人群膳食指南、特定人群膳食指南和中国居民平衡膳食宝塔三部分。一般人群膳食指南共有10条推荐条目，适合6岁以上的正常人群。具体内容有：①食物多样，谷类为主，粗细搭配；②多吃蔬菜水果和薯类；③每天吃奶类、大豆或其制品；④常吃适量的鱼、禽、蛋、瘦肉；⑤减少烹调油用量，吃清淡少盐的膳食；⑥食不过量，天天运动，保持健康体重；⑦三餐分配要合理，零食要适当；⑧每天足量饮水，合理选择饮料；⑨如饮酒应限量；⑩吃新鲜卫生的食物。

4. 第四版《中国居民膳食指南（2016）》 2016年5月13日国家卫生计生委疾控局发布《中国居民膳食指南（2016）》，包括一般人群膳食指南、特定人群膳食指南和中国居民平衡膳食实践三部分。同时推出中国居民膳食宝塔（2016）、中国居民平衡膳食餐盘（2016）和儿童平衡膳食算盘（2016）三个可视化图形，指导大众在日常生活中进行具体实践。一般人群膳食指南针对2岁以上的所有健康人群提出6条核心推荐：①食物多样，谷类为主；②吃动平衡，健康体重；③多吃蔬果、奶类、大豆；④适量吃鱼、禽、蛋、瘦肉；⑤少盐少油，控糖限酒；⑥杜绝浪费，兴新食尚。

5. 第五版《中国居民膳食指南（2022）》 2022年4月26日，中国营养学会发布《中国居民膳食指南（2022）》，包含2岁以上一般人群膳食指南，以及9个特定人群膳食指南。为方便百姓应用，还修订完成《中国居民膳食指南（2022）》科普版，帮助百姓做出有益健康的饮食选择和行为改变。同时还修订完成了中国居民平衡膳食宝塔（2022）、中国居民平衡膳食餐盘（2022）和儿童平衡膳食算盘（2022）等可视化图形，指导大众在日常生活中进行具体实践。9类特定人群包括备孕和妊娠期妇女、哺乳期妇女、0～6月龄婴儿、7～24月龄婴幼儿、学龄前儿童、学龄儿童、一般老年人、高龄老年人、素食人群。

（二）中国居民平衡膳食建议

《中国居民膳食指南（2022）》遴选8条基本准则，作为2岁以上健康人群平衡膳食的必须遵循原则，具体内容如下。

1. 食物多样，合理搭配 坚持谷类为主的平衡膳食模式。每天的膳食应包括谷薯类、蔬菜水果、畜禽鱼蛋奶和豆类食物。平均每天摄入12种以上食物，每周25种以上，合理搭配。每天摄入谷类食物200～300g，其中包含全谷物和杂豆类50～150g，薯类50～100g。

2. 吃动平衡，健康体重 各年龄段人群都应天天进行身体活动，保持健康体重。食不过量，保持能量平衡。坚持日常身体活动，每周至少进行5天中等强度身体活动，累计150分钟以上；主动身体活动最好每天6000步。鼓励适当进行高强度有氧运动，加强抗阻运动，每周2～3天。减少久坐时间，每小时起来动一动。

3. 多吃蔬果、奶类、全谷物、大豆 蔬菜水果、全谷物和奶制品是平衡膳食的重要组成部分。餐餐有蔬菜，保证每天摄入不少于300g的新鲜蔬菜，深色蔬菜应占1/2。天天吃水果，保证每天摄入200～350g的新鲜水果，果汁不能代替鲜果。吃各种各样的奶制品，摄入量相当于每天300ml以上液态奶。经常吃全谷物、大豆制品，适量吃坚果。

4. 适量吃鱼、禽、蛋、瘦肉　鱼、禽、蛋和瘦肉摄入要适量，平均每天 120～200g。每周最好吃鱼 2 次或 300～500g，蛋类 300～350g，畜禽肉 300～500g，少吃深加工肉制品。鸡蛋营养丰富，吃鸡蛋不弃蛋黄。优先选择鱼，少吃肥肉、烟熏和腌制肉制品。

5. 少盐少油，控糖限酒　培养清淡饮食习惯，少吃高盐和油炸食品。成年人每天摄入食盐不超过 5g，烹调油 25～30g。控制添加糖的摄入量，每天不超过 50g，最好控制在 25g 以下。反式脂肪酸每天摄入量不超过 2g。不喝或少喝含糖饮料。儿童、青少年、妊娠期妇女、哺乳期妇女以及慢性病患者不应饮酒。成年人如饮酒，一天饮用的乙醇量不超过 15g。

6. 规律进餐，足量饮水　合理安排一日三餐，定时定量，不漏餐，每天吃早餐。规律进餐、饮食适度，不暴饮暴食、不偏食挑食、不过度节食。足量饮水，少量多次。在温和气候条件下，低身体活动水平的成年男性每天喝水 1700ml，成年女性每天喝水 1500ml。推荐喝白水或茶水，少喝或不喝含糖饮料，不用饮料代替白水。

7. 会烹会选，会看标签　在生命的各个阶段都应做好健康膳食规划。认识食物，选择新鲜的、营养素密度高的食物。学会阅读食品标签，合理选择预包装食品。学习烹饪、传承传统饮食，享受食物天然美味。在外就餐，不忘适量与平衡。

8. 公筷分餐，杜绝浪费　选择新鲜卫生的食物，不食用野生动物。食物制备生熟分开，熟食二次加热要热透。讲究卫生，从分餐公筷做起。珍惜食物，按需备餐，提倡分餐不浪费。做可持续食物系统发展的践行者。

三、平衡膳食可视化图示

为了方便本国居民更加简单直观地了解膳食指南的内容，并落实到日常生活应用，世界各国（地区）在发布膳食指南时会制定相应的图形版本，也被称为膳食指南可视化图形。世界各国（地区）膳食指南的图形主要有三类表达形式——金字塔、圆形和其他。

（一）中国居民平衡膳食宝塔（2022）

中国居民平衡膳食宝塔（2022）（Chinese food guide pagoda 2022）（以下简称宝塔）是根据《中国居民膳食指南（2022）》的核心内容和推荐，结合中国居民膳食的实际情况，把平衡膳食的原则转化为各类食物的数量和比例的图形化表示，体现出一个在营养上较为理想化的膳食模式，具有较好的可操作性。

平衡膳食宝塔共分为 5 层（图 3-1），各层面积大小不同，体现了 5 大类食物和食物量的多少，其食物数量是根据不同能量需要而设计的。宝塔旁边的文字注释，标明了在能量 1600～2400kcal 时，一段时间内成年人每人每日各类食物摄入量的平均范围。

1. 第一层（底层）是谷薯类食物，是膳食能量的主要来源，也是多种微量营养素和膳食纤维的重要来源。一段时期内，成年人每人每日应摄入谷类 200～300g，其中全谷物和杂豆 50～150g，新鲜薯类 50～100g。

2. 第二层是蔬菜水果，每人每天应摄入蔬菜 300～500g，水果 200～350g，深色蔬菜占蔬菜总摄入量的 1/2 以上。

3. 第三层是鱼、禽、肉、蛋等动物性食物，这是膳食指南推荐适量食用的一类食物。推荐成年人每人每天摄入共计 120～200g，其中畜肉类 40～75g，水产类 40～75g（每周至少吃 2 次水产品），鸡蛋 1 个（50g 左右）。

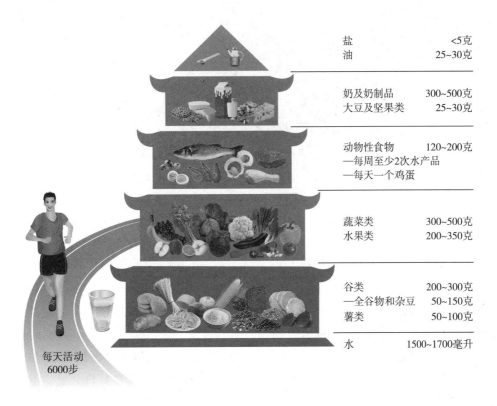

盐	<5克
油	25~30克
奶及奶制品	300~500克
大豆及坚果类	25~30克
动物性食物	120~200克
—每周至少2次水产品	
—每天一个鸡蛋	
蔬菜类	300~500克
水果类	200~350克
谷类	200~300克
—全谷物和杂豆	50~150克
薯类	50~100克
水	1500~1700毫升

每天活动
6000步

图3-1　中国居民平衡膳食宝塔（2022）

4. 第四层是奶及奶制品、大豆及坚果类，奶类、大豆是鼓励多摄入的。推荐每人每日应摄入相当于鲜奶300~500g的奶类及奶制品，大豆和坚果类摄入量为25~35g，其中坚果每周70g左右（相当于平均每天10g左右）。

5. 第五层是烹调油和盐，作为烹饪调料必不可少，但建议尽量少食用。成年人每日食用烹调油25~30g，食盐不超过5g。

6. 运动和饮水也包含在平衡膳食宝塔中，强调增加身体活动量和足量饮水的重要性。水的需要量主要受年龄、身体活动、环境温度等因素的影响。轻体力活动的成年人每日饮水量至少为1500~1700ml（7~8杯）。在高温或强体力活动的情况下，水的需要量要适当增加。提倡饮用白开水或茶水，不喝或少喝含糖饮料。运动或身体活动是维持能量平衡和保持身体健康的重要手段。鼓励养成天天运动的习惯，坚持每天多做一些有助于消耗能量的活动。推荐成年人每天进行至少相当于快步走6000步的身体活动，每周最好进行150分钟中等强度的运动。

（二）中国居民平衡膳食餐盘（2022）

中国居民平衡膳食餐盘（2022）（Chinese food guide plate 2022）（以下简称餐盘）是根据平衡膳食的原则，在不考虑烹调用油及盐的前提下，描述了一个人一餐中膳食的食物组成和大致比例（图3-2）。餐盘分为4部分，分别代表谷薯类、蔬菜类、动物性食物和大豆、水果类，餐盘旁边的一杯牛奶提示要天天喝牛奶。平衡膳食餐盘适合2岁以上人群使用，是一餐中的食物基本构成的描述，其特点是不细分食物种类和具体的量，给民众较宽松的选择，只需考虑食物的比率，而不用担心吃多少量，让民众更容易操作。人们只要看看盘子里食物的比例就能大致判断吃的是否符合膳食标准。餐盘中谷薯类、蔬菜类的色块面积最大，提示这2类食物的摄入量应该最大，并且二者摄入量应差不多；水果类、鱼肉蛋豆类色块面积较小，提示这2类食物的摄入量相对要少一些。

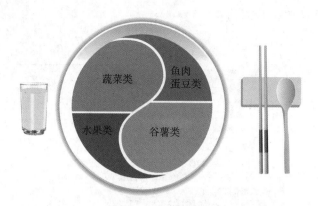

图 3 - 2 中国居民平衡膳食餐盘 (2022)

(三) 中国儿童平衡膳食算盘 (2022)

中国儿童平衡膳食算盘 (2022) (food guide abacus 2022) 是根据平衡膳食的原则,针对儿童的日常饮食,转化各类食物的分量图形化的表示。与平衡膳食宝塔相比,在食物分类上,将蔬菜、水果分为两类,算盘分成 6 行,用不同颜色的彩珠标示食物间的比例多少,其中咖啡色表示谷物每日 5 ~ 6 份、绿色表示蔬菜类每日 4 ~ 5 份、黄色表示水果每日 3 ~ 4 份、红色表示动物性食物每日 2 ~ 3 份、蓝色表示大豆坚果奶类每日 2 ~ 3 份、金黄色表示油盐类适量,每日 1 份。平衡膳食算盘分量依据 8 ~ 11 岁儿童中等体力活动水平计算 (图 3 - 3)。

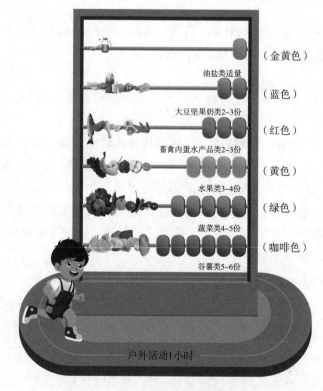

图 3 - 3 中国儿童平衡膳食算盘 (2022)

第四节 营养调查与评价 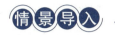 微课4

PPT

情景导入

情景：骨质疏松症是我国中老年妇女的常见病，为研究膳食中钙的摄入量与骨质疏松之间的关系，现在拟针对某山区中老年女性进行含钙膳食习惯与骨质疏松之间关系的调查研究。

思考：

1. 什么是营养调查？什么是营养评价？

2. 营养调查的目的是什么？

一、营养调查概述

营养调查（nutritional survey）是指运用科学的手段来了解某群体或个体的膳食营养水平，以判断其膳食营养摄入量是否合理，营养状况是否良好，通常包括膳食调查、体格测量、营养状况实验室检测和营养缺乏病的临床检查4个方面的内容。

营养评价（nuteitional assessment）是根据营养调查的结果，对被调查者的营养状况进行综合分析与评价，发现营养问题，并提出解决措施。

知识链接

2022年中国居民营养与健康状况监测

国民营养与健康状况是反映一个国家或地区经济与社会发展、卫生保健水平和人口素质的重要指标。我国于1959年、1982年、1992年、2002年、2010—2013年和2015—2017年共开展六次全国性的营养调查、监测，在反映我国城乡居民膳食营养摄入、膳食结构、营养状况的特点及变化规律方面发挥重要作用，为政府制定营养健康改善措施、疾病防治措施及公共卫生政策等提供重要参考依据。

2022年3月18日国家卫生健康部门组织开展我国第7次全国性居民营养与健康状况监测。这次监测包括个人健康状况问卷、膳食调查、体格测量和生化检测四个部分，覆盖全国31个省区市200个监测点，覆盖全生命周期人群包括0～5岁儿童、6～17岁儿童青少年、18岁及以上成年人、妊娠期妇女、哺乳期妇女等。该项监测将为国家定期发布《中国居民营养与慢性病状况报告》，提出国民营养健康改善与干预政策，为我国食品产业的发展提供全面准确的科学数据。

（一）营养调查的目的

1. 了解不同地区、不同年龄组人群的膳食结构和营养状况。

2. 了解与食物摄入不足和过度消费有关的营养问题，分析与能量和营养素摄入不足、过剩有关营养问题的分布和严重程度。

3. 分析营养相关疾病的病因、影响因素。

4. 监测居民膳食结构的现状、变迁规律，预测今后的发展趋势。

5. 提供居民营养与健康状况数据，为某些与营养有关的综合性或专题性研究提供基础资料。

6. 为国家或地区制定营养政策和社会发展规划提供信息。

（二）营养调查的内容

营养调查一般包括四部分：①膳食调查；②人体测量；③人体营养水平的生化检验；④营养相关疾病的临床检查。全面的营养调查应当与健康检查同步进行，可以综合分析人群营养与健康的关系，找出原因和影响因素，提高进行营养干预的针对性和有效性。营养调查既用于人群的营养社会实践，也可用于营养学的科学研究。

（三）营养调查的步骤

1. 确定营养调查的目的。

2. 根据调查目的确定调查对象和人群。

3. 确定抽样调查方法和调查的样本量。

4. 制定调查工作内容、方法和质量控制措施。

5. 调查前人员、物资的准备，包括组织动员调查对象及调查员的培训。

6. 现场调查、体格检查、样本采集及指标检测。

7. 数据管理、统计分析及结果反馈。

8. 形成调查报告。

在进行营养调查过程中，调查计划的科学性、严谨性和可行性是保证调查质量的前提，同时调查对象的配合程度、调查人员的专业知识、技能水平和工作态度，以及各级领导和有关部门的支持也是影响调查质量的重要因素。

二、营养调查方法

（一）膳食调查

膳食调查（dietary survey）是针对个人、家庭或人群一定时间内各种食物摄入量及营养素摄入状况所进行的调查，据此可用来评价被调查对象能量和营养素需求获得满足的程度。膳食调查常用方法有称重法、记账法、询问法、食物频数法和化学分析法等。

1. 称重法（weighing method） 又称称量法，是运用标准化的称量工具对食物重量进行称重，从而了解被调查对象当前的食物消费情况。称重法可用于个人、家庭或集体单位。该法测量结果细致准确，但比较耗费人力、物力。调查期间需要对每餐所进食主副食的生重、熟重及剩余食物称重，再根据实际用餐人数，计算出平均每人用餐的生食物重量。将一天各餐次的结果加起来，就得出每人每日摄入的各种食物生重，参照食物成分表来计算出能量和各种营养素摄入量。称重法膳食调查一般持续调查3~7天。如果被调查对象在年龄、性别、劳动强度上差别较大，应折算成相应"标准人（指轻体力劳动的60kg成年男子）"的每人每日各种食物的摄入量。不同地区、不同季节、不同民族的人群膳食营养状况有明显的差异，为了使调查结果具有良好的代表性和真实性，最好在不同的季节分次调查。调查对象的选择和样本量的大小应有足够的代表性。

称重法的优点：调查方法较为准确，能获得可靠的个人食物摄入量，调查每日食物的变动情况和三餐食物的具体分配情况，准确计算、分析营养素摄入量及变化状况，较为精确。

称重法的缺点：耗费人力、物力较大，对调查人员的技术要求高，不适合大规模的个人膳食调查。

2. 记账法（查账法） 适用于有详细账目的集体单位，是最早、最常用的膳食调查方法，调查过程相对简便，节省人力物力。该法通过查账或记录本单位一定时期内各种食物消耗总量和用餐人日数，计算出平均每人每日的食物消耗量。该法费用低，人力少，调查时间可以较长，一般可统计1个月，一年四季各进行一次。如果被调查对象在年龄、性别、劳动强度等方面差别较大时，也要跟称重法一样，折算成"标准人"的每人每日各种食物摄入量。

记账法的优点：手续简便，能够节省人力和经费，而且操作简单，便于掌握。可以调查较长时期的膳食情况，减少时间和季节间的误差。记账法适用于大样本调查。

记账法的缺点：记账法只能得到集体的人均摄入量，没法得到个人具体食物摄入数据；无法反映某一个体的实际摄入水平和个体间的差异。不能对出现营养问题的个体进行评估和解释。在个体摄入量差异较大的情况下，即使平均摄入量高于 RNI，也可能会有相当比例的个体存在摄入不足的情况，因此可能不太准确。

3. 询问法　是通过问答的方式了解被调查对象的膳食摄入、饮食习惯等情况，被调查对象尽可能准备回顾调查前一段时间，如前一日至数日的食物消耗量。通常又可分为 24 小时膳食回顾法和膳食史法。

（1）24 小时膳食回顾法　由于成年人在 24 小时内对所摄入的食物会有较好的记忆，通过询问了解被调查对象最近 24 小时内所摄入食物的种类和数量，记录消耗的食物总量（包括外出用餐），按食物成分表计算分析能量和各种营养素的摄入量，与中国居民膳食营养素参考摄入量比较，作出营养状况评价。食物量通常用家用量具、食物模型或食物图谱进行估计。实际调查过程中，一般选用 3 天（连续 3 天，包括 2 个工作日和 1 个休息日）连续调查方法，是一种相对粗略的调查方法，常用于个人的膳食调查和评价。

24 小时膳食回顾法的优点：调查方便、快捷，可获得个体食物摄入量等资料，适用于散居的特殊人群或个体。无论是全国膳食调查还是小型的研究课题，都可以采用该方法进行估计个体的膳食摄入量。由于面对面入户调查，应答率较高。24 小时膳食回顾法对于人群营养状况的原因分析非常有价值。

24 小时膳食回顾法的缺点：由于采用回忆式调查，会存在回忆偏差，调查结果相对粗糙，一旦膳食回顾不全面或不准确，可能对结果有较大影响。当样本量较大、膳食相对单调时，误差将被分散。由于调查主要依靠被调查者的记忆能力来回忆、描述膳食，因此不适合年龄在 70 岁以上和 7 岁以下的人群或近期记忆较差的人。24 小时膳食回顾法对调查员的要求较高，调查员需事先专门培训，否则调查员之间差别很难标准化。调查员不仅需要掌握调查的专业技巧和亲和的工作态度，还需要了解市场上主副食供应的品质和规格，食物生熟比和容积之间的关系，即按食物的体积能准确估算其生重值，再按食物成分表计算分析能量和各种营养素的摄入量。

（2）膳食史法　由于人体的生长发育受长期饮食习惯的影响，因此通过询问饮食史可获得调查对象的饮食习惯与饮食模式。膳食史法广泛用于流行病学调查与研究。常用于评估个体每日总的食物摄入量及在不同时期的膳食结构。通过询问调查对象，可发现膳食营养的明显缺陷，也可以了解被调查对象是否偏食、挑食。调查时间是过去 1 个月、半年或 1 年内。该方法调查结果不够准确，在无法用称重法和记账法调查的情况下才可使用。

4. 食物频数法（food frequency method，FFM）　又称食物频率法，该法通过收集被调查对象过去一段时期（数周、数月或数年）内各种食物消费频率及消费量，从而获得个人长期食物和营养素平均摄入量。食物频数法可快速得到平时各种食物摄入的种类和数量，反映出长期饮食行为，其结果可作为研究慢性病与膳食模式关系的依据，也可供膳食咨询指导之用。

食物频数法在实际应用中可分为定性、定量和半定量三种类型。定性的 FFM 一般只能得到每种食物在特定时期内的食用次数，而不收集食物份额大小的资料。定量的 FFM 要求调查对象提供所吃食物的数量，调查比较精准，但调查效率比较低。半定量 FFM 通常由调查人员提供标准（或平均）食物份额大小的种类，供调查对象回答时选用，调查对象根据问卷列出的食物名称、食物项目回答其食用某种食物的频数，有时加上食用量。这种调查方法效率比较高，近年来常被用于研究既往膳食习惯和某些慢性病的关系。

食物频数法的优点：对调查员和调查对象的要求较小，工作量相对不大，能够迅速获得日常食物摄入量，反映出长期的营养素摄取方式；可以作为慢性病与膳食模式关系的依据；结果也可以作为饮食宣传的参考。

食物频数法的缺点：由于采取回顾性调查，而且回顾过去较长时期的膳食情况，容易出现记忆性偏差，容易出现回顾的期间不准确，对食物份额大小的估量不准确，无法准确计算能量和各种营养素的摄入量。

5. 化学分析法 该法是收集被调查对象一日膳食摄入的所有主副食品，通过实验室的化学分析方法来测定其能量和各种营养素含量。

化学分析法收集样本的方法有两种：一种是双份饭菜法，这是最准确的样品收集法，即制作两份完全相同的饭菜，其中一份供食用，另一份作为分析样品送检。另一种方法是双份原料法，收集研究期间被调查者消耗的各种未加工的食物或从市场上购买相同品种、相同重量的食物作为样品送检。后者的优点在于收集样品较为容易，缺点是收集的样品与食用的不完全一致，并且分析的结果为未经烹饪的食物中营养素含量，而烹饪加工对食物的营养素含量会有一定影响。

关于食物中生物活性成分（如类胡萝卜素、类黄酮、植物雌激素等）含量的数据，一般采用化学分析法测定。化学分析法测定成本高，仅适用于较小规模的调查和特殊研究的需要。其优点是能够最可靠地得到个体从食物中摄入的各种营养成分的实际摄入量，缺点是操作复杂，成本很高。目前已很少单独使用，往往与其他方法联合运用。

（二）人体测量

根据调查对象的年龄、性别选择适当的人体测量指标，可以较好地反映调查对象的营养状况。人体测量常用的指标包括身高、体重、腰围、上臂围及皮褶厚度等。如果开展专项调查，还可以选用胸围、头围、骨盆径、小腿围、坐高、肩峰距和腕骨X线等指标。其中，体重和身高是人体测量资料中最基础的数据，在反映人体营养状况上比较确切，也最为常用。体重可反映一定时期内人体营养状况的变化，而身高可反映较长时期的人体营养状况。不同年龄人群选用的人体测量指标有所不同，具体见表3-2。

表3-2 人体体格检查项目

年龄（岁）	常用指标	深入调查指标
0～	体重、身长	背高（背卧位所测"坐高"）、头围、胸围、骨盆径、皮褶厚度（肩胛下、三头肌腹部）
1～	体重、身高（3岁以下为身长）、皮褶厚度（三头肌）、上臂围	坐高（3岁以下为背高）、头围、胸围、骨盆径、皮褶厚（肩胛下、三头肌、腹部）、小腿围、手腕X线
5～	体重、身高、皮褶厚度（三头肌）	坐高、骨盆径、二肩峰距、上臂围、小腿围、手腕X线
20～	体重、身高、皮褶厚度（三头肌）、上臂围、小腿围	

1. 理想体重（ideal weight） 又称标准体重，常用于衡量成年人实测体重是否在适宜范围内。可用Broca公式、Broca改良公式和平田公式进行计算。

$$理想体重（kg）=身高（cm）-100 \qquad （Broca公式）$$

$$理想体重（kg）=身高（cm）-105 \qquad （Broca改良公式）$$

$$理想体重（kg）=[身高（cm）-100]×0.9 \qquad （平田公式）$$

我国多采用Broca改良公式。被测者实际体重位于理想体重的-10%～10%为正常；-10%～-20%为消瘦；<-20%为重度消瘦；10%～20%为超重；>20%为肥胖，其中20%～30%为轻度肥胖，30%～50%为中度肥胖，>50%为重度肥胖。理想体重的概念尽管容易被接受，但其"真实值"难以估计，故理想体重的准确性有时会受到质疑，作为判断标准已较少使用。

2. 体质指数（body mass index，BMI） BMI 是目前评价人体营养状况最常用的指标之一。BMI = 体重（kg）／[身高（m）]^2。

WHO 建议：BMI < 18.5 为消瘦，18.5～24.9 为正常，25～29.9 为超重，≥30 为肥胖。2003 年"中国肥胖问题工作组"根据我国 20 多个地区流行病学数据与 BMI 的关系分析，提出我国成年人 BMI 标准为：BMI < 18.5 为消瘦，18.5～23.9 为正常，24.0～27.9 为超重，≥28.0 为肥胖。

3. 年龄和体重（weight for age）、年龄和身高（height for age）、身高和体重（weight for height）

这组指标主要用于评价儿童生长发育与营养状况。年龄别体重主要适用于婴幼儿。年龄和身高反映长期营养状况及其造成的影响，长期慢性营养不良可导致儿童生长发育迟缓，表现为身高较相同年龄儿童矮小。

身高和体重如果达不到相同身高儿童应有的标准，则表示为消瘦。该指标主要反映近期营养状况，对区别急性营养不良和慢性营养不良有意义。一般应先用年龄和身高排除生长迟滞者，然后再用身高和体重筛查出消瘦者。

4. 腰围（waist circumference）、臀围（hip circumference）及腰臀比（waist‐to‐hip ratio，WHR） 腰围、臀围及腰臀比也是评价人体营养状况的重要指标。测定腰围时受检者应采取空腹直立、双臂自然下垂、双脚分开与肩同宽，测量时平稳呼吸、不要收腹或屏气，在肚脐以上 1cm，以腋中线肋弓下缘和髂嵴连线中点的水平位置为测量点。臀围是耻骨联合和背后臀大肌最凸处的水平周径，反映了髋部骨骼和肌肉的发育情况。腰臀比是腰围与臀围的比值。WHO 建议采用腰围和腰臀比作为腹部脂肪分布的测定指标，规定腰围男性≥102cm、女性≥88cm 作为上身性肥胖的标准；腰臀比男性≥0.9、女性≥0.8 作为上身性肥胖的标准。肥胖者体内脂肪分布部位不同，对健康的影响有明显的不同。上身性肥胖（又称中心型肥胖，以腹部或内脏脂肪增多为主），其患心脑血管疾病和糖尿病的危险性显著增高，同时死亡率亦明显增加。而下身性肥胖（以臀部和大腿脂肪增多为主）者患上述疾病的危险性相对较低，死亡率也较低。这两种类型的肥胖在男、女性肥胖者中都可见到，不过一般而言，上身性肥胖更常见于男性，而下身性肥胖则更常见于女性。我国一般以男性腰围≥90cm、女性腰围≥85cm 作为成人中心型肥胖的判断标准。

5. 皮褶厚度（skinfold thickness） 是通过测定人体皮下脂肪厚度来估计人体体脂含量的方法。WHO 推荐选用肩胛下角、肱三头肌和脐旁 3 个测量点。将 3 个测量点的测量值之和，作为判断体脂消瘦、肥胖与否的标准，瘦、中等、肥胖者的 3 个测量点的测量值之和的判断值，男性分别为 <10mm、10～40mm 和 >40mm，女性分别为 <20mm、20～50mm 和 >50mm。皮褶厚度一般不单独用作肥胖的标准，通常与身高标准体重结合起来判断。

6. 上臂围（upper arm circumference）和上臂肌围（upper arm muscle circumference） 上臂围一般指测量左上臂肩峰至鹰嘴连线中点的臂围长。我国 1～5 岁儿童上臂围 <12.5cm 为营养不良，12.5～13.5cm 为营养状况中等，>13.5cm 为营养良好。上臂肌围 = 上臂围 − 3.14×肱三头肌皮褶厚度，成年人正常参考值为男性 25.3cm、女性 23.2cm。

（三）人体营养水平的生化检测

人体营养水平的生化检测是利用实验室检测发现人体营养储备水平低下、营养不足或营养过剩等状况，以预防营养相关疾病的发生。人体营养水平的生化检测结果可作为观察某些因素对人体营养状况的影响提供科学依据，常用检测指标见表 3-3。

表3-3 人体营养状况的生化检测常用指标

营养素	检测指标
蛋白质	血清总蛋白、人血清白蛋白（A）、血清球蛋白（G）、白/球（A/G）、空腹血中氨基酸总量/必需氨基酸、尿羟脯氨酸系数、游离氨基酸、必要的氮损失等
血脂	总脂、甘油三酯、α-脂蛋白、β-脂蛋白、胆固醇、游离脂肪酸、血酮等
钙、磷及维生素 D	血清钙（包括游离钙）、血清无机磷、血清钙磷乘积、血清碱性磷酸酶、血浆 $25-OH-D_3$、血浆 $1,25-(OH)_2-D_3$ 等
锌	发锌、血浆锌、红细胞锌、血清碱性磷酸酶活性等
铁	全血血红蛋白浓度、血清运铁蛋白饱和度、血清铁、血清铁蛋白、红细胞游离原卟啉、血液红细胞压积（HCT 或 PCV）、平均红细胞体积（MCV）、平均红细胞血红蛋白量（MCH）、平均红细胞血红蛋白浓度（MCHC）等
维生素类	维生素 A：血清视黄醇、血清胡萝卜素。维生素 B_1：RBC 转酮醇酶活力系数、5mg 负荷尿试验。维生素 B_2：RBC 谷胱甘肽还原酶活性系数、5mg 负荷尿试验。烟酸：50mg 负荷尿试验。维生素 C：血浆维生素 C 含量、500mg 负荷尿试验。叶酸：血浆叶酸、红细胞叶酸等
其他	尿糖、尿蛋白、尿肌酐、尿肌酐系数、全血丙酮酸等

（四）人体营养相关疾病的临床检查

临床检查的目的是根据被检查者的临床症状和体征判断其是否存在营养缺乏或过剩所致营养相关疾病、明确其严重程度。某种营养素缺乏或过剩所引起的营养相关疾病，在不同的疾病发展阶段呈现相应的特征性症状和体征。常见的临床体征与可能缺乏的营养素关系见表3-4。不过，在现实生活中，个体可能会同时存在多种营养素摄入不足或过剩，表现出的症状和体征因此可能并不典型。

表3-4 常见临床体征与可能缺乏的营养素关系

部位	体征	可能缺乏的营养素
全身	消瘦或水肿，发育不良	能量、蛋白质、锌
	贫血	蛋白质、铁、叶酸、维生素 B_2、维生素 B_6、维生素 B_{12}、维生素 C
皮肤	干燥，毛囊角化	维生素 A
	毛囊四周出血点	维生素 C
	癞皮病皮炎	烟酸
	阴囊炎、脂溢性皮炎	维生素 B_2
头发	稀少，失去光泽	蛋白质、维生素 A
眼睛	毕脱斑、角膜干燥、夜盲	维生素 A
嘴唇	口角炎、唇炎	维生素 B_2
口腔	齿龈炎、齿龈出血、齿龈松肿	维生素 C
	舌炎、猩红舌、舌肉红	维生素 B_2、烟酸
	地图舌	维生素 B_2、烟酸、锌
指甲	舟状甲	铁
骨骼	颅骨软化，方颅、鸡胸、串珠肋、"O"型腿、"X"型腿	维生素 D
	骨膜下出血	维生素 C
神经	肌肉无力、四肢末端蚁行感、下肢肌肉疼痛	维生素 B_1

临床症状和体征的检查对于明确诊断起到重要作用，结合实验室检查的结果，通常可以对大多数营养缺乏病作出明确诊断。常见营养缺乏病的临床症状和体征见表3-5。

表 3 – 5　常见营养缺乏病的临床症状和体征

营养缺乏病	临床体征
蛋白质 – 能量营养不良症	幼儿：消瘦，生长发育迟缓或停止，皮下脂肪少，皮肤干炽、无弹性、色素沉着，水肿，肝脾肿大，头发稀少等
	儿童和成年人：皮下脂肪减少或消失，体重降低，颧骨突起，水肿等
维生素 A 缺乏症	结膜、角膜干燥，夜盲症，毕脱斑，皮肤干燥、毛囊角化等
硫胺素缺乏症	外周神经炎，皮肤感觉异常或迟钝，体弱、疲倦、失眠、胃肠症状、心动过速，甚至出现心力衰竭和水肿等
核黄素缺乏症	口腔 – 生殖系综合征：口角炎、唇炎、舌炎、口腔黏膜溃疡、脂溢性皮炎、阴囊皮炎及会阴皮炎等
烟酸缺乏症	皮肤炎、腹泻、抑郁或阿尔兹海默病等三"D"症状，皮炎、舌炎、舌裂、胃肠症状、失眠头痛、精神不集中、肌肉震颤，甚至精神失常等
抗坏血酸缺乏症	齿龈炎、齿龈肿痛、出血；全身点状出血，皮下、黏膜出血，重者皮下、肌肉和关节出血及血肿出现等
维生素 D 缺乏症	幼儿：骨骺肿大、串珠肋、前囟未闭、颅骨软化、肌张力过低等
	儿童：前额凸出、"O"或"X"形腿、胸骨变形（哈氏沟、鸡胸）
	成年人：骨质软化、骨痛、肌无力、骨压痛、骨质疏松症等
碘缺乏症	地方性甲状腺肿，可见甲状腺增生肥大，巨大肿块压迫气管可有呼吸困难；克汀病有智力低下和精神发育不全
锌缺乏症	生长迟缓、食欲缺乏、皮肤创伤不易愈合、性成熟延迟、第二性征发育障碍、性功能减退、精子产生过少等
硒缺乏症	心脏扩大、急性心源性休克及严重心律失常，常可引起死亡

三、营养调查结果的分析评价

1. 膳食结构　以"中国居民平衡膳食宝塔"为依据，对被调查人群的膳食结构进行评价，判断是否合理，各类食物消费的变化趋势是否合理。

2. 能量与营养素摄入量　依据中国营养学会颁布的 DRIs 将调查人群的能量与各种营养素的摄入量与其推荐值比较，以评价其满足程度。不过，对某个体而言，其摄入量和参考值都是估算值，为确定其能量与营养素的摄入量是否适宜，一方面需要准确计算出摄入量和恰当选择推荐值，另一方面还需结合该个体的人体测量、临床检查、生化检测结果进行综合评价。

3. 能量、蛋白质的食物来源　重点分析评价三大产能营养素（蛋白质、碳水化合物、脂类）所提供的能量占总能量的构成比是否合理，大豆、动物性食物提供的优质蛋白质占总蛋白质的比例是否合理。

4. 各餐次能量分配比例　一般人群的日常饮食应定时定量，三餐能量比大约为 3∶4∶3，儿童和老年人可以在三餐之外适当加餐。建议应坚持每天吃早餐并保证其营养齐全充足，午餐要吃好，晚餐要适量，超重或肥胖人群晚餐要适当减少摄食量。不暴饮暴食，少在外就餐。零食作为一日三餐之外的营养补充，可以合理少量选用，尽量选择一些营养素含量高而能量含量低的食物，如新鲜水果、奶类、糕点等，注意来自零食的能量也应计入全天能量摄入量。

5. 营养方面存在的一些其他问题　如被调查者是否存在动物性食物摄入过多所致的肥胖；评价营养素摄入不足或过剩与营养相关疾病的因果关系；分析是否存在过多摄取方便食品、强化食品、快餐食品等；评价食物来源、储存条件、烹调方法、就餐方式等饮食习惯与营养状况的关系。

6. 分析各种人群中是否存在有倾向性的营养问题及发展趋势，儿童青少年的生长发育趋势、存在的问题及原因分析。

7. 针对调查中新发现的问题，提出解决的办法、政策措施建议等。

知识链接

"三减三健"助力健康中国行动

为贯彻落实《健康中国行动（2019—2030 年）》和《全民健康生活方式行动方案（2017—2025

年)》有关要求，深入推进实施以"三减三健"（减盐、减油、减糖，健康口腔、健康体重、健康骨骼）为主题的全民健康生活方式行动，进一步传播和普及健康知识，营造良好社会氛围，国家卫健委每年9月份组织开展全民健康生活方式宣传月活动。倡导公众主动学习健康知识，掌握健康技能，提升健康素养，积极践行文明健康的生活方式，落实"做自己健康第一责任人"理念。

第五节　营养配餐

PPT

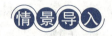

情景：王先生，男，55岁，身高170cm，体重85kg，某企业总经理，患2型糖尿病多年，坚持服用降糖药治疗，血糖基本得到控制，未出现明显并发症。

思考：

请为他设计一日食谱。

一、营养配餐概述

（一）营养配餐的概念

营养配餐就是按人体的需要，根据食物中各种营养成分的含量，设计一天、一周或一段时间的食谱，使人们摄入的能量和各种营养素充足且比例合理，满足人体营养需要，从而达到平衡膳食的要求。营养配餐是实现平衡膳食的一种具体措施。

（二）营养配餐的目的与意义

1. 营养配餐以营养科学知识为指导，将各类人群的膳食营养素参考摄入量（DRIs）具体落实到用餐者的每日膳食中，使他们能按需要摄入足够的能量和各种营养素，既防止发生营养素缺乏症，又防止营养素或能量的过剩。

2. 可根据群体对各种营养素的需要，结合当地食物的品种、生产季节、经济发展和厨房烹饪条件，合理选择各类食物，以实现平衡膳食。

3. 通过编制营养食谱，指导食堂管理人员有计划地管理食堂膳食，也有助于家庭有计划地管理好家庭食材的采购和食物烹饪，同时有利于控制好成本核算。

（三）营养配餐的原则

营养配餐与人们的日常饮食息息相关，是一项实践性很强的工作，也是营养师应该掌握的基本技能之一。营养配餐要做到科学合理，必须遵循下列原则与注意事项。

1. 科学营养配餐遵循的原则　营养配餐时首先应依据中国居民膳食指南和平衡膳食宝塔的要求来考虑食物种类、数量进行合理搭配；其次要通过合理选料、科学烹调加工，以满足用膳者对膳食的色、香、味、形、质的需求，并达到各营养成分互相补充、比例适当，满足人体健康需要的目的。

2. 营养配餐的注意事项

（1）食材原料与菜品要适当多样化，满足营养平衡的要求。

（2）适量的肉类、蛋类等动物性食品，或者大豆及其豆制品，以保障优质蛋白质的供给。

（3）蔬菜的种类、数量要丰富，且一半以上选用深色蔬菜。

（4）尽量少食用油腻油炸食品，以及胆固醇、饱和脂肪含量过高的食品。

（5）烹调时少盐少油，避免菜品过咸，甜品不宜多吃。

（6）三餐要合理搭配，包括主副食、粗杂粮和荤素食品要平衡搭配，三餐的能量来源及其各餐次的能量来源要合理。

（7）保证膳食多样化同时，也要照顾用膳者的饮食习惯和饭菜口味。讲究烹调方法，使菜品色香味美、质地宜人、形状优美，并减少对菜品所含营养素的破坏。

（8）熟悉当地市场可供选择的食品原料，结合其营养特点进行选购，选用应季蔬菜，少用反季节蔬菜和水果。

（四）营养配餐的依据

1. 中国居民膳食营养素参考摄入量（DRIs）　是确定营养配餐中能量和主要营养素需要量的重要依据。进行科学合理营养配餐时，首先结合用膳者的年龄、性别、身体状况、活动强度等确定能量需要量，再以各营养素的 DRIs 为参考进行食物配制。配制时必须考虑各营养素之间的平衡，做到膳食中三大供能营养素之间保持适宜的能量比例；优质蛋白质应占总蛋白供给量的 1/3 以上；饱和脂肪酸、单不饱和脂肪酸、多不饱和脂肪酸之间的比例争取是 1∶1∶1。制定出食谱后，还需要以各种营养素的推荐摄入量为参考，对所制定的食谱进行综合评价，检查其是否合理。

2. 中国居民膳食指南和平衡膳食宝塔　居民膳食指南本身就是合理膳食的基本准则，因此中国居民膳食指南提出的核心推荐就是食谱设计应遵循的原则。同时营养食谱的编制需要根据平衡膳食宝塔来考虑食物种类、数量的合理搭配。平衡膳食宝塔还提出了实际应用时的具体建议，如同类食物互换的方法，对制定营养食谱有着实际指导作用。

3. 食物成分表　利用食物成分表，在编制食谱时才能将营养素的需要量转换为具体的食物需要量，从而确定食物的品种与数量。

营养食谱的制定方法常用有营养成分计算法和食物交换份法。另外，近年来随着计算机软件技术的成熟，利用专业的配餐软件进行食谱编制，也开始逐渐流行起来。配膳软件有很多种，一般根据软件界面的提示输入相应信息，进行相应操作，即可快速获得每日或多日的推荐食谱。缺点就是大多数配膳软件需要花钱购买。下面重点介绍计算法、食物交换份法的食谱编制。

二、营养成分计算法编制食谱

营养成分计算法是先根据用餐对象的劳动强度、年龄、性别确定其平均每日能量供给量；确定三种供能营养素每日的供能比例，计算出三种供能营养素每日的需要量；进而确定三种供能营养素每餐的需要量；再据此确定主副食品种和数量，编制出食谱。接着对食品进行营养评价，进行调整，确保食谱科学合理；最后根据食谱选购配制食材，合理烹饪，供用膳者食用，满足其饮食营养和（或）营养治疗的需要。

（一）计算法编制食谱的原则

食谱编制的总原则是因人而异、因地制宜，合理选择食物并进行搭配、烹饪，满足用膳者（患者）的平衡膳食和合理营养的要求。具体而言，应遵循下列原则。

1. 能量平衡原则　根据用膳者（患者）的标准体重、生理状况、劳动强度、工作性质制定食谱总能量，使之有利于用膳者维持理想体重水平。

2. 营养平衡原则　根据《中国居民膳食营养素参考摄入量》的要求，设计出食谱，使其能够为用膳者（患者）提供每日所必需的各种营养素，并且保持比例适宜。

3. 食物多样原则 根据《中国居民膳食指南》和《中国居民平衡膳食宝塔》推荐的食物结构合理选择多种食物制订食谱，使之既有利于各种营养素的充分供给，也能有利于促进用膳者（患者）的食欲。

4. 简单易行原则 根据用膳者（患者）的生活条件与生活水平、当地的食物供应情况等合理选择食物，并依据适宜的烹调加工方法来制订食谱，增强食谱的可操作性和可接受性。

（二）计算法编制食谱的方法与步骤

1. 计算标准体重 判断体重状况的方法如下。

（1）身高标准体重法

$$标准体重（kg）= 身高（cm）- 105$$

$$或 \quad 标准体重（kg）= [身高（cm）- 100] \times 0.9$$

（2）体质指数法

$$体质指数（BMI）= 体重（kg）÷ 身高^2（m^2）$$

中国成人 BMI 判断标准：BMI ≤ 18.5 为消瘦，BMI 在 18.5 ~ 23.9 为正常，BMI 在 24 ~ 27.9 为超重，BMI ≥ 28 为肥胖。

注意：运动员、未成年人、妊娠期妇女、身体虚弱或久坐不动的老年人不适用体质指数法。

（3）判断劳动强度（体力活动量） 具体分级见表 3 - 6。

表 3 - 6 劳动强度分级表

劳动强度分级	职业描述
轻体力劳动	站着工作伴有步行的，或坐着工作但没有十分紧张的肌肉活动（如办公室工作、缝纫、老师讲课、售货员销售、服务员提供服务、实验室操作等）
中体力劳动	肌肉活动较多或较为紧张的活动（如学生的日常活动、汽车驾驶、粉刷、间断搬运中等重物、除草、锄田、摘水果和蔬菜等活动）
重体力劳动	四肢和躯干的负荷工作（如搬重物、炼钢、割草、挖掘、游泳、爬山、踢足球等活动）

2. 计算全日总能量 结合用膳者劳动强度及其体型，计算全日总能量。

$$全日总能量（kcal）= 标准体重（kg）\times 单位标准体重能量需要量（kcal/kg）$$

体力劳动量见表 3 - 7。

表 3 - 7 体力劳动量表

体型	体力劳动量（kcal/kg 标准体重）		
	轻体力劳动	中体力劳动	重体力劳动
消瘦	35	40	40 ~ 45
正常	30	35	40
肥胖	20 ~ 25	30	35

注意：年龄超过 50 岁者，每增加 10 岁，酌情减少 10% 左右。

举例：某男性 45 岁，身高 165cm，体重 75kg，从事中等体力劳动，请计算其每日平均能量供给量。

（1）标准体重（kg）= 身高（cm）- 105 = 165 - 105 = 60（kg）

（2）体质指数（BMI）= 体重（kg）/ 身高^2（m^2）= 75 ÷ 1.65^2 = 27.55（kg/m^2）

BMI > 24，属于超重，查表 3 - 7，每千克标准体重需要的能量应为 30kcal。

（3）每日平均能量供给量（kcal）= 标准体重（kg）× 单位标准体重能量需要量（kcal/kg）= 60 × 30 = 1800kcal

3. 计算碳水化合物、脂肪、蛋白质供给量 食谱中碳水化合物提供的能量应占全天总能量的 55% ~

65%为宜，大体上成年人每日碳水化合物摄入量控制在200～300g，折算成主食250～400g。肥胖者酌情控制在150～200g，折算成主食200～250g。糖尿病患者饮食治疗开始时应严格控制碳水化合物的摄入量，即每日大约200g，折算成主食250g，经治疗患者症状有所改善后，如血糖下降、尿糖消失，可逐渐增加至250～300g，折算成主食300～350g，并根据血糖、尿糖和用药情况及时调整。

同时食谱中脂肪提供的能量应占全天总能量的20%～25%，最高不超过30%，也可按0.7～1.09g/(kg·d)计算。烹调用油及食物中所含有的脂肪都要计算在内。脂肪中由饱和脂肪酸提供的能量应小于总能量的10%，多不饱和脂肪酸提供的能量应不超过总能量的10%。单不饱和脂肪酸是较理想的脂肪来源，在橄榄油中含量较丰富，可优先选用。冠心病等患者来自膳食的胆固醇应低于300mg/d；若患者合并高胆固醇血症者应低于200mg/d。

食谱中蛋白质提供的能量应占全天总能量的12%～15%，也可按1.2～1.5g（kg·d）计算。要求优质蛋白质（动物蛋白或大豆蛋白）应占30%以上。如患者有肾功能不全，应限制蛋白质摄入，可根据其肾功能损害的程度来确定，一般占全天总能量的10%以下，或按0.5～0.8g（kg·d）计算。

4. 主副食品种类和数量的确定 计算出三种产能营养素的供给量后，就可根据食物成分表，选择确定主食和副食的品种和数量。

（1）主食品种、数量的选择 粮谷类是碳水化合物的主要来源，因此主食的品种、数量主要应根据各类主食原料中碳水化合物的含量和食物的血糖生成指数（GI）确定。同时，主食的品种还需根据用餐者的饮食习惯来确定，一般北方人习惯以面食为主，南方人则以大米为主，在此基础上适当考虑主食品种的多样性，可在米、面、杂粮、杂豆及其制品中进行合理选择和搭配。对于糖尿病患者，在碳水化合物含量类似的情况下，应尽量选择低GI和（或）中等GI的食物。

（2）副食品种、数量的选择 根据三种产能营养素的需要量，在确定主食的品种和数量的前提下，需要考虑蛋白质的食物来源。蛋白质广泛存在于动植物性食物中，除了谷类食物提供蛋白质，各类动物性食物和豆制品是优质蛋白质的主要来源，因此副食的品种和数量的确定应在已确定主食用量的基础上，依据副食应提供的蛋白质的量确定。具体计算步骤有：①计算出主食中含有的蛋白质的含量；②用应该摄入蛋白质的量减去主食中蛋白质的量，即为副食中应提供的蛋白质含量；③预先设定副食中蛋白质的2/3由动物性食物供给，1/3来自豆制品，据此可求出各自的蛋白质供给量；④查表并计算各类动物性食物及豆制品的供给量；⑤设计蔬菜的品种和数量。

5. 确定油脂品种、用量 油脂的摄入应以植物油（烹调用油）为主，也要有一定量的动物脂肪摄入。动物脂肪来自副食菜肴中动物性食物。利用食物成分表可推算出每日摄入各类食物提供的脂肪含量，将每日需要的脂肪总量减去主副食物提供的脂肪量，所得结果再除以某种植物油（可考虑用膳者饮食习惯，优选营养价值高的植物油）的每100g可食部所含脂肪量，推算出每日植物油供应量。

6. 确定餐次分配比例和配制食谱 一般根据用膳者（患者）的饮食习惯、血糖和尿糖波动情况、服药治疗情况及病情是否稳定等来确定餐次及分配比例。至少安排一日三餐，定时定量，早、中、晚餐能量分别按30%、40%、30%的比例分配。若患者口服降糖药或注射胰岛素后易出现低血糖，则可在3次正餐之间或临睡前加餐2～3次，加餐的营养应均匀搭配，且加餐量应从正餐的总量中扣除，做到加餐不加量。在总能量的正常范围内，适当增加餐次有利于改善糖耐量，还可以预防低血糖的发生。

（三）食谱的评价和调整

依据上述步骤设计出营养食谱后，还需要对食谱进行评价，确定编制的食谱是否科学合理。先参照食物成分表初步核算该食谱提供的能量与各种营养素的含量，再与DRIs进行比较，两者相差在±10%范围之内，可认为符合要求，否则要适当增减或更换食品的种类或数量。需要强调的是，制订营养食谱时，不必严格要求每份营养食谱的能量和各类营养素都与DRIs保持一致。一般情况下，每日的能量、蛋白质、脂肪和碳水化合物的摄入量与 DRIs 标准差别不大，其他营养素以一周为单位进行计算，再与 DRIs 标准比较进行评价即可。

1. 根据食谱的制订原则，食谱的评价应该包括以下方面。

（1）根据平衡膳食宝塔的要求，食谱中所含五大类食物是否齐全，能否做到食物种类多样化？

（2）各类食物的数量、重量是否充足？

（3）全天能量和营养素摄入是否适宜？

（4）三餐能量摄入分配是否合理？早餐是否能保证能量和蛋白质的供应？

（5）优质蛋白质（动物蛋白和大豆蛋白）占总蛋白质摄入的比例是否恰当（占 30% 以上）？

（6）三种产能营养素（蛋白质、脂肪、碳水化合物）的供能比例是否适宜？

2. 评价食谱是否科学、合理，一般是按照下列步骤进行。

（1）先按食品的类别将食物归类排序，并列出每种食物的数量。

（2）从食物成分表中查出每 100g 食物所含营养素的量，计算出每种食物所含营养素的量。具体计算公式为

食物中某种营养素含量＝食物摄入量（g）×可食部分比例×100g 食物中营养素含量/100

（3）将所用食物中的各种营养素分别累计相加，计算出一日食谱中三种产能营养素及其他营养素的量。

（4）将计算结果与 DRIs 中同年龄同性别人群的水平进行比较，进行评价。

（5）根据蛋白质、脂肪、碳水化合物的能量折算系数，分别计算出蛋白质、脂肪、碳水化合物三种营养素提供的能量及各自占总能量的比例。

（6）计算动物性蛋白和豆类蛋白质占总蛋白质的比例。

（7）计算三餐提供能量的比例。如比例不太合理，可进行适当微调。

（四）编制出一周食谱

利用上述计算法编订出一日食谱后，可根据用膳者（患者）饮食习惯、市场食品供应情况等因素，遵循同类互换原则，在同一类食物中更换食物品种，采用合理的烹调方法，编排出一周食谱，加以执行。

三、食物交换份法编制食谱

食物交换份法是将食物按照来源、性质分成几大类，同类食物在一定重量内所含的蛋白质、脂肪、碳水化合物及能量都相近，不同类食物所提供的能量也是相同的，每份食物可进行等值交换。所有食物均指可食部分，即要求去除核、皮、籽与骨头等后剩下的净重。比起营养成分计算法，食物交换份法的计算工作量明显减少，可以较快地编制出食谱，并可以遵循同类互换原则进行灵活调整，快速编制出一周食谱，甚至更长时间的食谱。

（一）食物交换份法的原理

食物交换份法是将日常饮食的食物分为六大类，包括主食类（谷薯类）、蔬菜类、水果类、瘦肉类（含豆制品）、乳类（含豆浆）、油脂类。每个食品交换份产生的能量相似（每份可产生能量 90kcal，即 378kJ），每个交换份的同类食品中蛋白质、脂肪、碳水化合物等营养素含量相似，同类等值食物可进行交换，营养价值基本相等，从而丰富食物种类。通过计算出各类食物的交换份数和实际重量，再按照每份食物等值交换表选择食物，制定出食谱。不同能量饮食的食物交换份（单位）及各类食物的交换份见表 3－8 至表 3－14。

表 3-8　不同能量饮食的食物交换份

能量 [kJ（kcal）]	总交换（份）	主食类（份）	蔬菜类（份）	水果类（份）	瘦肉类（份）	乳类（份）	油脂类（份）
4185（1000）	12	6	1	0	2	2	1
5021（1200）	14.5	7	1	0	3	2	1.5
5858（1400）	16.5	9	1	0	3	2	1.5
6694（1600）	19	9	1	1	4	2	2
7531（1800）	21	11	1	1	4	2	2
8368（2000）	24	13	1.5	1	4.5	2	2

表 3-9　等值谷薯类交换重量表

食品名称	重量（g）	食品名称	重量（g）
大米、小米、糯米、玉米、高粱米、粳米	25	烧饼、烙饼、馒头	35
面粉、米粉、玉米粉、通心粉、藕粉	25	咸面包、窝头	35
各种挂面、龙须面、混合面、荞麦面	25	生面条	30
油条、油饼、燕麦片、苏打饼干	25	土豆、山药	125
绿豆、红豆、芸豆、干豌豆	25	湿粉皮、荸荠、藕	150
干莲子、粉条	25	鲜玉米（1个、带棒心）	200

注：每份谷薯类食物提供蛋白质2g、脂肪0.5g、能量378kJ（90kcal）。根茎类以净食部分计算。

表 3-10　等值蔬菜类交换重量表

食品名称	重量（g）	食品名称	重量（g）
毛豆、鲜豌豆	25	白萝卜、青椒、茭白、冬笋	400
慈姑、百合、芋头	25	大白菜、圆白菜、菠菜、油菜、空心菜、苋菜、	500
山药、荸荠、藕	25	芹菜、韭菜、茼蒿、冬瓜、苦瓜、黄瓜、丝瓜、	
胡萝卜	25	茄子、番茄、西葫芦、莴笋、芥蓝、绿豆芽、	
鲜豇豆、扁豆、洋葱、蒜苗	25	鲜蘑菇、水发海带	
南瓜、菜花	25		

注：每份蔬菜食物提供蛋白质2g、碳水化合物17g、能量378kJ（90kcal）。每份蔬菜一律以净食部分计算。

表 3-11　等值水果类交换重量表

食品名称	重量（g）	食品名称	重量（g）
鲜枣	100	橘子、柚子、葡萄、柠檬、菠萝	200
柿子、香蕉、鲜荔枝	150	草莓、杨桃	300
鸭梨、杏、桃、苹果、猕猴桃、李子、樱桃、橙子	200	西瓜	500

注：每份水果食物提供蛋白质1g、碳水化合物21g、能量378kJ（90kcal）。

表 3-12　等值油脂类交换表

食品名称	重量（g）	食品名称	重量（g）
豆油、玉米油、花生油（1汤匙）	10	猪油、牛油、羊油、黄油	10
菜籽油、香油、红花油（1汤匙）	10	花生米、核桃仁、杏仁、芝麻酱、松子、葵花籽	15

注：每份油脂类食物提供脂肪9g、能量378kJ（90kcal）。

表3-13　等值瘦肉类交换表

食品名称	重量（g）	食品名称	重量（g）
瘦猪肉、猪排、猪肝	25	黄鱼、带鱼、鲫鱼、青鱼、青蟹	200
鸡肉、鸭肉、瘦牛肉、瘦羊肉、猪舌、鸽子、鲤鱼、鲢鱼、豆腐干、香干	50	鹌鹑、河虾、牡蛎、蛤蜊肉、兔肉、比目鱼、鱿鱼、老豆腐	300
鸡蛋、鸭蛋	55	河蚌、蚬子、豆腐、豆腐脑	500

注：每份瘦肉类食物提供蛋白质9g、脂肪6g、能量378kJ（90kcal）。

表3-14　等值乳类交换表

食品名称	重量（g）	食品名称	重量（g）
奶粉	20	牛奶、羊奶	160
脱脂奶粉、乳酪	25	豆浆	200
无糖酸奶	130	豆汁	500

注：每份乳类食物提供蛋白质4g、脂肪5g、碳水化合物6g、能量378kJ（90kcal）。

（二）食物交换份法编制食谱的方法与步骤

1. 利用计算体质指数，判断用膳者（患者）的体型。

中国成人BMI判断标准：BMI≤18.5为消瘦，BMI在18.5～23.9为正常，BMI在24～27.9为超重，BMI≥28为肥胖。

2. 计算标准体重：标准体重（kg）= 身高（cm）-105

3. 计算每日所需总能量。

4. 计算全天食物交换份所需份数。

5. 根据患者病情，确定餐次及每餐的各类食物的比例分配。

6. 设计制定出一日的食谱，并进行评价和调整。

7. 根据患者的饮食习惯和食物口味嗜好选择并交换食物。

食物交换份法编制食谱的具体案例，详见实训一、糖尿病患者的营养配餐。

PPT

第六节　食品营养标签 🄔 微课5

为了指导和规范食品营养标签的指示，引导消费者合理选择食品，促进膳食营养平衡，保护消费者的知情权和身体健康，2007年12月18日颁布了《食品营养标签管理规范》，2008年5月1日起实施；2025年3月16日发布《食品安全国家标准　预包装食品营养标签通则》（GB 28050—2025），于2027年3月6日起施行。

一、营养标签的定义

营养标签是预包装食品标签上向消费者提供的有关食品营养信息和特性的描述与说明，包括营养成分表、营养声称和营养成分作用声称及其他补充信息。营养标签是预包装食品标签的组成部分，是消费者直观了解食品营养成分、特征的有效方式。

二、制定营养标签的目的

1. 指导消费者平衡膳食　当前我国居民存在营养不足与营养过剩的双重问题，这些与消费者每日的膳食营养摄入状况密切相关。通过在食品标签中标注营养信息能有效预防和减少营养相关疾病。

2. 满足消费者知情权 当前，越来越多的消费者开始将食品营养标签作为选购食品的重要参考和比较依据。推广食品营养标签也有助于向公众宣传和普及营养知识。

3. 促进食品贸易 通过规范我国食品企业对食品标签的正确标注，促进我国食品经济的快速发展，有利于我国食品企业开展国际食品贸易。

三、营养标签的内容

《食品安全国家标准 预包装食品营养标签通则》（GB 28050—2025）对于预包装食品营养标签的基本要求、标示内容、标示格式以及豁免强制标示等进行规定。具体内容包括：①范围；②术语和定义；③基本要求；④强制标示内容；⑤可选择标示内容；⑥能量和营养成分的标示与表达方式；⑦豁免强制标示营养标签的预包装食品；⑧其他。同时该国家标准还提供了五个附录：①营养标签用营养素参考值（nutrient reference values，NRV）及其使用方法（附录A）；②营养标签格式规范（附录B）；③能量和营养成分含量声称和比较声称的要求、条件和同义语（附录C）；④能量和营养成分作用声称标准用语（附录D）；⑤预包装食品份量参考值的推荐（附录E）。

《食品营养标签管理规范》规定，预包装食品营养标签的基本要求是：①标示的营养信息应真实、客观，不得虚假，不得夸大产品的营养作用，不得明示或暗示治疗疾病的作用；②应使用中文；③以一个"方框表"的形式表示；④食品营养成分含量应以具体数值标示；⑤选择适当的营养标签的格式；⑥最小销售单元的包装上应有营养标签。

预包装食品营养标签的强制标示内容有：①能量、蛋白质、脂肪、饱和脂肪（或饱和脂肪酸）、碳水化合物、糖和钠的含量及其占营养素参考值百分比；②对上述以外的营养成分进行营养声称或营养成分作用声称时，应在营养成分表中标示出该营养成分的含量及其占营养素参考值的百分比；③当预包装食品使用了营养强化剂，应在营养成分表中标示出强化营养成分的含量及其占营养素参考值的百分比；④当食品或其配料生产过程中使用了氢化和/或部分氢化油脂时，应在营养成分表中标示出反式脂肪酸的含量；⑤预包装食品应在营养成分表下方标示"儿童青少年应避免过量摄入盐油糖"。增加该提示语，是为了落实"三减"健康生活方式和《未成年人保护法》要求，引导儿童青少年关注膳食中盐油糖摄入总量。

营养成分表中能量和营养成分含量应以每100克（g）和/或每100毫升（ml）和/或每份可食部中具体数值标示；以每份进行标示时，应在同一版面标明每份食品的质量或体积。新版通则对分量参考值进行了统一规定，在附录E中确定了18个常见食品类别的份量参考值，使同类产品份量逐渐标准化，便于消费者比较和了解实际摄入量。

在产品保质期内，预包装食品营养标签的能量和营养成分含量的允许误差范围：①食品中的能量以及脂肪、饱和脂肪（酸）、反式脂肪酸，胆固醇，钠，糖，都要求小于等于120%标示值；②食品的蛋白质，多不饱和及单不饱和脂肪（酸），碳水化合物、膳食纤维［或可溶性膳食纤维、不溶性膳食纤维、膳食纤维（以单体成分计）］，维生素，矿物质（不包括钠），强化的其他营养成分，都要求大于等于80%标示值。

豁免强制标示营养标签的预包装食品为：①生鲜食品和粮食籽粒，如畜禽肉、鱼虾蟹贝、鲜蛋、蔬菜水果、菌藻类等；②经简单物理处理、未添加其他配料的单一原料干制品，如谷物和杂粮等；③包装饮用水、茶叶；④酒精度在0.5% vol以上的饮料酒；⑤每日食用量≤10g（ml）的预包装食品和单一原料调味品；⑥包装物或包装容器的最大表面面积≤40cm^{2}的食品；⑦其他法律法规和食品安全国家标准规定可以不标示营养标签的预包装食品。

上述豁免强制标示营养标签的预包装食品，如标示营养标签应按照本标准执行。

特殊膳食用食品营养标签的标示范围及标示方式按照 GB 13432 执行。

练习题

答案解析

一、单选题

1. 如果人群某营养素需要量的分布呈近似正态分布，则该营养素的 EAR 与 RNI 的关系是

    A. EAR = RNI − 2SD   B. EAR = RNI + 2SD   C. RNI = EAR + 2SD

    D. RNI = EAR − 2SD   E. RNI = EAR + SD

2. 对可耐受最高摄入量（UL）的描述，正确的是

    A. 与食物摄入总量无关

    B. 数值等于未观察到有害作用的剂量

    C. 数值等于观察到有害作用的最低剂量

    D. 主要通过营养素摄入的剂量–反应关系评估获得

    E. 尚未制定该值的营养素无论怎么摄入都没有潜在的危险

3. 能量的推荐摄入量等于人群能量的

    A. 平均需要量   B. 平均需要量 + 标准差

    C. 平均需要量 + 2 个标准差   D. 平均需要量 × 110%

    E. 平均需要量 × 120%

4. 我国判断肥胖的标准是 BMI 值大于或等于

    A. 18.5   B. 24   C. 25

    D. 28   E. 30

5. 下列属于东方膳食结构特点的是

    A. 食用畜肉较多   B. 膳食纤维充足   C. 食用海产品较多

    D. 谷类食品消费量很少   E. 容易出现能量过剩

6. 《中国居民膳食指南（2022）》推荐的一般人群膳食指南的适用人群是

    A. 2 岁以上健康人群   B. 6 岁以上健康人群

    C. 8 岁以上健康人群   D. 18 岁以上健康人群

    E. 所有健康人群

7. 下面关于《中国居民平衡膳食宝塔（2022）》对于各类食物的推荐，描述正确的是

    A. 盐 6g   B. 谷类 250 ~ 350g   C. 蔬菜类 300 ~ 450g

    D. 水果类 200 ~ 400g   E. 水 1500 ~ 1700ml

8. 下列属于预包装食品营养标签强制标示的核心营养素是

    A. 铁   B. 钙   C. 钠

    D. 锌   E. 镁

9. 某地区人均每日能量摄入 3400kcal，蛋白质摄入 110g 以上，脂肪 140g，可判断该地区人们的膳食结构属于

    A. 经济发达国家膳食结构   B. 东方膳食结构   C. 日本膳食结构

    D. 地中海膳食结构   E. 过渡型膳食结构

10. 豁免强制标示营养标签的预包装食品是

    A. 罐头   B. 包装饮用水   C. 饼干

    D. 糕点   E. 薯片

二、实例解析题

李某，男，45岁，某公司高层领导，近几日感觉头晕、嗜睡，前往医院就诊，体格检查结果：身高175cm，体重92kg，血压160/110mmHg；实验室化验结果：空腹血糖6.3mmol/L，甘油三酯3.58mmol/L，总胆固醇5.15mmol/L。医生询问其日常饮食和生活习惯，患者自述因工作繁忙和应酬较多，很少运动，每日大概摄入谷物食品200～300g，蔬菜200～300g，水果100～200g，畜禽肉100～200g，海鲜100～150g，烹调油50～80g，食盐10～15g，好饮酒，平均每日饮酒80～120g（以乙醇量计）。根据实例回答以下问题。

（1）根据患者症状和检查结果，分析其可能存在的主要健康问题有哪些？

（2）该患者的日常膳食存在哪些问题？

（3）为帮助改善该患者健康状况，应建议其在饮食和行为方面作出哪些改进？

（林斌松）

书网融合……

本章小结　　微课1　　微课2　　微课3　　微课4　　微课5　　题库

第四章　特殊人群的营养

🔘 **学习目标**

【知识目标】

1. 掌握妊娠期妇女、哺乳期妇女、儿童、老年人的营养需要及膳食原则；婴幼儿的营养需要、母乳喂养的优势及辅食添加的原则。

2. 熟悉妊娠期妇女、哺乳期妇女、婴幼儿、老年人的生理特点；老年人营养不良风险评估的方法和内容；特殊环境与职业人群的膳食指导原则。

3. 了解儿童的生理特点；特殊环境对生理功能和营养代谢的影响；各人群的常见营养相关问题及防治措施。

【能力目标】

能运用理论相关知识，对不同生理状况人群、特殊环境与职业人群开展营养指导。

【素质目标】

通过本章的学习，提升全民健康的责任意识。

第一节　妊娠期妇女、哺乳期妇女的营养

PPT

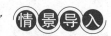

情景：李某，女，26岁，怀孕10周，孕前身高165cm，体重55kg，自述早孕反应严重，目前体重下降3kg，该孕妇担心营养不足影响胎儿生长发育，今日由丈夫陪同前来社区进行营养咨询。

思考：

1. 在与该孕妇的面谈过程中，需要收集哪些营养相关信息？

2. 根据目前已知信息，可以为该孕妇及其家人提出哪些营养建议？

妊娠期妇女、哺乳期妇女是指处于妊娠和哺乳特定生理状态下的人群。妊娠期和哺乳期的合理营养不仅能满足胎儿和婴幼儿的生长发育需要，也有助于预防不良妊娠结局及妊娠期并发症的发生，能促进母体自身器官和系统功能的恢复，对母亲及子代的健康有着重要意义。科学的妊娠期、哺乳期营养干预与指导能够保障母婴的良好营养状况，为儿童期乃至成人期的健康及疾病预防奠定坚实的基础。

一、妊娠期妇女的营养

妊娠期是指从受精卵在子宫里着床到胎儿娩出的时间段，亦称孕期。为满足母体及胎儿双方的营养需要，妊娠期妇女代谢及各系统会产生一系列适应性变化，妊娠期妇女通过胎盘将营养物质传送给胎儿，经过280天左右，一个肉眼看不见的受精卵被孕育成体重大约3kg左右的新生儿。因此，胎儿的营养实际就是妊娠期妇女的营养。妊娠期的营养状况以及与营养状况密切相关的婴幼儿生长发育状况，对

成年期的健康将产生重要的影响。

（一）妊娠期的生理特点

1. 内分泌系统

（1）卵巢及胎盘相关激素增加　血清雌二醇在妊娠初期开始升高，雌二醇刺激母体垂体生长激素细胞转化为催乳素细胞，为分泌乳汁作准备；同时，调节碳水化合物和脂类代谢，促进母体骨骼更新。黄体酮最初来源于黄体，妊娠后来源于胎盘，黄体酮能松弛胃肠道平滑肌细胞，导致妊娠期胃肠功能改变，还使子宫的平滑肌细胞松弛，以便于胚胎在子宫内着床；此外，黄体酮还促进乳腺发育并在妊娠期阻止乳汁分泌。受精卵着床后，人绒毛膜促性腺激素（human chorionic gonadotropin，HCG）水平开始升高，HCG 刺激母体黄体酮分泌，同时防止母体对胎体的排斥反应，在妊娠第 8~9 周分泌达到顶峰，第 10 周后开始下降。妊娠 10 周时，胎盘逐渐形成并分泌人绒毛膜生长素（human chorionic somatomammotropin，HCS），HCS 增加母体胰岛素抵抗，保证胎儿的葡萄糖供应和利用，促进蛋白质合成及脂肪分解供能。

（2）甲状腺激素水平升高　妊娠期血浆甲状腺激素 T_3、T_4 水平升高，甲状腺功能增强，体内基础代谢耗能增加。

2. 消化系统

（1）口腔　妊娠期妇女受高水平雌激素的影响，牙龈肥厚，易患牙龈炎和牙龈出血。

（2）胃肠道　黄体酮分泌增加可引起胃肠平滑肌张力下降、贲门括约肌松弛、消化液分泌量减少、胃排空时间延长、肠蠕动减弱等，易出现恶心、呕吐、反酸、消化不良、便秘等妊娠反应。此外，由于胆囊排空时间延长，胆道平滑肌松弛，胆汁变黏稠、淤积，易诱发胆结石。消化系统功能的上述改变，延长了食物在肠道内停留时间，使一些营养素如钙、铁、叶酸和维生素 B_{12} 等的吸收都有所增加。

3. 循环系统

（1）血容量　妊娠第 6~8 周时，妊娠期妇女血容量开始增加，至妊娠第 32~34 周时达顶峰，血容量比妊娠前增加 35%~40%，并一直维持至分娩。血容量的增加包括血浆容积和红细胞数量的增加，血浆容积的增加大于红细胞数量的增加。与非妊娠妇女相比，血浆容积增加 45%~50%，红细胞数量增加 15%~20%，使血液相对稀释，容易导致生理性贫血。

（2）血浆总蛋白　由于血液稀释，妊娠早期血浆总蛋白就开始下降，至妊娠晚期由约 70g/L 降至 60g/L，主要是因为白蛋白水平从 40g/L 降至 25g/L 所致。

4. 泌尿系统　妊娠期间，为了排出母体和胎儿代谢所产生的含氮或其他废物，导致肾脏负担加重。肾小球滤过率增加约 50%，肾血浆流量增加约 75%。尿中的蛋白质代谢产物尿素、尿酸、肌酸和肌酐等排泄增多。由于肾小球滤过率的增加，而肾小管的吸收能力并未相应增高，可导致部分妊娠期妇女尿中的葡萄糖、氨基酸、水溶性维生素的排出量增加，其中葡萄糖的尿排出量可增加 10 倍以上，日均尿氨基酸排出量约 2g，叶酸的排出比非妊娠时增加 1 倍。

5. 体重　妊娠期母体的体重发生明显变化，平均增重约 12.5kg。妊娠期体重增长包括两部分：一是妊娠的产物，如胎儿、羊水和胎盘；二是母体组织的增长，如血液和细胞外液的增加，子宫和乳腺的增大以及为泌乳而储备的脂肪和其他营养物质。

妊娠前体重以及妊娠期体重增长是母婴健康的一项关键指标。妊娠前 BMI 越高，妊娠并发症及不良妊娠结局发生率越高，妊娠前肥胖可能增加子代先天畸形的风险，且与子代成年后肥胖及代谢综合征相关。妊娠前消瘦会使胎儿生长受限，低出生体重儿或早产儿的风险增加；低出生体重儿与成年期的心血管疾病，糖尿病等慢性病有关；所以，备妊娠期妇女女需调整体重至适宜水平，避免肥胖或消瘦。若以 BMI 作为指标，妊娠前不同 BMI 的妇女妊娠期适宜增加的体重应有所不同（表 4-1）。

表4-1 妊娠期妇女体重增长范围和妊娠中晚期每周增重推荐值

妊娠前BMI（kg/m²）	总增重范围（kg）	妊娠中晚期每周体重增长值及范围（kg）
低体重（BMI<18.5）	11.0~16.0	0.46（0.37~0.56）
正常体重（18.5≤BMI<24.0）	8.0~14.0	0.37（0.26~0.48）
超重（24.0≤BMI<28.0）	7.0~11.0	0.30（0.22~0.37）
肥胖（BMI≥28.0）	5.0~9.0	0.22（0.15~0.30）

（二）妊娠期的营养需要

1. 能量 妊娠期妇女除了维持自身所需能量外，还要负担胎儿的生长发育以及胎盘和母体组织增长所需要的能量。妊娠早期的基础代谢率并无明显变化，到妊娠中期时逐渐升高，妊娠晚期基础代谢增高15%~20%。中国营养学会建议妊娠期膳食能量需要量（EER）（轻身体活动水平）妊娠早期不增加，妊娠中、晚期在非妊娠期妇女女能量EER基础上每日分别增加1.05MJ（250kcal）、1.67MJ（400kcal）。由于地区、民族以及气候、生活习惯、劳动强度等的不同，对能量的需要和供给也会不同，一般建议根据体重的增减来调整。

2. 蛋白质 妊娠期妇女必须摄入足够数量的蛋白质以满足自身及胎儿生长发育的需要。足月胎儿体内含蛋白质400~800g，胎盘及妊娠期妇女自身有关组织增长的需要，共需蛋白质约900g，这些蛋白质需不断从食物中获得。妊娠期妇女蛋白质RNI为：妊娠早期不增加，妊娠中期和妊娠晚期分别增加15g/d和30g/d。妊娠期膳食中优质蛋白质至少占蛋白质总量的1/3以上。

3. 脂类 妊娠过程中妊娠期妇女平均需储存2~4kg脂肪，胎儿储存的脂肪可为其体重的5%~15%。脂类是胎儿神经系统的重要组成部分，脑细胞在增殖、生长过程中需要一定量的必需脂肪酸。但妊娠期妇女血脂较平时升高，脂肪摄入总量不宜过多。中国营养学会推荐妊娠期膳食脂肪的供能百分比为20%~30%，其中要求亚油酸达到总能量的4%，α-亚麻酸达到总能量的0.6%，EPA+DHA达到250mg/d（表4-2）。

表4-2 妊娠期能量及宏量营养素的参考摄入量

	能量（kcal/d）	蛋白质（g/d）	碳水化合物（%E）	脂肪		
				亚油酸（%E）	α-亚麻酸（%E）	EPA+DHA（DHA）（g/d）
非妊娠期	1700（PAL I）	55	50~65	4.0	0.6	0.25~2.00（AMDR）
妊娠早期	+0	55	50~65	4.0	0.6	0.25（0.20）
妊娠中期	+250	70	50~65	4.0	0.6	0.25（0.20）
妊娠晚期	+400	85	50~65	4.0	0.6	0.25（0.20）

4. 矿物质

（1）钙 胎儿约需储存30g钙，以满足骨骼和牙齿生长发育的需要。当妊娠妇女钙摄入量轻度或短暂性不足时，母体血清钙浓度降低，继而甲状旁腺激素的合成和分泌增加，加速母体骨骼和牙齿中钙盐的溶出，维持正常的血钙浓度，满足胎儿对钙的需要量；当缺钙严重或长期缺钙时，血钙浓度下降，母亲可发生小腿抽筋或手足抽搐，严重时导致骨质软化症，胎儿也可发生先天性佝偻病。钙代谢研究显示，妊娠中期和妊娠晚期胎儿平均储留钙约为100mg/d和200mg/d，钙吸收率分别为56%和62%，较妊娠前期的36%大幅增加，按代谢试验期1200mg/d的钙摄入量计算，妊娠中、晚期钙吸收量平均每天增加了276mg；而妊娠中晚期每天的尿钙排出仅增加了58mg和76mg，吸收增加量减去尿钙排出增加量后可基本满足胎儿钙储留。中国营养学会相关调查研究显示，妊娠并不额外增加妇女钙需要量，故中国居民膳食营养素参考摄入量（2023）建议妊娠期妇女 EAR 和 RNI 推荐值与同龄妇女相同。

（2）铁 妊娠期对铁的需要量显著增加，主要表现在以下方面：①由于妊娠期母体生理性贫血，需额外补充铁；②母体还要储存相当数量的铁，以补偿分娩时由于失血造成铁的损失；③胎儿肝脏内也需要储存一部分铁，以供出生后 6 个月之内婴儿对铁的需要。因此，妊娠期膳食铁摄入量不足，除易导致妊娠期妇女的缺铁性贫血外，还可减少胎儿铁的储备，使胎儿较早出现缺铁。妊娠早期缺铁还与早产及低出生体重有关。妊娠期应注意补充一定量动物肝脏、动物血、瘦肉等优质铁源食物，必要时可在医生指导下加服铁剂。妊娠期膳食铁 RNI 在非妊娠期妇女 20mg/d 基础上：妊娠早期不增加，妊娠中期和妊娠晚期分别增加 4mg/d 和 9mg/d，UL 为 42mg/d。

（3）锌 有利于胎儿发育和预防先天性缺陷。相关流行病学调查表明，胎儿畸形发生率增加与血清锌浓度降低有关。血浆锌水平一般在妊娠早期就开始下降，直至妊娠结束，比非妊娠期妇女低约 35%，故在妊娠期应增加锌的摄入量。胎儿对锌的需要在妊娠末期最高，此时胎盘主动转运锌量每日为 0.6~0.8mg。妊娠期膳食锌 RNI 在非妊娠期妇女 8.5mg/d 的基础上增加 2mg/d。

（4）碘 WHO 估计，全球有两千万因母亲碘缺乏所致大脑损害的人群，通过妊娠早期补碘可成功地预防这些损害。妊娠期妇女碘缺乏可能导致胎儿甲状腺功能减退，从而引起以生长发育迟缓、认知能力降低为标志的不可逆转的克汀病。在备孕期纠正母体的碘缺乏，避免妊娠早期碘缺乏可以预防克汀病。妊娠中期基础代谢率开始增高，甲状腺素分泌增加导致碘的需要量增加。妊娠期膳食碘的 RNI 在非妊娠期妇女 120μg/d 的基础上整个妊娠期均再增加 110μg/d（表 4-2）。

表 4-3 妊娠期矿物质的推荐摄入量

	钙（mg/d）	铁（mg/d）	锌（mg/d）	碘（μg/d）
非妊娠期	800	18	8.5	120
妊娠早期	800	18	10.5	230
妊娠中期	800	25	10.5	230
妊娠晚期	800	29	10.5	230

5. 维生素

（1）维生素 A 妊娠期妇女缺乏维生素 A 与胎儿宫内发育迟缓、低出生体重及早产有关。但妊娠早期增加维生素 A 摄入应注意不要过量，大剂量维生素 A 可能导致自发性流产和胎儿先天畸形。中国营养学会及世界卫生组织（WHO）均建议妊娠期妇女通过摄取富含类胡萝卜素的食物来补充维生素 A。维生素 A 的 RNI 在妊娠早期不增加，妊娠中期和晚期在非妊娠期妇女 660μg RAE/d 的基础上妊娠中、晚期均增加 70μg RAE/d，UL 为 3000μg RAE/d。

（2）维生素 D 可促进钙的吸收和钙在骨骼中的沉积。故妊娠期对维生素 D 的需要量增加。这一时期缺乏维生素 D 与母体骨质软化症及新生儿低钙血症、手足搐搦、婴儿牙釉质发育不良有关；但过量也可导致婴儿发生高钙血症。维生素 D 主要来源于紫外光照下皮内的合成，在高纬度、日光照射缺乏地区或寒冷的冬季，无法合成维生素 D，导致母体和胎儿血中 25-OH-D_3 浓度降低，因此，维生素 D 的补充极为重要，由于含维生素 D 的食物有限，维生素 D 强化奶或维生素 D 补充剂是维生素 D 的良好来源。妊娠期维生素 D 的 RNI 与非妊娠期妇女相同为 10μg/d，UL 为 50μg/d。

（3）B 族维生素 维生素 B_1 与能量代谢有关。妊娠期缺乏或亚临床缺乏维生素 B_1 时，妊娠期妇女可能不出现明显的脚气病症状，而新生儿却有明显脚气病表现。维生素 B_1 缺乏也可影响胃肠道功能，尤其在妊娠早期由于早孕反应使食物摄入减少，易引起维生素 B_1 缺乏，从而导致胃肠功能下降，进一步加重早孕反应。妊娠期维生素 B_1 的 RNI 在妊娠早期不增加，妊娠中晚期在非妊娠期妇女 1.2mg/d 基础上分别增加 0.2mg/d 和 0.3mg/d。

维生素 B_2 也与能量代谢有关。妊娠期维生素 B_2 缺乏与胎儿生长发育迟缓、缺铁性贫血有关。妊娠期维生素 B_2 的 RNI 同维生素 B_1。

维生素 B_6 与叶酸、维生素 B_{12} 联用可预防妊娠高血压。临床上常用维生素 B_6 辅助治疗早孕反应；妊娠期维生素 B_6 的 RNI 在非妊娠期妇女 1.4mg/d 基础上，妊娠各期均增加 0.8mg/d，UL 为 60mg/d。叶酸缺乏可影响胚胎细胞增殖、分化，增加神经管畸形及流产的风险，备妊娠期妇女女应从准备怀孕前 3 个月开始每天补充 400μg DFE 叶酸，并持续整个妊娠期。妊娠期叶酸的 RNI 在非妊娠期妇女 400μg DFE/d 基础上，整个妊娠期均增加 200μg DFE/d，UL 为 1000μg DFE/d（表 4 – 4）。

表 4 – 4　妊娠期关键维生素的推荐摄入量

	维生素 A （μg RAE/d）	维生素 D （μg/d）	维生素 B_1 （mg/d）	维生素 B_2 （mg/d）	维生素 B_6 （mg/d）	叶酸 （μg DFE/d）
非妊娠期	660	10	1.2	1.2	1.4	400
妊娠早期	660	10	1.2	1.2	2.2	600
妊娠中期	730	10	1.4	1.3	2.2	600
妊娠晚期	730	10	1.5	1.4	2.2	600

（三）妊娠期营养对母体和胎儿的影响

1. 妊娠期母体营养相关问题

（1）**妊娠性呕吐**　妊娠约有半数的女性在妊娠早期时由于体内激素的作用，胃肠平滑肌张力降低，活动减弱，导致食物在胃内停留过久，常在清晨起床后或饭后发生恶心、呕吐、食欲不振的现象，即早孕反应。有恶心呕吐的妊娠期妇女中通常只有 0.3% ~ 1.0% 发展为妊娠剧吐。妊娠剧吐指妊娠早期妊娠期妇女出现严重持续的恶心、呕吐引起脱水、酮症甚至酸中毒，需要住院治疗。为防治妊娠性呕吐，采取如下措施：①鼓励进食，以简单易消化食物为主，避免油腻食物。②少食多餐，避开妊娠反应对摄入食物的影响，不吐时让妊娠期妇女尽可能多地摄入食物，增加能量同时也可摄入更多的营养素。③孕吐反应在晨起和饭后最为明显，可在起床前吃质地较硬的碳水化合物类食物。④吃饭时少喝汤类，在两餐间喝水或饮料。⑤多数妊娠期妇女在午后恶心、呕吐的现象消退。晚餐吃得丰富些，临睡前也可以吃少量食物。⑥每天应摄入含有 130g 碳水化合物的食物，以避免酮血症发生。⑦可给予维生素治疗，有助于缓解恶心反应。⑧放松心情，调节情绪，有助于减轻早孕反应。

（2）**营养性贫血**　包括缺铁性贫血和缺乏叶酸、维生素 B_{12} 引起的巨幼细胞贫血。妊娠期贫血以缺铁性贫血为主，在妊娠末期患病率最高。主要原因是膳食铁摄入不足；来源于植物性食物的膳食铁吸收利用率差；母体和胎儿对铁的需要量增加；某些其他因素引起的失血等。轻度贫血对妊娠期妇女影响不大，重度贫血时，可因心肌缺氧导致贫血性心脏病；胎盘缺氧易发生妊娠高血压综合征或妊娠高血压综合征性心脏病；贫血还降低孕产妇抵抗力，易并发产褥感染，甚至危及生命。妊娠期妇女改善不合理的膳食结构，可有效地预防和纠正缺铁性贫血，具体措施如下。

1）**增加膳食中血红素铁的摄入量**　血红素铁主要存在于动物性食物，特别是红肉。红肉不仅提供优质铁和蛋白以合成血红蛋白，还富含促进铁吸收的成分。有些营养丰富的食物如牛奶、蛋类并不是补铁的良好食物，因为牛奶含铁不多，蛋类虽然含铁不算少，但含有的卵黄高磷蛋白能干扰铁的吸收。

2）**维生素 C 摄取量要充足**　维生素 C 能与铁形成螯合物，促进铁的溶解而有利于铁的吸收。

3）**增加维生素 B_{12} 和叶酸的摄入**　维生素 B_{12} 和叶酸是合成血红蛋白必需的物质，摄入量充足可保证红细胞的正常增长。

4）**在膳食中注意一些影响铁吸收的因素**　要注意不能与钙制剂混用，即服用钙制剂前后 1 小时内不可补铁，否则两者易反应成难溶性的混合物而导致对铁的吸收率降低。

（3）妊娠糖尿病 妊娠期母体由于激素分泌改变，拮抗胰岛素并导致胰岛素敏感性下降。为维持正常糖代谢，妊娠期妇女必须增加胰岛素分泌，若分泌未能相应增加，就可能出现糖尿病症状或糖耐量异常。妊娠期糖尿病对母体可造成子痫前期发生率增高、羊水过多、早产、酮症酸中毒等不良影响；对胎儿可造成巨大儿、宫内窘迫、新生儿低血糖、新生儿呼吸窘迫综合征等问题；对子代造成远期影响，妊娠期糖尿病妊娠期妇女子代青少年肥胖、糖耐量异常发生率明显增加，容易发生成年期代谢综合征，使得糖尿病、高血压、冠心病等代谢性疾病发生率增高。饮食控制是妊娠糖尿病治疗的基础，具体措施如下。

1）合理控制总能量，维持体重适宜增长。

2）严格限制单糖及双糖的使用量 低血糖生成指数（glycemic index，GI）的膳食有利于妊娠期糖尿病妊娠期妇女的血糖控制，膳食纤维尤其是可溶性膳食纤维可降低膳食的GI值。

3）充足的蛋白质摄入 适当增加蛋白质的摄入，蛋白质供能应占总能量的15%~20%，其中动物性蛋白至少占1/3。

4）控制饱和脂肪酸、反式脂肪酸和胆固醇的摄入 每周两次以上摄入能提供n-3多不饱和脂肪酸的鱼类。烹调油选用富含必需脂肪酸的大豆油或低芥酸菜籽油等。

5）供给充足的维生素、矿物质。

6）合理的分餐 安排少量多餐、定时定量进餐对血糖控制非常重要。一般建议每日5~6餐，即3次正餐3次加餐，使血糖尽可能波动小。早餐宜占总能量的10%~15%，中餐占30%，晚餐占30%，上午9~10点、下午3~4点及睡前各加餐一次占总能量的5%~10%，防止低血糖的发生。

（4）妊娠期高血压 是一种严重的围生期疾病，其发病时间为孕20周至产后2周。根据我国《妊娠期高血压疾病诊治指南（2015）》，将妊娠期高血压疾病分为：妊娠期高血压、子痫前期（轻度、重度）、子痫、妊娠合并慢性高血压、慢性高血压并发子痫前期。妊娠期高血压严重威胁母婴健康，可出现抽搐、水肿、心肾功能衰竭、胎儿生长受限、胎盘早剥，病情严重者可能出现新生儿及孕产妇死亡。研究显示妊娠期高血压与膳食关系密切，科学膳食、合理营养、调控膳食结构是对该类疾病营养防治的重点，具体措施如下。

1）控制总能量 妊娠期增重过多是妊娠期高血压、子痫前期的危险因素，所以妊娠期要适当控制食物的量，以便获得适宜的增重。妊娠前超重、肥胖是妊娠期高血压的高危人群，鼓励超重、肥胖女性妊娠前减重。一旦确定妊娠，尽早启动体重管理，肥胖妊娠期妇女尽量将妊娠期总增重控制不超过9kg。

2）适当减少脂肪的摄入量 脂肪占总能量的比例应少于30%，尤其要控制饱和脂肪的摄入，尽量少摄入黄油、肥羊、肥牛、肥鸭、肥鹅等食物。

3）适当增加优质蛋白质 因患者尿中排出大量蛋白质导致血清蛋白偏低，严重可致胎儿宫内生长受限。鱼类、去皮禽类、脱脂奶类、大豆及制品等含丰富的优质蛋白质，且脂肪含量低，在补充优质蛋白质的同时不会增加饱和脂肪的摄入量，此外鱼类和大豆类还可提供多不饱和脂肪酸，调整脂肪的代谢。

4）适当限制食盐的摄入量 因钠盐过多导致的水钠潴留会增高血压。一般建议患者每天食盐的摄入量应不超过5g，酱油应少用，少吃或避免盐腌渍食品如咸菜、咸鱼、咸肉、咸蛋、酱菜等。

5）充足的维生素和矿物质 有文献报道充足的钙、镁和锌摄入量增加也可使血压降低。

2. 妊娠期胎儿营养相关问题

（1）先天性畸形 妊娠早期因某些微量元素、维生素缺乏或过量，可导致先天畸形儿的发生。如叶酸缺乏导致胎儿神经管畸形，表现为无脑儿、脊柱裂等；维生素A过量可导致无眼、小头等。

（2）脑发育受损害 妊娠晚期至出生后1年左右是脑细胞快速增殖的时期。妊娠晚期母体的蛋白质、能量及能量相关营养素的摄入情况，将影响胎儿的脑发育。如妊娠期碘缺乏可导致胎儿甲状腺素合成不足，影响神经元的分化与发育，使胎儿脑细胞数量减少、体积减小，导致胎儿大脑发育落后、智力低下，反应迟钝，严重者导致克汀病。

（3）低出生体重　指出生体重小于2500g的新生儿。出生体重低反映宫内营养不良，为提高胎儿的存活率，胎儿将改变生长模式和代谢模式，生命早期的营养状况对于子代物质代谢可能产生终身的影响，并与成年期某些慢性疾病的发生相关。

（4）巨大儿　指出生体重大于4000g的新生儿，多为母体能量和宏量营养素摄入过量的结果，其代谢变化的基础是高能量和宏量营养素摄入状态下的胰岛素抵抗。出生后可能处于正常状态，但后续在不良生活方式和行为的作用下，导致机体发展成非健康状态甚至发生疾病。低出生体重儿与成年后高血压、糖耐量异常发生率有关，是除吸烟、饮酒和其他危险因素外的独立危险因素。

（四）妊娠期的合理膳食指导

妊娠期膳食应随着妊娠期妇女的生理变化和胎体生长发育的状况而进行合理调配。中国营养学会《中国居民膳食指南（2022）》中备孕和妊娠期妇女膳食指南在一般人群膳食指南基础上增加六条核心推荐：①调整妊娠前体重至正常范围，保证妊娠期体重适宜增长；②常吃含铁丰富的食物，选用碘盐，合理补充叶酸和维生素D；③孕吐严重者，可少量多餐，保证摄入含必要量碳水化合物的食物；④妊娠中晚期适量增加奶、鱼、禽、蛋、瘦肉的摄入；⑤经常户外活动，禁烟酒，保持健康生活方式；⑥愉快孕育新生命，积极准备母乳喂养。

1. 妊娠早期膳食要点　妊娠早期无明显早孕反应者可继续保持妊娠前平衡膳食。但由于处于胚胎组织的分化增殖和主要器官系统的形成阶段，胎儿对环境因素（包括营养因素）在内的影响极为敏感，营养不当就会导致胎儿营养缺乏而发生胎儿畸形如心脏畸形、无脑儿或脊柱裂等。另外此时大多数妊娠期妇女会发生恶心、呕吐、食欲下降等妊娠反应，使妊娠期妇女的饮食习惯发生改变，并影响营养素的摄入。

妊娠早期应尤其注意以下几点：①选择清淡，易消化、增食欲的食物，不偏食；②少食多餐，保证正常的进食量；③早孕反应在晨起和饭后最为明显，可在起床前吃些含水分少的，含碳水化合物丰富的食物。多数妊娠期妇女在午后恶心、呕吐的现象消退。④建议每日服用适量叶酸和维生素 B_{12} 等，以预防神经管畸形的发生。富含叶酸的食物有动物肝脏、蛋类、豆类、酵母、绿叶蔬菜、水果及坚果类。但天然食物中存在的叶酸为四氢叶酸的各种衍生物，烹调加工或遇热易分解，生物利用率较低，故可适当选择叶酸补充剂。

2. 妊娠中、晚期膳食要点　妊娠中、晚期是胎儿生长发育及大脑发育迅速的阶段，母体自身也开始储存脂肪、蛋白质等，同时缺钙、缺铁等现象亦增多。动物血、肝脏及红肉中铁含量丰富，吸收率高，每日摄入瘦肉50~100g，每周摄入1~2次动物血或肝脏20~50g，可满足妊娠期妇女机体对铁的需要。在妊娠第4个月起，妊娠反应开始消失或减轻，食欲好转，必须增加能量和各种营养素摄入，要做到全面多样，荤素搭配。如增加奶、鱼、禽、蛋、瘦肉摄入可满足优质蛋白质、钙、铁的需要。妊娠过程中由于消化功能下降，抵抗力减弱，易发生腹泻或便秘，因此应尽量食用新鲜和易消化的食物。为防止妊娠期妇女便秘，可多选用含膳食纤维丰富的蔬菜、水果及薯类。妊娠晚期若出现水肿，应限食含钠盐多的食物。

二、哺乳期妇女的营养

分娩后数小时至1年左右，凡为婴儿哺乳的妇女均称为哺乳期妇女。WHO推荐母乳喂养至婴幼儿2岁或更久，因此哺乳期可长达2年或更长。哺乳期包括产褥期及后续母乳喂养的时间段，是母体用乳汁哺育新生子代使其获得最佳生长发育，并奠定一生健康基础的阶段。分泌乳汁是哺乳期妇女最主要的生理特征。哺乳期妇女合理营养不仅有助于自身器官和系统功能的恢复，也通过影响母乳质量、喂养情绪、婴儿喂养方式与喂养行为、顺应照护、情感支持、发展刺激等，进一步促进婴幼儿早期发展，甚至修正妊娠期宫内环境不良对子代发育的影响，为儿童期乃至成人期健康与疾病预防奠定良好的发育基础。

（一）哺乳期的生理特点

1. 泌乳生理 泌乳过程是一种复杂的神经反射，受神经内分泌因素的影响。乳腺在妊娠晚期主要受雌激素和黄体酮的影响，前者作用于乳腺的导管系统，而后者作用于乳腺囊泡。分娩后黄体酮消退，催乳激素升高，导致乳汁的分泌。乳汁的分泌受两个反射的控制，一是产奶反射，婴儿吸吮乳头可刺激哺乳期妇女垂体产生催乳素，引起乳腺腺泡分泌乳汁，并存留在乳腺导管内；二是下奶反射，吸吮乳头可引起哺乳期妇女垂体后叶释放催产素，后者引起乳腺周围肌肉收缩而出现泌乳。

母乳分为三期：产后第 1 周分泌的乳汁为初乳，呈淡黄色，质地黏稠；富含免疫蛋白，尤其是分泌型免疫球蛋白 A 和乳铁蛋白等，乳糖和脂肪较成熟乳少；产后第 2 周分泌的乳汁称为过渡乳，过渡乳中的乳糖和脂肪含量逐渐增多；第 2 周以后分泌的乳汁为成熟乳，呈乳白色，富含蛋白质、乳糖和脂肪等多种营养素。

2. 乳汁分泌的影响因素 主要包括婴儿和哺乳期妇女两个方面，此外家庭和社会环境等也可能产生一定的作用。

（1）婴儿因素 婴儿吸吮是母亲泌乳反射和排乳反射的启动因素。新生儿出生后的 10~30 分钟内吸吮反射能力最强，因此在产后 30 分钟内应尽早让新生儿吸吮乳头及乳晕，以顺应神经和内分泌系统对乳汁分泌的调节，是哺乳期妇女及其家庭成员必须具有的喂养态度和行为。此外新生儿应尽早与母亲进行肌肤接触，这也是促进泌乳的重要因素。

（2）哺乳期妇女因素 哺乳期妇女营养状况影响泌乳量。哺乳期妇女对营养的需求主要用于两个方面，除为满足母体恢复健康的需要外，更重要的是为泌乳提供物质基础。产后第一天的泌乳量约为 50ml，第二天约分泌 100ml，到第二周增加到 500ml/d 左右，正常乳汁分泌量为 700~800ml/d。泌乳量少是母亲营养不良的一个特征表现。通常根据婴儿体重增长率作为奶量是否足够的指标。哺乳期妇女膳食蛋白质质量差且摄入量严重不足时将会影响乳汁中蛋白质的含量和组成。母乳中脂肪酸、磷脂和脂溶性维生素含量也受哺乳期妇女膳食营养素摄入量的影响。

（二）哺乳期的营养需要

1. 能量 哺乳期妇女对能量的需要量增加，除了要满足母体自身对能量的需要，还要供给乳汁所含的能量和乳汁分泌过程本身消耗的能量。产后 6 个月内母乳的平均分泌量为 750ml/d，人乳的能量密度约为 630kcal/L，因此每天分泌的乳汁的能量约为 473kcal/d。母体内的能量转化为乳汁所含的能量，其效率约为 80%，因此产后 6 个月每日分泌母乳所需的能量约为 590kcal/d。女性在正常怀孕条件下，其脂肪储备可为泌乳提供约 1/3 的能量，其余 2/3 能量由膳食提供。计算哺乳期妇女的能量需要应考虑其体重变化，产后 6 个月内哺乳期妇女平均每月体重下降 0.8kg，体重的能量转换系数约为 6500kcal/kg，平均每日体重减少所提供的能量约为 170kcal/d。因此，产后 6 个月哺乳期妇女的额外能量需要量约为 350kcal/d，《中国居民膳食营养素参考摄入量（2023 年版）》推荐哺乳期妇女在正常成年女性的基础上每日增加 400kcal 能量摄入。

2. 蛋白质 成熟乳中蛋白质平均含量为 1.16g/100ml，产后 6 个月内母乳的平均分泌量为每天 780g，因此哺乳期妇女每天分泌的乳汁中的蛋白质含量为 9.048g。哺乳期妇女蛋白质的摄入量，对乳汁分泌的数量和质量的影响最为明显，哺乳期妇女膳食中蛋白质量少质差时，乳汁分泌量将大为减少，并动用哺乳期妇女组织蛋白以维持乳汁中蛋白质含量的恒定。正常情况下，哺乳期妇女每天从乳汁中排出的蛋白质约为10g, 母亲摄入的蛋白质转化成乳汁中蛋白质的效率约为70%。膳食蛋白质质量较差时, 转换率会降低。考虑到我国的膳食构成以植物性食物为主, 膳食蛋白质的生物学价值不高, 其转换率可能较低。哺乳期妇女蛋白质 RNI 为在非妊娠期妇女基础上每日增加25g。建议哺乳期妇女多吃蛋类、乳类、瘦肉类、肝、肾、豆类及其制品。

3. 脂类 乳汁中脂肪酸的构成与膳食脂肪酸摄入密切相关, 婴儿的生长发育需要乳汁提供的能量, 而脂肪的产能最高, 再加上由于婴儿中枢神经系统发育及脂溶性维生素吸收等的需要, 哺乳期妇女膳食中必须有适量脂肪, 尤其是多不饱和脂肪酸。每日脂肪的摄入量以占总能量的20%～30%为宜。

4. 碳水化合物及膳食纤维 哺乳期妇女碳水化合物的 AMDR 与普通成年人相同, 为总能量的50%～65%, 蔗糖和其他添加糖为纯能量食物, 会增加肥胖、龋齿的风险, 不利于哺乳期女性产后体重恢复, 因此建议控制在总能量的10%以内, 即每天不超过50g。膳食纤维能够促进肠道蠕动, 改善产后由于身体活动较少带来的消化不良问题, 而且有利于肠道益生菌的增殖。哺乳期妇女的膳食纤维建议摄入量为每日25～30g (表4-5)。

表4-5 中国哺乳期妇女膳食宏量营养素参考摄入量

	RNI	AMDR (%E)
能量 (kcal/d)	2100 (EER)*	—
蛋白质 (g/d)	80	—
总碳水化合物 (%E)	—	50～65
添加糖 (%E)	—	<10
总脂肪 (%E)	—	20～30
饱和脂肪酸 (%E)	—	<10
n-6 多不饱和脂肪酸 (%E)	—	2.5～9.0
亚油酸 (%E)	4.0 (AI)	—
n-3 多不饱和脂肪酸 (%E)	—	0.5～2.0
α-亚麻酸 (%E)	0.60 (AI)	—
EPA + DHA (g/d)	0.25 (DHA 0.20) (AI)	—

注: * 轻度身体活动。

5. 矿物质 人乳中主要矿物质 (钙、磷、镁、钾、钠) 的浓度一般不受膳食的影响。微量元素中, 碘和硒的膳食摄入量增加, 乳汁中的含量也会相应增加。

(1) 钙 人乳中钙的含量较为稳定, 每天从乳汁中排出钙的量为160～250mg, 但可通过减少尿钙排出和增加骨钙动员来满足额外需求。中国营养学会调查研究显示, 哺乳期骨钙流失是可恢复性的生理性变化, 且不受膳食钙的影响。因此,《中国居民膳食营养素参考摄入量 (2023 年版)》建议, 哺乳期妇女无须额外增加钙摄入, EAR 与 RNI 推荐值维持与同龄女性一致。

(2) 铁 人乳中铁含量低, 是由于铁不能通过乳腺输送到乳汁。为预防哺乳期妇女发生缺铁性贫血, 哺乳期妇女的膳食中应注意铁的补充。哺乳期妇女铁的 RNI 在非妊娠期 18mg/d 基础上增加6mg/d。

(3) 锌 乳汁锌的含量受哺乳期妇女膳食的影响, 与婴儿神经系统的生长发育及免疫功能关系较为密切。哺乳期妇女锌的 RNI 在非妊娠期 8.5mg/d 基础上增加 4.5mg/d。

(4) 碘 哺乳期妇女基础代谢率和能量消耗增加, 碘的需要量相应增加, 哺乳期妇女摄入的膳食碘可立即出现在母乳中, 因此哺乳期妇女碘的 RNI 在非妊娠期 120μg/d 基础上增加 120μg/d。

6. 维生素 可以部分通过乳腺进入乳汁, 尤其是产后2周内的初乳富含维生素 A, 随着成熟乳汁的产生, 维生素 A 含量逐渐下降, 平均为 60μg/100ml。膳食中维生素 A 转移到乳汁中的数量有一定限度, 超过一定限度则乳汁中的维生素 A 含量将不再按比例增加。维生素 D 几乎不能通过乳腺, 故母乳中维生素 D 含量很低。哺乳期妇女维生素 A、维生素 D 的 RNI 分别为 1260μg RAE/d、10μg/d。

水溶性维生素大多可通过乳腺，但乳腺可调控其进入乳汁的含量，达一定水平时不再增高。哺乳期妇女维生素 B_1、维生素 B_2、烟酸和维生素 C 的 RNI 分别为 1.5mg/d、1.7mg/d 、16mg NE/d 和 150mg/d。

7. 水 哺乳期妇女摄入的水量与泌乳量密切相关，如水分摄入不足将直接影响乳汁的分泌量。哺乳期妇女平均每日泌乳量为 750ml，故每日应从食物及饮水中比非妊娠期多摄入约 1.1L 水，总计 3.8L/d。根据我国成人的饮水量占膳食水摄入量的 56%，哺乳期妇女饮水适宜摄入量为 2.1L/d。中国哺乳期女性平衡膳食宝塔（2022）推荐哺乳期妇女每日应饮水 2100ml，用以补充泌乳的损耗。

（三）哺乳对母亲健康的影响

1. 近期影响 泌乳能够促进哺乳期妇女子宫收缩，预防产后出血和子宫内膜感染，延长哺乳期闭经时间，降低产后抑郁风险。

（1）促进产后恢复 由于哺乳过程中婴儿对乳头的不断吸吮，刺激母体催产素的分泌而引起子宫收缩，减少产后出血的风险，有助于促进子宫恢复到妊娠前状态。哺乳期妇女每日随乳汁消耗大量能量，有助于妊娠期储存脂肪的动员和体重恢复。

（2）哺乳可以促进母体乳房中乳汁的排空，避免发生乳房肿胀和乳腺炎。

（3）延长恢复排卵的时间间隔 母乳喂养能够延长分娩后至恢复排卵的时间间隔，延迟生育。目前一致认为婴儿吸吮乳汁的过程抑制了下丘脑促性腺激素释放激素的规律性释放，而促性腺激素释放激素对垂体黄体生成素的规律释放是必需的。反过来，黄体生成素对卵泡的成熟以及排卵又是必需的。

2. 远期影响

（1）哺乳与肥胖的关系 哺乳期妇女在哺乳期分泌乳汁要消耗大量的能量，这将促使妊娠期所储存的脂肪被消耗，有利于哺乳期妇女体重尽快复原，预防产后肥胖。

（2）哺乳与骨质疏松症的关系 按每天泌乳 750ml 计算，持续 6 个月哺乳的妇女乳汁中的钙丢失量约为 50g，约占母体全身总钙量的 5%。虽有研究表明哺乳期间母体钙的吸收率可能有所增加，但仍有约 30g 钙通过乳汁从哺乳期妇女转运至婴儿，因此重新构建哺乳期妇女的钙储存，对于降低哺乳期妇女患骨质疏松症的危险性具有潜在意义。

（3）哺乳与乳腺癌的关系 大量研究结果表明，哺乳可降低哺乳期妇女以后发生乳腺癌和卵巢癌的危险性。

（4）哺乳与高血压和糖尿病的关系 有队列研究结果显示，母乳喂养与母亲低血压水平有关，关联的大小受母乳喂养时间和研究设计的影响。从未母乳喂养的母亲比母乳喂养大于 6 个月的母亲更容易患高血压。有前瞻性队列研究进行 Meta 分析，结果显示母乳喂养能够降低母亲患 2 型糖尿病风险，母乳喂养时间和 2 型糖尿病风险呈非线性相关。

（四）哺乳期合理膳食指导

中国营养学会发布的《中国居民膳食指南（2022）》中哺乳期妇女膳食指南在一般人群膳食指南基础上增加五条核心推荐：①产褥期食物多样不过量，坚持整个哺乳期营养均衡；②适量增加富含优质蛋白质及维生素 A 的动物性食物和海产品，选用碘盐，合理补充维生素 D；③家庭支持，愉悦心情，充足睡眠，坚持母乳喂养；④增加身体活动，促进产后恢复健康体重；⑤多喝汤和水，限制浓茶和咖啡，忌烟酒。

1. 产褥期合理膳食指导 产褥期指从胎儿、胎盘娩出至产妇全身器官（除乳腺外）恢复或接近正常未妊娠状态的一段时间，一般为 6~8 周。在中国民间，产褥期也称为"坐月子"。"坐月子"是中国的传统习俗，期间往往过量摄入动物性食物，以致能量和脂肪摄入过剩；许多地区月子风俗还保留诸多"忌口"，如忌生冷、忌海鲜等，使得维生素、矿物质和膳食纤维的摄入量不足。而"坐月子"过后很快恢复到妊娠前饮食，动物性食物明显减少，使得能量和蛋白质等营养素达不到哺乳期妇女的推荐摄入量，也会影响到母乳喂养的持续。如无特殊情况分娩后1小时就可让产妇进食易消化的流质食物或半流质食物，如牛奶、稀饭、肉汤面、蛋羹等，次日起可进食普通食物，但食物应是富含优质蛋白质的平衡膳食。同时多喝汤和摄入含水分多的食物及含膳食纤维多的食物，餐次每日4～5次，适量补充维生素和矿物质。不仅产褥期，整个哺乳期都要做到食物均衡、多样、充足但不过量，以保证哺乳期妇女健康和乳汁质量。

中国营养学会发布的《产褥期妇女膳食指导》团体标准（T/CNSS 014—2022）中提出产褥期膳食指导如下。

（1）增加优质蛋白质食物，优选海产品，选用碘盐　每天比妊娠前增加一些蛋、鱼和畜禽瘦肉三类食材，一般合计增加50～100g，使这三类动物性食物的每天总量达到175～225g。每周吃1～2次动物肝脏（总量约85g猪肝或40g鸡肝），每周食用1～2次鱼类（每次100～150g，最好是海鱼），每周食用1次海带或紫菜或裙带菜等藻类（每次鲜海带100g或者干紫菜5g），与此同时选用碘盐烹调食物。

（2）食物多样但不过量，持续整个哺乳期　产褥期平衡膳食的食物构成包括粮谷类、鱼类、禽类、蛋类、蔬菜和水果类、豆类及其制品、奶类及其制品等，每天摄入的具体食物品种平均应达20种以上，每周30种以上，各类食物摄入总量控制在推荐范围内。

（3）忌烟酒，避免浓茶和咖啡　不吸烟，远离吸烟环境，避免哺乳期妇女接触一手或者二手烟。避免饮用过浓的茶水和咖啡。

（4）选择新鲜卫生的食材　主食应包括一定量的全谷类食物，注意粗细粮搭配，保证每日新鲜蔬菜水果的摄入，减少加工肉类，适当增加奶类制品等含钙丰富的食品，足量饮水或根据个人饮食习惯多喝汤汁，如鸡汤、鱼汤、排骨汤、猪蹄汤、豆腐汤等，有助于增加饮食舒适度和补充水分。

（5）如饮食习惯忌讳吃生冷蔬菜，可将蔬菜结合进汤汁类食物的烹调，制成带汤的炖菜。需要注意的是清汤类能量及营养素含量很低，油腻汤类能量含量很高。

（6）建议每日3顿正餐，可安排加餐2～3次。

（7）重视食物烹调，尊重个人饮食习惯及当地月子习俗和文化，强调个性化饮食。

2. 哺乳期妇女的合理膳食指导

（1）食物品种多样、不偏食　保证摄入全面足够的营养素；同时，摄入食物的数量也要相应增加。

（2）供给充足的优质蛋白质　哺乳期妇女每天摄入的蛋白质应保证1/3以上是来源于动物性食物的优质蛋白质。增加富含维生素A的动物性食物有利于提高母乳中维生素A的水平。

（3）多食含钙丰富食品　哺乳期妇女对钙的需要量增加，应注意钙的补充。奶制品、豆类、小鱼和小虾含有丰富的钙质。

（4）增加新鲜蔬菜、水果的摄入　新鲜的蔬菜水果中含有多种维生素、矿物质、膳食纤维等，可促进食欲，防止便秘，并促进乳汁分泌。

（5）少吃盐、腌制品和刺激性强的食物　以免有些不良成分通过乳汁进入婴儿体内，对婴儿产生不利影响。

（6）注意烹饪方式　烹调方法应多用炖、煮、炒，少用油煎、油炸。如畜禽肉类、鱼类以炖或煮为宜，食用时要同时喝汤，这样既可增加营养，还可促进乳汁分泌。同时注意使用加碘盐。

第二节　婴幼儿的营养

PPT

婴幼儿时期是指出生后到不足3周岁这一阶段，包括0～12月龄的婴儿期和满1周岁至不足3周岁的幼儿期，构成生命早期1000天机遇窗口期中的2/3时长，该阶段生长发育迅速，是人体生长发育的重要时期，生命早期的营养和发育对体格生长、智力发育、免疫功能等近期及成年后的健康状况产生长期至关重要的影响。

一、婴幼儿的生理特点

（一）生长发育

婴幼儿的生长发育是机体各组织器官增长和功能成熟的过程，这一过程由遗传因素和环境因素的共同作用决定，其中营养因素是十分重要的一个方面。

1. 婴儿期生长发育特点　婴儿期指从出生到1周岁，是人类生长发育的第一高峰期。婴儿期体重的增长为非等速增加，随着月龄的增加体重增长速度逐渐减慢。婴儿平均出生体重为3.3kg，通常足月儿在出生后头3个月体重月均增加600~1000g，3月龄体重约达出生时的2倍，4~6个月体重增加速度减慢，月均增加500~600g，7~12个月月均增加约300g，至12月龄时体重达到9.6~10kg，约为出生时的3倍。身长是反映骨骼系统生长的指标，婴儿身长增长的速度随着年龄的增加逐渐减缓，出生时平均身长50cm，1周岁增长至75cm，约为出生身长的1.5倍。头围反映了脑及颅骨的生长状态，当头围小于平均值2倍标准差时，提示有脑发育不良的可能，小于平均值3倍标准差提示脑发育不良，而头围增加速度过快则提示脑积水可能。胸围反映了胸廓和胸背肌肉发育的指标，出生时比头围略小，但增长速度快，1岁时与头围基本相等，之后开始超过头围。

2. 幼儿期生长发育特点　幼儿期指1~3岁，即出生后的第二年和第三年。幼儿生长发育虽不及婴儿迅猛，但与成年人比较亦非常旺盛。1~2岁幼儿全年体重增长2.5~3.0kg，满1岁时体重约9kg，满2岁时12kg，为出生体重的4倍；2~3岁再增长2kg，至满3周岁时体重约为14kg。1岁幼儿身长约75cm，1~2岁幼儿全年身长增长约12cm；满2岁时达87cm；2~3岁身高再增长9cm；满3岁时身高96cm，约为出生身长的2倍。WHO追踪研究发现，幼儿身长增长主要受营养、环境影响，与种族、遗传无关。

婴幼儿短期营养不足主要影响体重的增长，而长期营养不足则影响身长（高）的增长。

（二）消化和吸收

婴幼儿消化系统尚处于发育阶段，功能不够完善，对食物的消化、吸收和利用都受到一定的限制。

1. 口腔　婴幼儿口腔狭小，口腔黏膜薄嫩，血管丰富，唾液腺不够发达，口腔黏膜干燥，易受损伤和局部感染，故应特别注意保持婴儿口腔的清洁，避免损伤婴儿的口腔黏膜。婴儿双颊有发育良好的脂肪垫，有助于其吸吮乳汁。新生儿唾液腺发育不完善，3个月以内婴儿唾液中淀粉酶低下，不利于淀粉消化，3~4个月时唾液分泌开始增加，5~6个月唾液更多，但口腔较浅，尚不能及时吞咽所分泌的全部唾液，常发生生理性流涎。

2. 牙齿　乳牙在6~8个月左右开始萌出，至2岁才能出齐20颗乳牙，因牙齿的生长影响婴儿的咀嚼功能，故婴儿咀嚼食物的能力较差。

3. 食管和胃　婴儿食管和胃壁的黏膜和肌层都较薄，弹性组织发育不完善，易受损伤。婴儿的食管较成年人细且短，胃呈水平位，胃容量小。由于胃幽门括约肌发育良好，贲门括约肌发育不良，加之自主神经调节功能较差，故易引起幽门痉挛而出现溢乳和呕吐。

4. 肠道　肠壁黏膜细嫩，血管和淋巴结丰富，透过性强，有利于营养物质的吸收。但肠壁肌肉较薄弱，肠蠕动较成年人差，食物在肠腔内时间较长，一方面有利于食物的消化吸收，另一方面如果大肠蠕动功能不能协调，可发生大便滞留或功能性肠梗阻。婴儿出生时已有乳糖酶和蔗糖酶，有利于乳糖和蔗糖的吸收。肠壁刷状缘已能产生肠激酶和肽酶，有助于蛋白质的消化和吸收。

5. 胰腺　婴儿的胰腺发育尚不成熟，所分泌的消化酶活力低。5~6个月以下婴儿只分泌少量胰淀粉酶，因此3~4个月以前婴儿不宜添加淀粉类辅食。胰脂酶出生时量少，第1周内增加5倍，1~9个月增加 20 倍,故婴儿脂肪消化能力较弱,但胰蛋白酶和胰凝乳酶在出生时已很充足。

6. 肝脏 婴儿肝脏相对较大,出生时肝重占体重的 4%,血管丰富,但肝细胞分化不全,肝功能较差,胆汁分泌较少,影响脂肪的消化吸收。

(三)脑和神经系统发育

婴儿出生时的脑重量约为 370g,占体重的 1/8 左右。大脑的发育尤其是大脑皮质细胞的增殖、增大和分化主要发生在妊娠晚期和出生后第一年内,尤其出生前 6 个月,是大脑和智力发育的关键时期。

二、婴幼儿的营养需要

(一)能量

婴幼儿的能量需要除了包括基础代谢、活动、食物的特殊动力作用和排泄耗能外,还包括快速生长发育所需的能量储存,维持能量摄入与消耗的正平衡是婴幼儿健康成长的基础。婴幼儿基础代谢率高,随着年龄的增加而逐渐降低,足月儿基础代谢能量需要量为 43 ~ 60kcal/(kg·d),是成年人基础代谢能量需要的 2 ~ 3 倍。婴儿的能量消化主要如下。

1. 基础代谢 婴儿期的基础代谢所需能量约占总能量的 60%,每千克体重每日约需要 230kJ(55kcal),以后随着年龄增长逐渐减少,幼儿期为 50% ~ 60%。

2. 食物热效应 婴儿期约占能量消耗的 7% ~ 8%,而幼儿为 5% 左右。

3. 体力活动 1 岁以内婴儿活动较少,故用于肌肉活动等的能量需要量相对较低,平均每天为 62.8 ~ 82.7kJ/kg(15 ~ 20kcal/kg),但个体差异较大,多动好哭者可高出平均值的 2 ~ 3 倍,而安静少哭的婴儿则可能减半。

4. 生长发育 每增加 1g 新组织需要能量 18.4 ~ 23.8kJ(4.4 ~ 5.7kcal),如能量供给不足,可导致生长发育迟缓。出生前几个月,生长所需能量占总能量消耗的 25% ~ 30%。

5. 排泄耗能 为部分未经消化吸收的食物排出体外所丢失的能量,约占基础代谢的 10%。能量摄入长期不足,可使生长迟缓或停滞;而能量摄入过多可导致肥胖。通常按婴儿的健康状况、是否出现饥饿的症状以及婴幼儿的体重增加情况判断能量供给量是否适宜。

(二)蛋白质

蛋白质对于儿童生长发育、认知功能和免疫功能均具有极为重要的促进和保障作用。由于生长发育的需要,婴儿对必需氨基酸的平均需要量按每千克体重计算高于成年人,人乳中蛋白质的氨基酸模式是婴儿最理想的氨基酸需要模式,母乳喂养有利于满足儿童对蛋白质和必需氨基酸的需要量,并减少肝脏和肾脏负担。牛奶中蛋白质约为人乳的 2 倍,但是牛乳中酪蛋白分子大,不利于婴儿的吸收,因此不适宜 1 岁以内的婴儿直接饮用。膳食蛋白质供给不足时,婴幼儿可表现出生长发育迟缓或停滞、消化吸收障碍、肝功能障碍、抵抗力下降、消瘦、腹泻、水肿、贫血等。此外,因婴幼儿的肾脏及消化器官尚未发育完全,过高的蛋白质摄入也会对机体产生不利影响。

婴儿的蛋白质需要量是以营养状态良好的母亲喂养婴儿的需要量为标准来衡量。在充足母乳喂养时,婴儿蛋白质摄入量相当于每千克体重 2.2g,其他的食物蛋白质的营养价值低于母乳蛋白质,因此需要量要相应增加。

(三)脂类

脂肪是机体能量和必需脂肪酸的重要来源,也是重要的机体成分和能量储存形式,婴儿对脂肪的需要量按每千克体重计算高于成年人。出生后前 6 个月的婴儿按每日摄入母乳 750ml 计,则可获得脂肪

36.5g/L，占总能量的48.3%。2023年中国营养学会推荐6月龄以内婴儿脂肪的AI为总能量的48%，7~12月龄婴儿膳食脂肪的AI为总能量的40%，1~3岁幼儿膳食脂肪供能应由总能量的40%逐渐降至35%。

必需脂肪酸对婴幼儿神经髓鞘的形成和大脑及视网膜光感受器的发育和成熟具有非常重要的作用，婴幼儿对必需脂肪酸缺乏较敏感，膳食中缺乏必需脂肪酸易导致婴幼儿皮肤干燥或发生脂溶性维生素缺乏。婴幼儿对n-6多不饱和脂肪酸与n-3多不饱和脂肪酸的需要量比例约为6:1。早产儿和人工喂养儿均需要补充DHA，这是因为早产儿大脑中的DHA含量低，体内促使α-亚麻酸转变成DHA的去饱和酶活力较低，且生长较快需要量相对大；而人工喂养儿的食物来源主要是牛乳及其他代乳品，牛乳中的DHA含量较低，不能满足婴儿需要。EPA+DHA的AI在0~3岁为0.1g/d。

（四）碳水化合物

碳水化合物是主要的供能营养素，有助于完成脂肪氧化和节约蛋白质，同时还是脑能量供应的主要物质。婴儿的乳糖酶活性比成年人高，1岁以内的婴儿，尤其0~6月龄的婴儿，乳糖是其主要的能量来源，适合婴儿的胃肠道的消化吸收能力。2~3岁以上儿童乳糖酶活性开始下降，对乳糖的消化能力开始减弱，不喝牛奶的儿童，乳糖酶的活性下降尤为明显。淀粉酶的活性则自4月龄后逐渐增强，因此建议6月龄以后的婴儿开始添加淀粉类辅食。2023年中国营养学会建议婴幼儿膳食宏量营养素参考摄入量见表4-6。

表4-6 婴幼儿膳食宏量营养素参考摄入量

	能量（kcal/d）		碳水化合物（%E）	总脂肪（%E）	蛋白质（g/d）
	男	女			
0~6月	90kcal/(kg·d)	90kcal/(kg·d)	—	48（AI）	9（AI）
7~12月	75kcal/(kg·d)	75kcal/(kg·d)	—	40（AI）	17（AI）
1岁	900	800	50~65	35（AI）	25
2岁	1100	1000	50~65	35（AI）	25
3岁	1250	1150	50~65	35（AI）	30

（五）矿物质

婴儿必需而又容易缺乏的矿物质主要有钙、铁、锌。此外，内陆地区甚至部分沿海地区碘缺乏病也较为常见。

1. 钙 婴儿出生时体内钙含量占体重的0.8%，到成年时增加为体重的1.5%~2.0%，这表明在生长过程中需要储存大量的钙。母乳喂养的婴儿一般不会引起明显的钙缺乏，虽然人乳中的钙含量比牛乳中的低，但是其钙磷比例（2.3:1）较牛乳中的（1.4:1）合理，人乳中钙吸收率高，纯母乳喂养的0~6月龄婴儿不易缺钙。

2. 铁 婴儿出生后体内总铁量约有300mg，基本上可满足出生后4个月内婴儿对铁的需求。母乳中的铁含量低，但其吸收率高，亦能满足婴儿对铁的需求。婴儿在4~5个月后铁储备逐渐消耗，且随着生长铁的需求量也在增加，母乳中的铁不能满足婴幼儿对铁的需求，6月龄~2岁最易发生缺铁性贫血，急需从膳食或营养补充剂摄入铁。强化铁的配方奶、动物性食物如肝泥、肉末、动物血等都是铁的良好来源。

3. 锌 对机体免疫功能、激素调节、细胞分化以及味觉形成等过程有重要影响。婴幼儿缺锌可表现为食欲缺乏、生长停滞、性发育不良、脑发育受损、味觉异常或异食癖、认知行为改变等。在正常新生儿体内锌也有一定量的储备，但母乳中锌含量相对不足。母乳喂养的婴儿在4~5个月后体内储存的锌逐渐消耗，也需要从膳食中补充。较好的锌的来源包括婴儿配方食品、肝泥、蛋黄等。

4. 碘　在促进体格发育、脑发育和调节新陈代谢过程中发挥着重要的作用。婴儿期碘缺乏可引起以智力低下（不可逆性神经损害）、体格发育迟缓为主要特征的克汀病。

除上述的微量元素，其他矿物质，如钾、钠、镁、铜、氯、硫等也为机体生长发育所必需，但母乳及配方奶喂养的健康婴儿均不易缺乏。2023 年中国营养学会建议婴幼儿膳食矿物质参考摄入量见表 4 – 7 表。

表 4 – 7　婴幼儿膳食关键矿物质的参考摄入量

	钙（mg/d）	铁（mg/d）	锌（mg/d）	碘（μg/d）
0 岁～	200（AI）	0.3（AI）	1.5（AI）	85（AI）
0.5 岁～	350（AI）	10.0（RNI）	3.2（AI）	115（AI）
1～3 岁	500（RNI）	10.0（RNI）	4.0（RNI）	90（RNI）

（六）维生素

母乳中的维生素尤其是水溶性维生素含量受哺乳期妇女的膳食和营养状态的影响。膳食均衡的哺乳期妇女，其乳汁中维生素一般能满足婴儿的需要。用非婴儿配方奶喂养婴儿时，则应注意补充各种维生素。几乎所有的维生素在缺乏时都会影响婴幼儿的生长发育，其中关系最为密切的有以下几种。

1. 维生素 A　婴幼儿维生素 A 摄入不足可以影响体重的增长，并可出现上皮组织角化、眼干燥症和夜盲症等缺乏症状；但维生素 A 过量摄入也可引起中毒，表现出呕吐、昏睡、头痛、皮疹等症状。母乳中维生素 A 的含量一般偏低，因此部分纯母乳喂养儿，可能需要额外补充维生素 A。但对于配方喂养儿，由于配方设计中已经充分考虑了维生素 A 供应，一般不再需要额外补充维生素 A。

2. 维生素 D　对于婴幼儿的生长发育十分重要，在维持血中钙、磷的稳定发挥着重要的作用，与骨钙和牙齿的形成发育有关。婴幼儿佝偻病发生的主要原因是维生素 D 的缺乏。母乳中的维生素 D 水平较低，因此应给婴幼儿适宜补充维生素 D，并且应多晒太阳。但应该注意的是如果长期过量摄入维生素 D 会引起中毒。

3. 维生素 E　胎盘转运维生素 E 的效率较低，新生儿，尤其是早产儿血浆中维生素 E 水平很低。此外，由于早产儿吸收功能较差，容易出现维生素 E 缺乏，引起溶血性贫血、血小板增加及硬肿症，出生后的前 1～2 周应注意给予维生素 E 的额外补充。母乳中维生素 E 含量为 3.3～4.5mg，初乳中含量更丰富，因而婴儿维生素 E 的需要量通常可由母乳获得。牛乳中维生素 E 含量远低于人乳，因此牛乳喂养的婴幼儿需注意补充维生素 E。

4. 维生素 K　成年人维生素 K 主要由肠道菌群合成、吸收而来。新生儿体内几乎无维生素 K 的储备，肠道内以双歧杆菌占优势合成维生素 K 菌群尚未建立，母乳含维生素 K 为 15μg/d，母乳喂养的新生儿在出生前几天奶量少，也较易出现维生素 K 缺乏性出血。因此，新生儿，特别是早产儿出生初期要补充维生素 K。

5. B 族维生素　包括维生素 B$_1$、维生素 B$_2$、维生素 B$_6$、维生素 B$_{12}$、烟酸、泛酸、叶酸、胆碱、生物素等。B 族维生素因参与能量代谢、核酸的合成对生长发育、食欲等有重要作用。由于 B 族维生素是水溶性维生素，在体内储存量较少。0～6 月龄婴儿对其需要依赖母乳，营养均衡哺乳期妇女的乳汁含有较丰富的 B 族维生素。如果哺乳期妇女 B 族维生素缺乏，也容易引起婴儿的相应维生素缺乏，如维生素 B$_1$ 缺乏所导致的婴儿脚气病多发生于 2～5 月龄的母乳喂养儿，由于哺乳期妇女膳食以精制大米为主，加上缺乏豆类、肉类等富含维生素 B$_1$ 的食物所致。

6. 维生素 C　有抗氧化、提高机体免疫力、促进铁吸收等作用。一般情况下，母乳喂养的婴儿不易缺乏维生素 C。人工喂养的婴儿应及时补充维生素 C，随着年龄的增大可进一步补充富含维生素 C 的新鲜蔬果，如深色叶菜汁、橙汁等。2023 年中国营养学会建议婴幼儿膳食维生素的参考摄入量见表 4-8。

表 4-8　婴幼儿膳食关键维生素的参考摄入量

	维生素 A (μg RAE /d)	维生素 D (μg /d)	维生素 E (mg α–TE /d)	维生素 K (μg /d)	维生素 B$_1$ (mg/d)	维生素 C (mg/d)
0 岁~	300（AI）	10（AI）	3（AI）	2（AI）	0.1（AI）	40（AI）
0.5 岁~	300（AI）	10（AI）	4（AI）	10（AI）	0.3（AI）	40（AI）
1~3 岁	男 340（RNI） 女 330（RNI）	10（RNI）	6（AI）	30（AI）	0.6（RNI）	40（RNI）

三、婴幼儿喂养指导

（一）婴儿喂养指导 📱微课 1

婴幼儿生长发育所需要的能量和营养素必须通过合理的喂养来获得，应该结合母亲的生理状态、婴幼儿生长发育特点以及胃肠道功能尚未完善的特点，确定科学的喂养方式。

1. 母乳喂养　母乳是婴儿最理想的食物，纯母乳喂养能满足婴儿 6 月龄以内所需要的全部营养，因此，6 月龄前应给予婴儿纯母乳喂养。母乳喂养的优点如下。

（1）营养优势　母乳中营养素齐全，消化吸收利用率高，能全面满足婴儿生长发育的需要。①母乳蛋白质含量低于牛奶，但利用率高，含乳清蛋白多而酪蛋白少，在胃内形成凝块小，易消化吸收；②母乳蛋白质的必需氨基酸比例适宜，胱氨酸和牛磺酸含量高；③母乳中脂肪球较小且有乳脂酶，可促进脂肪消化，尤适宜于胰脂酶活力较低的新生儿及早产儿，含多不饱和脂肪酸丰富，除了亚油酸和亚麻酸外，还含有花生四烯酸和 DHA，有利于脑发育；④母乳富含乳糖，利于脂类氧化和糖原在肝脏储存，并可促进肠内乳酸杆菌生长；⑤母乳中的矿物质含量明显低于牛乳，可保护尚未发育完善的肾功能，钙磷比例适宜（2∶1），利于钙的吸收；⑥人乳含各种微量元素，初乳含锌高，对生长发育极为有利；虽含铁量较低，但吸收率极高。

（2）免疫优势　母乳中的多种免疫物质在婴儿体内构成了有效的防御系统，保护婴儿免受感染。①免疫球蛋白，如 IgA、IgG、IgM，其中 IgA 占总量的 90%，具有抗肠道微生物和异物的作用；②乳铁蛋白可抑制病原微生物的代谢和繁殖；③溶菌酶含量比牛乳高 300 倍以上，可使易感菌溶解，发挥杀菌抗炎作用；④双歧杆菌因子能促进双歧杆菌生长，降低肠道 pH，抑制腐败菌生长。

（3）减少过敏发生　牛乳中的蛋白质与人乳蛋白质之间存在一定差异，再加上婴儿肠道功能的发育尚不完善，故牛乳蛋白被肠黏膜吸收后可作为过敏原而引起过敏反应。约有 2% 的婴儿对牛乳蛋白过敏，表现为湿疹、支气管哮喘及胃肠道症状，如呕吐、腹泻等。而母乳喂养儿极少发生过敏。

（4）经济性、便利性和安全性　母乳作为天然的婴儿食物，喂养方便经济；哺乳期妇女温度适宜，喂哺简便、喂食的数量与婴儿的饥饱相适应；母乳本身几乎是无菌的，无需消毒，且可直接喂哺，避免冲调不当发生污染。

（5）增进母婴交流、促进产后恢复　哺乳过程中母亲可通过与婴儿的皮肤接触、眼神交流、微笑和语言以及爱抚等动作增强母婴间的情感交流，使婴儿获得最大的安全感和情感满足感，有助于促进婴儿的心理和智力发育。哺乳可使母亲心情愉悦，婴儿吸吮乳头可反射性地引起催产素分泌，促进子宫收缩，减少产后并发症；乳汁的持续分泌可消耗贮备的体脂，有利于母亲体形的恢复；母亲哺乳期月经推迟，能起到一定的避孕作用。

（6）远期健康优势　母乳喂养除对婴儿和母亲近期的健康产生促进作用以外，也对其产生远期效应。如母乳喂养的儿童，其成年后肥胖、糖尿病等疾病的发病率较低；哺乳可能降低母亲以后发生肥胖、骨质疏松症及乳腺癌的可能性。

2. 人工喂养 因疾病或其他原因不能进行母乳喂养时，则可采用牛乳或其他代乳品喂养婴儿。完全人工喂养的婴儿最好选择婴儿配方奶粉。

特殊婴儿配方食品的选择需要遵循医嘱：苯丙酮尿症患儿要选用限制苯丙氨酸的奶粉；乳糖不耐受患儿要选用去乳糖的配方奶粉；对乳类蛋白质过敏的患儿则可选用以大豆为蛋白质来源的配方奶粉。

3. 混合喂养 母乳不足时，可用婴儿配方奶粉或其他乳品、代乳品补充进行混合喂养，其原则是采用补授法，即先喂母乳，不足时再喂以其他乳品；每天应哺乳 3 次以上；让婴儿按时吮吸乳头，刺激乳汁分泌，防止母乳分泌量的进一步减少。

（二）断奶过渡期喂养指导

随着婴儿生长，纯母乳喂养已无法再提供足够的能量，以及铁、锌、维生素 A 等关键营养素，为了适应生长发育需要、消化系统发育成熟及功能训练需要、婴儿认知行为发育需要，需要从 6 月龄开始，逐渐添加乳类以外的各种食物，作为母乳喂养的补充，这一时期被称作断奶过渡期，所添加的各类食物被称作过渡期食品，即婴儿辅助食品，常简称为辅食。辅食添加能够帮助婴幼儿实现从以奶为获得营养的唯一途径，到多样化食物为营养来源的过渡。营养状况良好、发育正常的婴儿，一般在满 6 月龄后，继续母乳喂养的基础上开始添加辅食，期间逐渐完成不同种类、不同质地的各种食物的添加和对食物的感知，至 24 月龄，逐步形成多样化的膳食结构。

1. 辅食添加的基本原则 每次只添加一种新食物，由少到多、由细到粗、由稀到稠，循序渐进。

（1）辅食种类由单一到多样 每次只添加一种新的食物。每引入一种新的食物应适应 3～5 天，观察是否出现呕吐、腹泻、皮疹等不良反应，适应一种食物后再添加其他新的食物。逐渐增加辅食种类，最终达到每天摄入七类常见食物中的四类及以上（表4-9）。

表 4-9　婴幼儿辅食添加常见食物种类

种类	常见种类
谷物、根茎类、薯类	面粉、大米、小米、红薯、土豆
肉类	畜肉、禽类、鱼类及其动物内脏
奶类	牛奶、酸奶、奶酪
蛋类	鸡蛋、鸭蛋、鹌鹑蛋
维生素 A 丰富的蔬果（不包括果汁）	胡萝卜、羽衣甘蓝、南瓜、小白菜、芒果、蜜橘
其他蔬果（不包括果汁）	小油菜、娃娃菜、花椰菜、西兰花、苹果、梨
豆类及其制品、坚果类	黄豆、豆腐；花生仁、核桃仁、腰果

（2）辅食数量由少到多 关注婴幼儿的饥饿和饱足反应，主要依据孩子的需要而定。满足母乳及辅食提供的能量及主要营养素摄入量的需求。

（3）辅食性状由稀到稠、辅食质地由细到粗 随着婴幼儿口腔及胃肠等器官结构和功能的发育，辅食从肉泥、菜泥等泥糊状食物开始，逐步增加食物硬度和颗粒大小，过渡到肉末、碎菜等半固体或固体食物。

（4）顺应喂养 随着婴幼儿生长发育，喂养者应根据婴幼儿营养需求的变化，提供多样化且与其发育水平相适应的食物，保证婴幼儿健康发育。喂养过程中，应及时感知婴幼儿发出的饥饿和饱足反应，并作出恰当地回应，应耐心鼓励和协助婴幼儿进食，培养儿童合理进食行为，帮助婴幼儿学会自主进食，遵守必要的进餐礼仪，逐步形成健康的进餐模式。

2. 婴儿辅食添加的顺序 先单一食物后混合食物，先液体后泥糊状，再固体；先强化铁的米粉、蛋黄、果泥、菜泥，后鱼泥、肉泥等（表4－10）。

表4－10　婴幼儿辅食添加常见食物种类每日推荐量

年龄	母乳喂养频次	米粉及米面类	蔬菜、水果类	畜禽类
6~8月龄	坚持母乳喂养 逐步减少至4~6次	稠粥或面条 每餐30~50g	尝试添加菜泥—水果泥— 碎菜和水果	尝试添加蛋黄、猪肉、牛肉等
9~12月龄	坚持母乳喂养4次	稠粥－软饭约100g	碎菜50~100g 水果50g 指状食物	蛋黄1个 红肉类为主25~50g
1~2岁	2~3次	同成年人膳食饭、面等主 食100~150g	蔬菜200~250g 水果100~150g	鸡蛋1个 动物性食物50~80g

（三）幼儿合理膳食指导

1. 幼儿膳食的基本原则　幼儿膳食从婴儿期的以乳类为主过渡到以谷类为主，奶、蛋、鱼、畜、禽、蔬菜和水果为辅的混合膳食，但其烹调方式应与成年人有差别，幼儿膳食原则包括以下三点。

（1）平衡膳食　逐渐添加谷类食品以及畜、蛋、禽、鱼、奶类和豆类及其制品，每日供给牛奶或相应的奶制品不应少于350ml。幼儿的每周食谱中应至少安排一次动物肝、动物血及一次海产品，以补充维生素A、铁、锌和碘。

（2）合理烹调　幼儿主食以软饭、麦糊、面条、馒头、面包、饺子、馄饨等交替使用。蔬菜应切碎煮烂，瘦肉宜制成肉糜或肉末，易为幼儿咀嚼、吞咽和消化。坚果及种子类食物，如花生、黄豆等应磨碎制成泥糊状，以免呛入气管。幼儿食物烹调宜采用蒸、煮等，不宜添加味精等调味品，以原汁原味最好。

（3）合理膳食制度　每日4~5餐，除三餐外，可增加1~2次点心，进餐应该有规律。早餐宜提供一日能量和营养素的25%，午餐为35%，每日5%~10%的能量和营养素可以零食或点心的方式提供，晚饭后除水果或牛奶外应逐渐养成不再进食的良好习惯，尤其睡前忌食甜食，以保证良好的睡眠，预防龋齿。

2. 幼儿健康膳食模式建立　幼儿期是过渡时期，与出生早期婴儿比较，饮食方式从被动接受父母或照顾者提供食物，到建立自主进食行为，主动选择喜爱的食物。在这一时期，幼儿学习认识并接受食物，建立多样化的膳食结构。出生早期建立的良好饮食模式可以延续至青春期乃至成人期，可减少成年后慢性非传染性疾病的发生。

（1）出生早期认知食物　幼儿期是学习接受新食物的敏感期，反复尝试，增加熟悉度是幼儿学习认知食物的关键。

（2）建立健康饮食偏好　出生早期是形成食物偏好的关键期，而在婴幼儿期形成的食物偏好可持续至成年期。食物偏好是选择食物的关键，也关联着饮食质量。幼儿期建立健康的食物偏好，有助于良好饮食习惯的培养。

（3）养成健康饮食习惯　①提供均衡膳食，提供多样化的营养丰富的健康食物。②合理安排进餐制度，定时、定点、定量进餐，形成良好的进食规律。③良好的进餐环境，营造安静温馨、轻松愉快的进餐环境，远离电视和玩具的干扰，专心进食；在用餐期间对幼儿出现的挑食、偏食，父母可耐心提醒、循循善诱；当幼儿拒绝时，可鼓励尝试，而不能强迫。④鼓励幼儿自主进食，让幼儿自己抓食或学习用餐具进食，允许有一定程度的狼藉和浪费，尽量满足其独立的意愿，同时养育者应注意饮食卫生和就餐礼仪的培养。⑤父母作出良好榜样，幼儿的模仿力强，父母的饮食模式对幼儿的饮食习惯影响很大；父母及家庭成员应为婴幼儿树立良好的榜样，促使其摄入多样化的食物，并养成健康的进食习惯；与家人、朋友一起愉快进餐，分享品尝美味的快乐和良好情绪。

（4）倡导顺应喂养 顺应喂养是在顺应养育模式框架下发展起来的幼儿喂养模式。其具体内容包括以下几点。①面对面喂养：父母可及时了解幼儿的需求，准确理解幼儿饱足或饥饿的信号，并作出有针对性的回应。②尽量减少对幼儿注意力的干扰：进食时不看电视，不玩玩具，不逗引等。③鼓励自己吃：根据幼儿不同年龄，鼓励抓食，或使用餐具进食。④选择合适的餐具：使用固定的小碗、盘子，有助于父母了解幼儿的进食量，同时可根据幼儿不同年龄，选择适合使用的小勺等。⑤固定座位就餐：让幼儿尽早加入家庭用餐，并有固定的座位。⑥不强迫喂养：父母应耐心鼓励幼儿多吃，但不能强迫进食。

（四）婴幼儿喂养指南

针对我国婴幼儿的喂养需求和可能出现问题，2022年中国营养学会颁布的《中国居民膳食指南》中提出婴幼儿喂养的准则如下。

1. 0~6月龄内婴儿母乳喂养指南，提出六条准则如下。

（1）母乳是婴儿最理想的食物，坚持6月龄内纯母乳喂养。

（2）生后1小时内开奶，重视尽早吸吮。

（3）回应式喂养，建立良好的生活规律。

（4）适当补充维生素D，母乳喂养无需补钙。

（5）一旦有任何动摇母乳喂养的想法和举动，都必须咨询医生或其他专业人员，并由他们帮助作出决定。

（6）定期监测婴儿体格指标，保持健康生长。

2. 7~24月龄婴幼儿喂养指南，提出六条准则如下。

（1）继续母乳喂养，满6月龄起必须添加辅食，从富含铁的糊状食物开始。

（2）及时引入多样化食物，重视动物性食物的添加。

（3）尽量少加糖盐，油脂适当，保持食物原味。

（4）提倡回应式喂养，鼓励但不强迫进食。

（5）注重饮食卫生和进食安全。

（6）定期监测体格指标，追求健康生长

知识链接

生命早期营养的社会意义

生命早期通常指生命早期的1000天，即从受精卵开始到幼儿2岁这一生长发育的关键窗口期。生命早期营养分为妊娠期营养、0~5月龄婴儿营养和6~23月龄婴幼儿营养三个连续阶段。

生命早期营养具有重要的意义，既是儿童生长发育的基础，又是成年后部分慢病的重要影响因素。我国正处于中华民族伟大复兴的关键时期，提升我国儿童的营养健康状况，充分发挥每个儿童生长发育潜能，可以积累社会可持续发展的重要人力资源。另一方面，营养投入具有高投入产出比，在发展中国家可达1∶16，尤其是对于儿童早期营养的投入，其收益更为明显，同时也是消除贫困的重要途径。实践证明，我国对儿童早期营养的投入，是促进儿童早期发展的重要举措，是我国精准扶贫和可持续发展战略的重要组成部分。

第三节 儿童的营养

PPT

儿童包括学龄前期儿童和学龄儿童，前者指的是2~5岁的儿童；后者根据《中国学龄儿童膳食指南（2022）》界定为 6~17 岁儿童少年，包括中小学阶段。与幼儿期相比，儿童少年生长发育速率略有下降，但仍处于较高水平，其生长发育状况直接关系到成人期发生肥胖和慢性病的风险。该阶段所摄入的食物种类和膳食结构已开始接近成年人，此时是形成良好饮食行为和健康生活方式的关键时期。因此，根据儿童少年的生长发育特点，为其提供均衡膳食，培养健康饮食行为，对于保证儿童的身心发育至关重要，将为一生的健康奠定坚实基础。

一、学龄前期儿童的营养

经过 7~24 月龄期间膳食模式的过渡和转变，学龄前期儿童摄入的食物种类和膳食结构已开始接近成年人，但与成年人相比，对各种营养素的需求较高，由于其消化系统尚未完全成熟，咀嚼能力仍较弱，故其膳食的加工烹调方法应与成年人有所差异。同时，这一时期儿童活动能力和范围增加，自主性、好奇心、学习能力和模仿能力明显增强，生活自理能力有所提高，但其注意力容易分散，进食专注度较弱，故此时也是纠正不良饮食习惯和生活方式的关键干预阶段。此外，由于绝大多数学龄前期儿童是在托幼机构过集体生活，科学安排群体儿童膳食和适时开展"食育"也十分重要。

（一）学龄前期儿童的营养需要

1. 学龄前期儿童的生理特点

（1）体格生长趋于稳定　与婴幼儿相比，学龄前期儿童的体格发育速度相对减慢，但仍保持稳步增长，这一时期每年体重增长约 2kg，每年身高增长 7~8cm。

2 岁~青春前期的体重、身高增长的粗略估计公式为：

$$体重（kg）= 年龄 \times 2 + 8$$
$$身高（cm）= 年龄 \times 7 + 75$$

（2）神经系统发育逐渐完善　3 岁左右神经细胞的分化已基本成熟，但神经细胞体积的增大、神经元间突触形成和修剪、神经纤维的髓鞘化仍在继续。神经冲动的传导速度明显快于婴幼儿期。

（3）咀嚼及消化功能仍有限　3 岁时 20 颗乳牙已出齐，6 岁时第一颗恒牙已萌出，但这一时期的咀嚼能力仅到达成年人的 40%，消化能力也仍然有限，尤其是对固体食物需要较长时间适应。因此，这一时期还不能给予成年人膳食，以免导致消化功能的紊乱，造成营养不良。

（4）心理发育特点　精细运动进一步发展，能够有效使用各种餐具，且可以坐在餐桌边与成年人同期进食；注意力容易分散，主要表现为无法专心进食；在食物选择上有自我做主的倾向，且模仿能力极强，因此这一时期应特别注意培养儿童良好的饮食习惯。

2. 学龄前期儿童的营养素需求

（1）能量与宏量营养素　学龄前期儿童需要充足的能量以满足其基础代谢、体力活动、食物热效应及生长发育。如果能量长期摄入不足，将会导致生长发育迟缓、消瘦、活力减弱。如果能量摄入过剩，则多余的能量将会以脂肪形式储存堆积在体内，引起超重或肥胖。中国营养学会推荐的学龄前期儿童每日能量需要男童高于女童。3~6 岁儿童的蛋白质 RNI 为 30g/d，其蛋白质主要来源于动物性食物，优质蛋白应占 50% 以上。3 岁儿童脂肪提供的能量由婴幼儿时期的 35%~40% 减少到 35%，但仍高于一般成年人；考虑到 3~6 岁儿童膳食已接近成年人膳食，为预防慢性病，推荐膳食脂肪供能比与成年人相同，为 20%~30%。碳水化合物是学龄前期儿童能量的主要来源，其供能比为 50%~65%，其供应应以富含复合碳水化合物的谷类为主，如大米、面粉等。糖和甜食是添加糖的主要来源，应限量摄入。

（2）矿物质　为满足学龄前期儿童的骨骼生长需要提供充足的钙。儿童钙的最佳食物来源是奶及奶制品，为保证学龄前期儿童钙的适宜水平，建议每日奶的摄入量在 300~600ml。中国营养学会推荐

4~6岁儿童钙、铁、锌和碘的RNI分别为600mg/d、10mg/d、5.5mg/d和90μg/d。

（3）维生素　学龄前期儿童骨骼生长需要维生素D，以促进钙的吸收，学龄前儿童钙缺乏仍然常见。中国营养学会推荐4~6岁儿童维生素D的RNI为10μg/d（400IU/d），维生素A的RNI为390μgRAE/d（男）、380μgRAE/d（女），维生素B_1、维生素B_2和烟酸的RNI分别是0.9mg/d、男0.9mg/d（女0.8mg/d）和男7mg NE/d（女6mg NE/d）。

（二）学龄前期儿童的合理膳食指导

1. 学龄前期儿童的合理膳食原则　学龄前期儿童的食物种类和膳食结构已开始接近成年人，但与成年人相比，其对各种营养素的需要量相对较高，消化系统尚未完全成熟，咀嚼能力仍较差，因此其食物的烹调加工应与成年人有一定的差异。《中国居民膳食指南》中关于学龄前期儿童的膳食指南在一般人群膳食指南基础上增加以下5条核心推荐：①食物多样，规律就餐，自主进食，培育良好饮食行为；②每日饮奶，足量饮水，合理选择零食；③合理烹调，少调料少油炸；④参与食物选择和制作，增进对食物的认知和喜爱；⑤经常户外活动，定期体格测量，保障健康生长。

学龄前期儿童的合理膳食原则如下。

（1）合理膳食及餐次安排　平衡膳食、规律就餐是学龄前期儿童获得全面营养、足量食物和良好消化吸收的保障。学龄前期儿童的膳食应由多样化食物构成，中国营养学会建议每日食物种类应达12种以上，每周25种以上。按餐次分配：早餐4~5种，午餐5~6种，晚餐4~5种，加餐1~2种。餐次以三餐两点为宜，即三顿正餐和两次加餐。一日三餐的能量分配为早餐30%、午餐35%、晚餐25%、加餐10%左右，以奶类、水果为主，可配少量松软面包。定时、定量、定点进食，注意饮食卫生。

（2）选择易于消化的烹调方式　烹调方式要符合学龄前期儿童的消化功能和特点，烹调注意色香味美，促进孩子食欲。食品的温度适宜、软硬适中，易被儿童接受。

（3）不挑食、偏食或暴饮暴食，合理选择零食，并注意零食的食用安全。

2. 学龄前期儿童常见营养问题

（1）超重与肥胖　儿童肥胖大多数为原发性肥胖，其发生发展是遗传、环境和饮食行为等因素共同作用的结果。肥胖不仅会影响学龄前期儿童的身体健康，还会对其心理和认知行为发育带来负面影响。2020年中国居民营养与慢性病状况报告显示，我国0~5岁儿童超重率和肥胖率分别为6.8%和3.6%。如果不采取有效的干预措施，预计到2030年我国0~7岁儿童肥胖率将达到6.0%，肥胖儿童数将增至664万人。为预防肥胖发生，建议学龄前期儿童养成良好的饮食习惯，不偏食糖类以及高脂、高能量食物。

（2）龋齿　2017年第四次全国口腔健康流行病学调查结果显示，5岁儿童乳牙龋齿患病率为70.9%，比过去10年上升了5.8%。3~6岁是儿童乳牙患龋高峰期，龋齿长期未得到治疗可导致儿童偏侧咀嚼，双侧面部发育不对称，还可影响恒牙的正常发育和萌出。为预防学龄前期儿童龋齿的发生，应注意口腔清洁，减少含糖食物的摄入，尤其是黏性可咀嚼的糖，甜食的摄入时间应在用餐期间，而不是在两餐之间。

（3）便秘　学龄前期儿童不良饮食习惯，如喜食肉类，完全不吃或偶尔吃蔬菜、水果，饮食过于精细等均会导致便秘的发生，为预防学龄前期儿童便秘发生，应建立合理的饮食结构，足量饮水，增加富含膳食纤维食物的摄入，如谷类、薯类、蔬菜、水果等。

（4）挑食和偏食　是学龄前期儿童常见的不良饮食行为。由于其自主性的萌发，对食物可能表现出不同的喜好，容易出现一时性的偏食和挑食，此时需要家长或看护人适时、正确地加以引导和纠正，以免形成挑食、偏食的不良习惯。在此过程中，家长和老师要对儿童循循善诱，有信心和耐心，不可操之过急。可以尝试通过提供健康食物、改善烹调方法、小份量重复呈现新食物、开展营养教育、增加身体活动量等方法加以改善。

二、学龄儿童的营养

（一）学龄儿童的生理特点

学龄期是由儿童逐步发育到成年人的过渡时期，生长发育迅速，两性特征逐步显现。学龄儿童每年体重增加 3~5kg，身高每年可增高 5~7cm，青春期生长突增，体重增长在高峰时可达到每年 8~10kg，身高增长在高峰时可达到每年 10~12cm。各系统器官的发育快慢不同，神经系统发育较早，生殖系统发育较晚，皮下脂肪年幼时较发达，肌肉组织到学龄期才加速发育。学龄儿童的体成分不断改变，存在一定性别差异。在青春期前，女生的总体、躯干和腹部的体脂含量均高于男生，而男生的去脂体重明显高于女生，青春期男女生体成分增长迅速，性别差异更加明显。

（二）学龄儿童的营养需要

1. 能量　学龄儿童处于生长发育阶段，基础代谢率高，活泼爱动，体力、脑力活动量大，故学龄儿童需要的能量（按每千克体重计）接近或超过成年人。2023 年中国营养学会建议中国 6~17 岁学龄儿童的能量平均需要量（EER）随着年龄增长而增加（表 4-11）。

表 4-11　中国 6~17 岁学龄儿童膳食能量需要量

年龄（岁）	轻身体活动水平（kcal/d）		中身体活动水平（kcal/d）		重身体活动水平（kcal/d）	
	男	女	男	女	男	女
6~	1400	1300	1600	1450	1800	1650
7~	1500	1350	1700	1550	1900	1750
8~	1600	1450	1850	1700	2100	1900
9~	1700	1550	1950	1800	2200	2000
10~	1800	1650	2050	1900	2300	2100
11 岁~	1900	1750	2200	2000	2450	2250
12 岁~	2300	1950	2600	2200	2900	2450
15~17 岁	2600	2100	2950	2350	3300	2650

2. 蛋白质　由于学龄儿童学习任务繁重，思维活跃、认识新事物多，必须保证供给充足的蛋白质。学龄儿童蛋白质需要量包括蛋白质的维持量以及生长发育所需储存量。蛋白质摄入不足，会导致生长迟缓、低体重、免疫功能下降等；摄入过多蛋白质会使尿钙排泄增多、肝肾负担加重。

3. 脂肪　脂类对于维持学龄儿童的发育与健康必不可少，而膳食脂肪摄入过多会增加超重肥胖、高血压、血脂异常甚至心血管疾病等的风险。因此，学龄儿童在总脂肪供能比适宜的前提下，应适当减少饱和脂肪酸摄入，严格控制反式脂肪酸，保证必需脂肪酸摄入。应减少油炸食品和加工食品摄入，适量摄入畜禽肉类，尤其要保证鱼虾的摄入，有利于学龄儿童脑力、智力发育。膳食脂肪的适宜供能比为 20%~30%。

4. 碳水化合物　学龄儿童碳水化合物的供能比与成年人相同，为总能量的 50%~65%。以满足体内糖原消耗和脑组织需要为目标，6~11 岁学龄儿童碳水化合物平均需要量为 120g/d，12~17 岁为 150g/d。

5. 矿物质　钙是构成骨骼、牙齿的重要成分，处于生长发育期的学龄儿童比成年人需要更多的钙。青春期是影响峰值骨量最敏感的时期，人体 50% 的峰值骨量是在此时期形成，青少年期的钙营养状况决定成年后的峰值骨量，每天钙摄入量高的青少年的骨量和骨密度均高于钙摄入量低者，青春期使骨量增长最大化是预防骨质疏松的重要措施。因此，9～17岁钙的RNI为1000mg/d。

铁主要满足学龄儿童基本铁丢失、生长期铁蓄积和月经期铁丢失的需要。

锌对学龄儿童生长发育、智力发育、免疫功能、物质代谢和生理功能均具有重要的作用。

学龄儿童因生长发育对碘和甲状腺激素需要增加，是碘缺乏的高危人群，故这一时期应注意保证碘的摄入。

6. 维生素 是学龄儿童生长发育必需的营养素，参与机体物质代谢和能量代谢，具有促进免疫功能、促进黏膜细胞分化和骨骼钙化等作用。尤其要重视维生素A和维生素B$_2$的供给，此外，维生素E与青少年生殖功能的发育具有紧密联系。

（二）学龄儿童的合理膳食指导

中国营养学会颁布的《中国学龄儿童膳食指南（2022）》在一般人群膳食指南基础上增加以下5条核心准则：①主动参与食物选择和制作，提高营养素养；②吃好早餐，合理选择零食，培养健康饮食行为；③天天喝奶，足量饮水，不喝含糖饮料，禁止饮酒；④多户外活动，少屏视时间，每天60分钟以上中高强度身体活动；⑤定期监测体格发育，保持适宜体重增长。

1. 学龄儿童的合理膳食原则

（1）食物多样，谷物为主 食物多样包括食物种类多样、颜色丰富多彩、烹调方法适当变化，学龄儿童每日膳食应包括谷薯类、蔬菜水果类、畜禽鱼蛋、奶类和大豆坚果类等食物，进行同类食物互换，达到平均每天摄入12种以上食物，每周25种以上。

（2）坚持吃好早餐 早餐的能量及营养素供应量应相当于全日量的1/3。营养充足的早餐不仅可以满足学龄儿童的能量和营养需求，防止营养素的缺乏，同时还可能有利于控制体重、提高学习能力。不吃早餐或早餐吃不好会使小学生在上午11点前后因能量不够而导致学习行为的改变，如注意力不集中、数学运算、逻辑推理能力及运动耐力等下降。

（3）培养健康饮食习惯 定时定量进食，合理选择零食，不挑食、不偏食或暴饮暴食。

（4）平衡膳食，鼓励参加体力活动，避免盲目节食 青少年肥胖率逐年增加，对于超重或肥胖的青少年，应引导他们通过合理控制饮食，少吃高能量的食物（如肥肉、糖果和油炸食品等），同时增加体力活动，使能量摄入低于能量消耗，逐步减轻体重。

2. 学龄儿童不良饮食行为改善

（1）不吃早餐 膳食指南建议每天吃早餐，并保证早餐的营养充足。营养充足的早餐不仅可以满足学龄儿童的能量和营养需求，防止营养素的缺乏，同时还可能有利于控制体重、提高学习能力。

（2）喜好含糖饮料 含糖饮料是学龄儿童摄入添加糖的主要来源。《中国居民营养与慢性病状况报告（2020年）》显示，6～11岁、12～17岁人群每日至少饮用1次含糖饮料的比例分别为13.3%和26.0%，过多饮用含糖饮料容易引起儿童偏食挑食、能量摄入过多，增加龋齿、肥胖、高血压等慢性病发病风险。家长要以身作则并鼓励学龄儿童多喝白开水，不喝含糖饮料；不以含糖饮料作为奖励的手段；如需喝饮料，尽量选择低糖或无糖饮料，并选择小包装以控制摄入量。

（3）不合理零食 合理地选择零食可以作为日常膳食的有益补充，可以在两餐之间吃少量零食。《中国儿童青少年零食指南（2018）》推荐学龄儿童应选择新鲜、营养、卫生的食物作为零食，如新鲜蔬菜水果、坚果、奶及奶制品、大豆及其制品等。

第四节　老年人的营养

PPT

随着社会经济和医学保健事业的发展，人类寿命将逐渐延长，老年人口比例不断增大，人口老龄化是社会发展的必然趋势。据统计，截至 2021 年底，我国 60 岁及以上老年人达到 2.67 亿，占总人口的 18.9%，65 岁及以上老年人达到 2 亿以上，占总人口的 14.2%。在此基础上，预计到 2030 年我国 60 岁及以上的老年人数量将增至 3.7 亿。老年人合理营养有助于延缓衰老进程、促进健康和预防慢性退行性疾病，提高生命质量。因此，从营养的角度探讨老年人生理改变对营养的需求、老年人面临的营养问题及其与健康的关系，对促进老年人实现健康老龄化具有重要意义。

知识链接

"十四五"健康老龄化规划

"十四五"时期是我国全面建设社会主义现代化国家新征程的第一个五年，也是积极应对人口老龄化的重要窗口期，促进健康老龄化将进入新的发展阶段。为协同推进健康中国战略和积极应对人口老龄化国家战略，不断满足老年人健康需求，稳步提升老年人健康水平，根据《中华人民共和国国民经济和社会发展第十四个五年规划和 2035 年远景目标纲要》《中共中央国务院关于加强新时代老龄工作的意见》《国家积极应对人口老龄化中长期规划》《"健康中国 2030"规划纲要》《健康中国行动（2019—2030 年)》等文件，2022 年 2 月国家卫健委、教育部等 15 部门联合印发《"十四五"健康老龄化规划》。《规划》提出主要任务之一完善老年人预防保健服务体系。

一、老年人的生理特点

1. 基础代谢率下降 基础代谢率（BMR）随年龄的增长而降低，20 岁以上每增加 10 岁，BMR 下降 2%~3%，75 岁时 BMR 较 30 岁下降 26%，因此，老年人的能量供给应适当减少。

2. 脂质代谢能力降低 易出现血甘油三酯、总胆固醇和低密度脂蛋白胆固醇（LDL-C）升高，高密度脂蛋白胆固醇（HDL-C）下降的现象。

3. 消化系统功能减退 老年人牙龈逐渐退化萎缩、牙齿松动脱落以及牙釉质磨损，对酸、冷、热的食物刺激更加敏感，影响食物咀嚼和吞咽；由于味蕾、舌乳头和神经末梢的改变而使味觉和嗅觉功能减退；胃酸和胃蛋白酶分泌减少，使钙、铁和 B 族维生素等营养素的吸收减少；胃肠蠕动减慢，胃排空时间延长，导致胃肠胀气，易发生便秘；胆汁分泌减少，对脂肪的消化能力下降。

4. 体成分改变 随着年龄的增长，体内脂肪组织逐渐增加，脂肪在体内储存部位的分布也有所改变，呈现向心性分布的趋势，即由肢体逐渐转向躯干；肌肉组织的重量减少而出现肌肉萎缩；骨矿物质减少、骨密度下降，尤其是女性更加明显。

5. 代谢功能降低 老年人代谢功能随着年龄的增长而降低，而且合成代谢降低，分解代谢增高，合成与分解代谢失去平衡，引起细胞功能下降。另外，随着年龄增高胰岛素分泌能力减弱，组织对胰岛素的敏感性下降，可导致葡萄糖耐量下降。

6. 体内氧化损伤加重 人体组织的氧化反应产生的自由基可造成细胞损害，由于细胞膜上磷脂所含多不饱和脂肪酸量多，对自由基更为敏感。自由基作用于多不饱和脂肪酸形成脂质过氧化产物，主要有丙二醛（malondialdehyde，MDA）和脂褐素（lipofuscin），在衰老的过程中脂褐素大量堆积，可沉积于内脏及皮肤组织中，老年人心肌和脑组织中脂褐素沉着率明显高于青年人，如沉积于脑及脊髓神经细胞则可引起神经功能障碍。自由基除损害细胞膜产生脂质过氧化物以外，还可使一些酶蛋白质变性，引起酶的活性降低或丧失。

7. 免疫功能下降 老年人免疫细胞，尤其 T 淋巴细胞和 B 淋巴细胞的功能随年龄的增长而减退，意味着老年人应对新发感染的抵抗力下降，又称免疫衰老。此外，老年期炎性细胞因子水平升高，称为炎性衰老,炎性衰老过程中的促炎性反应与老年相关疾病如阿尔茨海默病、帕金森病、急性侧索硬化、多发性硬化症、动脉粥样硬化、心脏病、与年龄相关的虚弱和肌肉衰减综合征密切相关。

二、老年人的营养需要

1. 能量 老年人体力活动减少、骨骼肌量下降、身体脂肪增多、基础代谢率降低等因素,使其能量消耗也随之降低,因此,老年人能量需要量(EER)下降(表4-12)。

表4-12 老年人能量需要量/[kcal(MJ)/d]

年龄(岁)	轻体力活动		中体力活动	
	男	女	男	女
65~	1900 (7.95)	1550 (6.49)	2300 (9.62)	1850 (7.74)
75~	1800 (7.53)	1500 (6.28)	2200 (9.20)	1750 (7.32)

2. 蛋白质 人体衰老过程中,体内蛋白质的分解代谢超过了合成代谢,加上蛋白质摄入量不足,易出现负氮平衡。但由于老年人肝脏和肾脏功能降低,摄入蛋白质过多可增加肝脏和肾脏的负担。因此,老年期应有足量的蛋白质供应,我国老年人蛋白质的RNI比一般成年人稍高,老年男性72g/d、女性62g/d。也可按照蛋白质供能比15%~20%计算蛋白质摄入量,足量的蛋白质有利于延缓老年人的肌肉衰减,其中优质蛋白质比例占一半以上。

3. 脂类 老年人脂肪摄入过少会影响必需脂肪酸的摄入和脂溶性维生素的吸收,营养不良的风险也增加;脂肪摄入过高,则会增加饱和脂肪酸、胆固醇甚至能量的摄入,继而增加老年人肥胖和心血管疾病的风险。因此,脂肪供能占膳食总能量的20%~30%为宜。

4. 碳水化合物 建议老年人碳水化合物供能占膳食总能量50%~65%为宜。老年人应控制添加糖的摄入量,每天不超过50g。此外,膳食纤维不仅能促进老年人胃肠道功能,防治老年性便秘,而且还有防治高血脂、结直肠癌以及降血糖的作用,因此建议老年人膳食纤维适宜摄入为25~30g/d。

5. 矿物质 摄入量不足会引起缺乏症,老年人因肾脏功能减弱对矿物质摄入过多的处理能力减弱,不足或者过量都会对老年人的健康产生不良影响。

(1)钙 老年人对钙吸收利用能力和存储能力下降,钙吸收率小于20%,容易发生钙摄入不足或缺乏而导致骨质疏松症。推荐老年人膳食钙的RNI为800mg/d,UL为2000mg/d。

(2)铁 老年人对铁的吸收利用率下降且造血功能减退,血红蛋白含量减少,易出现缺铁性贫血。老年人铁的RNI男性为12mg/d、女性为10mg/d,UL均为42mg/d。

(3)钠 随着年龄的增加和体内代谢的改变,高血压在老年人群中的发病率较高。65岁以上老年人钠的AI为1400mg/d,钠盐摄入每天<5g为宜。

此外,微量元素硒、锌、铜和铬在每天膳食中亦须有一定的供给量以满足机体的需要。

6. 维生素

(1)维生素A 在维持老年人正常视觉功能、保持皮肤黏膜完整性以及增强免疫功能等方面具有重要作用。老年人由于进食量少或各种原因引起的厌食,导致动物性食物摄入减少,并且随着年龄增加,牙齿咀嚼能力下降,摄入蔬果的数量也减少,因此老年人容易出现维生素A缺乏。我国老年人维生素A的RNI较一般成年人低,65岁以上男性为每天730μgRAE/d,女性640μgRAE/d,75岁以上男性为每天710μgRAE/d,女性600μgRAE/d,UL均为3000μgRAE/d。

(2)维生素D 考虑到65岁以上老年人维生素D的活化能力下降,老年人维生素D受体的敏感性也降低,易出现维生素D缺乏,因此65岁老年人维生素D的RNI比一般成年人增加,为15μg/d,UL

为 50μg/d。

（3）维生素 E　老年人维生素 E 的 RNI 为 14mg α - 生育酚当量（TE）/d，与一般成年人的推荐量一致。当多不饱和脂肪酸摄入量增加时，应相应地增加维生素 E 的摄入量，以防止多不饱和脂肪酸氧化。维生素 E 的 UL 为 700mg α - TE/d。

（4）B 族维生素　老年人容易出现 B 族维生素的缺乏，维生素 B$_1$、维生素 B$_2$、维生素 B$_{12}$、叶酸等的 RNI 仍与成年人一致。

（5）维生素 C　可促进胶原蛋白的合成，保持毛细血管的弹性，减少脆性，防止老年人血管硬化，并可降低血胆固醇、抗氧化和增强免疫力，因此老年人应保持足够的维生素 C 的摄入，其 RNI 与成年人一致为 100mg/d。

7. 水　老年人肾脏功能减退，液体平衡恢复较慢，对失水与脱水的反应会迟钝于其他年龄人群。并且老年人身体对缺水的耐受性下降，在环境温度和湿度升高的情况下，水分摄入不足的风险增加，因此，老年人每日摄水量应达到 1500 ~ 1700ml 为宜，首选温热的白开水。

三、老年人的合理膳食指导 📱微课 2

合理营养是保证老年人健康长寿的基石。在一般成年人平衡膳食基本原则的基础上，对老年人合理选择食物，适宜运动，营造温馨进餐氛围，建立良好生活方式等方面给予全面指导，使老年人更好地适应身体功能的改变，努力做到合理膳食、均衡营养，可以有效减少和延缓疾病的发生和发展，延长健康的生命时间，保障健康老龄化。

1. 食物品种丰富，合理搭配

（1）品种多样化　除常吃的米饭、馒头、花卷等主食外，还可以选小米、玉米、荞麦、燕麦等各种杂粮谷物，此外，马铃薯、红薯也可作为主食。

（2）努力做到餐餐有蔬菜　不同品种的蔬菜所含营养成分差异较大，老年人应该尽可能换着吃不同种类的蔬菜，特别注意多选深色叶菜，如油菜、青菜、菠菜、紫甘蓝等。

（3）尽可能选择不同种类的水果　水果供应的季节性很强，但不宜在一段时间内只吃一种水果，尽可能选择不同种类的水果，每种吃的量少些，种类多一些。此外，不应用蔬菜替代水果。

（4）动物性食物换着吃　动物性食物包括鱼虾贝等水产品、畜禽肉、蛋、奶类，以及一些动物内脏类食物，尽可能换着品种吃。选择鱼肉时，建议老年人尽可能多食用鱼腩（鱼肚），这一部位肉质较软，便于老年人消化吸收，鱼刺较明显，易于剔除，降低被鱼刺卡住的风险，食用相对安全。

（5）吃不同种类的奶类和豆类食物　以大豆类食物作为原料制作的发酵或非发酵食品种类十分丰富，如豆酱、豆浆、豆腐、豆腐干等，老年人可以做多样选择。常见的奶类有牛奶和羊奶等鲜奶及奶制品，鲜奶进一步加工可制成各种大家熟悉的奶制品，如奶粉、酸奶、奶酪、炼乳等。在条件允许的情况，老年人可以选择不同种类的奶制品。

2. 动物性食物充足，常吃大豆制品　人体对动物性食物中蛋白质和微量营养素的吸收利用率高。但有不少老年人由于担心动物性食物中含有较多的饱和脂肪酸和胆固醇会增加慢性病的发生风险，很少甚至拒绝食用动物性食物，结果导致贫血、低体重、肌肉过快丢失进而造成抵抗力降低、衰弱等问题。建议老年人群合理选择并摄入充足的动物性食物。动物性食物摄入总量应争取达到平均每日 120 ~ 150g，并应选择不同种类的动物性食物，其中鱼 40 ~ 50g，畜禽肉 40 ~ 50g，蛋类 40 ~ 50g。各餐都应有一定量的动物性食物，食用畜肉时，尽量选择瘦肉，少吃肥肉。此外，大豆及其制品富含优质蛋白质、脂肪及其他有益成分，建议老年人保持食用大豆制品的饮食习惯，达到平均每天相当于 15g 大豆的推荐水平。

3. 鼓励共同进餐，保持良好食欲，享受食物美味　目前我国空巢、独居的老年人数量不断增加，社会交往渠道受限，社交空间被压缩。制备食物、共同进餐能调节心情、给人愉悦；建议老年人积极主动参与食物采购和制作活动，与家人、亲朋好友一起进餐。政府、老年人服务机构和相关社会组织也应该意识到做好老年人每日餐食工作的社会和经济意义。在为老年人建造长者食堂、老年人餐桌等良好硬件条件的同时，还可以通过积极的宣传，有效的组织协调，营造良好氛围，帮助老年人把每日餐食作为重要的生活内容，促进老年人的身心健康。

4. 积极户外活动，延缓肌肉衰减，保持适宜体重 积极进行各种形式的身体活动同样有利于老年人的健康。特别是户外活动，有利于呼吸新鲜空气，接受阳光照射，促进体内维生素 D 合成，延缓肌肉衰减的发生与发展。需要注意的是，在安排老年人运动负荷时要量力而行，切忌因强度过大造成运动损伤，甚至跌倒或急性事件。从主观感觉来说，合适的运动负荷应该是锻炼后睡眠正常、食欲良好、精神振奋、情绪愉快。客观上，数心率是最为简便的判断方法，常以 170 – 年龄（岁）作为运动目标心率，如 70 岁老年人运动后即刻心率为 100 次/分（170 – 70 = 100），表明运动强度恰到好处。

良好的营养状况对延缓老年人肌肉衰减具有关键作用，主要关注的营养素是蛋白质和钙，其次脂肪酸、维生素 D、维生素 C、维生素 E、类胡萝卜素、硒等抗氧化营养素都有益于延缓肌肉衰减。应努力维持老年人体重在稳定范围内，不应过度苛求减重，体重过高或过低都会影响健康。从降低营养不良风险和死亡风险的角度考虑，老年人的 BMI 应在 $20.0 \sim 26.9 kg/m^2$ 为宜。

5. 定期健康体检，测评营养状况，预防营养缺乏 在国家基本公共卫生服务老年人健康服务中，健康体检是一个主要项目，也是国家惠民政策的体现。因此，老年人应该根据自身状况，定期到有资质的医疗机构参加健康体检。一般情况下，每年可以参加 1～2 次健康体检和营养状况测评，及时掌握老年人的营养和健康状况，接受医学营养专业人员的指导，实施有针对性的个体化膳食改善。

四、高龄老人的合理膳食指导

高龄老年人常指 80 岁及以上的老年人。高龄、衰弱老年人往往进食受限，味觉、嗅觉、消化吸收能力降低，营养摄入不足。因此需要能量和营养密度高、品种多样的食物，多吃鱼、畜禽肉、蛋类、奶制品及大豆类等营养价值和生物利用率高的食物，同时配以适量的蔬菜和水果。精细烹制，口感丰富美味，食物质地细软，适应老年人的咀嚼、吞咽能力。根据具体情况，采取多种措施鼓励进食，减少不必要的食物限制。体重丢失是营养不良和老年人健康状况恶化的征兆信号，增加患病、衰弱和失能的风险。老年人要经常监测体重，对于体重过轻（$BMI < 20 kg/m^2$）或近期体重明显下降的老年人，应进行医学营养评估，及早查明原因，从膳食上采取措施进行干预。如膳食摄入不足目标量的 80%，应在医生和临床营养师指导下，适时合理补充营养，如特医食品、强化食品和营养素补充剂，以改善营养状况，提高生活质量。高龄、衰弱老年人需要坚持身体和益智活动，动则有益，维护身心健康，延缓身体功能的衰退。

1. 多种方式鼓励进食，保证充足食物摄入 食物品种丰富，多种方式鼓励进食，减少不必要的食物限制，有助于增加老年人的能量和营养素摄入。

2. 选择适当加工方法，使食物细软易消化 高龄、衰弱老年人的咀嚼吞咽能力、消化功能减退更为明显，在食物选择上受到一定的限制。因此食物不宜太粗糙、生硬、块大、油腻，应尽量选择质地松软、易消化的食品。如适量的蔬菜和水果，精细烹制质地细软，适应老年人的咀嚼、吞咽能力。

3. 经常监测体重，进行营养评估和膳食指导 高龄、衰弱老年人，多种慢性病的患病率高，身体各系统功能显著衰退，生活自理能力和心理调节能力明显下降，营养不良发生率高。专业精细个体化的膳食营养有助于改善营养状况、维护身体功能、提高生活质量。

4. 衰弱及其测评 衰弱涉及多系统病理、生理变化，包括神经肌肉、代谢及免疫系统等衰弱、失能和多病共存是不同的概念，三者关系密切、相互影响并伴有一定的重叠。衰弱常为多种慢性病、某次急性事件或严重病的后果。除遗传因素外，增龄和营养不良是衰弱发生的重要危险因素。

5. 合理食用营养品 体重下降和衰弱，增加患病、住院和失能的风险。膳食摄入不足目标量 80%，应在医生和临床营养师指导下，适时合理补充营养，如特医食品、强化食品和营养素补充剂。

6. 吞咽障碍老年人选用及制作易食食品 有吞咽障碍的老年人，要调整食物质构，流体食品黏度适当、固态食品不易松散密度均匀顺滑，减少进食引起呛咳误吸的风险。

7. 坚持身体活动和益智活动 减少静坐躺卧，任何形式、任何强度的身体和益智活动，都有益于身心健康。

五、老年人营养不良风险评估

老年人因为各种原因常常存在一定的营养风险，及时发现营养不良危险和早期营养干预可有效减少营养不良相关的不良结局。常用的营养不良筛查工具主要有营养不良通用筛查工具（MUST）、营养风险筛查 2002（NRS2002）、主观全面评定法（SGA）、微型营养评定精法（MNA‑SF）等，主要适用于临床。为了更好地针对非住院老年人群开展营养不良风险评估工作，国家卫生健康主管部门参考了临床上使用的营养风险筛查方法，结合中国老年人群的具体情况，制定了《老年人营养不良风险评估》标准（中华人民共和国卫生行业标准 WS/T 552 的营养风险），并于 2018 年 2 月 1 日实施。

（一）基本概念

1. 营养不良（malnutrition） 是指由能量、蛋白质及其他营养素摄入不足或过剩造成的组织、形体和功能改变及相应的临床表现。

2. 营养不良风险（malnutrition risk） 是指现有的或潜在的因素导致出现营养不良结果的概率及其强度。

（二）评估内容

1. 基本情况 姓名、年龄、性别、身高、体重、体质指数、联系电话等。

2. 初筛 包含 BMI、近 3 个月体重变化、活动能力、牙齿状况、有无神经精神疾病、近三个月有无饮食量变化六项筛查指标。

3. 评估 评估内容见表 4‑13。

（三）评估方法

1. 评估人员培训 培训内容包括筛查的程序、方法、评分内容、标准和结果判定。

2. 评估对象 向评估对象简要介绍评估目的和内容，获得其书面知情同意。

3. 评估结果 按照评估内容逐项进行询问或测量，将结果记录到《老年人营养不良风险评估表》。

（四）结果判定

1. 若初筛总分≥12 分提示无营养不良风险，无须评估。

2. 若初筛总分＜12 分提示有营养不良风险，继续评估。

3. 若营养不良风险评估总分（初筛＋评估）≥24 分，表示营养状况良好。

4. 若营养不良风险评估总分（初筛＋评估）＜24 分，当 BMI≥24（或男性腰围≥90cm，女性腰围≥80cm）时，提示可能是肥胖/超重型营养不良或有营养不良风险。

5. 若营养不良风险评估总分（初筛＋评估）17～24 分，表示有营养不良风险。

6. 若营养不良风险评估总分（初筛＋评估）≤17 分，表示有营养不良。

表 4-13 老年人营养不良风险评估表

一、基本情况				
姓名		年龄（岁）		性别
身高（m）		体重（kg）		体质指数（BMI，kg/m²
联系电话				

二、初筛				
	0分	1分	2分	3分
1. BMI	BMI < 19 或 BMI > 28	19 ≤ BMI < 21 或 26 < BMI ≤ 28	21 ≤ BMI < 23 或 24 < BMI ≤ 26	23 ≤ BMI ≤ 24
2. 近3个月体重变化	减少或增加 > 3kg	不知道	1kg ≤ 减少 ≤ 3kg 或 1kg ≤ 增加 ≤ 3kg	0 kg < 减少 < 1kg 或 0kg < 增加 < 1kg
3. 活动能力	卧床	需要依赖工具活动	独立户外活动	
4. 牙齿状况	全口/半口缺	用义齿	正常	
5. 神经精神疾病	严重认知障碍或抑郁	轻度认知障碍或抑郁	无认知障碍或抑郁	
6. 近三个月有无饮食量变化	严重增加或减少	增加或减少	无变化	

总分14分，<12分提示有营养不良风险，继续以下评估；≥12分提示无营养不良风险，无需以下评估。

三、评估				
	0分	0.5分	1分	2分
7. 患慢性病数 > 3 种	是	—	否	—
8. 服药时间在一个月以上的药物种类 > 3 种	是	—	否	—
9. 是否独居	是	—	否	—
10. 睡眠时间	<5h/d	—	≥5h/d	—
11. 户外独立活动时间	<1h/d	—	≥1h/d	—
12. 文化程度	小学及以下	—	中学及以上	—
13. 自我感觉经济状况	差	一般	良好	—
14. 进食能力	依靠别人	—	自行进食稍有困难	自行进食
15. 一天餐次	1 次	—	2 次	3 次及以上
16. 每天摄入奶类；每天摄入豆制品；每天摄入鱼/肉/禽/蛋类食品	0~1 项	2 项	3 项	—
17. 每天烹调油摄入量	>25g	—	≤25g	—
18. 是否每天吃蔬菜水果500g 及以上	否	—	是	—
19. 小腿围	<31cm	—	—	—
20. 腰围 男	>90cm	—	≤90cm	—
20. 腰围 女	>80cm	—	≤80cm	—
小腿围（cm）		腰围（cm）		

年龄超过70岁总分加1分，即年龄调整增加的分值：0分，年龄 <70 岁；1分，年龄 ≥70 岁

初筛分数（小计满分14分）：
评估分数（小计满分16分）：
量表总分（满分30分）：

PPT

第五节　特殊环境与职业人群的营养

特殊环境人群是指长期生活或作业于某种特殊环境（如高温、低温、高原及辐射等），或接触化学性有害因素（如铅、汞、砷和苯等）的人群。当人体受到这些环境因素影响时，生理、生化和营养素代谢会发生不同程度的损害甚至导致病理性改变或疾病。合理营养不仅可以保证特殊环境条件下人类的生存，而且还有助于增强人体对特殊环境的习惯或适应能力。

一、高温环境人群的营养与膳食

高温环境（high temperature environment）是指气温在32℃以上，或气温在30℃以上、相对湿度超过80%的作业环境，包括夏季露天环境（如夏季田间劳动、建筑、训练与作战等露天作业）、高温强辐射环境（如炼钢、炼铁、炼焦和铸造）、高温高湿环境（如印染、造纸、潮湿的深矿井、夏季潜艇舱室等）。高温环境作业时，机体在生理、生化以及代谢等方面均出现明显的改变，直接影响到营养素代谢及营养素需要量。

（一）高温环境对生理功能的影响

1. 水与电解质　高温环境下出汗量多少与环境温度、劳动强度、热辐射强度及湿度有关。一般高温作业工人一个工作日出汗量可达3000～4000g，经汗排出的矿物质20～25g，故大量出汗易致水盐代谢紊乱。汗液中99%以上为水，约0.3%为电解质，其中以氯化钠为主，钾、钙和镁等次之，还有尿素氮、葡萄糖、乳酸、氨基酸、维生素 B_1、维生素 B_2 等。

2. 心血管系统　高温作业时心率加快，当机体蓄热不断增加时，心排出量往往不能维持血压与肌肉血流灌注，易致热衰竭。

3. 消化系统　高温引起胃肠道蠕动减弱，消化腺分泌功能减退，胃液中盐酸减少，引起营养素的消化、吸收与利用降低，且食欲下降。

4. 泌尿系统　高温引起肾血流量、肾小球滤过率以及尿量显著减少，如不及时补充水分，可因血液浓缩而加重肾脏负担，严重时可致肾功能不全。

（二）高温环境对营养代谢的影响

1. 能量　当环境温度超过30℃时人体氧消耗量呈"马鞍"形下降，气温上升至38℃时，氧耗量又逐渐升高。蒸发1g汗液可散发约581kcal（2.43kJ）的能量。2018年4月1日，国家卫健委颁布实施的《高温作业人员膳食指导》（WS/T 577—2017）要求，作业环境中WBGT指数（wet black globe temperature，工作地点平均湿球黑球温度）超过25℃，工作地点温度每增加1℃，能量摄入量应比一般人群增加0.5%，并要求班中餐能量应达到总能量的30%。

2. 蛋白质　高温环境下机体蛋白质处于高分解状态，汗液和尿液中含氮物质如尿素、氨等排出增加，造成负氮平衡。因此，高温环境中蛋白质的需要量稍高于正常人，应增加供给量，但不宜过高，以免增加肾脏负担。

3. 脂肪和碳水化合物　高温可能通过降低食欲而影响膳食脂肪和碳水化合物的摄入量，建议和一般人群宏量营养素供能比相同即可。

4. 水和矿物质　高温环境中机体大量排汗散热，水和矿物质丢失十分严重。如果大量出汗而又不及时补充，可导致矿物质缺乏和脱水。

5. 维生素 由于高温环境中能量消耗增加，能量代谢相关的维生素需要相应增加，同时，由于水溶性维生素随汗液丢失增加，故维生素 B_1、维生素 B_2、维生素 C 等的摄入量均需增加。

（三）膳食指导原则

1. 合理补充水分 工间按作业温度和强度适量饮水（表 4 - 14），也可按出汗量多少补充。宜选择淡盐水进行补充；出汗量 >3L/d 时，宜补充电解质 – 碳水化合物饮品（每 100g 饮品中含钠 25 ~ 70mg，钾 9 ~ 25mg，碳水化合物 5 ~ 9g）。水或饮品温度 10℃ 左右为佳。推荐少量多次饮用，每次 200 ~ 300ml。

表 4 - 14 不同 WBGT 指数与劳动强度的每小时饮水量（ml）

WBGT 指数 *（℃）	轻度劳动强度	中度劳动强度	重度劳动强度
25 ~ 30	310	380 ~ 530	380 ~ 560
31 ~ 35	330	560 ~ 680	600 ~ 740
36 ~ 40	380	710 ~ 830	780 ~ 930
41 ~ 45	480	860 ~ 970	970 ~ 1110

* WBGT 指数指湿球黑球温度。

2. 多吃蔬菜、水果 增加蔬菜、水果的摄入，提供较为充足的维生素和矿物质，以补充汗液中的丢失。每日蔬菜摄入量不少于 500g，水果不少于 400g。宜选择富含钾、维生素 C 和 B 族维生素的品种。

3. 增加优质蛋白质摄入 增加优质蛋白质食物的摄入，以补充高温作业消耗。建议每天奶类摄入不低于 300g，每天摄入相当于 50g 大豆的豆制品。

4. 合理搭配班中餐 班中餐应合理搭配，以满足工间能量需要。宜减少油脂的摄入，食物适当调味，并脱离高温环境用餐，以促进食欲和消化吸收。

二、低温环境人群的营养与膳食

低温环境（low temperature environment）主要是指温度在 10℃ 的外界环境。分为三种类型，即地区低温、季节低温和职业低温（如冬季野外、冷库和冰库作业、冬季游泳以及南北极考察等）。与高温环境因素一样，低温环境也可引起机体生理功能和营养代谢的改变。

（一）低温环境对生理功能的影响

1. 体温调节 系统低温会引起人体局部体温调节和血液循环障碍，长时间寒冷可引起局部性损伤（冻伤、冻疮）和全身性损伤（冻僵、冻亡）。

2. 消化系统 寒冷环境可增加食欲和体重，人体胃酸分泌增加，胃排空减慢，食物在胃内消化较充分。

3. 心血管系统 低温刺激交感神经兴奋，引起细小动脉收缩，外周血管阻力增大；血中儿茶酚胺浓度增高，引起心输出量增多，血压上升，心率加快；同时，血液黏稠度增加，血液流动缓慢，容易引起血液淤滞或血管梗死，导致心脑血管病的发生。

4. 呼吸系统 体温过低时，随着耗氧量下降，二氧化碳产生减少，呼吸商低于正常，耗氧量下降与中心体温下降基本平行。

5. 内分泌系统 低温刺激甲状腺素分泌增加，促进体内物质氧化所释放的能量以热的形式向体外发散，机体能量消耗增加；同时，去甲肾上腺素和肾上腺素分泌增强改变。

（二）低温环境对营养代谢的影响

1. 能量 低温环境使人体能量需要量增加。主要原因是低温使机体散热加速、附加衣物增加、寒战和其他活动增多、特殊气候条件（如积雪、结冰）等。一般认为，低温环境下基础代谢可增高 10% ~ 15%，总能量需要可能增加 5% ~ 25%。

2. 蛋白质 蛋白质供给量应占总能量的 15% 左右，其中动物蛋白应在 50% ~ 65%，并保证蛋氨酸的摄入。

3. 脂肪 低温环境下，充足的脂肪摄入能增强人体的耐寒能力。脂肪供给量既要考虑低温适应过程中膳食结构的变化，也要考虑尚未适应寒冷气候的人大量增加脂肪摄入后血脂升高的问题。因此，脂肪供给量占总能量的比例应在 35% ~ 40%。

4. 碳水化合物 持续低温环境下，机体糖原异生作用增强，血清中碳水化合物代谢酶活性下降，而机体动员脂肪代谢酶活性增强。体内供能方式先是以碳水化合物为主，逐渐转变为以脂肪和蛋白质供能为主。

5. 维生素 寒冷会引起人体能量代谢加快及能量消耗增加，与能量相关的维生素 B_1、维生素 B_2 和烟酸消耗量明显增加，维生素 C 和维生素 A 消耗增加。

6. 水和矿物质 低温环境下，肾脏泌尿作用增强，血锌、镁、钙和钠含量下降，体内钙和钠营养水平则明显不足。低温引起机体对水的需要量增加，以保持体液平衡。

（三）膳食指导原则

1. 保证充足的能量 能量推荐需要量提高，在保证碳水化合物需要的基础上，增加脂肪摄入来满足机体对能量的需要，提高耐寒力。我国推荐膳食供能营养素比例分别是碳水化合物 45% ~ 50%，脂肪 35% ~ 40%，蛋白质 13% ~ 15%。

2. 提供优质蛋白质 注意增加肉类、蛋类、鱼类以及豆制品的摄入。

3. 选择富含维生素的食物 在提高耐寒力方面，抗氧化维生素（如维生素 C、维生素 E 和胡萝卜素）同膳食脂肪具有协同作用。

4. 补充矿物质 注意补充钙、钾、锌和镁等矿物质，增加新鲜果蔬和奶制品的摄入。

5. 控制食盐的摄入 一般建议摄入量为 15 ~ 20g/d。

6. 保证水的供应 为防止水与电解质失衡，出现等渗或高渗性脱水现象，应保证充足的水分摄入。

三、高原环境人群的营养与膳食

高原是指海拔高于 3000m 以上的地区，具有大气压和氧分压低、紫外线强、寒凉、风沙等特点，这些独特的地理自然环境因素可引起机体发生多种生理调节、营养物质代谢和需要量的改变。

（一）高原环境对生理功能的影响

1. 中枢神经系统 脑组织具有耗氧量大、代谢率高等特点，使之对低氧环境极为敏感。进入高原后，缺氧引起脑组织能量代谢产生障碍，钠泵功能紊乱引起钠和水进入脑细胞，常出现头痛、头晕、失眠等症状，严重时易诱发脑水肿的发生。

2. 呼吸系统 高原低氧刺激呼吸加深加快，肺活量、肺通气量和肺泡内氧分压增高，可造成肺动脉高压，严重时诱发肺水肿发生。

3. 心血管系统 高原急性缺氧时，心率加快，心输出量增加，由于肺动脉压力的增加，右心室负担加重。高原慢性缺氧时，由于红细胞生成增加，血液黏稠度增加，进一步加重心脏负担，易诱发高原心脏病。

4. 消化系统 低氧时，人体胃肠黏膜缺氧，胃肠功能紊乱，出现消化液分泌减少，胃蠕动减弱，胃排空时间延长，会引起食欲下降、摄食量减少等。

（二）高原环境对营养代谢的影响

1. 宏量营养素 人体处于低氧状态时，能量需要量增加，其推荐摄入量在非高原人群基础上增加

10%。蛋白质和氨基酸分解代谢增强，尿氮排出增加。脂肪分解大于合成，低氧导致脂肪氧化不全，血中甘油三酯和游离脂肪酸水平升高，体内酮体生成相应增加；糖的有氧代谢受阻，糖酵解增强，出现血糖降低，糖原分解加强。

2. 微量营养素　急性低氧时，机体出现水和电解质代谢紊乱，出现细胞外液转移入细胞内，细胞内外电解质的改变，表现为血钾、钠和氯含量增加，尿钾、氯排出量减少；尿维生素 B_1、维生素 B_2 和维生素 C 排出量增加，机体对维生素 A 需要量增加；血钙浓度增加，可能与日照有关。

（三）膳食指导原则

1. 高原营养保障工作应注意食物的新鲜性与多样化，多食用具有刺激食欲作用的食品和调味品，如辣椒、葱、姜、蒜、酱油、味精等。

2. 由于高原地区大气压下降，液体沸点可随海拔递增而递减。沸点的降低导致食物不易煮熟，影响食物的口味和消化吸收。故在高原地区应使用高压锅，以克服低气压环境条件下食物不易煮熟的问题。

3. 满足产能营养素的需要。其能量供给在非高原作业基础上增加 10%，且以增加碳水化合物摄入量为主；同时，应注意增加鱼类、肉类、蛋类和大豆及其制品供应以满足优质蛋白质的摄入，这样对维持体力、提高心肌功能有意义。

4. 供给充足维生素与矿物质。应特别注意补充维生素（维生素 A、维生素 B_1、维生素 B_2 和维生素 C）的摄入，提高机体对低氧的耐受力。同时，还要注意给予矿物质（如铁、锌），以维持电解质代谢平衡。轻中等体力劳动者推荐摄入量分别为维生素 A $1000\mu gRE/d$，维生素 B_1 $1.5 \sim 2.5mg/d$，维生素 B_2 $1.5 \sim 2.5mg/d$，维生素 C $100 \sim 140mg/d$；铁 $25mg/d$，锌 $20mg/d$，钙 $800 \sim 1000mg/d$。

5. **补充水分**　适当补水可维持体液平衡，促进食欲，防止水电解质代谢紊乱，但应注意预防脑水肿和肺水肿。

四、接触化学毒物人群的营养与膳食

人体可以通过生产过程中如职业接触途径，也可以通过生活环境中如工业"三废"的污染、农药及化工产品等途径接触到有毒化学物质，进入人体的有毒化学物质可影响人体生理学功能，进而导致病理学改变。许多食物营养素和生物活性物质具有解毒、清除自由基或抑制脂质过氧化等作用，合理膳食以及调整某些营养素或生物活性物的摄入对于提高机体对有毒化学物质的解毒能力或抵抗力是有益的。

（一）铅接触人员的营养与膳食

1. 铅在体内代谢特点　铅及其化合物主要通过呼吸道、消化道和皮肤进入人体，经血液循环分布于全身各组织细胞中，引起急性或慢性中毒。进入血液循环中的铅，小部分以磷酸氢铅（$PbHPO_4$）和甘油磷酸铅等可溶性铅的形式随着尿、粪便、唾液及乳汁等排出体外，但大部分是以红细胞和血浆蛋白结合形式存在。沉积在骨骼中的铅以磷酸铅 $[Pb_3(PO_4)_2]$ 这种相对稳定的形式存在。但当血钙水平低下，骨铅则可进入血液而对其他组织器官发挥毒性作用。

2. 铅对营养代谢的影响　铅通过抑制巯基酶活性，使血红蛋白合成减少。由于在肠道吸收过程中，铅与锌、铁和钙等矿物质的转运蛋白相同，相互间存在竞争性抑制作用，血铅增高会直接降低锌、铁和钙等的吸收率。铅可促进维生素 C 不可逆的氧化过程，使其失去生理功能，如长期接触铅可引起机体血液和尿中维生素 C 水平下降，出现维生素 C 缺乏症。铅使 $1,25-(OH)_2-D_3$ 的分解代谢加强，活性型维生素 D_3 减少，影响钙的吸收和利用。

3. 膳食指导原则

（1）食物选择在接触少量铅时，食物选择以富含磷和硫的肉类和谷类等食物为主，使沉积于骨骼中的铅转入血液，形成可溶性磷酸氢铅，经尿排出。急性铅中毒时，以富含钠、钾和钙等的水果、蔬菜以及奶类等食物为主，使血中高浓度的磷酸氢铅转变为磷酸铅沉积骨骼中，缓解铅的急性毒性，随后采取富含钠、钾、钙的食物和富含磷、硫的食物交替使用的方法，促进体内铅逐步排出。

（2）保证足量优质蛋白质的摄入　蛋白质供能应占总能量的15%，增加富含硫基氨基酸（蛋氨酸和胱氨酸）的优质蛋白质的摄入。

（3）保证充足的碳水化合物的摄入，限制脂肪的摄入　碳水化合物供能占总热能量的65%以上。脂肪可促进铅在小肠的吸收，加重铅的毒性作用，应限制脂肪的摄入量，建议脂肪供能小于总能量20%。

（4）适量的矿物质　膳食钙可以影响铅的毒性，对铅作业人群十分重要，可避免因食物钙不足导致血钙降低，大量骨铅随骨钙溶出入血所引起的毒性作用。建议摄入钙800~1000mg/d。另外，注意补充铁、锌和铜，增加与铅在肠黏膜受体的竞争力，减少铅吸收；同时，可降低铁结合蛋白对铅毒性的敏感性降低，减轻贫血和生长发育障碍的程度。

（5）充足的维生素　补充维生素C可维持硫基酶活性，促使还原型谷胱甘肽与铅离子结合排出而解毒，还能与铅结合形成难溶的抗坏血酸铅盐，经粪便排出。建议铅接触者维生素C的推荐摄入量为150~200mg/d。维生素B_1、维生素B_2和维生素B_6均有神经系统的保护作用，对防治铅中毒也有着重要的意义。

（6）适量的膳食纤维　果胶、植酸等膳食纤维可沉淀肠道内的铅，降低铅吸收并加速排出。因此，应保证一定量蔬菜、水果及谷类和豆类的摄入。

（二）苯接触人员的营养与膳食

1. 苯在体内代谢特点　苯在体内发挥毒副作用靶器官是神经系统和造血系统，急性中毒主要对中枢神经系统呈麻醉作用，慢性中毒则以对造血系统损害为主，严重者可以发展为再生障碍性贫血或白血病。

2. 苯对营养代谢的影响　苯可增加蛋白质的损失和减少铁的吸收，减少体内维生素C的储存，降低血维生素C水平，并增加机体对维生素C的消耗。另外，因苯可导致食欲缺乏，胃肠功能紊乱，使得机体维生素和矿物质摄入不足，吸收与利用障碍。

3. 膳食指导原则

（1）增加优质蛋白质的摄入　富含硫氨基酸的优质蛋白质对预防苯中毒有保护作用。

（2）保证充足的碳水化合物　充足的碳水化合物可为机体提供苯解毒所需要的葡萄糖醛酸，从而降低苯毒性。

（3）限制脂肪摄入　因苯具有强的亲脂性，膳食脂肪含量过高可促进苯在体内的吸收和蓄积，增加机体对苯的敏感性。

（4）注意增加维生素和矿物质的摄入　建议维生素C摄入量150mg/d；并补充一定量的维生素B_6、维生素B_{12}及叶酸；适量增加富含维生素A和维生素E的食物，保护神经系统，增加机体对苯的拮抗作用。适当增加铁的摄入量，预防苯中毒所致的贫血。

五、接触电离辐射人群的营养与膳食

电离辐射（ionizing radiation）是由引起物质电离的粒子（如α射线、β射线、质子和中子）或电磁射线（如X射线和γ射线）构成的辐射。辐射作业环境者对辐射的敏感性和对辐射损伤的耐受性均与人体的营养状况密切相关。

（一）电离辐射对营养代谢的影响

1. 对产能营养素的影响 机体能量代谢情况与对辐射敏感性程度有关，能量代谢率高者，辐射损伤严重。辐射后，核酸代谢异常，蛋白质合成代谢受阻，人血清白蛋白和球蛋白、抗体及胶原蛋白等合成减少，而氨基酸分解代谢增强，尿氮排出量增加，出现负氮平衡。大剂量的辐射可加快脂质合成，血清甘油三酯、胆固醇等水平升高，发生高脂血症等。同时，辐射可加重机体脂质过氧化反应，影响生物膜的功能和结构。辐射还可导致氨基酸糖异生作用加强，糖酵解作用减弱，机体对糖的利用能力异常。

2. 对矿物质的影响 大剂量照射后，尿钾、钠和氯离子排出增多，通过呕吐和腹泻引起钠、氯离子丢失增加，导致电解质紊乱。照射后血清锌、铁、铜、镁与硒的含量也发生改变。

3. 对维生素的影响 由于辐射引起机体产生大量的活性氧自由基，促进了抗氧化维生素（如维生素C、维生素E和β-胡萝卜素等）的消耗；另外，血中B族维生素含量减少，尿中B族维生素尤其是维生素B_1排出量增加，组织对维生素的利用率下降。

（二）膳食指导原则

1. 保证充足的产能营养素供给 能量、蛋白质和必需氨基酸（如蛋氨酸和组氨酸）摄入不足可以增加机体对辐射的敏感性，增加机体能量消耗、加重组织损伤和延缓恢复。一般建议蛋白质供能占总热能的12%～18%，以补充优质蛋白质为主；碳水化合物占60%～65%，应选择防辐射效果好的果糖和葡萄糖；注意适量增加必需脂肪酸的摄入，控制血脂水平的升高，不建议增加脂肪占总能量的比例。

2. 选择富含抗氧化营养素的蔬菜和水果 保证足量的维生素C和适量脂溶性维生素的摄入，以减少辐射介导的活性氧对机体的损伤。同时，也应选择富含B族维生素的食物，增加机体防辐射效果。

3. 补充适量的矿物质 在保持水盐代谢平衡的基础上，适量增加微量元素（如锌、铁、铜、硒和锰）和常量元素（钠和钾）的摄入量，并注意矿物质之间的平衡。

4. 注意多种营养物质配伍 增加抗氧化物质的摄入，提高机体对辐射损伤的综合防护作用。

✎ 练习题

答案解析

一、单选题

1. 妊娠期营养不良对胎儿的影响是

    A. 先天畸形儿   B. 低出生体重儿   C. 脑发育受损

    D. 手足抽搐   E. 以上均是

2. 母乳中的免疫活性物质含量最多的时期是

    A. 产后2～3天的初乳   B. 产后2周   C. 产后3个月

    D. 产后半年   E. 以上均不是

3. 缺锌可能对婴幼儿的影响，不包括

    A. 异食癖或味觉异常   B. 龋齿   C. 生长停止

    D. 认知行为改变   E. 食欲不振

4. 婴儿无眼、小头等先天畸形的发生，可能是因为妊娠期妇女过多摄入了

    A. 钙   B. 维生素C   C. 维生素A

    D. 维生素E   E. 铁

5. 儿童期能量消耗包括

    A. 生长发育消耗的热能   B. 维持基础代谢消耗的热能

    C. 食物特殊动力作用   D. 体力活动消耗的热能

    E. 以上皆是

6. 学龄前儿童膳食蛋白质中优质蛋白质应该占到

    A. 1/2   B. 1/3   C. 1/4

    D. 1/5   E. 1/8

7. 15～17 岁青少年钙的 RNI 相较于学龄前儿童期增加了

    A. 100mg/d   B. 200mg/d   C. 300mg/d

    E. 400mg/d   E. 没有变化

8. 关于老年人营养叙述正确的是

    A. 肝肾功能下降，应降低蛋白质的供能比

    B. 应多吃蜂蜜等富含果糖的食物

    C. 由于消化吸收率降低，蛋白质的摄入量应该高于中年人的 RNI 值

    D. 易出现维生素摄入不足

    E. 为减轻肾脏负担，应少饮水

9. 导致老年人合成维生素 D 能力下降的主要原因是

    A. 户外活动减少   B. 食欲下降   C. 缺钙

    D. 消化系统功能减退   E. 肌肉量下降

10. 下列属于低温环境中的人群特点的是

    A. 基础代谢增加，能量需要增加

    B. 基础代谢不变，能量需要增加

    C. 基础代谢不变，能量需要不变

    D. 基础代谢减少，能量需要减少

    E. 基础代谢减少，能量需要不变

（刘　玲　龚　琬）

书网融合……

本章小结   微课1   微课2   题库

第五章　临床营养

学习目标

知识目标

1. 掌握住院患者营养风险筛查与营养状况评定的常用方法；基本膳食和治疗膳食的种类、适应人群及食物选择；肠内、肠外营养制剂类型。

2. 熟悉医院患者膳食的膳食原则及肠内、肠外营养的适应证。

3. 了解诊断膳食的种类及原理。

能力目标

能运用临床营养相关知识，给患者进行营养风险评估及营养评价，并能针对不同的病情选择适宜的医院基本膳食或治疗膳食，加强营养监测，促进康复。

素质目标

通过本章的学习，树立科学严谨的职业态度，培养关爱患者、爱岗敬业的职业精神，在实践中提高分析和解决问题的能力。

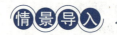

情景： 张某，女，23 岁。近一个月来感到眼部不适、发干，有烧灼感，畏光、流泪等症状，遂到医院就诊。医生通过询问相关信息、体格检查和生化临床检验判断为营养缺乏病，并给予其膳食改善建议。

思考：

1. 该患者是什么营养素缺乏，其依据是什么？

2. 应给予张某什么膳食建议？

临床营养（clinical nutrition），是研究人体处于各种病理状态下的营养需求和营养输注途径的科学，即在正常生理需要量的基础上，根据疾病的种类、病情、患者的营养状况等，合理安排饮食，以增强机体抵抗力，改善代谢、修补组织，积极地促使疾病的转归，从而使患者早日康复。疾病的营养治疗是现代综合治疗的重要组成部分，它是根据疾病的病理生理特点，按不同时期制定符合其特征的营养治疗方案和膳食配方，以达到治疗、辅助治疗或诊断的目的。

第一节　患者营养状况评价

PPT

营养治疗流程包括营养风险筛查、营养状况评估、营养干预、营养疗效评价。该流程是一个循环的过程，需要持续监测和评估患者的营养状况，并根据需要进行相应的调整，以达到最佳的营养治疗效果。患者营养状况评价主要包括营养风险筛查与评估、膳食营养评价两个方面的内容。营养风险筛查与评估是营养治疗的第一步，通过准确评估患者的营养状况和风险，有助于制定个性化的营养治疗方案，提高患者的营养状况和康复效果。

一、营养风险筛查与评估

（一）概念

1. 营养风险（nutritional risk） 是指现有的或潜在的与营养因素相关的导致患者出现不利临床结局（如感染相关并发症发生率增高、住院时间延长、住院费用增加等）的风险。

2. 营养风险筛查（nutritional risk screening） 是指发现患者是否存在营养问题和是否需要进一步进行全面营养评估的过程。营养风险筛查的目的是识别个体患有或处于患病风险的营养问题。通过对个体的饮食和营养状况进行评估，可以确定是否存在营养不足或超过标准的情况，从而采取相应的干预措施。这有助于预防和管理营养相关疾病，提高个体的健康水平。

3. 营养评估（nutritional assessment） 是指在大量临床资料中收集相关资料，如一般状况、饮食情况、身体测量指标和生化指标，按营养状态对患者进行分类：营养良好或营养不良，并评估患者营养不良的程度，从而进行相应的营养治疗。

（二）常用营养风险筛查与评估量表

目前常用的工具包括营养风险筛查 2022（nutritional risk screening 2002，NRS 2002）、主观综合评估（subjective globe assessment，SGA）、患者主观综合评估（patient – generated subjective globe assessment，PG – SGA）、微型营养评估（mini nutritional assessment，MNA）、营养不良通用筛查工具（malnutrition universal screening tools，MUST）及营养风险指数（the nutrition risk index，NRI）等。其中，NRS 2002 是一种纯筛查工具；SGA 和 PG – SGA 是纯评估工具；MNA 和 MUST 兼备筛查与评估功能。

1. NRS 2002 适用对象为一般成年住院患者，包括肿瘤患者。该筛查方法建立在循证医学基础上，旨在简便易行地评估患者的营养状况和风险，以便及时采取相应的干预措施，帮助患者更好地恢复健康，并提高治疗效果。

2. SGA 是目前临床营养状况评估的"金标准"，其信度和效度已经得到充分检验，被广泛应用于临床实践中。评估的内容包括两个方面：主观评估和客观评估。主观评估是通过询问患者的摄食情况、体重变化、食欲、消化道症状等，以了解患者的饮食习惯、营养状况和消化系统健康状况，为后续的客观评估和诊断提供重要参考。客观评估是通过检查患者的身高、体重、皮肤状况、肌肉消瘦程度、脂肪消耗程度等，以获得患者身体状况的客观数据，以便进行准确的诊断和制定适当的治疗计划。该方法通过准确评估患者的营养状况，可以及时采取相应的措施，改善患者的营养状态，提高治疗效果，加快康复的进程。

3. PG – SGA 适用于需要对患者主观感受、症状和生活质量进行评估的临床和护理工作。该方法通过收集患者主观的信息，使医务人员可以更好地理解患者的需求、期望和目标，从而制定个性化的治疗方案和护理计划；也有助于建立医患关系，增强患者的参与感和满意度，提高治疗效果。因此，患者主观综合评估对于个体化医疗和提供优质的医疗服务具有重要的意义。

4. MNA 适用对象主要是老年人和患有慢性疾病的人群。老年人因为身体机能逐渐衰退，容易出现营养摄入不足或营养消耗过多的情况，而慢性疾病患者常常需要特殊的饮食要求，确保营养摄入的平衡。该方法可以帮助医疗人员快速评估患者的营养状况，及时采取相应的干预措施，确保患者获得足够的营养支持。

5. MUST 适用于各个年龄段的人群，特别是儿童、青少年、妊娠期妇女、哺乳期妇女、老年人以及有特殊营养需求的人群。该工具通过询问食物摄入情况、身体状况、体重或身高等相关指标来评估一个人的营养状况，有助于医务人员快速检测一个人是否存在营养不良的风险或存在营养不良问题。根据筛查结果，医务人员可以及时采取相应的措施，如提供营养咨询、改善饮食结构或进行营养补充，从而改善人们的营养状况。

6. NRI 是衡量个体或群体营养状况的一个指标，用于评估、指导、监测和预测个体或群体的营养状况，从而实现营养改善和疾病预防的目标。

二、膳食营养评价 微课

膳食营养评价是对个体或群体的膳食摄入进行评估，以确定其膳食营养状况的方法。常用的膳食营养评价方法包括膳食调查、膳食评价、人体测量、临床检查与实验室检查。

（一）膳食调查

膳食调查是营养状况评价的基础，通过膳食调查可以了解患者膳食能量和营养素摄入的数量和质量，判断其营养需要的满足程度。膳食摄入量可以通过回顾性和前瞻性方法获得：①入院前摄食情况，可以通过患者及家属的回忆，收集入院前3天患者的实际食物摄入情况和日常饮食行为特点；②入院后摄食情况：建立患者食物摄入量卡或档案，详细记录3天各种食物摄入量和种类。根据调查结果计算患者每日能量及各种营养素摄入量，并与营养膳食指南中的营养素参考摄入量进行比较，分析其营养素摄入情况。

（二）膳食评价

膳食评价是对人们日常膳食摄入情况进行系统评估和分析的过程，其目的是了解个体或群体的膳食结构和质量，并评估其对健康的影响。膳食评价的作用如下。①提供营养建议：膳食评价可以根据个体或群体的膳食特点和需求，提供科学、合理的营养建议，以满足身体健康所需的各种营养素。②发现潜在问题：通过膳食评价，可以及时发现膳食中存在的不足或过量问题，如某些营养素摄入不足、能量过剩等，避免因膳食结构不合理而引发的健康问题。③指导膳食改进：通过分析膳食评价结果，可以为个体或群体提供膳食改进的方向和方法，使其膳食结构更加合理、营养均衡。④评估膳食干预效果：膳食评价可以帮助评估膳食干预措施的效果，及时调整和改善干预方案，使其更加符合需求和预期效果。

（三）人体测量

人体测量是通过使用各种仪器和技术来获取关于人体尺寸、形态、功能和性能的数据的过程。它通常涉及测量身高、体重、体脂含量、肌肉质量、骨骼密度、心脏功能、肺活量等指标。人体测量的目的是获得关于人体的客观数据，以了解和评估个人的健康状况、体质特征、运动能力、生理功能等方面的信息。它可以帮助医生、健身教练、体育科学家等专业人士制定合适的治疗计划、锻炼计划或评估人体的功能和性能。

（四）临床检查

临床检查是指医生或医疗人员通过观察、询问、体格检查和相关的实验室检查等手段，以获取患者的医学信息，诊断疾病或评估病情，制定治疗方案的过程。医生通过临床检查全面了解患者的病情，制定合理的治疗方案，提高治疗效果。

（五）实验室检查

实验室检查是一种通过专门的仪器和设备对生物体的样本（例如血液、尿液、组织等）进行分析和评估的过程。其目的是获取关于人体生理状况、疾病诊断和预防、治疗效果评估等方面的信息。实验室检查为医生和患者提供科学有效的辅助诊断和治疗手段。

PPT

第二节　患者的膳食管理

膳食管理是根据人体的基本营养需要和各种疾病的治疗需要而制订的医院患者膳食。通过科学合理地摄取各种营养素，可以满足患者的身体需求，促进康复和治疗效果。膳食管理需要考虑患者的病情、年龄、性别、体重等因素，合理安排各类食物的摄入量和种类，确保患者获得足够的能量、蛋白质、维生素、矿物质等营养物质。同时，根据不同疾病的特点，膳食管理还需要限制或增加某些特定的食物和营养素，以达到治疗效果和病情管理的目的。膳食管理可分为基本膳食、治疗膳食、诊断膳食和代谢膳食、特殊治疗膳食、儿科膳食等。

一、基本膳食

基本膳食与一般健康人日常膳食基本相同，膳食结构、能量与各种营养素和餐次均应遵守平衡膳食的原则，使能量及营养素数量和质量达到合理营养的要求。其核心原则是合理搭配各种营养素，根据个体的特殊需求进行调整，以保证身体能够得到充足的能量和各种营养素的供应，从而维持健康。基本膳食包括普通膳食、软食、半流质膳食和流质膳食。

（一）普通膳食

普通膳食简称普食，膳食接近正常人饮食，膳食结构符合平衡膳食的原则，能够满足人体各种营养需求，每日供应早、午、晚三餐，每餐之间间隔 4 ~ 6 小时。

1. 适用范围　适用于咀嚼或消化吸收功能正常、体温正常或接近正常、无特殊膳食要求、不需限制任何营养素的住院者或恢复期的患者。

2. 膳食原则　膳食配制应以平衡膳食和接近正常为原则；满足能量与各种营养素需要；保持适当体积以满足饱腹感；品种多样化；科学加工烹调以增进食欲、促进消化；一日三餐合理分配，能量分配比例为早餐 25% ~ 30%，午餐 40%，晚餐 30% ~ 35%；忌用刺激性、难消化的食物，如辛辣食物、油炸食物等。

（二）软食

与普通膳食比较，软食具有质地软、易咀嚼、少渣、易消化等特点，是介于普食与半流质之间的膳食。软食可以提供全面的营养，易于消化和吸收，适合一些特殊人群或特定情况下的饮食需求。每日供应 3 ~ 5 餐。

1. 适用范围　适用于低热、咀嚼或吞咽困难、消化不良或吸收能力差的患者，以及老年人和婴幼儿患者，也可用于手术恢复期患者。

2. 膳食原则

（1）膳食构成合理　应符合平衡膳食原则，包括提供适量的能量和各种营养素。

（2）满足机体对能量和营养素的需要　软食能量和蛋白质略低于普通膳食，总能量应在 7531.2 ~ 10042kJ/d（1800 ~ 2400kcal/d）范围内，因软食的适用人群处于生长发育期或康复期，他们的蛋白质需求会显著增加，蛋白质摄入量为 70 ~ 80g/d，其他营养素的摄入应根据 DRIs 要求来补充。由于软食患者通常因为蔬菜切碎、煮软而丢失较多的维生素，因此需要适当注意维生素的补充。

（3）食物要求食物加工和烹制要细、软、烂，尽可能保证食物细软、易消化、便于咀嚼。不选含膳食纤维和动物肌纤维多的食物，并多采用果菜汁或泥、肉泥的形式，且保证食物少辛辣、少油炸、少糖、少盐。烹调的适宜方法为蒸、拌和炖等。

（4）食物选择　主食以发酵类面食为主。米饭、面条应比普食更为软烂，包子、饺子等应选择含粗纤维较少的蔬菜作为馅料。肉类应选择细嫩的瘦肉，多选用禽肉和鱼虾肉等，也可制作成肉丸或切成肉末。多选用含膳食纤维少的蔬菜，如南瓜、冬瓜、薯类等，可煮烂制成菜泥。豆制品亦可食用。忌用油炸食物和强烈刺激性调味品，不宜食用凉拌蔬菜以及含膳食纤维较多的蔬菜如芹菜、豆芽、竹笋等，不宜食用坚果类等。

（三）半流质膳食

半流质膳食是比较稀软的、易咀嚼吞咽、易消化的膳食，是介于软食与流质膳食的过渡膳食，外观呈半流体状态。

1. 适用范围　适用于食欲差、咀嚼、吞咽不便患者，发热、消化道疾患以及手术后恢复期患者。

2. 膳食原则

（1）符合平衡膳食原则　能量供给应适宜，尤其是术后早期或虚弱、高热者不宜供给过高的能量，能量摄入量为 6276～7531kJ/d（1500～1800 kcal/d），蛋白质 50～60g/d，脂肪 40～50g/d，碳水化合物约 250g/d。

（2）食物要求　各种食物皆应细、软、碎，易咀嚼，易吞咽。为少膳食纤维，无刺激性的半固体食物。呈半流体状态，细软，利于机体的消化吸收。尽量减少辛辣、油腻、坚硬食物的摄入。

（3）限量、多餐次　通常每日供应 5～6 餐，每餐之间间隔 2～3 小时，全天主食不超过 300g。既能满足机体能量与营养素需求，又能减轻消化道负担。

（4）食物选择　可用稀饭、细面条、面包、蛋糕、藕粉、馄饨、芝麻糊、蛋花汤等。肉类可选择猪肉、鸡肉，应煮烂、切碎，也可制成肉泥。乳类、豆制品均可食用，蔬菜水果需制备成蔬果汁。不宜用蒸饺、烙饼、粗粮等不易消化的食物，不宜食用油炸食品和膳食纤维较多的食物，忌用刺激性调味品。

（5）加餐食物的总容量为 300ml 左右。

（6）腹部手术后禁食胀气食物，如牛奶、过甜食物、豆类。

（四）流质膳食

常用流质膳食分为普通流质、浓流质、清流质、冷流质和不胀气流质。流质膳食极易消化、含渣很少，呈流体状态。由于流质膳食是一种不平衡膳食，因此不宜长期食用。

1. 适用范围　适用于高热、食欲差，咀嚼、吞咽极度困难患者；急性炎性胃肠疾病、急性腹泻、恶心、呕吐患者；体质重度虚弱者，大手术后第 1 次进食的患者。

2. 膳食原则

（1）保证一定能量和营养素供给　能量供给量为 3347～6695kJ/d（800～1600kcal/d），蛋白质 20～40g/d，脂肪 30g/d，碳水化合物 130g/d，其中浓流质能量最高，清流质能量最低。在病情允许的情况下，可选择少量易消化的脂肪来源，如芝麻油、花生油、黄油和奶油等，以增加膳食中的能量。

（2）食物要求　流体状态或进入口腔后即溶化成液体的食物，具有易吞咽、易消化、少渣、少油腻、不胀气的特点，同时应避免过甜、过咸和过酸食物。

（3）少量多餐　每餐液体量 200～250ml，每日 6～7 次餐为宜。

（4）食物选择　可选择牛奶、蒸蛋、米汤、米糊、土豆泥、浓汤、菜汁、果汁、藕粉、肉汤、排骨汤、豆浆等。不宜选用一切非流质的固体食物、多膳食纤维食物以及刺激性调味品。清流质等特殊流质应按照病情的需要特殊配置。

二、治疗膳食

治疗膳食（therapeutic diet）是指根据不同的病理与生理状况，调整患者膳食的营养成分和性状，治疗或辅助治疗疾病、促进患者康复的膳食。治疗膳食的基本原则是在平衡膳食的前提下，考虑到患者的消化、吸收和耐受力以及饮食习惯，进行治疗膳食的制备，以达到治疗效果和患者满意度的最佳平衡。治疗膳食包括低蛋白膳食、低盐膳食、低脂膳食、低嘌呤膳食等。

（一）低蛋白膳食

低蛋白膳食是指控制膳食中的蛋白质含量，以减少含氮的代谢产物，减轻肝、肾负担，在控制蛋白质摄入量的前提下，提供充足的能量、优质蛋白质和其他营养素，以改善患者的营养状况。要根据患者的肾功能损伤情况，决定其蛋白质的摄入量，一般每日蛋白质总量为 20~40g。低蛋白膳食不适合所有人群，特别是婴儿、妊娠期妇女、哺乳期妇女、青少年和进行高强度体力活动的人群。在进行低蛋白膳食之前，需咨询医生或营养师的建议，以确保获得足够的营养。

1. 适用对象 适用于肾脏疾病如急性肾炎、急性肾衰竭、慢性肾衰竭、肾病综合征、尿毒症及肾透析患者，肝性脑病各期的患者。

2. 膳食原则 根据肝、肾功能情况，确定每日膳食中的蛋白质含量。

（1）每日膳食中的能量应供给充足，碳水化合物不低于 55%，必要时可采用纯淀粉食品或水果增加能量。

（2）调整蛋白质摄入量，一般建议 20~40g/d，选择富含必需氨基酸的优质蛋白质食物（如蛋、乳、鱼和瘦肉等），提高蛋白质生物利用率，避免出现负氮平衡。

（3）肾功能不全者在蛋白质建议范围内选用优质蛋白质，如鸡蛋、牛奶、瘦肉、鱼虾。肝功能衰竭患者应选用高支链氨基酸、低芳香族氨基酸的豆类蛋白为主的食物，要避免肉类蛋白质摄入。

（4）维生素、矿物质等营养素应充分供给。

（5）增加膳食纤维摄入量，以减少氨类吸收或增加排出。

（二）低盐膳食

低盐膳食是指通过调整膳食中的钠盐摄入量来纠正水、钠潴留以维持机体水、电解质的平衡。其可以预防和控制高血压、心脏病和肾脏疾病等疾病的发生。

1. 适用对象 适用于高血压、心力衰竭、急性肾炎、妊娠毒血症患者，各种原因引起的水、钠潴留患者。

2. 膳食原则

（1）食盐量以克为单位计算，限制每日膳食中的含盐量在 1~4g。

（2）根据具体病情确定每日膳食中的具体食盐量，如水肿明显者食盐量为 1g/d，一般高血压患者为 4g/d。

（3）此类膳食的用盐量在食物准备和烹调前应用天平称量后加入。

（4）合理烹调方法，提高患者食欲。

（三）低脂膳食

低脂膳食是指控制膳食中脂肪的摄入总量和饱和脂肪酸摄入量，以改善脂肪代谢和吸收不良而引起的各种疾患。其有助于控制体重、保护心血管健康，并通过提供必需脂肪酸和促进维生素吸收来维持整体的营养平衡。然而，低脂并不意味着无脂，仍然需要适量摄入健康的脂肪来维持身体的正常功能。根据患者病情不同，脂肪摄入的控制量也有所不同。一般可以分为一般限制、中等限制和严格限制，其中饱和脂肪酸占总能量<10%。

1. 适用对象 适用于急慢性肝炎、肝硬化、脂肪肝、胆囊疾患、胰腺炎、高脂血症、冠心病、高血压、肥胖症患者。

2. 膳食原则

（1）食物配制以清淡为原则，保持其他营养素间的平衡，可适当增加豆类及其制品、新鲜蔬菜和水果的摄入量。

（2）限制膳食中脂肪含量 脂肪限量可分为三种，轻度限制脂肪膳食，脂肪总量≤50g/d，供能不超过总能量的25%；中度限制脂肪膳食，脂肪总量≤30g/d，供能占总能量的20%以下；严格限制脂肪膳食，脂肪总量≤15g/d，供能占总能量的10%以下。

（3）合理烹调方法 除减少烹调油用量外，宜选用蒸、煮、炖、煲和烩等方法，忌用油炸、油煎或爆炒的方法加工食品。

（4）食物选择 根据患者的病情和脂肪限制程度选择食物。可选择谷类、非油炸的瘦肉、禽肉、鱼肉、脱脂乳制品、蛋类、豆类、薯类以及蔬菜水果。忌用脂肪含量高的食物，如肥肉、全脂乳及其制品、蛋黄、花生、松子、油酥点心等，其中建议忌用脂肪含量>20g/100 的食物，少用脂肪含量15~20g/100g 的食物。

（四）低嘌呤膳食

低嘌呤膳食是指限制嘌呤摄入量，降低血清尿酸水平，增加尿酸排泄的膳食。嘌呤参与遗传物质核酸的代谢，其最终产物是尿酸，当嘌呤代谢紊乱时、血清尿酸水平升高成尿酸经肾脏排出量减少，可引起高尿酸血症（hyperuricemia），严重时出现痛风症状，此类患者必须限制膳食嘌呤的含量。低嘌呤膳食并不意味着缺乏其他营养素。通过合理选择低嘌呤食物，仍然可以获得蛋白质、维生素、矿物质等所需的营养物质，保证身体的正常运转和健康发展。

1. 适用对象 适用于痛风、无症状高尿酸血症、尿酸性结石患者。

2. 膳食原则

（1）限制嘌呤摄入量 一般限制嘌呤含量者可以选用嘌呤含量低于150mg/100g 的食物；中等限制嘌呤含量者可用嘌呤含量为25~150mg/100g 的食物；严格限制嘌呤者宜用嘌呤含量低于25mg/100g 的食物。

（2）限制总能量和脂肪的摄入 与正常人比较，能量摄入量应减少10%~20%。若伴有高脂血症和肥胖症时，体内脂肪堆积可减少尿酸排泄，故应限制脂肪的摄入量，为40~50g/d；脂肪供能占总能量的20%~25%，其中饱和脂肪酸供能小于总能量的10%。

（3）适量限制蛋白质摄入量 蛋白质摄入量为50~70g/d，蛋白质供能占总能量的10%~15%，以嘌呤含量最少的谷类、蔬菜类为主要蛋白质来源，也可选用适量的含核蛋白较少的乳类、鸡蛋、动物血和海参等等动物蛋白。

（4）保证碳水化合物供给 碳水化合物供能占总能量的55%~65%，以增强机体抗生酮作用，并可促进尿酸的排出；由于果糖可促进核酸的分解，增加尿酸生成，因此应减少果糖类食物的摄入。

（5）保证蔬菜的摄入 尿酸及尿酸盐在碱性环境中易被中和、溶解，因此，要保证蔬菜的摄入量。

（6）培养良好的饮食习惯，改进烹调方法 避免暴饮暴食或一次进食大量肉类及其内脏，以减少痛风急性发作。建议一日三餐或少食多餐；在烹调加工时，应少用刺激性调味品，肉类煮后应弃汤后食用。

（7）水分 无肾功能不全时宜多喝水，每日饮水量保持2000~3000ml，以增加尿酸的排出。

（8）忌用的食物 脑、肝、肾等动物内脏、凤尾鱼、沙丁鱼、肉汁、鸡汁等嘌呤含量高的食物。

三、诊断和代谢膳食

诊断膳食是通过调整膳食成分的方法协助临床诊断，即在短期的试验期间，在患者膳食中限制或增添某种营养素，并结合临床检验和检查的结果，以达到明确诊断的目的。代谢膳食是临床上用于诊断疾病，观察疗效或研究机体代谢反应等情况的一种方法，是一种严格的称重膳食。因为每个人的身体状况和代谢特征都有所不同，诊断和代谢膳食并不是一个通用的解决方案，因此，最好在专业人士的指导下进行个性化的诊断和代谢膳食计划，以确保其安全和有效性。

（一）糖耐量试验膳食

糖耐量试验膳食是通过摄入一定量碳水化合物膳食，并测定空腹和餐后血糖，用以观察机体对摄入葡萄糖后的血糖调节能力。临床上主要用于协助诊断糖尿病和糖代谢异常。

1. 适用对象　适用于疑似糖尿病患者（如有糖尿病家族史，屡发疮疖痈肿及 40 岁以上的肥胖者等）；糖耐量异常和空腹血糖受损者。

2. 膳食要求　试验前数日，可正常饮食；试验前一天晚餐后禁食、忌喝咖啡和茶；试验当日早晨采空腹血，同时留尿标本，然后口服 75g 葡萄糖（溶入 200～400ml 水中），于服后 30、60、120 和 180 分钟各采血一次，同时留尿标本，做血糖定量和尿糖定性测定。

（二）胆囊造影检查膳食

胆囊造影检查膳食是通过调整膳食脂肪量，观察胆囊收缩与排空的状况，主要用于辅助胆囊造影术检查胆囊和胆管病变。

1. 适用对象　适用于慢性胆囊炎、胆石症、疑有胆囊疾病者、检查胆囊及胆管功能者。

2. 膳食要求　检查前一天的午餐摄入高脂膳食，脂肪含量不少于 50g，如油炒蛋或煎蛋 2 个、肥肉大于 60g 等，以促使胆囊排空陈旧的胆汁，便于新分泌的含造影剂的胆汁进入胆囊；晚餐则进食无脂肪高碳水化合物的少渣膳食，即除主食外，不食用烹调油和含蛋白质的食物，以免刺激胆汁分泌和排泄；晚餐后口服造影剂，随后禁食和禁止抽烟。检查当日早晨禁食，服造影剂 14 小时后开始摄片。检查过程中按指定时间进食高脂膳食。

（三）氮平衡膳食

氮平衡试验膳食是通过计算膳食蛋白质的摄入量和排出氮量，观察体内蛋白质营养状况，为合理的膳食规划和营养补充提供科学依据。

1. 适用对象　适用于需要评定蛋白质营养状况者。

2. 膳食要求　采用称重法，准确记录和计算 5～7 天食物摄入量、蛋白质和其他途径摄入含氮营养素的实际摄入量，并同时测定尿中尿素氮量，计算出氮的排出量。可用以下公式计算：氮平衡（g/d）＝蛋白质摄入量（g/d）/6.25 －（尿中尿素氮 g/d ＋3.5g）。

第三节　围手术期营养

PPT

手术是一种创伤性治疗手段，手术的创伤可以引起机体一系列内分泌和代谢变化，导致体内营养物质消耗增加、营养状况水平下降及免疫功能受损。在手术前和手术后，医生通常会评估患者的营养状况，并进行相应的营养咨询和补充。特别是老年人、肥胖症和慢性疾病患者等，他们可能存在营养不良或营养摄入不足的情况，需要更加重视机体营养储备的问题。机体营养储备状况是患者手术后能否顺利康复的重要因素之一，通过科学合理的营养补充和管理，可以帮助患者加速康复过程，减少并发症的发生。

一、围手术期概念

围手术期（perioperation）是指从确定手术起到与手术有关的治疗基本结束为止，即术前5～7天至术后7～12天。由于手术创伤等因素可引起机体高度消耗能量和营养素，手术前期体内足够的营养储备、手术期间患者对手术创伤和麻醉的耐受力以及手术后期营养素的适量补充都是影响患者术后恢复状况的决定因素。围手术期营养能够提高患者抵抗力，减少并发症，促进手术患者伤口愈合和痊愈，降低营养不良患者的术后死亡率和并发症发生率，缩短其住院时间。

二、围手术期患者的营养

围手术期患者营养不良主要指由于蛋白质和能量摄入不足引起的蛋白质－能量营养不良（protein－energy malnutrition，PEM）相应的一系列临床表现，如免疫功能下降、伤口愈合延迟、肌肉耗竭、营养代谢紊乱以及心血管功能下降。若患者长期处于营养不良的状态，将直接影响手术治疗效果，甚至危及生命。因此，为了确保手术后的顺利康复，患者应在手术前进行全面评估，及时纠正营养不良状态，并在手术后进行营养支持和恢复。

通过各种营养支持的途径，给围手术期患者提供平衡膳食，增强机体免疫功能和抵抗力，可更好地耐受麻醉和手术创伤过程，且有利于保护患者手术组织、脏器和创面，促进伤口愈合和康复，降低感染和并发症的发生率。医护人员应根据患者的具体情况，制定个性化的营养计划，确保其身体得到良好的支持和恢复。患者围手术期的营养需要如下。

1. 能量 手术耐受性、伤口愈合、体重的稳定及康复直接受到能量摄入水平的影响，但能量的补充应该因人而异，取决于年龄、性别、体重、身体活动水平和健康状况。在手术耐受性和伤口愈合方面，足够的能量摄入对于提供身体所需的营养物质和能量是至关重要的。手术会消耗额外的能量，因此手术前后需要适当增加摄入的能量，以维持身体的功能和康复。

（1）手术前患者 推荐摄入量为8368～10460kJ/d（2000～2500kcal/d）；如安静卧床和发热者，体温每升高1℃，增加基础代谢的13%左右；如果在病床周围活动者，需增加基础代谢能量消耗的10%左右；如在室内外活动者，则增加基础代谢能量消耗的20%～25%；危重患者则应该以维持理想体重计算。

（2）手术后患者 对于无并发症者，能量需要略高于术前，一般增高10%；如果伴有腹腔感染者，则能量需要量可增加50%。尽可能减少蛋白质作为能量消耗，使机体尽快获得正氮平衡。

2. 碳水化合物 为增加肝糖原的储存量，应供给充足而易消化的碳水化合物。

（1）手术前患者 以碳水化合物作为主要的能量来源，其供能占总能量的65%。

（2）手术后患者 足量的碳水化合物利于机体转入正氮平衡，建议碳水化合物摄入量为300～400g/d，其供能占总能量的60%～70%。

3. 蛋白质 由于术前蛋白质摄入不足或术后蛋白质丢失，导致机体蛋白质严重缺乏而出现负氮平衡、血容量减少、血浆蛋白含量降低、免疫力减退、血氨升高以及水肿，影响机体对麻醉和手术的耐受力以及延迟伤口愈合。因此，应该保证优质蛋白质充足。

（1）手术前患者 蛋白质1.5～2.0g/（kg·d），且优质蛋白质占50%以上，利于纠正负氮平衡；蛋白质供能应占总能量的15%～20%。

（2）术后反应期 应注意支链氨基酸如L－亮氨酸、L－异亮氨酸、L－缬氨酸的供给，促进伤口愈合和全身康复。建议蛋白质摄入量100～140g/d，有利于转入或维持正氮平衡。

4. 脂肪　应保证一定量脂肪的摄入，有助于脂溶性维生素的吸收和利用，保证能量供给。

（1）手术前患者　一般脂肪应占总能量的15%～20%，不宜高于普通人。

（2）手术后患者　应结合病情供给，如胃肠功能欠佳者，应减少脂肪摄入量；肝胆病者除严格限制脂肪的摄入外，要注意必需脂肪酸和中链脂肪酸的供给。中链脂肪酸具有易消化吸收的特点，主要存在于棕榈油、椰子油以及乳制品等食物中。

5. 维生素　由于创伤后机体处于应激状态，各系统代谢旺盛，维生素的参考摄入量应适当增加。

（1）手术前患者　水溶性维生素以正常需要量的2～3倍供给为宜；如手术前7～10天供给维生素C 100～200mg/d；维生素B_1、烟酸和维生素B_6分别是5mg/d、50mg/d和6mg/d；为加速伤口愈合、促进凝血作用，应注意补充适量的脂溶性维生素如胡萝卜素3mg/d、维生素K 15mg/d。

（2）手术后患者　对于营养状况良好者，术后一般不用再额外补充脂溶性维生素但仍要补给充足的水溶性维生素，如维生素C 500～1000mg/d、B族维生素摄入量增加至正常量的2～3倍，可促进伤口愈合，提高对失血耐受力。

6. 矿物质　手术患者由于渗出物流失等原因，常出现钠、钾、镁、锌和铁矿物质的丢失或失调；同时创伤后，随着尿氮的丢失，铁、钾、镁、锌、硫和磷的排出量也都增加。因此，需要根据生化检查结果随时调整矿物质的摄入量。

目前，围手术期患者营养治疗的方式主要有口服、肠内营养和肠外营养，其适用对象、使用方法和注意事项应严格遵照医嘱进行。医嘱应明确说明营养的种类、剂量和使用频率，以及注意事项和监测指标。患者和其家属应接受专业的指导和培训，了解正确的使用方法，确保营养治疗的效果和安全性。此外，还应定期进行营养评估和回访，及时调整营养治疗方案。

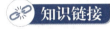 **知识链接**

外科营养的发展

1968年，Dudrick与Wilmore提出的静脉高营养在临床实施后，外科营养出现了一个转折点；我国在20世纪70年代初，即引进外科营养支持的方法应用于临床。体现了我国医学科技的进步和发展。这不仅是对我国医学技术的肯定，也是对全体医学生和医护人员的激励，要继续发扬爱国主义精神，为我国的医学事业作出更大的贡献。近20年来，临床医师对其在治疗中的作用已有较深刻的认识，尤其在外科患者的治疗中，营养支持已成为一个有效的辅助治疗或是主要的治疗。以此为基础，对有关外科营养的目的与意义、概念与方法、理论与实用价值都有了较深的认识和较大的发展。21世纪发展趋势：临床营养向肠内营养支持方式转化；提供营养物质满足蛋白质、维生素、微量元素的需要而不必满足能量的需要；利用营养物质达到药物治疗的作用，而不仅仅是营养作用；应用生长因子增加营养物质的作用；预防性营养支持，即择期手术前开始营养支持。

PPT

第四节　肠内与肠外营养

临床营养支持（clinical nutrition support）是通过提供适量的营养物质来改善患者的营养状况，促进康复和恢复健康的一种治疗方法，其分为肠内营养（enteral nutrition，EN）和肠外营养（parenteral nutrition，PN）。肠内与肠外营养都是适应现代治疗学的需要而发展起来的，选择的基本原则为：对于胃肠道有一定消化吸收功能者，首选肠内营养的方式，但在肠内营养无法满足机体营养需求时，可用肠外营养补足；如需要大量营养素的补充或希望在较短的时间内改善营养状况时，可选用肠外营养。

一、肠内营养

肠内营养是指具有胃肠道消化吸收功能的患者，因机体病理、生理改变或一些治疗的特殊要求，需利用口服或管饲等方式给予要素膳制剂，经胃肠道消化吸收，提供能量和营养素，以满足机体代谢需要的营养支持疗法。肠内营养在消化道尚有部分功能时可取得与肠外营养相同的效果，且较符合生理状态。此法费用较低，使用较安全，监护较易，并由于膳食的机械性刺激与化学性刺激（刺激消化道激素的分泌）可加速胃肠道功能与形态的恢复。所以基本原则是"只要胃肠功能允许，应尽量采用肠内营养"。

（一）肠内营养的分类

1. 根据供给方式分类　按照供给方式，肠内营养分为口服和管饲。口服营养是指在非自然饮食条件下，口服由极易吸收的中小分子营养素配制的营养液。口服是一个简单、有效而安全的给予方式，适用于意识清楚、吞咽功能和消化功能正常者。口服的肠内营养制剂不一定要求等渗，口服剂量应能满足营养素的需要并纠正过去的缺乏。管饲营养是指对于上消化道通过障碍者，经鼻 – 胃、鼻 – 十二指肠、鼻 – 空肠置管，或经颈食管、胃、空肠造瘘置管，输注营养制剂的营养支持方法。

2. 根据供给次数和动力方式分类　管饲营养可分为一次性推注、间歇性重力滴注、连续性经泵输入。根据肠内营养液的性质、喂养管的类型、管端的位置及营养素的需要量决定供给的方法。

（二）肠内营养制剂种类

肠内营养膳食应是营养素齐全、配比合理、残渣极少、易消化或不需消化、化学成分明确、使用方便的肠内营养制剂。根据组成成分分为四类，即要素膳、非要素膳、组件膳和特殊营养膳食，目前统称为特殊医学用途配方食品，并按照《特殊医学用途配方食品通则》（GB 29922—2013）和《特殊医学用途配方食品良好生产规范》（GB 29923—2013）两项国家标准进行管理。

1. 特殊医学用途配方食品定义　是指为了满足进食受限、消化吸收障碍、代谢紊乱或特定疾病状态人群对营养素或膳食的特殊需要，专门加工配制而成的配方食品。该类产品必须在医生或临床营养师指导下，单独食用或与其他食品配合食用。

2. 特殊医学用途配方食品分类　特殊医学用途配方食品包括适用于 0～12 月龄的特殊医学用途婴儿配方食品和适用于 1 岁以上人群的特殊医学用途配方食品。适用于 1 岁以上人群的特殊医学用途配方食品包括全营养配方食品、特定全营养配方食品、非全营养配方食品 3 类。全营养特殊医学用途配方食品适用于需要全面营养补充和（或）营养支持的人群，如体弱、长期营养不良、长期卧床等患者；特定全营养特殊医学用途配方食品适用于特定疾病或医学状况下需对营养素进行全面补充的人群；非全营养特殊医学用途配方食品适用于需要补充单一或部分营养素的人群，按照患者个体的医学状况或特殊需求而使用。

（三）肠内营养适应证和禁忌证

1. 肠内营养适应证　当患者原发疾病或因治疗与诊断的需要而不能或不愿经口摄食，或摄食量不足以满足需要时，如胃肠道功能允许又可耐受时，首先应考虑采用肠内营养。临床上有以下 3 种情况适合肠内营养。

（1）无法经口摄食、摄食不足或有摄食禁忌者　例如口腔和咽喉炎症或食道肿瘤术后、烧伤、化学性损伤等造成咀嚼困难；大面积烧伤、创伤，甲状腺功能亢进症、艾滋病等导致的营养素需要量增加而摄食不足。

（2）胃肠道疾病者　短肠综合征、炎性和溃疡性肠炎、胃肠癌症及其手术者、适用于所提供营养素不致从瘘孔流出的胃肠道瘘患者等。

（3）胃肠道外疾病　术前术后营养支持、肿瘤化疗放疗的辅助治疗、肝肾衰竭、先天性氨基酸代谢缺陷病、神经性厌食症、抑郁症以及脑血管疾病等。

2. 肠内营养禁忌证　肠内营养的绝对禁忌证是肠道梗阻。不宜使用肠内营养的情况还包括：①导致肠内营养渗漏的胃肠瘘患者；②严重应激状态、上消化道出血、应激性溃疡、顽固性呕吐或严重腹泻急性期、急性胰腺炎；③严重吸收不良综合征及长期少食者；④小肠广泛切除后 4~6 周以内；⑤年龄小于 3 月龄婴儿。

二、肠外营养

肠外营养是指通过肠道以外的通路即静脉途径输注能量和各种营养素，以达到纠正或预防营养不良、维持营养平衡目的的营养补充方式。肠外营养使用完全新型的营养物质经中心静脉导管或周围静脉输入，多数情况下可满足患者的营养需求，有效地改善并维持机体的营养状况，已成为危重患者抢救工作中不可缺少的重要组成部分。要求肠外营养制剂的 pH 在人体血液缓冲能力范围内、有适当的渗透压，无菌、无致热原、无毒性，微粒不能超过规定的范围。

（一）肠外营养液的置管方式

根据患者的预期营养支持时间、疾病严重程度和机体状况，选择适合的肠外营养方式。目前，临床上常用的有中心静脉和外周静脉置管。

1. 中心静脉营养（central parenteral nutrition，CPN）　又称完全静脉营养（total parenteral nutrition，TPN），是指将全部营养素通过大静脉输入的方法。主要适用于长期无法由肠内营养途径提供机体所需营养物质，且周边静脉营养无法提供大量营养素的患者。中心静脉营养是通过外科手术将导管置入体内，由锁骨静脉插入中心静脉或由颈静脉插入上腔静脉。由于静脉导管大且血流速度快，可将输入的高浓度营养素液带至全身以供利用。

2. 外周静脉营养（peripheral parenteral nutrition，PPN）　是指将营养物质由外周静脉输入的方法。PPN 采用的时间不应超过 2 周，主要是改善患者手术前后的营养状况，纠正疾病所致的营养不良。该方法操作简便，容易实施，对静脉损伤小，在普通病房内即可实施。

（二）肠外营养制剂的组成

肠外营养制剂没有统一配方，应根据患者的年龄，性别、体重或体表面积以及病情需要等制备。肠外营养制剂的组成成分包括蛋白质（氨基酸）、脂肪、糖类、维生素、微量元素、电解质和水等，要求无菌、无毒、无致热原，具有适宜的渗透压和 pH，良好的相容性、稳定性。

1. 氨基酸制剂　氮源是 L - 氨基酸溶液，其中 9 种必需氨基酸占总氮量的 40%，并含有充足的条件必需氨基酸；同时，也需要一定比例的支链氨基酸。良好的氨基酸制剂应符合以下要求：①生物利用率高，利于蛋白质合成，维持正氮平衡；②副作用小，使用安全；③必需氨基酸、条件必需氨基酸和支链氨基酸之间的比例合理。

2. 脂肪制剂　主要以大豆油和红花油为原料，经过卵磷脂乳化制成，并以脂肪乳剂形式经静脉输入机体，满足机体能量、必需脂肪酸和脂溶性维生素的需要。脂肪制剂特点在于：①能量密度高，在输入液体总量不变的情况下可获得更多能量；②等渗，尤其适用于外周静脉营养，与高渗葡萄糖、电解质溶液同时输入，可减少对血管壁的损伤；③作为脂溶性维生素的载体；④无利尿作用。中长链脂肪酸脂肪乳剂目前在临床应用较多，它是在长链脂肪酸脂肪乳剂中添加了中链脂肪酸，与长链脂肪酸相比具有氧化快速完全、很少引起脂肪浸润、对肝脏功能及胰岛素刺激小等特点，用法与长链脂肪酸脂肪乳剂基本相同，但是由于生酮作用强，不适用于肝硬化、糖尿病等患者。需要注意中长链脂肪酸脂肪乳剂提供的 EFA 仅为长链脂肪酸脂肪乳剂的一半左右。

3. 葡萄糖溶液 高浓度的葡萄糖是肠外营养的主要能量来源，一般葡萄糖每日供给 200～300g，占总能量的 60%～70%；由于葡萄糖溶液渗透压较高，可选择中心静脉途径输入。由于机体利用葡萄糖能力有限，输入太快可发生高血糖、糖尿和高渗性脱水，因此应控制输入速度。

4. 维生素制剂 一般情况下，肠外营养只能提供维生素的生理需要量，如有特殊要求，则需要额外补充。对于短期肠外营养支持者，应常规补充水溶性维生素制剂；长期肠外营养支持者，还应适量补充脂溶性维生素制剂。

5. 微量元素制剂 维持机体微量元素平衡也是长期肠外营养支持的重要环节。需要根据患者实际情况，进行微量元素需要量的调整，尤其要注意适量补充锌、铬、铁、硒等元素。

（三）肠外营养适应证和禁忌证

1. 肠外营养适应证 肠外营养的基本适应证是胃肠道功能障碍或衰竭的患者，患者存在营养不良，或预计 2 周内无法正常饮食者，都有肠外营养治疗的指征。临床常见的适应证如下。①非外科疾病：营养不良伴胃肠功能紊乱或障碍、神经性厌食或顽固性呕吐、肠道疾病（局限性或溃疡性结肠炎、肠结核、放射性肠炎等）、化疗与放疗辅助治疗期间、肝肾疾病、严重感染和败血症等。②外科疾病：胃肠道梗阻、胃大部切除及胃肠吻合术、大手术创伤及复合性外伤、消化道瘘、急性胰腺炎、脏器或骨髓移植后功能尚未恢复、大面积烧伤和重度感染。此外，对于营养不良、需进行大的胸腹部手术的患者应在术前给予肠外营养支持，对于存在感染并发症倾向的骨科与颅内手术等患者也提倡于术前加强肠外营养支持，以维持患者营养状况，降低手术死亡率。

2. 肠外营养禁忌证 应用肠外营养的禁忌证有严重循环、呼吸功能衰竭，严重水、电解质平衡紊乱，肝肾衰竭等。需要慎用肠外营养的情况包括：①无明确治疗目的或已确定为不可治愈者；②胃肠道功能正常或有肠内营养适应证者；③水电解质和酸碱平衡紊乱或心血管功能紊乱期间需控制或纠正者；④患者一般情况良好，预计肠外营养治疗时间少于 5 天者；⑤预计发生肠外营养并发症的危险性大于其可能带来的益处者。

三、从肠外营养过渡到肠内营养

长期肠外营养可造成胃肠道功能衰退。所以，从肠外营养过渡到肠内营养必须逐渐进行，否则势必加重肠道的负担而不利于恢复。其过渡过程大致可分为四个阶段。

1. 肠外营养与管饲结合 患者同时接受肠外营养和通过胃肠道进行少量的管饲，逐渐引导肠道开始恢复功能，减轻肠外营养对胃肠道的负担。

2. 单纯管饲 患者停止接受肠外营养，完全通过胃肠道进行摄食，该阶段患者的胃肠道必须能够承受全面的摄食，并且能够吸收和消化养分。

3. 管饲与经口摄食结合 患者继续接受管饲，但同时开始逐渐增加经口进食的比例，这有助于患者的胃肠道逐渐适应经口进食，并逐渐发展出对固体食物的消化和吸收能力。

4. 正常肠内营养 患者完全停止接受管饲，完全通过经口进食来维持营养需求，此时，患者的胃肠道已经完全恢复了正常的功能，可以正常地消化和吸收食物。

根据患者的临床情况，确定过渡程序与肠内营养选择。至于必须遵守上述步骤的患者（如短肠综合征），肠外营养不能骤然停止，宜逐渐经过肠内营养以使残余肠道细胞得到再生及适应。这种患者在肠外营养后，当能开始耐受肠内营养时，先采用低浓度、缓速输注要素肠内营养或非要素肠内营养，监测水、电解质平衡及营养素摄入量，以后逐渐增加肠内量而降低肠外量，直至肠内营养能满足代谢需要时，才完全撤销肠外营养，进而将管饲与经口摄食结合，最后至正常肠内营养。

✎ 练习题

答案解析

一、单选题

1. 普通膳食的适用范围是
   A. 无发热和无消化道疾病者
   B. 消化不良，术后恢复期阶段
   C. 发热，体弱，消化道疾病
   D. 病情严重，吞咽困难，口腔疾病
   E. 亚健康人群

2. 下列选项中，不属于基本膳食的是
   A. 普通膳食　　　　　　　B. 软食　　　　　　　　C. 半流食膳食
   D. 流质膳食　　　　　　　E. 低蛋白膳食

3. 选用低蛋白膳食的患者，每日饮食中蛋白质供应量
   A. 不超过20g　　　　　　B. 不超过30g　　　　　C. 不超过40g
   D. 不超过50g　　　　　　E. 不超过60g

4. 心功能不全伴水肿的患者应选用
   A. 低盐膳食　　　　　　　B. 低蛋白膳食　　　　　C. 低脂肪膳食
   D. 含钙低的膳食　　　　　E. 软食

5. 糖尿病全营养配方食品属于
   A. 特定全营养配方食品　　　B. 全营养配方食品
   C. 非全营养配方食品　　　　D. 特殊医学用途婴儿配方食品
   E. 以上均不是

6. 中心静脉营养多选用
   A. 下腔静脉　　　　　　　B. 上腔静脉　　　　　　C. 腹腔静脉
   D. 下肢静脉　　　　　　　E. 上肢静脉

7. 急性肾炎患者应给予
   A. 低热量膳食　　　　　　B. 低蛋白膳食　　　　　C. 低嘌呤膳食
   D. 低苯丙氨酸膳食　　　　E. 低酮体膳食

8. 不能满足机体对能量和各种营养素需要量的膳食是
   A. 普通膳食　　　　　　　B. 软食　　　　　　　　C. 半流质膳食
   D. 流质膳食　　　　　　　E. 半流质和流质膳食

9. 对胃肠手术后患者，下列属于胀气食物的是
   A. 牛奶　　　　　　　　　B. 米汤　　　　　　　　C. 肉汤

D. 蛋羹   E. 藕粉

10. 大手术后患者应给予

   A. 高脂肪膳食   B. 高蛋白膳食   C. 易消化的膳食

   D. 软食   E. 流质膳食

（聂春莲）

书网融合……

本章小结

微课

题库

第六章　营养与营养相关疾病

◈ **学习目标**

知识目标

1. 掌握肥胖的定义和判定方法；肥胖、糖尿病、动脉粥样硬化性心脏病、高血压、痛风及癌症的营养防治原则。

2. 熟悉肥胖、糖尿病、动脉粥样硬化性心脏病、高血压、痛风及癌症与膳食营养因素的关系。

3. 了解肥胖的分类及对健康的影响；糖尿病的诊断和分类；动脉粥样硬化性心脏病、癌症的定义；高血压、痛风的定义、分类和诊断标准。

能力目标

能运用营养学相关知识，对临床常见营养相关疾病患者进行营养咨询与指导。

素质目标

树立科学严谨的职业态度，培养关爱患者、尊重生命的职业操守，在实践中增强分析和解决问题的能力、沟通交流能力和敬业精神。

PPT

第一节　营养与肥胖症 微课1

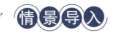

情景：王某，男，52 岁，身高 172cm，体重 90kg。平日喜食肉类、甜点、油炸食品等，嗜酒。没有长期坚持的运动爱好，体力活动较少。查体：中度脂肪肝，血压 152/90mmHg。

思考：

1. 计算并判断其肥胖程度。

2. 对该患者进行膳食营养指导。

肥胖症（obesity）是指体内脂肪堆积过多和（或）分布异常并达到危害健康的程度，是一种由遗传因素、环境因素等多因素相互作用所引起的慢性代谢性疾病。随着我国经济水平的发展和人们生活方式的改变，肥胖患病率呈明显上升趋势。《中国居民营养与慢性病状况报告（2020 年）》显示，到 2018 年中国成年居民超重率和肥胖率分别为 34.3% 和 16.4%。最新发表的研究预测，至 2030 年，中国成年人超重/肥胖合并患病率将达到 65.3%，未来中国超重和肥胖率还将持续增加，肥胖防控问题亟需全社会关注。

一、肥胖的分类与判定

（一）肥胖的分类

肥胖按发生原因可分为三类。

（1）遗传性肥胖　主要指遗传物质变异（如染色体缺失、单基因突变）导致的一种极度肥胖，比较罕见。

（2）继发性肥胖　主要指由于下丘脑－脑垂体－肾上腺轴发生病变、内分泌紊乱或其他疾病、外伤引起的内分泌障碍而导致的肥胖。

（3）单纯性肥胖　主要是指排除由遗传性肥胖、代谢性疾病、外伤或其他疾病所引起的继发性、病理性肥胖，而单纯由于营养过剩所造成的全身性脂肪过量积累，是一种由基因和环境因素相互作用导致的复杂性疾病，常表现为家族聚集倾向。

（二）肥胖的诊断方法

目前判定肥胖的标准和方法有很多，常用的方法可分为三大类，分别为人体测量法、物理测量法和化学测量法。

1. 人体测量法　包括对身高、体重、胸围、腰围、臀围和皮褶厚度等参数的测量。根据人体测量数据不同可以有不同的肥胖判定标准和方法，常用的有身高标准体重法、体质指数、腰围与腰臀比和皮褶厚度等方法。

（1）身高标准体重法　是 WHO 推荐的传统上常用的衡量肥胖的方法，公式为：肥胖度（%）＝［实际体重（kg）－身高标准体重（kg）］/身高标准体重（kg）×100%。判断标准是：肥胖度≥10% 为超重；20%～29% 为轻度肥胖；30%～49% 为中度肥胖；≥50% 为重度肥胖。

（2）体质指数（BMI）法　BMI＝体重（kg）/身高^2（m），可用来间接评估人体的脂肪成分，近30 年来，是国际上测量与诊断超重和肥胖使用最广泛的指标。BMI 简单易用，在临床工作和流行病学研究中被广泛应用，但其有局限性，例如：①不是直接测量身体成分，不能区分脂肪量和瘦体重，肌肉型个体体重较重，易被误诊（如运动员）；②对老年人身体脂肪的预测不如中青年人有效；③对于特定的 BMI，一些亚洲人群（包括中国人群）具有比白种人更高的身体脂肪百分比和健康风险；④BMI 与体脂肪含量及比例的关联性存在性别和年龄差异，尤其是在青春期前后男童 BMI 的变化与肌肉和骨骼等非脂肪组织密切相关，而与体脂肪量关联性下降，甚至呈负相关（表6－1）。

表6－1　成人体质指数（BMI）评价标准（单位：kg/m^2）

	WHO	亚洲	中国
偏瘦	<18.5	<18.5	<18.5
正常	18.5～24.9	18.5～22.9	18.5～23.9
超重	25.0～29.9	23.0～24.9	24.0～27.9
肥胖	≥30	≥25	≥28

（3）腰围和腰臀比　肥胖者体内脂肪分布部位不同，对健康的影响有着明显的不同。上身性肥胖或中心型肥胖（以腹部或内脏脂肪增多为主）者，患心脑血管疾病和糖尿病的危险性显著增加，同时死亡率亦明显增加。而下身性肥胖（以臀部和大腿脂肪增多为主）者患上述疾病的危险性相对较低。因此，相对于肥胖本身，身体脂肪分布类型是影响肥胖者患病率和死亡率更重要的危险因素。关于腹部脂肪分布的测定指标，WHO 建议采用腰围和腰臀比，并且规定腰围男性≥102cm、女性≥88cm 作为上身性肥胖的标准；腰臀比男性≥0.9、女性≥0.8 作为上身性肥胖的标准。我国提出男性腰围≥90cm、女性腰围≥85cm 为成年人中心型肥胖。

（4）皮褶厚度法　用皮褶厚度测量仪对特定部位进行测量，包括皮肤及皮下脂肪的厚度，常用测量部位有肱三头肌、肩胛下角、腹部的皮褶厚度，可用于间接评估身体脂肪的含量及分布。皮褶厚度一般不单独作为判定肥胖的标准，而是与身高标准体重结合起来判定。判定方法是：凡肥胖度≥20%，两处的皮褶厚度≥80%，或其中一处皮褶厚度≥95%者可判定为肥胖；凡肥胖度＜10%，无论两处的皮褶厚度如何，均判定为体重正常者。

2. 物理测量法　是指根据物理学原理测量人体成分，进而推算体脂含量的方法，包括全身电传导法、生物电阻抗分析法、双能 X 线吸收法、计算机断层扫描法和磁共振扫描法。

（1）双能 X 线吸收法（DXA）　被认为是测量身体成分（包括脂肪成分的量和分布）的金标准，可以对三大身体成分（去脂体重、脂肪量、骨密度）进行特定分区测量，如手臂、腿部以及躯干，在测量体脂及去脂体重方面具有良好的重复性及准确性。双能 X 线吸收法的 X 线照射量很低，可用于儿童，但不适用于妊娠期妇女。DXA 测量设备价格昂贵，不便于携带，难以在大样本研究和临床工作测试中广泛使用。

（2）生物电阻抗分析法（BIA）　是指给被试者身体通过安全的电流，测量从手腕到脚腕的电流情况。由于人体组织中非脂肪成分含水较多，具有比脂肪组织更小的电阻抗，因此，脂肪含量高的人，电流通过身体的速度要比脂肪含量低的人慢。通过 BIA 可得到丰富数据，包括体重、体脂肪、骨骼肌、体脂百分比等。相比于 DXA，BIA 设备具有快速、操作简便、价格低廉、无创、安全等特点，因而应用广泛。但 BIA 也存在局限性，使用时设备需要标准化，测量结果的准确性会受到 BIA 设备、受试者的身体结构、水合状态和疾病状态等因素的影响。

3. 化学测量方法　理论依据是中性脂肪不结合水和电解质，因此机体的组织成分可用无脂的成分为基础来计算。若人体去脂体质（也称瘦体质）的组成恒定，通过分析其中一种组分（例如水、钾或钠）的含量就可以估计去脂体质的多少，然后用体重减去去脂体质的重量即为体脂量。化学测定法包括稀释法、^{40}K 计数法、尿肌酐测定法。

二、肥胖对健康的影响

肥胖与糖尿病、高血压、高脂血症、高尿酸血症、心脑血管疾病、癌症、变形性关节炎、骨端软骨症、月经异常、妊娠和分娩异常等多种疾病有明显的关系，而且肥胖可增加死亡的危险性。近年来，随着儿童肥胖率的增加，肥胖对儿童健康的影响也引起了人们的广泛关注与重视。

1. 肥胖对儿童健康的危害

（1）肥胖对儿童的身体形态和器官功能的影响　儿童肥胖会向成年期延续，包括肥胖体型的延续、与肥胖相关的行为和生活方式的延续及其健康危害的延续。

（2）肥胖对儿童心理行为的影响　肥胖儿童由于运动能力受限，对外界的感知、注意和观察能力下降，学习能力降低，反应速度、阅读量、大脑工作能力指数等下降，自我意识受损、自我评价低、不合群，更容易焦虑，幸福感和满足感较差。肥胖男生更易引起抑郁倾向、情绪不稳定，肥胖女生则有自卑倾向。

2. 肥胖对成年人健康的危害　国内外大量研究表明，肥胖与机体死亡率之间有明显的关系。肥胖导致死亡率增加的原因是肥胖增加了许多慢性病的发病风险。肥胖不仅导致机体代谢发生障碍，而且影响多个器官的功能。

（1）代谢综合征　肥胖可引起脂类及糖代谢紊乱，表现为血脂升高和胰岛素敏感性降低；肥胖可促进氧化应激、慢性炎症的发生，并导致一些激素代谢紊乱和脂肪组织分泌的一些细胞因子代谢紊乱。因此，肥胖者易患高脂血症、胰岛素抵抗和糖尿病、高尿酸血症和痛风等。

（2）心血管病　肥胖是引发心脑血管疾病重要的独立危险因素，能够增加罹患高血压、冠心病、充血性心力衰竭、脑卒中以及静脉血栓的风险，导致心脑血管疾病患病率和死亡率均显著增加。

（3）呼吸系统疾病　肥胖者的胸壁和腹部脂肪组织大量堆积，使膈肌运动受限和胸腔顺应性下降，进而影响肺部的功能，导致阻塞性睡眠呼吸暂停和肥胖型低通气量综合征，增加哮喘发病率、加重哮喘的病情，从而导致难治性哮喘以及降低哮喘治疗的反应性。

（4）肿瘤　肥胖也是肿瘤发病的重要危险因素，肥胖能够增加食管癌、直肠癌、结肠癌、肝癌、胆囊癌、胰腺癌、肾癌、白血病、多发性骨髓瘤和淋巴瘤等多种肿瘤的发病风险。女性肥胖者易增加患子宫内膜癌、宫颈癌、卵巢癌以及绝经后乳腺癌的发病率；男性肥胖者易增加前列腺癌的发病率。

（5）骨关节疾病　肥胖者躯体重量大，会加重脊柱、骨盆及下肢所承担的重量，导致循环功能减弱，对末梢循环供血不足，关节易出现各种退行性病变，增加骨性关节炎的发病率及严重程度。

（6）消化系统疾病　肥胖者由于大量脂肪在肝脏组织内堆积，胆固醇的合成和分泌增加，导致胆汁排出的胆固醇增加，并常伴有高胰岛素血症，可加剧脂肪肝及非酒精性脂肪肝病、胆囊疾病、胃食管反流疾病及食道裂孔疝等的发生。

（7）生殖系统疾病　肥胖可导致女性月经失调、不育症、女性多毛症以及多囊卵巢综合征等疾病的发生，增加妊娠期妇女妊娠糖尿病、子痫的风险，引发流产、难产、巨大胎儿、新生儿窘迫综合征和畸胎等问题。

（8）其他疾病　肥胖还能引起一系列其他的健康问题，如特发性颅内压增高、蛋白尿、皮肤感染、淋巴水肿、麻醉并发症和牙周病等。

（9）精神、心理问题和社会适应能力　肥胖容易引起自卑、焦虑和抑郁等精神和心理问题，导致人际关系敏感，社会适应性和活动能力降低，影响正常的工作和生活。

三、营养与肥胖的关系

肥胖的发生是遗传因素和环境因素共同作用的结果，其根本原因是机体的能量摄入大于机体的能量消耗，从而导致多余的能量以脂肪形式贮存。因此，膳食营养因素在肥胖发生的过程中发挥了重要的作用。

1. 生命早期营养对成年后肥胖发生的影响　生命早期是指胎儿期、哺乳期和断乳后的一段时间（一般指 3 岁以内）。此时机体处于旺盛的细胞分裂、增殖、分化和组织器官形成阶段，对外界各种刺激非常敏感，并且会产生记忆，这种记忆会持续到成年，对成年后的肥胖及相关慢性病的发生、发展有着重要影响。其中，膳食营养因素是生命早期机体接触最早、刺激频率最高、刺激时间最长的外界因素。生命早期不良的饮食因素，包括妊娠期妇女营养缺乏或过剩、完全人工喂养、过早断乳、过早添加辅食以及婴幼儿期营养过剩等，不仅可直接影响婴幼儿体重及健康，还会增加成年后肥胖及相关慢性病的发病风险。相反，母乳喂养则有益于预防成年后肥胖的发生。

2. 膳食能量过剩对肥胖的影响　机体的能量主要通过摄入食物获得。当机体摄食量过大、能量摄入过多，就会导致能量摄入过剩，大于机体能量的消耗，进而引发肥胖。导致摄食量过大、能量摄入过多的因素很多，主要包括以下几方面。

（1）遗传因素　一些人由于遗传因素的作用，摄食量比一般正常人大。

（2）社会、环境及心理因素　经济发展水平、科学知识水平、宗教、文化、习俗、社会及个人心理因素等均能够影响摄食量及能量摄入。

（3）个人饮食习惯　进食速度过快，咀嚼次数过少，暴饮暴食；进食时间过长；吃零食、吃夜宵等；三餐分配不合理，晚餐过饱等。这些饮食习惯均是肥胖的高危因素。

3. 宏量营养素对肥胖的影响　肥胖是能量摄入大于能量消耗的结果，因此任何产能营养素摄入过多都可能导致总能量摄入增加，从而导致肥胖。食物中的能量来源主要是宏量营养素，包括碳水化合物、脂肪和蛋白质。

（1）碳水化合物与肥胖　碳水化合物是机体主要的供能物质，传统理论认为，膳食结构中碳水化合物的含量对肥胖只起到次要作用。但是近年来研究发现，伴随脂肪供能比的降低、碳水化合物供能比的上升，肥胖的发生率也在增加，目前学术界还存在较大争议。

（2）脂肪与肥胖　膳食中脂肪（尤其是动物脂肪）摄入增加是导致近年来肥胖率不断升高的重要原因，这主要是由于脂肪能够提高食物的能量密度，导致能量摄入过多。

（3）蛋白质与肥胖　在控制总能量的情况下，高蛋白饮食能够增加饱腹感，降低热量摄入，短期内对肥胖者有减轻体重的作用，但长期摄入高蛋白饮食可能对机体产生危害作用。

4. 维生素和矿物质对肥胖的影响　目前关于维生素和矿物质与肥胖的关系研究比较多，很多研究发现肥胖人群中普遍存在多种维生素与矿物质的缺乏，如肥胖人群中钙、镁、铁、锌、铬、维生素 D、维生素 C 摄入不足，但其与肥胖的因果关系还不明确。目前还没有确切的证据证明某种维生素或矿物质的营养状况能够导致肥胖的发生。

5. 膳食纤维对肥胖的影响　膳食纤维具有吸水膨胀的作用，可以使各种营养成分吸收减慢，具有防止肥胖的作用。膳食纤维还具有吸附胆酸、胆固醇的作用，能降低血浆胆固醇，防止肥胖。大多数富含膳食纤维的食物只含有少量的脂肪，能量密度小，可控制膳食能量的摄入；同时，该类食物体积较大，可替代性地减少其他食物的摄入；另外，膳食纤维能延缓糖类的吸收并减少食物的消化率，也能起到控制体重的作用。

6. 水对肥胖的影响　水分和肥胖的关系也很密切。脂肪组织中的含水量远远低于其他组织，肥胖者体内水的储备量比常人少很多。如果体内水分不足，就无法对脂肪进行充分代谢，从而造成脂肪储存在体内，故肥胖者需要及时适量补充水分。

四、肥胖的营养防治

针对肥胖的防治，首要任务就是提高公众对肥胖危害的认识程度并指导居民合理膳食。合理膳食既有利于控制体重和减肥，又能保持各营养素之间适宜的比例，从而使人体需要与膳食供应之间建立起平衡的关系，以避免供应不足导致营养不良或供应过量导致肥胖。

（一）控制总能量的摄入

能量摄入大于消耗是肥胖的根本成因，因此对于肥胖的营养防控首先是控制总能量的摄入，饮食供给的能量必须低于实际消耗的能量，使机体形成能量的负平衡，促使机体长期储存的多余脂肪被代谢，直至机体恢复到正常水平。

肥胖的能量供给须尽可能根据肥胖程度来考虑每天供给的最低能量。对于成年轻度肥胖者，一般一日三餐的能量供给在正常供给基础上每天减少 125～150 kcal，每月减重 0.5～1.0kg 为宜；对于中度肥胖者，每天减少 150～500kcal 的能量供给比较适宜；而对于重度肥胖者，每天以减少 500～1000kcal 的能量供给为宜，可以每周减重 0.5～1.0kg。对于少数极度肥胖者可给予每天低于 800kcal 的极低能量饮食进行短时间治疗，但需要进行密切的医学监测。对于婴幼儿或儿童出现的轻中度肥胖，考虑到生长发育的需要，可不按照严格的膳食调整方案进行治疗，也不要求绝对限制能量摄入。但对于中重度肥胖儿童，其摄食量应该予以适当限制。

进行能量控制时，一定要循序渐进，逐步降低体重。能量减少过多或过快，不仅会影响健康或损害身体健康，而且难以坚持，依从性差。一般认为，在 6 个月内将体重降低 5%～15% 是可行且有利于维持健康状态的减重目标，对于重度肥胖者，体重在 6 个月内可降低 20%。

（二）调整膳食模式和营养素的摄入

在控制总能量摄入的基础上，进一步对膳食模式和各种营养素摄入的比例进行调整，能够促进体重的减少，有效预防肥胖的发生。

1. 调整宏量营养素的构成比和来源　在总能量摄入一定的前提下，宏量营养素之间的比例不同，对机体能量代谢及健康效应也不同。常用的减肥膳食在限制总能量的基础上，对各种宏量营养素的供能比也有一定的限制。目前比较公认的减肥膳食是高蛋白（供能比占 20% ~ 25%）、低脂肪（供能比占 20% ~ 30%）、低碳水化合物（供能比占 45% ~ 50%）膳食。该膳食不仅可有效减轻体重，改善代谢紊乱，而且可以增加饱腹感，提高依从性，有利于减肥后体重的维持，防止反弹。

同时，蛋白质的摄入建议多摄入优质蛋白，含嘌呤高的动物内脏应加以限制；脂肪的摄入可选用含单不饱和脂肪酸或多不饱和脂肪酸丰富的油脂和食物，少食富含饱和脂肪酸的动物油脂和食物；碳水化合物的摄入应选择谷类食物，多选择粗杂粮，如玉米面、燕麦、莜麦等，严格限制精制糖、巧克力、含糖饮料及零食。

2. 增加膳食纤维的摄入　富含膳食纤维的食物（粗粮、蔬菜、水果等）对健康非常有利，尤其是对肥胖者，膳食纤维不仅能增加肠道功能，有利于粪便的排出，还能控制体重和减肥。因此膳食纤维的摄入可不加限制，每天膳食纤维的供给量在 25 ~ 30g 为宜。

3. 保证维生素和矿物质的供应　机体内很多维生素和矿物质都参与了能量和物质代谢的调节，保证充足的维生素和矿物质的摄入，不仅有助于减肥，还能改善代谢紊乱。新鲜蔬菜和水果含有丰富的水溶性维生素，如 B 族维生素和维生素 C，并且能量很低，营养丰富、饱腹感明显，所以在节食减肥时不宜过分限制。食盐能引起口渴并刺激食欲和增加体重，多食不利于肥胖治疗，每天摄入 3 ~ 5g 为宜。

4. 补充某些植物化学物　异黄酮、皂苷等植物化学物在减肥和治疗代谢综合征方面具有一定的效果，因此可以适当补充作为辅助减肥的手段。

5. 烹调方法及餐次　膳食的烹调方法宜采用蒸、煮、炖、余等，忌用油煎、炸、腌卤等方法。进食餐次因人而异，宜一日三餐，定时定量。三餐的能量分配可参照早、中、晚比例为 3：4：3 进行调整。在分配一日三餐时，应尽量将动物性蛋白和脂肪含量多的食物安排在早餐和午餐，晚上以清淡为主。吃饭应细嚼慢咽，改变暴饮暴食、偏食等不良饮食习惯。

6. 戒酒　因每 1ml 纯乙醇可产生 7kcal 左右能量，如果经常饮用或每次饮用量较多，提供的能量也较多，因此须严加控制酒类饮用。

（三）增加体力活动

任何肥胖的膳食治疗方案都应配合运动，以取得更好的减肥效果。运动不仅能够增加能量消耗和减少脂肪，还有助于维持减肥状态，防止反弹；同时可以改善代谢紊乱、改善心情和健康状态；并且可以预防多种慢性疾病（如心血管疾病、糖尿病、癌症等）甚至降低死亡率；以及增加对膳食治疗的依从性。

增加体力活动包括减少久坐和增加即规律的中等强度的有氧运动，建议每周增加有氧运动至少 150 分钟（每天 30 ~ 60 分钟中等强度的运动，每周 5 天以上）；推荐更高水平的身体活动（每周 200 ~ 300 分钟），以维持体重下降及防止减重后的体重反弹。每天安排体力活动的量和时间应该按照减重目标计算，对于需要消耗的能量，通过增加体力活动和控制饮食相结合的方法，其中约 50% 应该由增加体力活动的能量消耗来解决，其他 50% 可通过减少饮食总能量和减少脂肪的摄入量来实现。运动的形式和运动量均应根据个人的年龄、兴趣、身体状况而定。减重的速度因人而异，通常以每周减重 0.5 ~ 1kg 为宜。

 知识链接

全人群、全方位和全生命周期健康体重管理和肥胖防控

肥胖防控工作应纳入全人群、全方位和全生命周期的措施。全人群都应把保持健康体重作为目标，妊娠期妇女和儿童青少年是肥胖防控的重点人群。坚持预防为主原则，开展综合干预措施，实施全方位肥胖防控。全生命周期包括妊娠前期、妊娠期、儿童青少年时期、成年期、衰老直至死亡的整个过程。儿童时期是获得健康知识、健康生活方式和习惯形成的时期，也是肥胖预防的关键期。因此，儿童肥胖防控是"健康中国 2030"的重要着力点。

儿童青少年肥胖防控的"52110"日常行动建议如下。

5：每天吃 5 个成年人拳头大小的蔬菜和水果。

2：每天使用电脑玩游戏、看电视、玩手机等静态活动时间（不包括上课时间）不超过 2 小时。

1：每天进行 1 小时以上中、高强度身体活动。

1：每天吃肉不超过 1 份（1 个普通成年人手掌心大小）。

0：不喝含糖饮料。

第二节 营养与糖尿病 微课 2

PPT

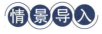

情景：患者，女，65 岁，身高 160cm，体重 68kg。患有 2 型糖尿病十余年，一直服用降糖药物控制血糖。近期出现口干、多饮、疲乏等症状。实验室检查：空腹血糖为 8.5mmol/L，餐后 2 小时血糖为 13.7 mmol/L。

思考：

1. 糖尿病的诊断标准是什么？

2. 如何对糖尿病患者进行膳食营养指导？

一、糖尿病的概述

（一）概述

糖尿病（diabetes mellitus，DM）是一组以慢性血葡萄糖（简称血糖）水平增高为特征的代谢性疾病，是由于机体胰岛素分泌不足和（或）作用缺陷所引起。胰岛素抵抗（insulin resistance，IR）是指胰岛素作用的靶器官对胰岛素作用的敏感性下降，即正常剂量的胰岛素产生低于正常生物学效应的一种状态，被认为是 2 型糖尿病（T2DM）的发病基础。

根据不同病因将糖尿病分为 4 种类型，即 1 型糖尿病（T1DM）、2 型糖尿病（T2DM）、特殊类型糖尿病和妊娠糖尿病。我国以 2 型糖尿病为主，1 型糖尿病和其他类型糖尿病少见。T1DM 病因和发病机制尚未完全明了，显著的病理学和病理生理学特征是胰岛 B 细胞数量显著减少乃至消失所导致的胰岛素分泌显著下降或缺失，其年龄通常小于 30 岁，"三多一少"症状明显，常以酮症或酮症酸中毒起病。T2DM 的病因和发病机制目前亦不明确，其显著的病理生理学特征为胰岛素调控葡萄糖代谢能力的下降（胰岛素抵抗）伴胰岛 B 细胞功能缺陷所导致的胰岛素分泌减少（相对减少）。特殊类型糖尿病是病因学相对明确的糖尿病。

（二）危险因素

糖尿病的危险因素比较复杂，主要有以下六个方面的因素。

（1）遗传因素　糖尿病具有家族遗传易感性。

（2）超重或肥胖　超重或肥胖的人群，易出现胰岛素抵抗，如未进行控制，会导致糖耐量异常，进一步发展为糖尿病。

（3）体力活动缺乏　体力活动能减轻胰岛素抵抗。

（4）年龄　糖尿病随年龄的增长发病率上升，多发于中老年人群。

（5）社会环境因素　不良生活方式如吸烟、过量饮酒，生活节奏加快、压力过大、应激增多等也成为糖尿病发生发展的危险因素。

（6）营养因素　不合理的膳食，长期食用高脂、高糖、高油的食物，造成体内脂肪堆积，导致胰岛素抵抗，从而诱发糖代谢异常。

（三）临床表现

1. 基本临床表现　糖尿病患者常表现为代谢紊乱症状群，外周组织对葡萄糖利用障碍，脂肪分解增多，蛋白质分解代谢增强，长期没有得到有效治疗的患者可表现为典型的"三多一少"症状，即多尿、多饮、多食及体重减轻。也可表现为皮肤瘙痒或者视物模糊，但也有许多患者无任何症状，仅在体检或因其他疾病就诊检验时发现高血糖。

2. 并发症　糖尿病患者病情危重或应激时会出现急性严重代谢紊乱。糖尿病酮症酸中毒是最常见的急性并发症，主要表现为高血糖、酮症和代谢性酸中毒。早期三多一少症状加重，失代偿阶段出现食欲减退、恶心、呕吐、腹痛，常伴头痛、烦躁、嗜睡等症状，呼吸深快，呼气中有烂苹果味；后期出现尿量减少、皮肤黏膜干燥、眼球下陷，脉快而弱，血压下降、四肢厥冷；晚期各种反射迟钝甚至消失，终至昏迷。高渗高血糖综合征是急性代谢紊乱的另一种类型，以严重高血糖、高血浆渗透压、脱水为特点，无明显酮症，患者可有不同程度的意识障碍或昏迷。糖尿病患者常见各种感染，女性患者常见肾盂肾炎、膀胱炎、真菌性阴道炎和巴氏腺炎，且容易反复发作，疖、痈、足癣、体癣等皮肤感染亦多见。

糖尿病还可发生多种慢性并发症，可累及全身各重要器官。由于糖尿病病程较长、血糖控制不佳、吸烟、遗传、高血压等危险因素，糖尿病患者常发生微血管病变，主要表现在视网膜、肾、心肌、神经组织及足趾，其中比较严重的是糖尿病肾病和视网膜病变。糖尿病肾病是慢性肾脏病变的重要原因，可发展为终末期肾衰竭。视网膜病变常会导致视力障碍，最终导致失明。糖尿病患者还可出现动脉粥样硬化，引起冠心病、缺血性或出血性脑血管疾病、肾动脉硬化等。糖尿病患者还可出现神经系统并发症，包括中枢神经系统并发症、周围神经病变及自主神经病变。糖尿病患者还可出现糖尿病足，是糖尿病最严重和治疗费用最高的并发症之一，重者可以导致截肢和死亡。

（四）诊断

依据静脉血浆葡萄糖而不是毛细血管血糖测定结果诊断糖尿病。2011 年 WHO 建议在条件具备的国家和地区采用糖化血红蛋白（HbA_{1c}）诊断糖尿病，诊断切点为 $HbA_{1c} \geqslant 6.5\%$。《中国 2 型糖尿病防治指南》（2020 年版）中明确指出了我国糖尿病的诊断标准（表 6-2）。

表 6-2　糖尿病的诊断标准

诊断标准	静脉血浆葡萄糖或 HbA_{1c} 水平
典型糖尿病症状	
加上随机血糖	$\geqslant 11.1\text{mmol/L}$
或加上空腹血糖	$\geqslant 7.0\text{mmol/L}$
或加上 OGTT 2 小时血糖	$\geqslant 11.1\text{mmol/L}$
或加上 HbA_{1c}	$\geqslant 6.5\%$
无糖尿病典型症状者，需改日复查确认	

注：空腹状态指至少 8 小时没有进食热量；随机血糖指不考虑上次用餐时间，一天中任意时间的血糖，不能用来诊断空腹血糖受损或糖耐量减低；OGTT 为口服葡萄糖耐量试验；HbA_{1c} 为糖化血红蛋白。

糖尿病前期属于正常血糖和糖尿病之间的一种状态，被认为是糖尿病的必经阶段，是糖尿病的预警信号。判断标准是 $6.1\text{mmoL} \leqslant$ 空腹血浆葡萄糖 $< 7.0\text{mmol/L}$，或 $7.8\text{mmol/L} \leqslant 2$ 小时血浆葡萄糖 $< 11.1\text{mmol/L}$。

二、营养与糖尿病的关系

目前对于糖尿病发病的营养因素研究主要集中在营养物质代谢过程中对胰岛素分泌的影响，尤其是碳水化合物和脂肪的代谢。

1. 能量 能量过剩引起的肥胖是糖尿病的主要诱发因素之一。肥胖者多有内分泌代谢紊乱，如血清胰岛素水平升高，脂肪、肌肉以及肝细胞内胰岛素受体数目减少，亲和力下降，游离脂肪酸减少，从而导致胰岛素抵抗，这可能是肥胖和糖尿病之间关系的基础。一般随着体重的下降，葡萄糖耐量可以得到改善，并可使胰岛素分泌减少，胰岛素抵抗减轻。

2. 碳水化合物 糖尿病代谢紊乱的主要标志是高血糖，并可引起全身性的代谢紊乱。长期摄入高碳水化合物膳食，使血糖水平长期处于较高状态，促使胰岛素分泌持续增加，对胰岛 B 细胞的结构和功能造成损害，导致胰岛素分泌的绝对或相对不足，最终引发糖尿病。糖尿病患者碳水化合物代谢异常主要表现为肝脏中葡萄糖苷酶和糖原合成酶下降，肝糖原合成减少，磷酸化酶活性加强，糖原分解增加。当患者过量摄入碳水化合物时，机体调节血糖的功能失控，极易出现高血糖；但碳水化合物摄入不足时，体内需动员脂肪和蛋白质分解供能，易引起酮血症。

食物中碳水化合物的分子量及结构不同，导致餐后血糖升高的快慢及幅度也不同，其影响程度可用血糖生成指数（GI）来衡量。一般情况下，低 GI 的食物对血糖升高的反应小，可有效控制餐后胰岛素和血糖异常，有利于血糖浓度保持稳定。

3. 脂肪 膳食脂肪的消化、吸收及代谢与碳水化合物密切相关。膳食脂肪水解产生的脂肪酸主要在骨骼肌内被利用，它与葡萄糖的利用存在一定程度的竞争作用。摄入高脂肪膳食时，游离脂肪酸的浓度较高，肌肉摄取脂肪酸进行氧化供能的作用增强，从而使葡萄糖的利用减少，出现胰岛素抵抗；长期暴露于高浓度的游离脂肪酸情况下，可使胰岛 B 细胞分泌胰岛素的功能受损，发生糖尿病的危险性增高。

4. 蛋白质 目前还无确切的证据表明膳食蛋白质含量与糖尿病发病有直接关系，但蛋白质代谢与碳水化合物和脂肪代谢密切相关。当碳水化合物和脂肪代谢出现紊乱时，蛋白质的代谢也必然处于不平衡状态，同样可以引起胰岛素分泌量的变化，促进糖尿病的发生。

5. 矿物质和维生素 三价铬是葡萄糖耐量因子的主要组成部分，也是胰岛素的辅助因子，可促进葡萄糖的利用，改善糖耐量。膳食补充三价铬对糖尿病有积极的预防和辅助治疗作用。硒最重要的生物学功能是抗氧化，消除自由基，所以适当补硒可以改善胰岛素自由基防御系统和内分泌细胞的代谢功能，缓解糖尿病病情，预防糖尿病并发症，改善糖尿病预后。硒可通过胰岛素受体后的激酶抑制作用，产生"生理胰岛素样"效应，并可在基因水平上引起糖尿病发生。充足的维生素对调节机体的物质代谢有重要作用，B 族维生素参与糖类代谢，维生素 E、维生素 C、β - 胡萝卜素等具有抗氧化作用的维生素能帮助消除积聚的自由基，防止生物膜的脂质过氧化。B 族维生素、维生素 C、维生素 E 缺乏，均可诱发或加重糖尿病及其慢性并发症的发生。

6. 膳食纤维 有降低空腹血糖和延缓碳水化合物吸收、降低餐后血糖及改善葡萄糖耐量的作用，是降低 2 型糖尿病高危因素的重要膳食成分，所以糖尿病患者应多食膳食纤维含量丰富的粗粮。

三、糖尿病的营养防治

糖尿病的防治应采取综合措施，主要包括健康教育、营养治疗、合理运动、药物治疗及自我监测等综合措施，其中饮食治疗则是控制血糖最基本、最有效的治疗措施之一。

（一）健康教育

糖尿病教育应贯穿于糖尿病诊治的整个过程，目的是使患者了解糖尿病的基础知识，正确掌握饮食和运动治疗的原则和方法，学会治疗过程中所需的基本技能，做好血糖、血压、血脂和体重的自我监测，定期去医院检测尿常规、眼底、肾功能等，以达到提高糖尿病治疗和检测的依从性。

(二）营养治疗

糖尿病营养治疗的总目标是促进并维持健康饮食习惯，强调选择合适的食物，提供营养均衡的膳食，达到并维持合理体重，获得良好的血糖、血压、血脂的控制以及延缓糖尿病并发症的发生。合理地控制饮食有利于控制糖尿病病情发展，尤其是轻型患者，单纯采用营养治疗即可达到控制血糖的目的。

1. 能量　合理控制总能量摄入是糖尿病营养治疗的首要原则。《中国 2 型糖尿病防治指南（2020）》建议糖尿病前期或糖尿病患者应接受个体化能量平衡计划，目标是既达到或维持理想体重，又满足不同情况下的营养需求。对于正常体重的糖尿病患者，能量摄入以维持或略低于理想体重为宜；超重或肥胖的糖尿病患者，应调整生活方式，控制能总量摄入，至少减少体重 5%。不推荐糖尿病患者长期接受极低能量（＜800kcal/d）的营养治疗。

建议糖尿病患者能量摄入参考通用系数方法，按照 105 ~ 126 kJ（25 ~ 30kcal）/[kg（标准体重）·d]计算能量摄入。再根据患者身高、体重、性别、年龄、活动量、应激状况等进行系数调整（表6 – 3）。

表6 – 3　成年糖尿病患者每日能量供给量 [kJ（kcal）/kg 标准体重]

身体活动水平	体重过低	正常体重	超重或肥胖
卧床休息	104 ~ 125（25 ~ 30）	84 ~ 104（20 ~ 25）	62 ~ 84（15 ~ 20）
轻体力活动	146（35）	104 ~ 125（25 ~ 30）	84 ~ 104（20 ~ 25）
中体力活动	167（40）	125 ~ 146（30 ~ 35）	125（30）
重体力活动	188 ~ 209（45 ~ 50）	167（40）	146（35）

2. 碳水化合物　建议大多数糖尿病患者膳食中碳水化合物所提供的能量占总能量的 50% ~ 65% 为宜。餐后血糖控制不佳的糖尿病患者，可适当降低碳水化合物的供能比。不建议长期采用极低碳水化合物膳食。在控制碳水化合物总量的同时应选择低 GI 碳水化合物，可适当增加非淀粉类蔬菜、水果、全谷类食物，减少精加工谷类的摄入，全谷类应占总谷类的一半以上。严格控制蔗糖、果糖制品（如玉米糖浆）的摄入。喜好甜食的糖尿病患者可适当摄入糖醇和非营养性甜味剂。

增加膳食纤维的摄入对健康有益，建议糖尿病患者膳食纤维的推荐摄入量为 25 ~ 35g/d 或 >14g/1000kcal。

3. 脂肪　不同类型的脂肪对血糖及心血管疾病的影响有较大差异，故难以精确推荐膳食中脂肪的供能。一般认为，膳食中脂肪提供的能量应占总能量的 20% ~ 30%。如果是优质脂肪（如单不饱和脂肪酸和 n – 3 多不饱和脂肪酸组成的脂肪），脂肪供能比可提高到 35%。应尽量限制饱和脂肪酸、反式脂肪酸的摄入量。单不饱和脂肪酸和 n – 3 多不饱和脂肪酸（如鱼油、部分坚果及种子）有助于改善血糖和血脂，可适当增加。同时应控制膳食中胆固醇的过多摄入。

4. 蛋白质　糖尿病患者机体糖异生作用增强，易出现负氮平衡，为维持肌肉的体积和能量消耗的需要，因此应保证蛋白质的摄入量。肾功能正常的糖尿病患者，推荐蛋白质的供能比为 15% ~ 20%，并保证优质蛋白占总蛋白的一半以上。有显性蛋白尿或肾小球滤过率下降的糖尿病患者蛋白质摄入应控制在每日 0.8g/kg 体重。

5. 矿物质和维生素　糖尿病患者因主食和水果摄入量受限制，且体内物质代谢相对旺盛，容易发生矿物质和维生素的缺乏。调节矿物质和维生素的平衡，有利于纠正糖尿病患者代谢紊乱、防治并发症。糖尿病患者食盐摄入量限制在每天 5g 以内，合并高血压的患者可进一步限制摄入量。同时应限制摄入含盐高的调味品或食物，如味精、酱油、腌制品、盐浸等加工食品、调味酱等。糖尿病患者容易缺乏 B 族维生素、维生素 C、维生素 D 以及铬、锌、硒、镁、铁、锰等多种微量营养素，可根据营养评估结果适量补充。长期服用二甲双胍者应防止维生素 B_{12} 缺乏。

6. 乙醇　不推荐糖尿病患者饮酒。因为乙醇是高能量食物，且喝酒的同时往往会摄入高油脂的食物，可导致能量摄入过多。同时，乙醇吸收和代谢较快，但不能较长时间维持血糖水平，饮酒还可使糖负荷后的胰岛素分泌增加，对接受胰岛素降糖药治疗的患者容易发生低血糖。长期饮酒会引起肝功能受损，还可降低脂肪在体内的消耗率。如果饮酒，应计算乙醇中所含的总能量，建议女性一天的乙醇量不超过15g，男性不超过25g（15g乙醇相当于350ml啤酒、150ml葡萄酒或45ml蒸馏酒），每周饮酒不超过2次。

7. 饮食分配及餐次安排　根据血糖升高时间、用药时间和病情是否稳定等情况，并结合糖尿病患者的饮食习惯合理分配餐次，至少一日三餐，尽量定时、定量，早、中、晚餐能量按25%、40%、35%的比例分配。口服降糖药或注射胰岛素后易出现低血糖的患者，可在三次正餐之间加餐2~3次。加餐量应从正餐的总量中扣除，做到加餐不加量。在总能量范围内，适当增加餐次有利于改善糖耐量并可预防低血糖的发生。调整进餐顺序对控制血糖有利，养成先吃菜，后吃主食的习惯。吃饭宜细嚼慢咽，形成良好饮食习惯。

（三）合理运动

合理的运动可促进肌肉组织对葡萄糖的摄取和利用，增加胰岛素敏感性。同时，运动可降低血脂、减轻体重、改善血液循环，有助于防治糖尿病的血管并发症。运动前进行必要的评估，特别是心肺功能和运动功能的医学评估。成年2型糖尿病患者每周至少进行150分钟（如每周运动5天、每次30分钟）中等强度（50%~70%最大心率，运动时有点费力，心跳和呼吸加快但不急促）的有氧运动。即使一次进行短时的体育运动（如10分钟），累计30分/天，也是有益的。中等强度的体育运动包括健步走、太极拳、骑车、乒乓球、羽毛球和高尔夫球等。

运动处方的制定需遵循个体化原则。运动项目要与患者的年龄、病情及身体承受能力相适应，并定期评估，适时调整运动计划。运动前后要加强血糖监测，运动量大或激烈运动时应建议患者临时调整饮食及药物治疗方案，以免发生低血糖。运动中要注意及时补充水分。培养活跃的生活方式，如增加日常身体活动、打破久坐行为、减少静坐时间，将有益的体育运动融入日常生活中。

（四）糖尿病自我监测

血糖监测是糖尿病患者自我管理的中心环节，通过血糖的自我监测可以检验糖尿病患者饮食、运动和药物治疗控制血糖的效果。除此之外，糖尿病患者的自我管理还包括血压、血脂和体重的管理。糖尿病患者常常会合并肥胖、高血压或血脂紊乱，因此不仅要控制好血糖，还应当监控自己的体重，对于肥胖患者应当通过饮食、运动和药物等方法适度降低体重。对于合并有高血压或血脂紊乱的患者也需要通过治疗以降低心血管疾病的风险。

知识链接

成人糖尿病食养指南（2023年版）

国家卫生健康委办公厅发布的《成人糖尿病食养指南（2023年版)》中，对糖尿病患者的日常食养提出8条原则和建议。

（1）食物多样，养成和建立合理膳食习惯。

（2）能量适宜，控制超重肥胖和预防消瘦。

（3）主食定量，优选全谷物和低血糖生成指数食物。

（4）积极运动，改善体质和胰岛素敏感性。

（5）清淡饮食，限制饮酒，预防和延缓并发症。

（6）食养有道，合理选择应用食药物质。

（7）规律进餐，合理加餐，促进餐后血糖稳定。

（8）自我管理，定期营养咨询，提高血糖控制能力。

第三节　营养与动脉粥样硬化性心脏病 微课3

PPT

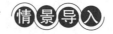

情景：患者，男，62岁，身高170cm，体重85kg。近期感觉阵发性的胸痛，去医院检查发现空腹血清甘油三酯为27.8mmol/L（参考值为0.56～1.70mmol/L），总胆固醇为17.6mmol/L（参考值为2.85～5.17mmol/L）。经医生询问发现，该患者平时喜欢吃肉，并且炒菜喜欢用猪油。

思考：

1. 什么是动脉粥样硬化？它与饮食有什么关系？

2. 如何对冠心病患者进行膳食营养指导？

一、动脉粥样硬化的概述

动脉粥样硬化（atherosclerosis，AS）是指动脉内膜有脂质等血液成分的沉积、平滑肌细胞增生和胶原纤维增多，形成粥糜样含脂坏死病灶和血管壁硬化。其基本病理改变是在动脉内膜面形成斑块，有脂质条纹、纤维斑块和粥样斑块。病变继续加重可出现钙化、粥样溃疡形成、血栓形成和斑块内出血等继发病变。由于病变易累及大型弹性动脉，如冠状动脉、脑动脉、肾动脉及肢体动脉大分支，尤其是肌型动脉管腔变窄，甚至闭塞可造成组织或脏器的缺血性改变。以冠状动脉粥样硬化引起的心肌梗死，以及脑动脉粥样硬化引起的脑梗死对人类的危害最大，是死亡率最高的心血管疾病。

动脉粥样硬化是心血管疾病的关键发病机制，可导致心肌梗死、心绞痛、缺血性心脏病、缺血性脑卒中、脑卒中等心血管疾病（CVD）的发生，而心血管疾病是全球范围内威胁人类生命健康的最主要的慢性非传染性疾病。动脉粥样硬化性心血管疾病（ASCVD）已成为全球主要的公共卫生问题。WHO数据显示，2019年在全球范围内心血管疾病患者数达5.23亿，同时期心血管疾病死亡人数为1860万。2022年国家心血管病中心发布的《中国心血管病报告2022》指出，中国心血管病患病率处于持续上升阶段。据推算2020年患患者数已达3.3亿，其中冠心病1139万人，心血管病引起的死亡占城乡居民疾病死亡构成中的首位，冠心病、出血性脑卒中和缺血性脑卒中是中国心血管病死亡的三大主要原因。近十年冠心病死亡率呈上升趋势，农村地区上升明显。

引起动脉粥样硬化的危险因素有很多，目前的研究表明：年龄增长、血脂异常、吸烟、高血压、糖尿病、超重和肥胖、久坐少动、不良饮食习惯、精神压力、大量饮酒、遗传因素以及高同型半胱氨酸等危险因素，均可促进动脉粥样硬化的形成。

二、营养与动脉粥样硬化的关系

（一）脂类与动脉粥样硬化

1. 血浆脂蛋白与动脉粥样硬化　动脉粥样硬化的形成与血脂异常关系密切，其中主要与胆固醇（TC）和甘油三酯（TG）有关。在人体内胆固醇主要以游离胆固醇及胆固醇酯形式存在，TG是甘油分子中的 3 个羟基被脂肪酸酯化而形成。血脂不溶于水，必须与特殊的蛋白质即载脂蛋白（Apo）结合形成脂蛋白才能溶于血液，被运输至组织进行代谢。

因各种脂蛋白所含的蛋白质和脂类的组成和比例不同，所形成的脂蛋白颗粒大小、密度、表面负荷、电泳表现和免疫特性均不同，根据其密度、颗粒大小以超速离心方法，可将血浆脂蛋白分为乳糜微粒（CM）、极低密度脂蛋白（VLDL）、中间密度脂蛋白（IDL）、低密度脂蛋白（LDL）和高密度脂蛋白（HDL）。此外，还有一种特殊脂蛋白称为脂蛋白（a）[Lp（a）]，由载脂蛋白 A 和载脂蛋白 B100 通过二硫键连接形成，其水平升高是冠心病和脑卒中的危险因素。血浆脂蛋白的特性和功能见表 6 - 4。

表 6 - 4　血浆脂蛋白的特性和功能

分类	密度（g/ml）	主要载脂蛋白	来源	功能
CM	<0.950	B48、A1、A2	小肠合成	将食物中的 TG 和胆固醇从小肠转运至其他组织
VLDL	0.950 ~ 1.006	B100、A1、C2	肝脏合成	转运内源性 TG 至外周组织，经脂酶水解后释放游离脂肪酸
IDL	1.006 ~ 1.019	B100、C2、E	VLDL 中 TG 经脂酶水解后形成	属 LDL 前体，部分经肝脏代谢
LDL	1.019 ~ 1.063	B100	VLDL 和 IDL 中 TG 经脂酶水解后形成	胆固醇的主要载体，经 LDL 受体介导而被外周组织摄取和利用
HDL	1.063 ~ 1.210	A1、A2、C3	主要是肝脏和小肠合成	促进胆固醇从外周组织移去，转运胆固醇至肝脏或其他组织再分布
Lp(a)	1.055 ~ 1.085	Apo(a)	在肝脏或肝外 Apo(a) 通过二硫键与 LDL 形成的复合物	功能尚不完全清楚

血浆 TC、LDL-C、TG 和 Lp（a）的升高与 HDL-C 的降低是动脉粥样硬化的危险因素，其中 LDL，尤其是氧化型 LDL 的升高是动脉粥样硬化的独立危险因素。大量观察性研究和临床试验证实 LDL-C 是 ASCVD 的致病性危险因素，然而，个体发生 ASCVD 风险的高低不仅取决于 LDL-C 水平高低，还取决于同时存在的疾病状态及其他 ASCVD 危险因素的数目和水平。

2. 膳食脂肪酸与动脉粥样硬化　膳食脂肪酸的摄入与冠心病的发生密切相关。而膳食脂肪酸的组成与冠心病关系的研究结果表明，膳食脂肪的种类比脂肪摄入量对动脉粥样硬化的影响更显著。

（1）饱和脂肪酸（SFA）　是导致血固醇升高的主要脂肪酸，其中以豆蔻酸作用最强，其次为棕榈酸和月桂酸。研究表明，饱和脂肪酸可以通过抑制 LDL 受体活性、提高血浆 LDL-C 水平而导致动脉粥样硬化。

（2）单不饱和脂肪酸　以富含单不饱和脂肪酸（MUFA）的橄榄油为主要食用油的地中海居民，虽然其脂肪摄入总量很高，但冠心病的发病率和病死率均较低。以富含单不饱和脂肪酸的油脂（如橄榄油、茶油）替代富含饱和脂肪酸的油脂，可以降低血 LDL-C 和 TG，并且不会降低 HDL-C 水平。

（3）多不饱和脂肪酸　长链多不饱和脂肪酸（PUFA）在防治动脉粥样硬化方面起重要作用，尤其是 n-6 与 n-3 系列多不饱和脂肪酸。n-6 系列多不饱和脂肪酸如亚油酸能提高 LDL 受体活性，显著降低血清 LDL-C 并同时降低 HDL-C，从而降低血清总胆固醇含量。n-3 系列多不饱和脂肪酸包括 α-亚麻酸、二十碳五烯酸（EPA）和二十二碳六烯酸（DHA），能抑制肝内脂质及脂蛋白合成，降低血胆固醇、TG、LDL、VLDL，增加 HDL，参与花生四烯酸代谢，而花生四烯酸的代谢产物前列环素可舒张血管、抗血小板聚集、防止血栓形成；同时还具有预防心肌缺血导致的心律失常作用以及改善血管内膜的功能。

多不饱和脂肪酸由于含有较多双键，易发生氧化反应，摄入过多会导致机体氧化应激水平升高，从而促进动脉粥样硬化的形成和发展，增加心血管疾病的风险。

（4）反式脂肪酸　反式脂肪酸（TFA）摄入过多，不仅可以升高 LDL-C、降低 HDL-C 还可以升高 Lp（a），明显增加冠心病的风险。反式脂肪酸导致动脉粥样硬化的作用甚至比饱和脂肪酸更强。

3. 膳食胆固醇与动脉粥样硬化　人体内的胆固醇 30%~40% 为外源性的，直接来自食物摄取，其余在肝脏内源性合成。当膳食摄入的胆固醇较高时，可降低肠道胆固醇的吸收率，减少内源性胆固醇的合成，从而维持体内胆固醇的相对稳定。目前膳食胆固醇摄入与心血管病及死亡之间的关系仍具有争议。近年来，包括我国在内的很多国家的最新版膳食指南都去除了膳食胆固醇每日摄入量的限制，但是，这并不意味着可以无节制地摄入高胆固醇食物，对于本身血脂异常、有心血管病风险的个体，还是应该适当限制膳食胆固醇摄入量。膳食诱发高胆固醇血症的敏感性存在个体差异，影响因素包括膳食史、年龄、遗传因素及膳食中各种营养素之间的比例等。

4. 磷脂与动脉粥样硬化　磷脂是一种强乳化剂，有利于胆固醇的代谢，使血液中胆固醇浓度减少，降低血液的黏稠度，从而降低血胆固醇，避免胆固醇在血管的沉积，有利于防治动脉粥样硬化。

（二）碳水化合物与动脉粥样硬化

碳水化合物对血脂的影响比较复杂，这种影响除与碳水化合物的种类和数量有关外，还与人体的生理和病理状态有关。当膳食中碳水化合物摄入过多时，多余的能量就会转化成脂肪贮存于体内，导致血脂代谢异常。同时过量的碳水化合物尤其是单糖和双糖，会在体内直接转化为内源性甘油三酯，增加血脂异常风险。研究发现，果糖与肥胖、高血压、糖尿病等心血管疾病传统危险因素相关，还可通过影响血脂代谢、炎症反应、血管内皮功能、肠道屏障等途径促进动脉粥样硬化的发生、发展。膳食纤维的摄入量与心血管疾病的风险呈负相关，特别是可溶性膳食纤维有调节血脂的作用，可降低血清胆固醇、低密度脂蛋白水平。

（三）蛋白质与动脉粥样硬化

研究发现，来源于动物性食物的酪蛋白具有升高血胆固醇和促进动脉粥样硬化形成的作用，而大豆蛋白有明显的降血脂和预防动脉粥样硬化作用；用大豆蛋白替代动物蛋白，能够降低血胆固醇水平。还有研究发现，一些氨基酸与动脉粥样硬化的形成有关：如牛磺酸能减少氧自由基的产生，提高还原型谷胱甘肽水平，从而保护细胞膜的稳定性，同时具有减少肝脏胆固醇合成、降低血胆固醇的作用。高蛋氨酸膳食是高同型半胱氨酸血症的重要因素，摄入过多的蛋氨酸会导致同型半胱氨酸水平的升高，而高同型半氨酸血症是血管损伤或动脉粥样硬化的一个独立危险因子。

（四）维生素与动脉粥样硬化

1. 维生素 E　是一种强抗氧化剂，能够保护 LDL-C 不被过分氧化，从而起到减轻动脉粥样硬化的积极作用。同时，维生素 E 能够稳定血管内皮细胞膜，减少脂质沉积，也可减轻动脉粥样硬化的病变程度。研究显示，维生素 E 的摄入量与心血管疾病的风险呈负相关。

2. 维生素 C　具有多种重要生理功能，其中参与体内羟化反应和抗氧化功能在预防动脉粥样硬化方面起重要作用。维生素 C 作为羟化反应必需的辅助因子，能够促进胶原蛋白的合成，为保持血管的弹性发挥重要作用。维生素 C 参与类固醇的羟基化反应，促进胆固醇转变成胆酸、皮质激素及性激素，降低血清胆固醇，预防动脉粥样硬化的发生。维生素 C 缺乏时，胆固醇转化为胆汁酸减少，导致胆固醇在肝内蓄积、血中胆固醇浓度升高。同时，维生素 C 的抗氧化作用可阻止 LDL 的氧化、保护血管免受氧化型 LDL 诱发的细胞毒性损伤，防止血管内皮及平滑肌细胞的氧化损伤。维生素 C 还可以降低血清胆固醇、提高 HDL-C、抑制血小板聚集，从而防治动脉粥样硬化性心血管病。

3. B 族维生素　维生素 B_6、维生素 B_{12} 和叶酸是同型半胱氨酸代谢过程中的重要辅酶，如果缺乏可影响同型半胱氨酸代谢，导致高同型半氨酸血症，而高浓度同型半胱氨酸是动脉硬化和心血管疾病发病的一个独立危险因素。同型半胱氨酸可以与 LDL 反应形成复合体，被细胞吞噬并在细胞内降解，导致细胞内胆固醇堆积；同时，还可以与 LDL 反应形成复合体，被吞噬细胞吞噬形成泡沫细胞，而从复合物中水解释放出的同型半胱氨酸可使氧化自由基大量产生，引起内皮细胞损伤，使脂质过氧化和氧化型 LDL-C 增加，从而对血管造成损伤和破坏，而破损的血管容易生成斑块，促进动脉粥样硬化。

（五）矿物质与动脉粥样硬化

矿物质在人体组织的生理作用中发挥重要的功能，保证矿物质的摄入有助于预防动脉粥样硬化。

1. 钙 增加钙的摄入有利于降血压，饮水水质的硬度与冠心病发病呈负相关。同时钙可以抑制血小板聚集，动物缺钙可引起血胆固醇和 TG 升高，增加动脉粥样硬化发生风险。

2. 镁 具有降低血胆固醇、增加冠状动脉血流和保护心肌细胞完整性的功能。镁通过调节血管弹性调节血压，镁的摄入水平与心血管病发病率呈负相关。

3. 铜 是超氧化物歧化酶的组成成分，尽管铜缺乏不多见，但体内铜的水平处于临界低值时，可能会导致血胆固醇升高和动脉粥样硬化。

4. 锌 具有抗氧化作用，保护细胞免受炎性因子的破坏，摄入充足的锌有助于保持血管内皮细胞的完整性。

5. 铬 是人体葡萄糖耐量因子的组成成分，缺乏可引起糖代谢和脂肪代谢紊乱、血胆固醇增加、动脉受损。

6. 硒 是体内抗氧化酶——谷胱甘肽过氧化物酶的核心成分，谷胱甘肽过氧化物酶使体内形成的过氧化物迅速分解，减少氧自由基对机体组织的损伤。缺硒可引起心肌损害，可以减少前列腺素合成、促进血小板聚集和血管收缩，增加动脉粥样硬化发生的危险性。

（六）植物化学物与动脉粥样硬化

植物性食物中含有的生物活性成分称为植物化学物，如植物固醇、多酚类化合物、有机硫化物、花青素类化合物和皂苷类化合物等，均具有降低血浆胆固醇、抗氧化和抑制动脉粥样硬化的作用。例如，植物固醇可以在肠道内与动物胆固醇竞争吸收，减少人体对胆固醇的吸收，从而有效地降低血液中的总胆固醇和 LDL-C 的含量，而不影响 HDL-C 的含量；多酚可促进内源性胆固醇在肝脏中合成胆酸，降低血中胆固醇浓度；皂苷可以阻断胃肠道外源性胆固醇的吸收，阻断肝肠循环，促进胆固醇排泄，具有明显的降低胆固醇和调节脂质代谢的作用。

三、动脉粥样硬化性心脏病的营养防治

冠心病的危险因素有高胆固醇血症（特别是高 LDL-C 血症）、高 TG 血症、高血压和糖尿病等，冠心病的预防涉及对所有可调控危险因素的控制，包括戒烟、控制体重、调节血脂、积极的生活方式、饮食控制等。其中膳食预防是重要的积极措施之一，营养防治要从这些危险因素的防治入手。

（一）膳食原则

总的膳食原则应在平衡膳食的基础上控制总能量和总脂肪的摄入，限制饮食中饱和脂肪酸和胆固醇含量，保证充足的膳食纤维和多种维生素，补充适量的矿物质和抗氧化营养素。

（二）营养措施

1. 限制总能量摄入，保持理想体重 能量摄入过多是肥胖的重要原因，而肥胖又是动脉粥样硬化的重要危险因素，故应该控制总能量的摄入，保持能量摄入与消耗平衡，并适当增加运动，保持理想体重，预防超重与肥胖。对于超重和肥胖人群应通过控制能量摄入、适当增加运动来减重，每天可减少300～500kcal 的能量摄入。

2. 限制脂肪和胆固醇摄入 限制总脂肪、饱和脂肪酸、胆固醇和反式脂肪酸的摄入量是防治高胆

固醇血症和动脉粥样硬化性心脏病的重要措施。脂肪摄入以占总能量 20%～25% 为宜，饱和脂肪酸摄入量应少于总能量的 10%，适当增加不饱和脂肪酸的摄入。其中，单不饱和脂肪酸摄入量宜不少于总能量的 10%，多不饱和脂肪酸摄入量占总能量的 10%。鱼类富含 n-3 系列多不饱和脂肪酸，对心血管有保护作用，可适当多吃。少吃富含胆固醇的食物，如猪脑和动物内脏等，但吃鸡蛋时不必弃去蛋黄。高胆固醇血症者应进一步降低饱和脂肪酸摄入量，使其低于总能量的 7%，控制胆固醇的摄入量少于 200mg/d，反式脂肪酸摄入量应低于总能量的 1%，每天不宜超过 2g。

3. 提高植物性蛋白质的摄入、少吃甜食 蛋白质摄入量应占总能量的 15% 左右，应提高植物性蛋白质的摄入，如大豆及其制品。大豆蛋白富含异黄酮，多吃大豆蛋白有利于调节血脂，从而达到防治动脉粥样硬化的目的。动物蛋白可适当选择脂肪含量较低的鱼虾类、去皮禽肉、瘦肉等，奶类可选择脱脂或低脂牛奶等。碳水化合物应占总能量的 60% 左右，要限制单和双糖的摄入，少吃甜食、控制含糖饮料的摄入，添加糖摄入不应超过总能量的 10%，大约每天不超过 50g。

4. 摄入充足的膳食纤维 膳食纤维在肠道与胆汁酸结合，可减少脂类的吸收，从而降低血胆固醇水平。同时，高纤维膳食可降低血胰岛素水平，提高人体胰岛素敏感性，利于脂代谢的调节。推荐每日膳食中包含 25～40g 膳食纤维，其中 7～13g 水溶性膳食纤维。膳食纤维的主要来源包括蔬果、杂粮、坚果、豆类等。建议多食新鲜蔬菜，深色蔬菜应当占一半以上。

5. 保证充足的维生素和微量元素 维生素 E、维生素 C 等维生素及锌、硒等微量元素具有抗氧化作用，可改善心血管功能，预防冠心病发生。新鲜的蔬菜和水果含有丰富的维生素 C，维生素 E 的良好食物来源为植物油、坚果、豆类等，肉贝壳类海产品、红肉、动物内脏、蛋类含较丰富的锌，海产品和动物内脏是硒的良好食物来源。

6. 饮食清淡，少盐限酒 高血压是动脉粥样硬化的重要危险因素，为预防高血压，每天食盐的摄入应限制在 5g 以下。同时，少吃酱油、鸡精、味精、咸菜、咸肉、酱菜等高盐食品。饮酒可使甘油三酯水平进一步升高，因此提倡限制饮酒，严禁酗酒。

7. 适当多吃富含植物化学物的食品 植物化学物有预防心血管疾病的作用，鼓励多吃富含植物化学物的食物，如大豆、黑色和绿色食物、洋葱、香菇等。

8. 戒烟 完全戒烟和有效避免吸入二手烟，有利于预防动脉粥样硬化性心血管疾病，并改善高密度脂蛋白胆固醇水平。

 知识链接

成人高脂血症食养指南（2023 年版）

国家卫生健康委办公厅发布的《成人高血压食养指南（2023 年版）》中，对高脂血症人群的日常食养提出 8 条原则和建议。

（1）吃动平衡，保持健康体重。

（2）调控脂肪，少油烹饪。

（3）食物多样，蛋白质和膳食纤维摄入充足。

（4）少盐控糖，戒烟限酒。

（5）因人制宜，辨证施膳。

（6）因时制宜，分季调理。

（7）因地制宜，合理搭配。

（8）会看慧选，科学食养，适量食用食药物质。

PPT

第四节　营养与高血压 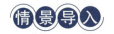 微课4

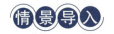

情景： 患者，男，45 岁，身高 175cm，体重 85kg，为一家企业的高层管理人员，工作繁忙，应酬较多。患者因近来感到头部胀痛伴眩晕，遂来院就诊。检查发现，其血压为 150/95mmHg。

思考：

1. 患者的血压是否正常？

2. 如何对该患者进行营养治疗？

一、高血压的概述

高血压（hypertension）是一种以体循环动脉收缩期和（或）舒张期血压持续升高为主要特点的心血管疾病。高血压发病率高、致死率、致残率高，属于全球范围内的常见病，也是需要特别关注的严重公共卫生问题。高血压是脑卒中、冠心病、心功能衰竭、肾衰竭等的主要危险因素。据中国疾病预防控制中心的一项研究报告显示，2017 年我国因高血压死亡的人数达 254 万，其中约 69% 为脑卒中死亡、54% 为缺血性心脏病死亡、41% 为其他心血管疾病死亡，另外 43% 的慢性肾脏病死亡可归因于高血压。临床资料显示，脑卒中/心肌梗死的发病比值，在我国高血压人群为（5~8）：1，而在西方高血压人群约 1：1，可见脑卒中是我国高血压人群最主要的心血管风险。

自 1958 年起开展的 8 次全国范围内高血压患病率抽样调查显示，虽然各次调查总人数、年龄和诊断标准不完全一致，但我国高血压患病率总体呈明显上升趋势。2018 年中国慢性病及危险因素监测显示，我国 18 岁及以上居民的高血压患病率为 27.5%，男性高于女性。我国高血压患病率随年龄增加而明显升高，且患病年轻化趋势日益显著。高血压患病率还呈现出北方高南方低，且大城市如北京、天津、上海等更高的现象。在我国高血压人群中，绝大多数是轻、中度高血压（占 90%），轻度高血压占60% 以上。2015 年的中国健康与营养调查发现，18 岁及以上居民的血压正常高值标化检出率为 43.1%。血压水平处于正常高值的人群占总成年人群的比例不断增长，尤其是中青年，是我国高血压患病率持续升高和患患者数剧增的主要来源。

（一）高血压的分类

1. 按照发病原因是否明确，高血压分为原发性高血压和继发性高血压。原发性高血压以血压升高为特征，发病的病因不明，这类高血压患者约占总高血压患者的 95% 以上。继发性高血压患者的血压升高往往继发于其他疾病，系其他疾病的一部分表现，最常见的是由肾脏及肾上腺疾病所导致。

2. 按发病人群的不同，可分为儿童高血压、妊娠高血压、青壮年高血压和老年高血压。

（二）高血压的诊断与分级

1. 高血压诊断标准　目前高血压的诊断以诊室血压测量结果为主要诊断依据，以诊室外血压测量结果为辅助诊断依据。诊室外血压测量包括动态血压监测和家庭自测血压测量。诊室血压由医护人员在标准条件下按统一规范进行测量，是目前诊断高血压、进行血压水平分级以及观察降压疗效的常用方法。动态血压监测使用自动血压测量仪器，测量次数多，无测量者误差，避免白大衣效应，可以测量夜间睡眠期间血压，鉴别白大衣高血压和检测隐蔽性高血压，诊断单纯性夜间高血压。家庭血压监测由被测量者自我测量，也可由家庭成员协助完成，又称自测血压或家庭血压测量。

（1）诊室血压诊断标准　在未服用降压药物的情况下，非同日 3 次测量，收缩压≥140mmHg 和（或）舒张压≥90mmHg，可诊断为高血压。

血压受多种因素影响，具有明显的波动性，不能仅凭一次诊室血压值确立高血压诊断。若首诊时血压显著升高，收缩压≥180mmHg 和（或）舒张压≥110mmHg，伴有急性症状者，建议立即转诊；无明显症状者，排除其他可能的诱因，并安静休息后复测血压值仍达此标准，即可确诊，建议立即给予药物治疗。

（2）动态血压监测诊断标准　24 小时平均血压≥130/80mmHg，或白天血压≥135/85mmHg，或夜间血压≥120/70mmHg，可诊断为高血压。

（3）家庭自测血压诊断标准　连续监测 5～7 日平均血压≥135/85mmHg，可诊断为高血压。

（4）隐匿性高血压和白大衣高血压诊断标准　需注意隐匿性高血压和白大衣高血压。隐匿性高血压主要表现为诊室血压＜140/90mmHg，动态血压监测或家庭自测血压提示高血压。白大衣高血压表现为反复出现诊室血压升高，而动态血压监测或家庭自测血压正常。

2. 高血压的分级　目前我国对高血压的分级采用 2018 年修订的《中国高血压防治指南》的标准，见表 6-5。

表 6-5　高血压分级

分类	收缩压（mmHg）		舒张压（mmHg）
正常血压	＜120	和	＜80
正常高值	120～139	和（或）	80～89
高血压	≥140	和（或）	≥90
1 级高血压（轻度）	140～159	和（或）	90～99
2 级高血压（中度）	160～179	和（或）	100～109
3 级高血压（重度）	≥180	和（或）	≥110
单纯收缩期高血压	≥140	和	＜90

注：当收缩压和舒张压分属于不同级别时，以较高的分级为准。

血压水平与心脑血管病发病和死亡风险之间密切相关。在对全球 61 个人群（约 100 万人，40～89岁）的前瞻性观察研究发现，诊室收缩压或舒张压与脑卒中、冠心病事件、心血管病死亡的风险呈连续、独立、直接的正相关关系。收缩压每升高 20mmHg 或舒张压每升高 10mmHg，脑卒中或缺血性心脏病或其他血管性疾病的死亡风险成倍升高。长期临床队列随访发现，随着诊室血压水平升高，终末期肾病的发生率也明显增加。

（三）原发性高血压的影响因素

目前认为，原发性高血压是一种遗传多基因与环境多危险因素相互作用而产生的慢性全身性疾病，通常认为遗传因素与环境因素分别占 40% 和 60%。环境因素主要指不健康的生活方式，包括不良饮食习惯（特别是高盐饮食）、超重或肥胖、吸烟、过量饮酒、运动量不足、长期精神紧张、空气污染等。个体具有的危险因素越多，程度越严重，血压水平越高，高血压患病风险越大。而环境因素中，饮食因素起主要作用。

二、营养与高血压的关系

（一）超重和肥胖

大量研究证实，肥胖或超重是高血压患病的重要危险因素，尤其是中心性肥胖。肥胖者发生高血压的风险明显高于体重正常者，高血压患者中 60% 以上有肥胖或超重。肥胖者易患高血压的可能机制有：①血容量增加；②心输出量增加而外周阻力没有相应下降；③胰岛素抵抗；④交感神经系统兴奋性增强。体质指数（BMI）与血压水平呈正相关关系，随着 BMI 的增加，血压水平也相应地增加。研究表明，BMI 平均每增加 10kg/m²，男性收缩压升高 17mmHg，女性升高 14mmHg。中国成年人超重和肥胖与高血压发病关系的随访研究结果发现，随着 BMI 的增加，超重组和肥胖组的高血压发病风险是体重正常组的 1.16 ~ 1.28 倍。体脂含量与血压水平呈正相关，体脂的分布与高血压发生也有关。内脏型肥胖与高血压的关系较为密切，随着内脏脂肪指数的增加，高血压患病风险增加。

（二）矿物质

1. 钠　人群调查显示，无论在成年人还是儿童和青少年中，钠的摄入量与血压水平和高血压患病率均呈正相关。一项盐与高血压的国际协作研究发现，研究人群 24 小时尿钠排泄量中位数增加 2.3g（100mmol/d），收缩压/舒张压中位数平均升高 5 ~ 7/2 ~ 4mmHg。一项于 2016 ~ 2019 年在中国 23 个省份的 130 家医院开展的研究表明，钠/钾比值每增加 1 个单位，血压升高 0.46/0.24mmHg。钠盐摄入过多可导致血容量增加从而引起血压升高，其增加血容量通过两种方式：①钠盐的增加使体液渗透压升高，下丘脑饮水中枢产生口渴感觉而使人增加饮水量；②体液渗透压增高，使下丘脑视上核和室旁核释放抗利尿激素，抗利尿激素促进远曲小管和集合管对水的重吸收。除提高血容量外，高钠摄入还可以提高交感神经兴奋性而提高心排出量和外周血管阻力；抑制血管平滑肌 Na^+ 的转运；增加细胞内钙；干扰血管内皮细胞舒血管物质—氧化氮的合成而使血管收缩性增强，外周阻力增加。

2. 钾　钾摄入量与血压水平呈负相关。对高钠引起的高血压患者，膳食补充钾降压效果明显。这可能与钾促进尿钠排泄、抑制肾素–血管紧张素–醛固酮系统、直接扩张血管等作用有关。膳食钠/钾比值与血压的相关性更强。高钠、低钾膳食是我国人群高血压发病的重要危险因素。在盐与血压的国际协作研究中，反映膳食钠/钾量的 24 小时尿钠/钾比值，我国人群在 6 以上，而西方人群仅为 2 ~ 3。

3. 钙　当膳食中钙摄入不足可使血压升高，而增加钙的摄入可引起血压降低。美国全国健康和膳食调查结果显示，与每日钙摄入量为 1200mg 者相比，每日钙摄入量低于 300mg 者患高血压的危险性高 23 倍。低钙摄入可增强高盐饮食对血压的升高作用，每日钙摄入低于 600mg 与高血压的发生呈现较强的相关性。补充钙对盐敏感性高血压的降压效果尤为显著，其降血压的作用机制之一可能是促进钠从尿中排泄。

4. 镁　与高血压关系的研究资料有限，一般认为镁的摄入量与高血压发病风险呈负相关。提高膳食镁的摄入可降低血压，其可能机制有：①降低血管的紧张性和收缩性；②减少胞内钙含量；③促进血管舒张。

（三）脂类

增加脂肪占膳食能量比例，可导致血压升高；增加多不饱和脂肪酸的摄入和减少饱和脂肪酸的摄入有利于降低血压。脂肪摄入过多可引起肥胖，并可引起血脂异常和动脉粥样硬化，继而引发高血压。近年来 n–3 多不饱和脂肪酸的降压作用受到较多关注。临床研究发现，每日摄入鱼油 4.8g 可使血压降低 1.5 ~ 3.0mmHg。n–3 系列脂肪酸的降压作用可能与其改变前列腺素的代谢、改变血管内皮细胞的功能和抑制血管平滑肌细胞增殖有关。

（四）膳食纤维

一些研究表明，膳食纤维与血压呈负相关。膳食纤维能减少脂肪吸收，减轻体重，间接辅助降压。

（五）乙醇

我国饮酒人数众多，《中国居民营养与慢性病状况报告（2020 年）》显示，饮酒者中几乎每天饮酒的比例为 19.9%。过量饮酒可增加血压升高的风险，且高血压风险随着饮酒频率增加而升高。乙醇导致高血压的原因还未完全阐明，可能的机制有：①刺激交感神经系统；②抑制血管舒张物质；③钙、镁耗竭；④血管平滑肌中细胞内钙增加。目前有关少量饮酒有利于心血管健康的证据尚不足，相关研究表明，即使对少量饮酒的人而言，减少乙醇摄入量也能够改善心血管健康，减少心血管疾病的发病风险。此外，不同种类的酒与血压的关系不完全相同，啤酒、葡萄酒、烈酒与高血压的关联强度依次增加。

三、高血压的营养防治

高血压治疗应采取综合干预策略，包括全方位生活方式干预和药物治疗，使血压达标，降低发生心、脑、肾及血管并发症和死亡的总危险。生活方式干预在任何时候对任何高血压患者都是合理、有效的治疗，主要措施包括减少钠盐摄入、合理膳食、控制体重、适量运动、戒烟戒酒、保持心态平衡。

（一）控制总能量，保持理想体重

超重和肥胖是导致血压升高的重要因素之一，而以腹部脂肪堆积为典型特征的中心型肥胖还会进一步增加心血管与代谢性疾病的风险，适当降低体重，减少体内脂肪含量，可显著降低血压。人群干预试验表明减重有明显的降压效果。推荐将体重维持在健康范围内（BMI 为 $18.5 \sim 23.9 kg/m^2$，男性腰围 < 90cm，女性腰围 < 85cm）。

减重的关键在于控制能量摄入和增加体力活动。在膳食平衡基础上减少每日总能量摄入，每天能量摄入比原来减少 $300 \sim 500 kcal$，控制高热量食物（高脂肪食物、含糖饮料和酒类等）的摄入，适当控制碳水化合物的摄入，摄入适量的谷类、薯类，其中全谷物或杂豆占谷类的 $1/4 \sim 1/2$；提倡进行规律的中等强度的有氧运动、减少久坐时间。研究发现，运动可以改善血压水平，高血压患者定期锻炼可降低心血管死亡和全因死亡风险。因此，建议高血压患者除日常生活的活动外，进行每周 $4 \sim 7$ 天，每天累计 $30 \sim 60$ 分钟的中等强度运动（如步行、慢跑、骑自行车、游泳等）。运动的形式和运动量均应根据个人的兴趣、身体状况而定。减重速度应因人而异，不可急于求成，一般建议将减重目标定为一年内体重减少初始体重的 $5\% \sim 10\%$。

（二）限制钠盐的摄入

钠盐可显著升高血压以及增加高血压的发病风险，适度减少钠盐摄入可有效降低血压，长期限盐可延缓血压随年龄增长而上升的速度。我国膳食中约 75.8% 的钠来自家庭烹饪用盐，其次为高盐调味品。《中国居民营养与慢性病状况报告（2020 年）》显示，2020 年我国人均每日烹调用盐 9.3g。2022 年新修订的《中国居民膳食指南》建议每人每日食盐摄入量不超 5g。

最新版的《高血压防治指南》提出，控制钠盐摄入量的主要措施包括：①减少烹调用盐及含钠高的调味品（包括酱油、酱类、蚝油、鸡精、味精等）；②避免或减少含钠盐量较高的加工食品，如咸菜、火腿、各类炒货和腌制品；③建议在烹调时尽可能使用定量盐勺，以起到警示的作用。

（三）增加钾、钙、镁的摄入

增加膳食中钾的摄入量可以降低血压。可采用的措施主要有增加富钾食物的摄入量，比如新鲜蔬菜、水果和豆类；肾功能良好者可选择低钠富钾替代盐。每百克含钾量超过 800mg 的食物有赤豆、杏干、蚕豆、扁豆、冬菇、竹笋、紫菜等。提倡多摄入富含钙的食品，如奶和奶制品，以及富含镁的食品，如各种干豆、鲜豆、蘑菇、桂圆、豆芽等。

（四）减少脂肪的摄入，补充适量的优质蛋白质

流行病学显示，如果将脂肪摄入量控制在总能量的 25% 以下，饱和脂肪酸、单不饱和脂肪酸和多不饱和脂肪酸的比例为 1：1：1，可使血压下降。应调整动物性食物的结构，减少摄入含饱和脂肪高的猪肉，增加蛋白质含量较高而脂肪含量较少的禽类和鱼类。适当补充蛋白质，蛋白质占能量的 15% 以上，可多选择奶类、鱼类、大豆及其制品作为蛋白质来源。

（五）补充膳食纤维

膳食纤维能减少膳食脂肪的吸收，降低血胆固醇，从而间接防治高血压。研究证明，增加蔬菜水果的摄入，可使血压有所下降。素食者的血压比肉食者低。这可能与蔬菜水果高膳食纤维、高钾及低脂肪有关。

（六）限制饮酒

限制饮酒量可显著降低高血压的发病风险，并可使血压降低。限制饮酒与血压下降显著相关，乙醇摄入量平均减少67%，收缩压下降3.3mmHg，舒张压下降2mmHg。建议高血压患者不饮酒，如饮酒则应少量并选择低度酒，避免饮用高度烈性酒。成年人每天乙醇摄入量不超过15g。白酒、葡萄酒（或米酒）与啤酒的每日饮用量应分别少于50ml、100ml、300ml。

（七）改变不良的饮食习惯

减少高能量密度食物的摄入，如肥肉、动物油脂、油炸食品、糖、甜点、含糖饮料。进餐应细嚼慢咽，避免进食过快、暴饮暴食，少吃高能量的零食。

知识链接 ---

成人高血压食养指南（2023年版）

为辅助预防和控制我国人群高血压的发生发展，改善高血压患者的日常膳食，提高居民营养健康水平，发展传统食养服务，根据《健康中国行动（2019—2030年）》和《国民营养计划（2017—2030年）》相关要求，国家卫生健康委办公厅组织制定并发布《成人高血压食养指南（2023年版）》。

该指南以食养为基础，依据现代营养学理论和相关证据，以及我国传统中医的理念和调养方案，提出具有多学科优势互补的成人高血压患者食养基本原则和食谱示例。其中对高血压患者的日常食养提出5条原则和建议，包括：①减钠增钾，饮食清淡。②合理膳食，科学食养。③吃动平衡，健康体重。④戒烟限酒，心理平衡。⑤监测血压，自我管理。还给出了针对中医上高血压肝火上炎证、痰湿内阻证、瘀血内阻证等不同证型的食养方举例。

第五节　营养与其他类相关疾病

PPT

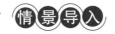

情景：患者，男，33岁，身高170cm，体重85kg，喜食海鲜，平日饮酒较多，且多饮用啤酒。因近日足趾剧痛难眠就诊。查体：右脚大足趾的跖趾关节红肿、皮温升高。血生化检查：血尿酸值为545mmol/L。医生初步诊断为痛风。

思考：

1. 如何诊断痛风？

2. 该患者在饮食中应注意哪些问题？

一、营养与痛风　微课5

（一）痛风概述

痛风是嘌呤代谢紊乱和（或）尿酸排泄减少所导致的代谢异常综合征。临床表现主要包括高尿酸血症、急性关节炎反复发作、痛风石形成、特征性慢性关节炎、关节活动障碍和畸形，常累及肾脏引起慢性间质性肾炎和导致肾尿酸结石的形成，还可伴发其他代谢综合征的表现，如高脂血症、高血压、糖尿病、冠心病等。

我国尚缺乏全国范围的痛风流行病学调查资料，一项关于痛风流行病学的分析显示，2020年我国痛风的患病率为1.6%，并且逐年上升。痛风在男性多见，女性大多发病出现在绝经期后。痛风呈现明显年轻化趋势，特别是青少年高尿酸血症的患病率急剧增加。一项分析结果显示，2019年我国青少年高尿酸血症的患病率为15.6%，已超过成年人高尿酸血症的患病率，成为儿童和青少年慢性肾脏病和高血压的重要危险因素。

1. 痛风的分类

（1）根据病因，痛风可分为原发性和继发性两大类。原发性痛风病因尚未明确，在排除其他疾病的基础上，嘌呤代谢紊乱和（或）尿酸排泄障碍所引起。继发性痛风常继发于其他疾病如肾脏疾病、血液病等致尿酸排泄减少或尿酸生成增多，或因某些药物抑制尿酸的排泄等导致的。

（2）按照自然病程，痛风在临床上可分为无症状期、急性关节炎期、间歇期和慢性期。

1）无症状期　无痛风的临床症状，仅表现为血尿酸持续性或波动性升高，但也可转变成急性痛风性关节炎或肾结石发作，10%～40%的患者可能先出现肾结石症状。

2）急性关节炎期　表现为急性发作的痛风性关节炎，可能是痛风的首发症状。典型痛风发作常于夜间发作，起病急骤，疼痛进行性加剧，12小时左右达高峰，受累关节及周围软组织红肿，皮温升高，触痛明显，50%以上首次发作发生于第一跖趾关节。

3）间歇期　痛风两次急性发作之间有一段静止期，患者无任何症状，多数患者在初次发作后1～2年内复发，随着病情的进展，发作频率逐渐增加，发作持续时间延长，受累关节越来越多。

4）慢性期　主要表现为痛风石、慢性痛风性关节炎和肾脏病变。

2. 痛风的诊断标准　目前我国关于痛风的诊疗指南有《中国高尿酸血症与痛风诊疗指南（2019）》和《痛风诊疗规范》，两个指南均采用了2015年美国风湿病学会（ACR）/欧洲抗风湿联盟（EULAR）制订的痛风分类标准中痛风的诊断标准。其中提出的关于高尿酸血症和痛风的诊断标准主要内容如下。

（1）非同日两次空腹检测，血尿酸＞420μmol/L（7mg/dl）时，为高尿酸血症。

（2）至少发生1次关节肿胀、疼痛或触痛，为痛风诊断的纳入条件。

（3）有症状关节或滑囊（即在滑液中）或痛风石中存在单钠尿酸盐晶体，为痛风诊断的充分条件，如果具备此条件可诊断为痛风。

（4）如果不符合以上充分条件，则从临床特点、实验室检查及影像学表现三个方面进行累计赋分，≥8分可临床诊断痛风。

（5）对于无症状高尿酸血症患者，如影像学检查发现尿酸钠晶体沉积和（或）痛风性骨侵蚀可诊断为亚临床痛风。

 知识链接

2018年EULAR痛风诊断推荐

2018年EULAR更新痛风的诊断推荐，提出痛风诊断分三步：第一步，关节滑液或痛风石抽吸物中的单钠尿酸盐晶体识别。如果不可行，第二步基于高尿酸血症和痛风的相关临床特征进行临床诊断，满足下列特征时可考虑临床诊断：足部（特别是第一跖趾关节）或踝关节单关节受累，之前类似的急性关节炎发作史，快速开始的剧烈疼痛和肿胀（24小时内达峰），皮肤发红，男性并存在相关的心血管疾病和高尿酸血症。第三步，当痛风的临床诊断不确定或不能识别晶体时，建议进行影像学检查，特别是超声或双能 CT 检查，以寻找单钠尿酸盐晶体沉积的影像学证据。

虽然高尿酸血症是痛风的基础，但并非高尿酸血症患者均会出现痛风。此外，部分患者急性发作时血尿酸不高，不能以此除外痛风的诊断。因此对于考虑炎性关节病，但临床难以确诊具体病因时，通过关节滑液穿刺和晶体镜检进行鉴别诊断至关重要。

---

3. 原发性痛风的影响因素 包括遗传因素、饮食营养、生活方式等。血尿酸水平升高是高尿酸血症和痛风及其相关并发症发生、发展的根本原因。尿酸为嘌呤代谢的最终产物，主要由细胞代谢分解的核酸和其他嘌呤类化合物以及食物中的嘌呤分解产生，并由肾脏和肠道排出，每天的尿酸产生量和排泄量应维持一定的平衡。尿酸生成增多或排泄减少均可使体内尿酸聚集，发生高尿酸血症或痛风。高嘌呤食物、果糖等的摄入会使得体内尿酸生成增多，而肥胖、饮酒、过量运动等会导致尿酸排泄减少，均易导致高尿酸血症引发痛风。

（二）营养与痛风的关系

1. 食物嘌呤 体内的尿酸有 20% 左右为外源性尿酸，来自富含嘌呤或核蛋白的食物在体内的消化代谢；其余 80% 为内源性尿酸，由体内氨基酸、磷酸核糖等合成的核酸分解而来。当嘌呤摄入过多时，可引起体内尿酸的合成增加，造成体内尿酸过多。一次性大量食入富含嘌呤的食物，易引起痛风的急性发作，且常以痛风性关节炎为主。

2. 超重及肥胖 队列研究显示体重增加是痛风发生的独立危险因素。肥胖者易发生高尿酸血症和痛风，肥胖者体内内分泌系统紊乱如雄激素和促肾上腺皮质激素水平下降抑制尿酸的排泄，可能是肥胖易并发高尿酸血症的原因。

3. 碳水化合物 是能量的主要来源，但因高尿酸血症和痛风患者多超重或肥胖，故应适当控制碳水化合物的摄入量。甜味剂果糖应用广泛，有分析显示富含果糖的饮料和水果明显提高血尿酸水平，与痛风发病风险呈正相关。蜂蜜等含果糖较高的食物，也能增加尿酸生成。

4. 蛋白质 富含蛋白质的食物大多同时富含嘌呤，因此摄入高蛋白膳食会同时摄入较多的嘌呤，引起体内尿酸合成增多。动物性食物所含的嘌呤比植物性食物高，因此，蛋白质的摄入应以植物蛋白为主。

5. 脂类 高脂肪饮食使血液中酮体浓度增加，会竞争抑制尿酸在肾脏的排泄，使尿酸排出减少，造成高尿酸血症；脂肪摄入过多还易引起肥胖和高脂血症等，容易继发引起痛风。

6. 维生素与矿物质 B 族维生素、维生素 C、维生素 E 缺乏时，容易导致尿酸排出减少诱发痛风发作；而摄入大剂量维生素 B_1 和维生素 B_2 可干扰尿酸正常排泄，使尿酸排出减少；维生素 C 的大量摄入可能降低秋水仙素的镇痛效果，应避免大量摄入。钙、锌、碘、铁等缺乏可引起核酸代谢障碍，嘌呤生成增加，诱发痛风发作；但是铁摄入过量或铁在体内过多积蓄也可影响尿酸合成与排泄，诱发痛风。食盐摄入过多可使尿钠增加，尿钠在肾内与尿酸结合为尿酸钠，易沉积于肾脏，造成肾脏损害。

7. 乙醇 关于乙醇与痛风的分析结果发现，乙醇摄入与痛风发病风险呈正相关，少量（<12.5g 乙醇/日）、适量（12.6~37.4g 乙醇/日）和过量饮酒（>37.5g 乙醇/日）能够使痛风的发病风险分别增加（RR 值分别为 1.16、1.58 和 2.64）。队列研究结果显示，不同种类的酒均能增加高尿酸血症和痛风复发的风险。饮酒影响血清尿酸值，其机制可能是由于乙醇在代谢过程中快速消耗能量 ATP，使尿酸产生增加；乙醇代谢产生的乳酸可竞争抑制肾脏对尿酸的排泄；此外，含乙醇饮料中也含有嘌呤，在体内代谢能生成尿酸。

（三）痛风的营养防治

目前尚无根治痛风的方法，但控制血尿酸水平可使病情好转；防治方法可包括药物缓解和饮食治疗。急性期痛风需要药物处理，可首选秋水仙素，能迅速终止急性发作。此外，促进尿酸排泄和抑制尿酸生成的药物均对发作期和慢性期痛风患者可起到积极作用。饮食对降尿酸的作用有限，但饮食不当会诱发痛风发作，所以建议痛风患者要进行饮食管理。

1. 低嘌呤饮食 高尿酸血症及痛风患者应限制过量嘌呤的摄入，以便有效地降低血尿酸水平，缓解和控制痛风的急性发作。急性期应严格限制嘌呤摄入在150mg/d以下，可选择嘌呤含量低的食物；缓解期可有限制地选用嘌呤含量中等的食物，自由摄取含嘌呤含量低的食物。富含嘌呤食物主要有动物内脏及海产品，如蟹、虾、鱼等，进食大量海鲜外加饮用大量啤酒常常是痛风性发作的主要诱因。

2. 控制能量摄入 痛风患者中约半数有超重和肥胖的情况，应适当控制和减轻体重，每日总热量摄入应较正常体重者低10%～15%。根据体力活动情况，能量摄入一般以每日每千克体重25～30kcal为宜。体重控制应循序渐进，避免饥饿时脂肪大量分解产生酮体等酸性代谢产物，竞争抑制肾脏对尿酸的排泄，或者剧烈运动产生乳酸竞争抑制尿酸的排泄，从而诱发痛风发作。

3. 限制脂肪、蛋白质摄入 高脂饮食可使尿酸排泄减少，而导致血尿酸增高，故痛风患者应限制脂肪的摄入，脂肪供给的能量应占总能量的20%～25%。痛风患者应限制蛋白质的摄入量从而控制嘌呤的摄入，可按每日每千克体重0.8～1.0g，应选择牛奶、鸡蛋及植物蛋白质为宜。

4. 合理摄入碳水化合物 碳水化合物是能量的主要来源，但也有抗生酮的作用，所以痛风患者可摄入充足碳水化合物。但因为果糖会导致血尿酸水平升高，应注意控制果糖的摄入量，比如富含果糖的饮料和水果、蜂蜜等。

5. 补充维生素和矿物质 多吃蔬菜和水果，可增加机体多种微量元素、B族维生素、维生素C、膳食纤维的摄入，并且蔬菜和水果多属于碱性食品，可促进尿酸盐溶解和排泄。对于痛风患者，无论疾病状态如何，有条件的不推荐补充维生素C。痛风患者多伴有高血压，应注意少盐饮食，每日盐的摄入量以2～5g为宜。

6. 增加水的摄入 是饮食治疗中较为重要的环节，高尿酸血症和痛风患者应多饮水，保证有足够的尿量以利于尿酸的排出。每日饮水量应在2000ml以上。为防止尿液浓缩，患者可在睡前或半夜适量饮水，确保尿量，有利于预防尿路结石的形成。

7. 限制饮酒 乙醇代谢可使体内乳酸浓度增高，乳酸可抑制肾脏对尿酸的排泄，同时乙醇可促进嘌呤的分解使尿酸增高。另外，日常饮用的含乙醇饮料本身有较多的嘌呤，嘌呤含量依含乙醇饮料种类不同而各异，一般为陈年黄酒＞啤酒＞普通黄酒＞白酒。所以酗酒常是急性痛风发作的诱因，痛风患者应严格限制饮酒。

二、营养与癌症

（一）癌症概述

癌症是由于机体细胞失去正常调控，过度增殖而引起的疾病。过度增殖的细胞称癌细胞，癌细胞常可侵犯周围组织（浸润），甚至可经体内循环系统和（或）淋巴系统转移到身体其他部分（癌症转移）。一般人们所说的癌症是泛指所有恶性肿瘤。21世纪以来，癌症仍然是危害人类健康和生命的重大问题。根据国际癌症研究机构的2020年全球癌症统计报告显示，2020年全球预计新发癌症病例数约1929万例，预计新发死亡病例数约995万例，到2040年，预计全球将新发2840万癌症病例。癌症已经成为仅次于心脑血管病导致死亡的第二位原因。2020年在全球范围内癌症发病率排前五位的癌症有乳腺癌（11.7%）、肺癌（11.4%）、直肠癌（10.0%）、前列腺癌（7.3%）和胃癌（5.6%）。近些年我国癌症发病率和死亡率仍处于逐渐上升的趋势，肺癌、结直肠癌、胃癌、乳腺癌等癌症的发病率不断上升，癌症整体防控形势较为严峻。

癌症的发生是多因素共同作用的结果，包括遗传因素、环境因素和精神心理因素等，环境因素主要包括感染、环境污染、吸烟、营养、职业暴露等。普遍认为环境因素在癌症的发生中占主导地位。其中，不合理膳食、吸烟、饮酒分别占诱发癌症因素的 35%、30% 和 10%。不合理的膳食习惯可诱发多种癌症的发生，膳食中的营养因素可影响癌症启动、发生、发展的任一阶段，因此选择适宜的平衡膳食对于癌症的防治将起到重要的作用。

（二）营养与癌症的关系

1. 能量 流行病学资料显示，能量摄入过多易导致超重或肥胖，而超重、肥胖者患乳腺癌、结肠癌、胰腺癌、子宫内膜癌和前列腺癌的概率高于体重正常者。肥胖会影响激素水平，并能促进产生癌症危险性的炎症标志物的产生。

2. 蛋白质 充足的蛋白质可增强机体的免疫力，对预防癌症发生起重要作用。流行病学资料表明，食道癌、胃癌患者发病前蛋白质摄入量比正常对照组低。有研究报告指出，常饮牛奶者较不饮用者胃癌发病率低。调查资料显示，常食用大豆制品者胃癌的相对危险度低于不常食用者。

3. 脂肪 流行病学资料显示，脂肪摄入量与结肠癌、直肠癌、乳腺癌、肺癌、前列腺癌的危险性呈正相关。可能是由于摄入过多的脂肪可使机体内产生大量活性氧等代谢产物，会造成机体的氧化性损伤。此外，高脂饮食也可改变机体激素水平，从而促进癌症的发生。膳食脂肪种类和癌症发生也有关，饱和脂肪酸和动物油脂的摄入过多会增加肺癌、乳腺癌、结肠癌等癌症发生的危险性，而摄入 EPA 和 DHA 等 n-3 系列脂肪酸有助于减缓癌症的发展。

4. 碳水化合物 作为能量的主要来源，应摄入足量的碳水化合物，也可以起到节约蛋白质的作用。但研究发现高糖饮食可能会增加罹患子宫内膜癌风险。膳食纤维的摄入可降低某些癌症发生的风险。一些前瞻性研究显示，增加谷物纤维和全谷物食品的摄入，可使结直肠癌的患病风险降低。这可能与膳食纤维吸附肠道内有害物质，增加肠内容物体积，利于排出毒物等有关。一些研究还表明膳食纤维与总体乳腺癌发病风险间呈负相关。

5. 维生素

（1）维生素 A 大量研究表明维生素 A 有抗癌的功效。队列研究和病例对照研究发现增加维生素 A 的前体物质 β-胡萝卜素的摄入量对肺癌、食管癌、宫颈癌、乳腺癌、喉癌、卵巢癌、膀胱癌等患者有保护作用。但大量临床随机对照试验的强证据结果显示，高剂量的 β-胡萝卜素补充剂可能会增加某些人群肺癌的风险。维生素 A 可能通过抗氧化作用、诱导细胞的正常分化、提高机体免疫功能、调控基因表达而起到预防癌症的作用。

（2）维生素 C 研究资料显示维生素 C 有防癌抗癌的作用。流行病学资料显示维生素 C 摄入量与多种癌症的死亡率呈负相关，高维生素 C 摄入量可降低胃癌、食管癌、肺癌、宫颈癌、胰腺癌等发病风险。另有研究显示，单独或联合使用维生素 C 和 β-胡萝卜素可促进癌前病变消退，这可能与维生素 C 具有较强的抗氧化性有关。维生素 C 还可在体内阻断亚硝基化合物的形成，抑制亚硝胺的致癌作用。

（3）维生素 E 资料显示，维生素 E 有可能降低肺癌、宫颈癌、肠癌、乳腺癌等的发病风险。维生素 E 防癌的可能机制有：抗氧化作用清除自由基，保护正常细胞；抑制癌细胞增殖；诱导癌细胞向正常细胞分化；提高机体的免疫功能。

（4）B 族维生素 人群资料及动物实验表明核黄素缺乏与食管癌胃癌、肝癌发病率有关。叶酸缺乏增加食管癌的发病风险。

（5）维生素 D 研究发现，维生素 D 的摄入量与结直肠癌低发病率相关。结肠癌死亡率与接受日光照射量呈负相关。维生素 D 的防癌抑癌作用机制可能是：抑制肿瘤细胞增殖；通过钙的作用，抑制肠道胆汁酸及其衍生物的致癌作用。

6. 矿物质

（1）钙 研究发现，摄入更多的牛奶和钙可以中度降低患结直肠癌的风险。可能与钙在肠腔中与次级胆汁酸和血红素形成复合物，抑制其致癌作用有关。

（2）锌　研究表明锌有较强的防癌功能。锌能增强机体免疫力，发挥抗癌的功效。

（3）硒　流行病学资料显示，土壤和植物中的硒含量、人群中硒的摄入量、血清硒水平与人类多种癌症（肺癌、食管癌、胃癌、肝癌、肠癌、乳腺癌等）的死亡率呈负相关。硒是谷胱甘肽过氧化物酶的重要组成成分，具有抗氧化作用，能清除氧自由基，增强免疫功能。

（4）铁　流行病学资料显示，高铁膳食可能增加肠癌和肝癌的发病风险。

（5）钠　高盐（钠）饮食可增加胃癌发病风险，与对照组相比，高盐（钠）饮食组胃癌发病风险可增加1.4倍。长期高钠（盐）摄入，导致胃黏膜细胞及细胞外高渗透压，损伤胃黏膜，导致弥漫性充血水肿、糜烂、溃疡等病变，增加癌变风险。

7. 乙醇　有充分证据表明乙醇会升高口咽、喉、食管（鳞）、胃、肝、结直肠、乳腺发生癌症的风险，还有部分研究显示乙醇还可能导致肺癌、胰腺癌和皮肤癌。乙醇经过代谢成为乙醛，而乙醛会引起DNA损伤和突变现象，从而会引发癌症。

8. 植物化学物　研究显示，通过定期摄入水果、蔬菜（尤其是大蒜和十字花科蔬菜，如卷心菜、西兰花等）可以将乳腺癌、直肠癌和前列腺癌的风险分别降低60%～70%和40%～50%。食用蔬菜和水果能够降低多种恶性肿瘤的发生风险，与其含有的植物化学物有关。具有防治癌症作用的植物化学物主要有黄酮类化合物、含硫化合物、单萜类化合物、类胡萝卜素、酚类化合物等。

9. 食物中的致癌因素　某些加工和烹调方式可使得食物中存在许多可能致癌的物质，如N-亚硝基化合物、黄曲霉毒素、多环芳烃化合物和杂环胺类化合等。此外，食品中残留的农药、重金属、兽药等也有一定的致癌作用。另外，研究表明好饮滚烫的热茶和热饮会增加患食管癌的风险，WHO的国际癌症研究所（IARC）将温度高于65℃的饮品归类为可能致癌物。

（三）癌症的营养防治

1. 膳食营养与癌症预防　WHO指出，至少三分之一的癌症是可以预防的，而预防癌症是控制癌症最经济、最长远的策略。降低癌症危险性的主要方法包括避免使用烟草、摄入适宜的膳食、避免接触致癌物，改善膳食是防治癌症的重要手段。

世界癌症研究基金会（World Cancer Research Fund，WCRF）和美国癌症研究所（American Institute of Cancer Research，AICR）于2018年发布了关于生活方式和癌症预防的第三版专业报告：《饮食、营养、体力活动与癌症：全球视角》，该报告囊括了饮食、营养、体重和运动等生活方式对癌症风险影响的最新研究，同时提出了10项癌症预防的建议。

（1）保持健康体重，将体重保持在健康范围内　肥胖是导致食管（腺）癌、乳腺癌、结直肠癌等多种癌症的原因。建议确保儿童和青少年时期的体重接近健康成年人BMI范围的低端；一生尽量保持体重在健康范围之内；在整个成年期避免体重增加。

（2）将积极体育锻炼作为每日生活的一部分，多走少坐　体育运动不仅有利于维持健康体质，还能降低结肠癌、乳腺癌、子宫内膜癌等的发生风险。推荐成年每天积极锻炼，每周至少进行150分钟的中等强度有氧锻炼或者至少75分钟的剧烈有氧运动，并限制久坐不动的习惯。

（3）食用富含全谷物、蔬菜、水果和豆类的膳食　食用全谷物可以降低结直肠癌的风险，食用非淀粉类蔬菜和水果也能够降低多种恶性肿瘤的发生风险。建议每天从食物中摄取至少30g膳食纤维，每天食用5份（至少400g）各类蔬菜和水果，在大部分饮食中应包含全谷物、非淀粉类蔬菜、水果和豆类。

（4）限制摄取高糖高脂高淀粉的食物　摄入大量高脂、高糖的食物易导致超重及肥胖，继而增加癌症风险。此外，过高的血糖负荷也可能是子宫内膜癌的独立危险因素。因此，建议限制高糖、高脂、高淀粉的食物摄入，包括快餐、微波食品、零食、烘焙食物、甜品和糖果。

（5）限制红肉和加工肉制品的摄入　食用过多的红肉和加工肉制品可导致结直肠癌。建议限制红肉摄入，每周红肉摄入量应为350～500g，加工肉制品尽量少吃或不吃。

（6）限制含糖饮料的摄入　长期饮用含糖饮料会摄入过多能量，导致超重和肥胖，而肥胖可以导致多种癌症的发生。因此建议不饮用含糖饮料。

（7）限制乙醇摄入　乙醇很早就被定义为致癌物质，乙醇摄入可增加口咽、喉、食管（鳞）癌等癌症发生的风险。儿童和妊娠期妇女不能饮用含乙醇饮料。建议从癌症预防的角度尽可能不饮酒。

（8）强调通过膳食满足营养需要，不推荐使用膳食补充剂预防癌症　除了钙补充剂对肠癌的影响外，没有证据显示膳食补充剂可以降低癌症风险。因此建议应仅通过膳食来达到营养学的需求，不推荐使用高剂量的膳食补充剂用于肿瘤的预防。

（9）坚持6个月纯母乳喂养宝宝　有充分的证据证明哺乳有助于降低母亲乳腺癌风险。对孩子而言，能增强婴儿的免疫力，防止婴儿期的感染等。建议对新生儿纯母乳喂养6个月。

（10）诊断癌症之后，继续遵从专家提出的以上营养建议　在诊断癌症之后依然建议在身体条件允许的情况下遵循癌症预防的建议，应在专业人员的指导下接受营养和身体活动的指导。

2. 癌症的营养支持治疗　癌症患者营养不良的发生率很高，我国住院癌症患者重度营养不良发生率高达58%，部分患者会发生恶病质，影响预后。癌症患者的营养支持治疗是其综合治疗的重要组成部分。临床实践证明，营养支持治疗对癌症患者很重要，营养支持治疗可以预防和纠正营养缺乏，防止和纠正患者体重减少，提高患者对治疗的耐受性，减少治疗的毒副作用，延缓癌症的复发和转移，预防恶病质的发生。

（1）癌症患者临床营养支持治疗的原则　①对于营养状况良好或仅有轻度营养缺乏，估计正常饮食能够满足需要的癌症患者，在手术、化疗或放疗时无需特殊的营养支持治疗；②对于发生严重营养缺乏或胃肠道疾病，估计饮食摄入不足超过一周的癌症患者，应给予肠内或肠外营养支持治疗，并同时进行抗癌治疗；③对于化疗或放疗无效的进展期癌症患者，不建议进行肠外营养支持治疗。

（2）营养支持治疗途径的选择　目前，常规的营养支持治疗途径分为经口服、管饲的肠内营养和经静脉的肠外营养。对于中度营养缺乏和围手术期不能进食的患者，都可以采用营养支持治疗，可选择不同的途径。①经口进食：只要患者能够经口进食，就应鼓励尽量经口进食。②肠内营养：不能经口进食或进食量不能满足机体需要者可以通过鼻饲途径给予肠内营养支持。③肠外营养：对于癌症晚期和围手术期患者可选择静脉营养支持治疗。

知识链接

肿瘤患者的其他营养支持治疗方式

癌症日益呈现高发、多发及死亡率居高不下的趋势，严重威胁人们的身体健康。癌症治疗预后不理想的一个主要原因是营养状况不佳，因此肿瘤的临床营养治疗越来越受到重视。目前肿瘤患者的营养治疗除了肠内营养、肠外营养等常规的营养支持治疗，还有一些新的营养治疗方式如个体化营养治疗和免疫营养治疗。

个体化营养治疗是根据患者的自身病情，针对性制定营养方案，并根据病情变化及时调整，从而改善及提高肿瘤患者营养治疗的整体效果。

免疫营养治疗是调节免疫、代谢和炎症过程的一种具有针对性的治疗手段，而不是单纯给予营养物质。其通过刺激免疫细胞，增强机体免疫应答，调控细胞因子的产生和释放减轻过度的炎性反应，可防止营养缺乏，是肿瘤营养治疗的一个发展方向。目前研究较多的免疫营养素包括精氨酸、谷氨酰胺、n-3多不饱和脂肪酸、鱼油及涉及免疫机制的益生菌等。

答案解析

✎ 练习题

一、单选题

1. 患者，男，32岁，身高170cm，体重88kg，其属于
   - A. 超重
   - B. 轻度肥胖
   - C. 中度肥胖
   - D. 重度肥胖
   - E. 肥胖

2. 肥胖人群在饮食时应尽量避免的烹调方式是
   - A. 蒸
   - B. 煮
   - C. 炖
   - D. 拌
   - E. 油煎

3. 糖尿病患者营养治疗的首要原则是
   - A. 食物多样化
   - B. 合理控制总能量摄入
   - C. 限制脂肪摄入
   - D. 限制胆固醇摄入
   - E. 选用优质蛋白质

4. 预防动脉粥样硬化应注意多摄入
   - A. 胆固醇
   - B. 甘油三酯
   - C. 饱和脂肪酸
   - D. 不饱和脂肪酸
   - E. 反式脂肪酸

5. 为高血压患者制定膳食计划，不需要限制摄入量的是
   - A. 能量
   - B. 脂肪
   - C. 胆固醇
   - D. 食盐
   - E. 钙

二、简答题

1. 简述肥胖的营养防治原则。
2. 简述糖尿病的营养治疗原则。
3. 简述不同膳食脂肪酸与动脉粥样硬化的关系。
4. 简述动脉粥样硬化性心脏病的营养治疗原则。

三、实例解析题

患者，男，42岁，反复左脚趾关节红肿热痛1个月，去医院检查发现血尿酸值达490μmol/L，医生初步诊断为痛风，并开具降尿酸药物进行治疗。患者因参加了单位举办的篮球赛，于夜间突发左脚趾关节红肿明显，疼痛剧烈，并伴发热。

（1）该患者突发左脚趾关节剧烈疼痛，可能的原因是什么？

（2）该患者现在每天膳食嘌呤摄入量应控制在多少？

（杨伟品　张亚伟）

书网融合……

本章小结　　微课1　　微课2　　微课3　　微课4　　微课5　　题库

第七章　食品污染及其预防

学习目标

知识目标

1. 掌握食品中各类污染的危害、卫生学意义和预防措施。

2. 熟悉常见污染食品的细菌、真菌及其毒素的种类和危害特点；食品腐败变质的因素和鉴定指标；食品中常见的农药残留和兽药残留、有毒金属、食品加工产生的有害化合物的种类和来源；食品的放射性污染和杂物污染的来源。

3. 了解食品安全国家标准中食品微生物学检验和食品中致病菌、真菌毒素、农药残留、兽药残留、污染物限量标准的相关规定。

能力目标

能运用理论相关知识，判断食品污染所属类型并指出合理的预防措施。

素质目标

通过本章的学习，树立预防为主的食品安全观。

食品污染是指在各种条件下，导致外源性有毒有害物质进入食品，或食物成分本身发生化学反应而产生有毒有害物质，从而造成食品安全性、营养性和（或）感官性状发生改变的过程。联合国粮农组织（FAO）和世界卫生组织（WHO）曾宣布："由食品污染引起的疾病是对人类健康构成最为广泛的威胁之一，同时也是导致社会生产力下降的重要原因之一。"随着生产的规模化、工业化和经济贸易的发展，食品污染造成的经济损失和社会影响将越来越大。食品从种植、养殖到生产、加工、储存、运输、销售、烹调直至餐桌整个过程中的各个环节，都有可能受到某些有毒有害物质或微生物的污染。　微课1

食品污染按其性质可分成以下三类。

（1）生物性污染　主要包括微生物、寄生虫和昆虫的污染。

（2）化学性污染　主要包括农药和兽药残留、有毒金属和有机物、食品接触材料和工业污染物、加工和生产中产生的有害化合物，滥用食品添加剂等。

（3）物理性污染　主要包括食品中的杂物污染，食品的放射性污染。

食品污染造成的危害，包括对食品和人两方面，一方面，会影响食品的感官性状和营养价值，影响食品质量；另一方面，对人的健康造成影响，包括急性中毒，慢性危害以及致畸、致突变和致癌作用等。

第一节　食品的微生物污染及其预防

PPT

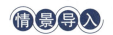

情景：粮食安全是"国之大者"。为防治粮食污染，保障粮食安全，中粮集团、中储粮集团和各地粮食龙头企业，围绕国家战略需要，牵头开展研发机械通风、谷物冷却、环流熏蒸、粮情测控"四合

一"等储粮技术，同时加强智能化粮库建设，推广应用物联网技术、气调储粮、低温和准低温绿色储粮等新技术，大大提高了储粮品质，降低粮食损耗，取得了"现代粮仓绿色储粮科技示范工程"成果。

思考：

1. 污染粮谷类的真菌主要有哪些？

2. 预防食品腐败变质的措施有哪些？

一、食品中微生物生长的条件

（一）食品的基本特性

1. 水分　微生物生长繁殖需要以水作为溶剂或介质。食品中水分以游离水和结合水两种形式存在。结合水是指存在于食品中的与蛋白质、碳水化合物及一些可溶性物质，如氨基酸、糖、盐等结合的水，微生物是无法利用的。游离水是指食品中与非水成分有较弱作用或基本没有作用的水，微生物在食品中生长繁殖能利用的水是游离水。因而微生物在食品中生长繁殖不是取决于总含水量，而是取决于水分活度（water activity，A_w）。

水分活度是指食品中水分的有效浓度。在物理化学上 A_w 是指食品的水分蒸汽压 P 与相同温度下纯水的蒸汽压 P_0 的比值，即 $A_w = P/P_0$。A_w 值为 $0 \sim 1$。一般说来，细菌生长条件所需的 $A_w > 0.9$，酵母 $A_w > 0.87$，霉菌 $A_w > 0.8$。一些耐渗透微生物除外。一般认为，A_w 降到 0.60 以下，绝大多数微生物无法生长。

食品 A_w 的高低不能根据其水分含量的多少来判断，水分含量不同的食品其 A_w 可能相同，如牛肉水分含量23%、乳粉为16%、肉汁为63%，但这些食品的水分活度都为 0.86，可满足金黄色葡萄球菌的生长。

2. 营养成分　食品中含有蛋白质、碳水化合物等各种营养素，是微生物天然的培养基。富含蛋白质的肉、鱼、禽、蛋等食品，以蛋白质腐败为基本特征，碳水化合物性食品在细菌和酵母的作用下以产酸发酵为其基本特征。

3. 抑菌成分　鸡蛋清中的溶菌酶、鲜乳中的乳铁蛋白、草莓和葡萄皮中存在的酚类化合物等都是天然的抑菌成分，在一定时间内可起到一定的防腐保鲜作用。

（二）食品的理化性质

1. 生物结构　外观完好无损的食品比表皮有破损的食品更能够抵御微生物的入侵。

2. pH　食品的 pH 可影响微生物对营养物质的吸收，影响环境中有害物质对微生物的毒性以及影响微生物代谢反应中各种酶的活性。绝大多数微生物生长的 pH 为 $5 \sim 9$，通过调节食品 pH 可以制约微生物的生长，如在 pH≤4.6 的酸性条件下，肉毒杆菌不可生长（也就不能产生毒素），其芽孢也受到强烈抑制，所以 pH4.6 被确定为低酸性和酸性食品的分界线。

3. 渗透压　由于微生物细胞膜的通透性不同，对外界高渗透压溶液的适应能力也不一样。如食品渗透压过大，微生物因脱水不能进行正常物质代谢，出现生长繁殖停滞以至死亡，如盐渍、糖渍。

（三）环境因素

1. 温度　是影响微生物生长繁殖的最重要因素之一。根据微生物适宜生长的温度范围可将其分为嗜冷、嗜温、嗜热三大类，对应的最适生长温度分别为 $-10 \sim 20℃$、$20 \sim 45℃$、$>45℃$。这三类菌又都可以在 $20 \sim 30℃$ 生长繁殖而引起食品的变质。真菌生长温度范围较细菌广，酵母菌在嗜冷和嗜温条件下生长，但不能在嗜热环境中生长。

2. 氧气 按照微生物与氧的关系，可将其分为好氧菌（包括专性好氧菌、兼性厌氧菌、微好氧菌）和厌氧菌（包括耐氧菌、专性厌氧菌）。在有氧的环境中，微生物进行有氧呼吸，生长、代谢速度快，食品变质速度也快；缺乏氧气条件下，由厌氧性微生物引起的食品变质速度较慢。氧气存在与否决定着兼性厌氧微生物是否生长和生长速度的快慢。

3. 湿度 相对湿度对食品 A_w 和食品表面微生物生长有较大的影响。干燥食品吸收空气中水分后易腐败变质，空气相对湿度高于70%时粮谷类易发霉。

二、食品的细菌污染

（一）食品中常见的细菌及分类

细菌是污染食品最常见的生物性危害源。根据其致病性分为致病性细菌、条件致病菌、非致病性细菌。预包装食品中致病菌限量见《食品安全国家标准　预包装食品中致病菌限量》（GB 29921—2021）。非致病性细菌与食品的腐败变质及相对致病性密切相关，是评价食品卫生质量的重要指标。

1. 致病性细菌

（1）葡萄球菌　源于人和动物。乳品、熟肉、含有淀粉的干燥的高营养食品污染率较高。

（2）沙门菌、志贺菌、空肠弯曲菌、小肠耶尔森菌和致病性大肠埃希菌　源于粪便。生食的水、未加工的蔬菜水果表面、凉拌菜、冷食肉类、蛋类、乳类等污染率较高。

（3）链球菌　源于人、动物和植物。破损鸡蛋、鲜乳、猪头肉污染率较高。

（4）梭菌　源于土壤。肉毒梭菌与罐头等密封贮存食品有关。产气荚膜梭菌为人体肠道分布菌，未充分热加工后长时间较高温（42.3℃以上）放置的肉及鱼虾类食品污染率较高。

（5）蜡样芽孢杆菌　源于土壤、灰尘、水。主要与面粉、大米等谷物食品有关。米饭在较高温度（10℃以上）放置时，蜡样芽孢杆菌迅速生长。

（6）副溶血性弧菌　源于海洋。海产品和咸菜易污染。

（7）李斯特菌　源于污水、腐烂植物、人畜粪便、蔬菜、青饲料，广泛分布于自然界。单核细胞增生性李斯特菌为人畜共患病原菌，禽肉、干酪等食品污染率较高。

（8）克罗诺杆菌属（阪崎肠杆菌）　在自然界分布广泛、繁殖迅速，属条件致病菌，对于免疫力低下者和婴幼儿、新生儿，尤其是早产儿、低体重儿可以致病，在婴幼儿配方乳粉的检测中需重点关注。

2. 非致病菌

（1）假单胞菌属、微球菌属和葡萄球菌属　具有很强的利用各种碳源的能力和环境适应力，是大多数食品的主要腐败菌。

（2）产碱杆菌属　能利用不同的有机酸和氨基酸为碳源，并能从几种有机盐和酰胺产碱。常与高蛋白食品变质有关。

（3）黄杆菌属　主要来自海水或淡水，可在低温或5%食盐中生长，故在鱼类及水产品中多见，与冷冻肉品及冷冻蔬菜的腐败有关，并以其利用植物中的糖类生产黄、红色素而著称。

（4）盐杆菌属和盐球菌属　嗜盐菌，生长需要12%以上的盐，可在咸肉和盐渍食品上生长，引起食物变质，并可产生橙红色素，如咸鱼上的红斑。

（5）肠杆菌科　肠杆菌科中除志贺菌属及沙门菌属外，均是常见的食品腐败菌。多数与水产品、肉及蛋制品腐败有关。其中变形杆菌存在于人和动物的肠道中，为条件致病菌，该菌分解蛋白质能力非常强，是需氧腐败菌的代表；沙雷菌可使食物发生表面变红、变黏等改变。

（6）乳杆菌属　常与乳酸菌同时出现，可利用糖类发酵产生乳酸，为兼性厌氧型，有时微好氧，是人和动物的正常菌群，罕见致病。主要见于乳制品、肉制品、鱼制品、谷物及果蔬制品等食品中，使其腐败变质。

（7）芽孢杆菌属　在自然界中分布广泛，是肉类食品中的常见腐败菌。芽孢能抗许多不良环境。每个细胞产一个芽孢，芽孢不被氧所抑制。

（8）化能异养菌　属于具有发酵或呼吸代谢的类型。少数菌种对脊椎动物和非脊椎动物致病。

食品卫生学中将共存于食品中的细菌种类及其相对数量的构成称为食品的细菌菌相，其中相对数量较多的细菌称为优势菌。细菌菌相，特别是优势菌决定了食品在细菌作用下发生腐败变质的程度与特征。细菌菌相可因污染细菌的来源、食品本身理化特性、所处环境条件和细菌之间的共生与抗生关系等因素的影响而不同，所以可根据食品的理化性质及其所处的环境条件预测食品的细菌菌相。如常温下放置的肉类，早期常以需氧的芽孢杆菌、微球菌和假单胞菌污染为主；随着腐败进程的发展，肠杆菌会逐渐增多；中后期变形杆菌会占有较大比例。而食品腐败变质引起的变化也会由于食品细菌菌相及其优势菌种的不同而出现相应的特征，因此，检验食品细菌菌相又可对食品腐败变质的程度及特征进行估计。如需氧的芽孢杆菌、假单胞菌、变形杆菌、厌氧的梭状芽孢杆菌主要分解蛋白质，分解脂肪的细菌主要为产碱杆菌等。

（二）菌落总数及大肠菌群的概念及食品卫生学意义

1. 菌落总数

（1）概念　菌落总数是反映食品卫生质量的细菌污染指标，是指在被检样品的单位质量（g）、容积（ml）或表面积（cm^2）内，所含能在严格规定的条件下（培养基及其 pH、培育温度与时间、计数方法等）培养所生成的细菌菌落总数，以菌落形成单位（colony forming unit，CFU）表示。菌落总数测定方法见《食品安全国家标准 食品微生物学检验　菌落总数测定》（GB 4789.2—2022）。

（2）食品卫生学意义　①主要是将其作为食品清洁状态的标志，用于监督食品的清洁状态；②菌落总数还可用来预测食品耐储藏的期限，即希望利用食品中细菌数量作为评定食品腐败变质程度（或新鲜度）的指标。

2. 大肠菌群

（1）概念　大肠菌群指在一定培养条件下能发酵乳糖、产酸产气的需氧和兼性厌氧革兰阴性无芽孢杆菌。大肠菌群计数方法见《食品安全国家标准　食品微生物学检验　大肠菌群计数》（GB 4789.3—2016）。

（2）食品卫生学意义

1）作为食品受到粪便污染的标志　当食品中检出典型大肠埃希菌说明是粪便近期污染，其他菌属可能为粪便的陈旧污染。

2）作为肠道致病菌污染食品的指示菌　因为大肠菌群仅来自肠道且数量较多，在外界环境中有抵抗力能生存一定时间，易被检出。

三、真菌与真菌毒素污染及其预防

影响食品安全的真菌主要是霉菌及其毒素。霉菌是丝状真菌，霉菌毒素即真菌毒素。真菌毒素是真菌在特定条件下产生的一种有毒的次生代谢产物。真菌毒素通常具有耐高温、无抗原性、主要侵害实质器官的特性，多数真菌毒素还会致癌。

（一）真菌产毒的特点

1. 同一产毒菌株的产毒能力有可变性和易变性。

2. 产毒菌种所产生的真菌毒素不具有严格的专一性。

3. 产毒真菌产生毒素需要一定的条件。

4. 真菌产毒只限于少数的产毒真菌，而产毒菌种中也只有一部分菌株产毒。

（二）真菌产毒的条件

1. 基质　不同基质对真菌的生长和产毒有一定影响。一般说来天然基质比人工培养产毒为好。如玉米、花生中黄曲霉及其毒素检出率较高；小麦和玉米中以镰刀菌及其毒素污染为主；大米中以青霉及其毒素较常见。

2. 水分　粮食的水分含量在17%～18%，是真菌繁殖产毒的最佳条件。食品A_w对霉菌的增殖产毒影响较大，对粮食而言，$A_w < 0.7$，一般霉菌不能生长。

3. 湿度　在不同的相对湿度中，易于繁殖的真菌也不同。相对湿度<80%时，主要是灰绿曲霉、局限青霉、白曲霉易繁殖；相对湿度为80%～90%时，大部分曲霉、青霉、镰刀菌易繁殖；相对湿度>90%时，毛霉易繁殖。一般非密闭条件下，相对湿度<70%时，霉菌不能产毒。

4. 温度　大部分真菌在温度为20～28℃时都能生长，一般真菌产毒的温度，略低于生长最适温度。低于0℃或高于30℃时，不能产毒或产毒力弱；而毛霉、根霉、黑曲霉、烟曲霉适宜产毒温度为25～40℃；梨孢镰刀菌、尖孢镰刀菌、拟枝孢镰刀菌、雪腐镰刀菌在0℃或-7～-2℃产毒。

5. 通风　大部分霉菌繁殖和产毒需要在有氧条件下进行，但毛霉、灰绿曲霉属于厌氧的霉菌，并可耐受高浓度CO_2。

6. 其他条件　食品的pH、光照都对真菌的繁殖和产毒有影响。

（三）真菌污染食品的卫生学意义

真菌在自然界广泛分布，其污染食品后，一方面造成食品的腐败变质，另一方面会产生毒素，引起人畜中毒。

1. 真菌污染引起食品变质　使食品的食用价值降低，甚至完全不能食用。

2. 真菌毒素引起人畜中毒　真菌的大量生长繁殖与产生毒素是真菌毒素中毒的前提，这需要一定的条件，特别是温度、湿度、易于引起中毒的食品在人群中被食用情况及饮食习惯等，所以真菌毒素中毒可表现出较为明显的地方性和季节性，甚至有些可具有地方病的特征。

（四）常见的真菌毒素

1. 曲霉毒素

（1）黄曲霉毒素　黄曲霉毒素（aflatoxin，AF）是双呋喃环类毒素，其衍生物有约20种，分别命名为黄曲霉毒素B_1、黄曲霉毒素B_2、黄曲霉毒素G_1、黄曲霉毒素G_2、黄曲霉毒素M_1、黄曲霉毒素M_2、黄曲霉毒素GM、黄曲霉毒素P_1、黄曲霉毒素Q_1、毒醇等。AF纯品无色、无味、难溶于水，在中性溶液中稳定，强酸中稍有分解，pH9～10的强碱中分解迅速。AF耐热，280℃才裂解，紫外线对低浓度AF有一定破坏。

AF是剧毒物，其毒性为氰化钾的10倍，是砒霜的68倍，仅次于肉毒毒素，6种常见结构的毒性顺序为黄曲霉毒素B_1>黄曲霉毒素M_1>黄曲霉毒素G_1>黄曲霉毒素B_2>黄曲霉毒素M_2，对毒性最敏感的动物是鸭雏。粮油中黄曲霉毒素B_1最多见，其毒性和致癌性也最强，故在粮谷类的真菌毒素监测中重点以黄曲霉毒素B_1作为污染指标。黄曲霉毒素的急性毒性为抑制肝细胞DNA、RNA及蛋白质的合成，中毒动物主要表现为肝损伤，肝实质细胞坏死，胆管增生，肝细胞脂质消失延迟和肝出血。慢性毒性主要表现是动物生长障碍，肝脏出现亚急性或慢性损伤，肝纤维细胞增生，形成再生结节。其他症状如食物利用率下降、体重减轻、生长发育缓慢、母畜不孕或产仔少等。黄曲霉毒素是目前发现的最强的化学致癌物质，除诱发肝癌，还可诱发胃腺癌、肾癌、直肠癌及乳腺、卵巢、小肠等部位肿瘤。

黄曲霉毒素主要由黄曲霉和寄生曲霉产生，不同菌株产毒能力及产毒量差异极大。湿度（80%~90%）、温度（25~30℃）、氧气（1%以上）均是黄曲霉生长繁殖产毒所必要的条件，天然基质培养基（大米、玉米、花生粉）比人工合成培养基产毒量高。研究表明，24~25℃，pH4.7时，黄曲霉毒素的产量最高。黄曲霉毒素主要污染粮油及其制品，其中以花生和玉米最严重，麦子、大米和高粱较少被污染。我国长江沿岸及长江以南地区，因梅雨空气湿度大，气温高，所以粮谷类遭黄曲霉毒素污染严重。家庭自制的发酵制品也可检出黄曲霉毒素。

食品防霉是预防食品被 AF 污染的最根本措施。粮谷作物应从种到收再到存各阶段重视防霉工作，包括选用和培育抗霉的粮豆新品种；加强田间管理如防虫、防倒伏；收获时及时丢弃霉变玉米、脱粒后及时晾晒（粮粒水分控制在13%以下，其中玉米12.5%以下，花生仁8%以下）；贮存时要注意低温保藏、通风，用惰性气体代替空气或采用充氮气方法防霉。对于已产生的毒素，去除毒素的方法包括挑选霉粒法、碾轧加工法、植物油加碱去毒法、物理去除法、加水搓洗法、氨气处理法、紫外光照射等。从一级预防角度出发，需制定食品中 AF 最高允许量标准，这是减少毒素对人体危害的重要措施。食品中真菌毒素限量标准不同，详见《食品安全国家标准　食品中真菌毒素限量》（GB 2761—2017）。

（2）赭曲霉毒素　是由部分青霉和曲霉产生的一类真菌毒素，其中赭曲霉毒素 A（ochratoxin A，OTA）是已知的毒性较强的物质，主要由鲜绿青霉、赭曲霉、洋葱曲霉、圆弧青霉、变幻青霉等产生。OTA 主要污染粮谷类农产品，如大麦、小麦、玉米、燕麦等，在咖啡、柠檬类水果、可可豆中也有检出。动物实验表明，OTA 的靶器官是肾脏和肝脏，有"三致"作用和免疫抑制作用。

（3）杂曲霉毒素　主要由杂色曲霉和构巢曲霉等产生，结构与黄曲霉毒素相似。急性中毒病变是肝、肾坏死。其致癌性仅次于 AF，可导致动物的肝癌、肾癌、皮肤癌和肺癌。糙米易被该毒素污染，通过精加工成标准二等米，毒素含量可减少90%。

2. 镰刀菌毒素

（1）单端孢霉烯族化合物　该族化合物化学性质稳定，可溶于中等极性的有机溶剂，难溶于水。紫外光下不显荧光，耐热，在烹调过程中不易破坏；毒性作用的共同特点表现为较强的细胞毒性、免疫抑制及致畸作用，部分有较弱的致癌性，急性毒性强，可致人与动物呕吐。主要污染麦类、玉米及其制品。

1）T-2 毒素　是三线镰刀菌和拟枝孢镰刀菌产生的代谢产物，为 A 型单端孢霉烯族化合物，可引起食物中毒性白细胞缺乏症，表现为白细胞减少、凝血时间延长、骨髓坏死。

2）二醋酸藨草镰刀菌烯醇（diacetoxyscirpenol，DAS）　主要由藨草镰刀菌和木贼镰刀菌产生，为 A 型单端孢霉烯族化合物。其毒性与 T-2 毒素相似，可损害造血器官，引起白细胞持续减少。

3）雪腐镰刀菌烯醇（nivalenol，NIV）和镰刀菌烯酮-X　均为 B 型单端孢霉烯族化合物，可引起人的恶心、呕吐、头痛、疲倦等症状。

4）脱氧雪腐镰刀菌烯醇（deoxynivalenol，DON）　又称致吐毒素或呕毒素，主要由禾谷镰刀菌、黄色镰刀菌及雪腐镰刀菌产生。和雪腐镰刀菌烯醇一起，是我国粮食受污染的主要镰刀菌毒素。DON 主要存在于麦类赤霉病的麦粒中，在玉米、稻谷、蚕豆等作物中也有。DON 易溶于水、热稳定性高。烘焙温度210℃、油煎温度140℃或煮沸，只能破坏一半。猪对 DON 的致吐作用最敏感。DON 具有很强的细胞毒性，有一定的致畸、致突变作用，但致癌作用不明确。

（2）玉米赤霉烯酮（zearalenone，ZEN）　又称 F-2 毒素，主要由禾谷镰刀菌、黄色镰刀菌、粉红镰刀菌、三线镰刀菌、木贼镰刀菌等产生。F-2 毒素具有类雌激素样作用，又称发情毒素，猪为敏感动物；也有免疫毒性，对肿瘤发生也有一定影响。该毒素主要污染玉米，其次是小麦、大麦、大米等粮食作物。赤霉病麦中有时可能同时含有 DON 和玉米赤霉烯酮。

（3）丁烯酸内酯　由三线镰刀菌、雪腐镰刀菌、拟枝孢镰刀菌和梨孢镰刀菌产生，在自然界发现于牧草中，牛生食带毒牧草导致烂蹄病。有研究在玉米中发现丁烯酸内酯。

（4）伏马菌素　主要由串珠镰刀菌产生，其次是多育镰刀菌。已鉴定的伏马菌素有 28 种，其中伏马菌素 B_1（FB_1）主要污染粮食作物，尤其是玉米。动物实验表明，伏马菌素主要损害肝脏、肾脏，还会对动物免疫系统造成损害，有胚胎毒性。马对伏马菌素最敏感，可引起马的脑白质软化。FB_1 还与人类食管癌高发有关。

3. 青霉菌毒素

（1）展青霉素　由某些青霉（如扩展青霉、荨麻青霉、细小青霉）、某些曲霉（如棒曲霉、土曲霉和巨大曲霉）以及丝衣霉等产生。多存在于霉变的面包、香肠，以及香蕉、梨、菠萝、山楂、葡萄和桃子等水果、苹果汁、苹果酒中。属于神经毒，有致畸作用，致癌作用尚需进一步研究。

（2）桔青霉素　由桔青霉、其他青霉和某些曲霉（如赭曲霉）产生，属于肾脏毒，可导致大鼠肾脏肿大，肾小管扩张和坏死。

（3）岛青霉毒素　岛青霉产生的毒素有黄天精（也叫黄变米毒素）、环氯素、红天精和岛青霉环肽毒素（岛青霉素）。其中黄天精和环氯素都属于肝脏毒，急性中毒可造成肝萎缩，慢性中毒发生肝纤维化、肝硬化或肝肿瘤，可导致大鼠肝癌。

（4）黄绿青霉素　由黄绿青霉产生，属于神经毒，使实验动物中枢神经麻痹，导致心脏及全身麻痹，最后呼吸衰竭而死亡。

（5）皱褶青霉素　由皱褶青霉产生，属于肝脏毒，可诱发肝癌。

四、食品的腐败变质

食品腐败变质是指在微生物为主的各种因素作用下，其原有理化性质发生改变，降低或失去其营养价值的过程。

（一）影响食品腐败变质的因素

1. 微生物　引起食品腐败变质的微生物包括细菌、霉菌和酵母，一般情况下细菌常比酵母和真菌占优势。常见的芽孢杆菌属、假单胞菌属、变形杆菌属等主要分解食品中的蛋白质；荧光假单胞菌、无色杆菌属、产碱杆菌属等主要分解食品中的脂肪；枯草芽孢杆菌、马铃薯芽孢杆菌等主要分解食品中的碳水化合物；有些细菌还可使食品变黏、发光及产色等。霉菌能引起粮食、蔬菜、水果等食品霉变。

2. 食品自身成分和性质

（1）食品中的酶　动物在宰杀或植物在收获后一定时间内其所含酶类会继续活动，如新鲜肉的后熟，粮食、蔬果的呼吸作用等，酶的进一步活动会加速食品的腐败变质。

（2）食品的营养成分和水分　不同食品中各种营养成分的比例差异很大，而各种微生物分解各类营养物质的能力不同，因此食品腐败变质的进程及特征也不同。如蛋白质腐败主要是富含蛋白质的动物性食品，而碳水化合物含量高的食品主要在细菌和酵母菌的作用下，以产酸发酵为基本特征。含水量高的食品易腐败变质，所以控制水分含量和水分活动对于抑制微生物活动，延缓食品腐败变质意义重大。

（3）食品的理化性质　食品 pH 和渗透压与微生物生长密切相关。酸性或碱性、低渗与高渗环境均可抑制微生物的生长繁殖。

（4）食物的状态　生物结构完好的食品，可抵御微生物的入侵；食品胶态体系的破坏、不饱和脂肪酸、色素、芳香物质等的变化均可引起食品色、香、味、形的改变。

3. 环境因素　温度、湿度、氧气、阳光（紫外线）的照射等都会对食品的腐败变质有直接影响，例如，为了延缓油脂酸败，最好在阴凉处避光保存。

（二）食品腐败变质的鉴定指标

1. 感官指标　指通过视觉、嗅觉、触觉、味觉器官对食品卫生质量进行鉴定，最为敏感，特别是通过嗅觉可以判定食品是否有极轻微的腐败变质。感官指标不合格的食品一般无需进行理化指标的检验即被判定为不合格。

2. 物理指标　主要有食品浸出物量、浸出液电导度、折光率、冰点、黏度等指标变化，其中肉浸液的黏度测定尤为敏感。

3. 化学指标

（1）挥发性盐基总氮（total volatile basic nitrogen，TVBN）　指食品水浸液在碱性条件下能与水蒸气一起蒸馏出来的总氮量，即在此种条件下能形成氨的含氮物。

（2）三甲胺　主要适用于鱼虾等水产品，由季胺类含氮物经微生物还原产生。

（3）K值　是三磷酸腺苷（ATP）分解的低级产物肌苷（HxR）和次黄嘌呤（Hx）占 ATP 系列分解产物（ATP + ADP + AMP + IMP + HxR + Hx）的百分比。主要用于鉴定鱼类的早期腐败。若 K≤20%，说明鱼体绝对新鲜；若 K≥40%，说明鱼体开始腐败。

（4）其他　如组胺、pH、酸价、过氧化值等。

4. 微生物检测指标　常用指标是菌落总数和大肠菌群。一般来说，食品中活菌数 > 10^8 CFU/g 时，即处于初期腐败阶段。

五、防止食品腐败变质的措施

（一）食品添加剂保藏

在食品生产和储运过程中使用食品添加剂来提高食品的耐藏性和尽可能保持原有品质的一种方法，也就是防止食品变质和延长保质期。与食品保藏相关的食品添加剂主要是起防腐、抗氧化和保持质构的添加剂。防腐剂可用于抑制或杀灭食品中引起腐败变质微生物，抗氧化剂可用于防止油脂酸败。如果食品腐败变质和氧化反应已经开始，则绝不能利用防腐剂和抗氧化剂将已经腐败变质的食品变成优质食品。

（二）腌渍保藏

让腌制剂（如盐、糖等）进入食品组织内部来达到延长保藏期目的的一种方法。腌渍又称为腌制，根据用料分为盐腌法和糖渍法。

1. 盐腌法　又称盐渍法。盐腌法保藏食品使用的盐浓度应达到10%以上，这是由于微生物原生质膜的渗透性不同，对盐的耐受性不一样。一般盐含量达到6%～8%时，大肠埃希菌、沙门菌和肉毒杆菌停止生长；当盐含量超过10%后，大多数杆菌便不再生长；球菌在盐含量达到15%时被抑制（葡萄球菌则要达到20%才能被抑制）；酵母在10%的盐溶液中仍能生长；霉菌必须在盐含量达到20%～25%时才能被抑制，所以腌制食品易受到酵母和霉菌的污染而变质。

2. 糖渍法　60%～65%的糖浓度才能抑制细菌和霉菌的生长，而酵母能忍受更高的糖液浓度，这是因为酵母菌膜的渗透性大，溶质易扩散，建立不了高渗透压而引起质壁分离。

（三）低温保藏

利用低温使食品中微生物生长速率减慢或停止生长，同时减低食品中酶活力或一切化学反应的一种保藏方法。绝大部分致病菌和腐败菌均为嗜中温菌，其生长繁殖最适温度为20～40℃，在10℃以下微生物的生长繁殖将大为削弱，低于0℃时有些微生物虽然能够生长，但已不能分解蛋白质和脂肪。低温可减弱食品中一切化学反应速率，低温虽然不能将酶破坏，但可使其活力明显下降，低温下食品的主要变化是脂肪酸败，解酯酶在 -20℃ 才能基本停止活动。根据保藏温度的不同可分为冷藏和冷冻。

1. 冷藏　将食品的品温降低到接近冰点，而不冻结的一种食品保藏方法。冷藏温度一般为 -1 ~ 10℃。采用此温度贮藏的冷库常被称为高温冷库。冷藏可以延长新鲜食品和加工制品的货架寿命，一般为几天到数周。并不是所有的食品在冷藏条件下都可以延长货架寿命，比如青椒、黄瓜在冷藏条件下发生冷害，面包在 4℃ 贮存易老化。

2. 冷冻　采用缓冻或速冻方法先将食品冻结，而后在能保持冻结状态的温度下贮藏的方法。冻藏温度一般为 -23 ~ -12℃，而 -18℃ 则为常用冻藏温度，食品贮期短的一般为几天，长的可以年计。

(四) 热处理保藏

食品经高温处理，微生物体内的酶、脂质体和细胞膜被破坏，蛋白质凝固，细胞内一切代谢反应停止。常用的食品高温保藏方法如下。

1. 高压灭菌法　在高压蒸汽锅中用 110 ~ 121℃ 的温度和大约 20 分钟的时间处理食品，使繁殖型和芽孢型细菌被杀灭，起到长期保藏食品的目的。罐头食品是高温灭菌的一种典型应用形式。高压灭菌法对食品的营养成分有较大的破坏，例如维生素损失较多，对食物的感官质量也有一定损害。

2. 常压灭菌法　加热温度控制在 100℃ 及以下，达到杀灭所有致病菌和繁殖型微生物的杀菌方式，常用于液态食物消毒。其优点是能最大限度地保持食品原有的性质。最常用的是巴氏杀菌法，即通过加热以达到杀灭所有致病菌和破坏及降低一些食品中腐败微生物数量为目的的一种杀菌方式。这种方法只能杀死繁殖型微生物，不能杀死芽孢。巴氏消毒有低温长时间消毒法（63℃ 加热 30 分钟）和高温短时间消毒法（72℃ 加热 15 秒）。采用巴氏杀菌法的食品有牛奶、pH4 以下的蔬菜和果汁罐头、啤酒、醋、葡萄酒等。

3. 超高温瞬时灭菌法　封闭的系统中加热到 120℃ 以上，持续几秒钟后迅速冷却至室温，用于热处理敏感的食品。如牛奶 137.8℃ 加热 2 秒，能杀灭大量的细菌，并且能使耐高温的嗜热芽孢梭菌的芽孢也被杀灭，但又不至于影响食品品质。该方法能保留牛奶原有的自然特性，适合无菌贮存和保证从杀菌器出来的乳无菌。在室温下贮存时间可长达 8 周，在此期间也不会发生风味上的改变。

4. 微波杀菌法　利用电磁波杀灭微生物的一种方法。目前已广泛应用于微波加热的是 915MHz（适用于加热含水量高、厚度或体积较大的食品）和 2450MHz（适用于含水量低的食品）两个频率。微波杀菌保藏食品具有快速、节能、对食品的品质影响很小的特点，因此能保留更多的活性物质和营养成分。

(五) 干燥保藏

在自然条件或人工控制条件下，使食品中的水分降低到足以防止食品腐败变质的水平后，并始终保持低水分，进行长期贮藏的一种方法。通常将含水量在 15% 以下或 A_w 值为 0.00 ~ 0.60 的食品称为干燥食品。干燥食品最早采用的方法是将新鲜的食品暴晒于日光下直至干燥，但在工业化生产中最常使用的干燥方法有喷雾干燥、滚筒薄膜干燥、蒸发干燥和冷冻干燥。冷冻干燥是将食品先低温速冻，使食品中的水结成冰，然后再放在高真空条件下，冰直接变成气态而挥发，此方法可最大限度地保持食品的营养成分和原有风味，所以常用于高附加值的咖啡、果蔬的干燥。

生鲜食品干燥和脱水保藏前，一般需破坏其酶的活性，最常用的方法是热烫（亦称杀青、漂烫）或硫黄熏蒸（主要用于水果）或添加 0.05% ~ 0.1% 的抗坏血酸及 0.1% ~ 1.0% 的食盐。肉类、鱼类及蛋中因含 0.5% ~ 2.0% 肝糖原，干燥时常发生褐变，可添加酵母菌或葡萄糖氧化酶处理或除去肝糖原再干燥。

食品水分含量在 25% ~ 50%，A_w 值在 0.60 ~ 0.85，且同样具有一定的货架稳定期，称半干燥食品。

（六）辐照保藏

食品辐照保藏指利用电离辐射在食品中产生的辐射化学与辐射生物学效应而达到抑制发芽、延迟或促进成熟、杀虫、杀菌、防腐或灭菌等目的一种保藏方法。辐照食品是指利用人工控制的辐射能源处理过的食品。按《辐照食品通用标准》（CDDEX STAN 106—1983），可以用于离子辐照源的有：来自^{60}Co或^{137}Cs的γ线，X线（能级≤5MeV），电子加速器产生的电子束（能级≤10MeV）。

辐照属于"冷杀菌"，具有对食品感官性状及营养成分改变小的独特优势，此外，还有节能、无残留、穿透性强、高效、易控制等优点。辐照食品的管理涉及三个方面，即辐照设施安全性管理、食品卫生管理和有关辐照工艺和剂量管理。FAO/WHO食品法典委员会提出了《辐照食品通用标准》和《用于处理食品辐照设施的实施细则》。我国对辐照食品的卫生安全管理依照卫生部1996年发布的《辐照食品卫生管理办法》，一般在10千戈瑞（kGy）以下的辐照剂量，辐照食品是安全的。

酸渍法、发酵保藏、烟熏法、气调贮藏法等在防止食品的腐败变质中也有应用。

第二节　食品的化学性污染及其预防

PPT

一、农药和兽药的残留及其预防

（一）农药残留

农药残留（pesticide residues）指由于使用农药而在食品、农产品和动物饲料中出现的任何特定物质，包括被认为具有毒理学意义的农药衍生物，如农药转化物、代谢物、反应产物及杂质等。食品中农药最大残留限量见《食品安全国家标准　食品中农药最大残留限量》（GB 2763—2021）。

1. 食品中农药残留的来源

（1）施用农药对农作物的直接污染。

（2）农作物从污染的环境中吸收农药。

（3）通过食物链污染食品。

（4）其他来源的污染　如粮库内使用熏蒸剂等对粮食造成的污染；禽畜饲养场所及禽畜身上施用农药对动物性食品的污染；粮食贮存加工、运输销售过程中的污染；事故性污染，如将拌过农药的种子误当粮食吃；误将农药加入或掺入食品中；施用时用错品种或剂量而致农药高残留等。

2. 食品中常见农药的毒性

（1）有机磷　有机磷农药的化学性质不稳定，易降解，生物体蓄积性较低。内吸磷、对硫磷等大量接触或摄入可致人急性中毒甚至死亡。我国停止甲胺磷、对硫磷、甲基对硫磷、久效磷、磷胺等五种高毒农药生产、流通、使用。有机磷属于神经毒剂，可与胆碱酯酶不可逆结合，抑制其活性，导致体内乙酰胆碱蓄积，使神经过度兴奋，部分品种有迟发性神经毒作用。慢性中毒主要是神经系统、血液系统和视觉损伤。多数有机磷农药无明显的致癌、致畸、致突变作用。

（2）氨基甲酸酯类　氨基甲酸酯类农药的优点是药效快，选择性较高，对温血动物、鱼类和人的毒性较低，易被土壤微生物分解，且不易在生物体内蓄积。常用的杀虫剂有涕灭威、克百威、西维因，除草剂有禾大壮、哌草丹、丁草特等。其毒作用机制与有机磷类似，也是胆碱酯酶抑制剂，但其抑制作用有较大的可逆性，若摄入少量机体可自行恢复。其急性中毒亦主要表现为胆碱能神经兴奋症状，但目前尚未见有迟发性神经毒作用。慢性毒性和致癌、致畸、致突变毒性方面的报道亦不完全一致，近年来有研究表明此类农药在弱酸条件下可与亚硝酸盐生成亚硝胺，可能有一定的潜在致癌作用。

（3）拟除虫菊酯类 拟除虫菊酯类农药属于高效低残留类农药，在环境中的降解以光解（异构、酯键断裂、脱卤等）为主，其次是水解和氧化反应。该类农药的缺点是高抗性，即昆虫在较短时间内可对其产生抗药性而使其杀虫活性降低甚至完全丧失，实际应用中多采用多种农药复配来延缓抗性的发生。拟除虫菊酯类农药多属中等毒性或低毒性，对胆碱酯酶无抑制作用。其毒作用机制是干扰神经细胞膜钠离子通道功能，使神经传导受阻。急性中毒多为误服或生产性接触引起，主要是神经系统症状，流涎、共济失调、痉挛等，严重者可因心衰和呼吸困难而死亡。有的拟除虫菊酯类农药对皮肤有刺激和致敏作用，个别品种大量使用时有致突变、胚胎毒性。

（4）有机氯类 有机氯类农药持效期长、广谱高效、价廉，是最早使用的农药。但其在环境中很稳定，不易降解，属于高残留农药，并可通过食物链而逐级浓缩，生物富集作用强。有些品种如 DDT、氯丹、灭蚁灵、艾氏剂、狄氏剂、异狄氏剂、七氯、毒杀芬、六氯苯属于禁用或严格限用的持久性有机污染物。该类农药急性中毒主要是神经系统和肝、肾损害的表现。慢性中毒主要表现为肝脏病变、血液和神经系统损害。某些有机氯农药具有一定的雌激素活性，可增加乳腺癌等激素相关肿瘤发生的危险性。有机氯部分品种及其代谢产物可通过胎盘屏障进入母体，有一定致畸性。

（二）兽药残留

兽药残留（animal drug residues）指食用动物用药后，动物产品的任何食用部分中与所有药物有关的物质的残留，包括原型药物和（或）其代谢产物。食品中兽药最大残留限量见《食品国家安全标准 食品中兽药最大残留限量》（GB 31650—2019）。

1. 动物性食物中兽药残留的来源

（1）滥用药物 治疗和预防动物疾病时不按规定用药。

（2）使用违禁或淘汰的药物 如为防治鱼病而在水中使用孔雀石绿等，为增加畜肉瘦肉率在饲料中使用盐酸克伦特罗（瘦肉精），在防治动物疾病时使用氯霉素、氨苯砜、呋喃它酮、呋喃唑酮，为使甲鱼和鳗鱼长得肥壮而在水中使用己烯雌酚。

（3）不按规定在饲料中添加药物或滥用饲料药物添加剂。

2. 常见兽药残留的毒性

（1）急性毒性 过量使用毒性较大的兽药或者非法使用禁用品种可致急性中毒，如红霉素等大环内酯类可引起急性肝损伤；盐酸克伦特罗可引起人的心跳加快、心律失常、肌肉震颤、代谢紊乱。

（2）慢性毒性和"三致"作用 食用残留雌激素类的动物性食品可干扰人体内源性激素的正常代谢与功能；磺胺类可破坏人体的造血机能，引起肾损害；氯霉素可引起再生障碍性贫血；雌激素类、硝基呋喃类、砷制剂等有致癌作用；苯并咪唑类抗蠕虫药有潜在的致突变性和致畸性。

（3）过敏反应 某些抗菌药物（青霉素类、四环素类、氨基糖苷类、磺胺类和呋喃类）可引起过敏反应，其中以青霉素类引起的过敏反应最为常见，也最为严重。

（4）激素样作用 甲睾酮、苯丙酸诺龙、苯甲酸雌二醇等在鳝鱼、鳗鱼等水产的养殖过程中常作为促生长剂使用，此类物质有激素样作用，可引起儿童性早熟，并可诱发乳腺癌、卵巢癌。

（5）产生耐药菌株、破坏肠道菌群的平衡。

（三）农药和兽药残留预防控制措施

（1）加强对农药和兽药生产和经营的管理。

（2）安全合理使用农药和兽药。

（3）制定和严格执行食品中农药残留和兽药残留限量标准。

（4）其他 如制定农药政策，开发高效低毒低残留新品种，淘汰或停用高毒、高残留、长期污染环境的品种，推广先进的施用技术和喷洒器具，大力提倡作物病虫害的综合防治，整治农药生产和使用对环境造成的污染等。

二、有毒金属污染及其预防

（一）有毒金属污染食品的来源、毒作用特点

环境中的金属元素可以通过食物、饮水摄入，呼吸道吸入，皮肤接触等途径进入人体，其中一些金属元素在较低摄入量的情况下对人体即可产生明显的毒性作用，如铅、镉、汞等，常称之为有毒金属（poisonous metals），有毒金属食品限量标准见《食品国家安全标准　食品中污染物限量》（GB 2762—2022）。

1. 有毒金属污染食品的来源

（1）自然环境中高本底含量　由于不同地区环境中元素分布的不均一性，造成某些地区某种和某些金属元素本底值高于其他地区，而使这些地区生产的食用动植物中有毒金属元素含量较高。

（2）人为污染　工农业生产过程使用的化学物含有毒有害金属元素造成环境污染，从而直接或间接污染食品。

（3）接触污染　食品加工、储存、运输和销售过程中使用或接触的机械、管道、容器，以及添加剂中含有的有毒金属元素导致食品的污染。

2. 食品中有害金属污染的毒性作用特点　摄入被有害金属元素污染的食品对人体可产生多方面的危害，其危害通常有以下共同特点。

（1）强蓄积毒性，进入人体后排出缓慢，生物半衰期多较长。

（2）可通过食物链的生物富集作用而在生物体及人体内达到很高的浓度。

（3）有毒有害金属污染食品对人体造成的危害，常以慢性中毒和远期效应（如致癌、致畸、致突变作用）为主。

（二）食品中常见的有毒金属

1. 汞（Hg）

（1）食品中汞污染的来源　汞及其化合物广泛应用于工农业生产和医药卫生行业，可通过废水、废气、废渣等污染环境。除职业接触外，进入人体的汞主要来源于受污染的食物，其中又以鱼贝类食品的甲基汞污染对人体的危害最大。除水产品外，汞亦可通过含汞农药的使用和废水灌溉农田等途径污染农作物和饲料，造成谷类、蔬菜水果和动物性食品的汞污染。

（2）食品汞污染对人体的毒性作用　食品中的金属汞几乎不被吸收，无机汞吸收率亦很低，90%以上随粪便排出，而有机汞的消化道吸收率很高，如甲基汞95%可被人体吸收。吸收的汞迅速分布到全身组织和器官，但以肝、肾、脑等器官含量最多。甲基汞可通过血脑屏障、胎盘屏障和血睾屏障，在脑内蓄积，导致脑和神经系统损伤，并可致胎儿和新生儿的汞中毒。甲基汞中毒的主要表现是神经系统损害的症状，如运动失调、语言障碍、视野缩小、听力障碍、感觉障碍及精神症状等，严重者可致瘫痪、肢体变形、吞咽困难甚至死亡。

2. 镉（Cd）

（1）食品中镉污染的来源　镉在工业上的应用十分广泛，故由于工业三废尤其是含镉废水的排放对环境和食物的污染也较为严重。一般食品中均能检出镉，含量范围为 0.004～5mg/kg。但镉也可通过食物链的富集作用而在某些食品中达到很高的浓度。一般而言，海产食品、动物性食品（尤其是肾脏）含镉量高于植物性食品，而植物性食品中以谷类和洋葱、豆类、萝卜等蔬菜含镉较多。此外，许多食品的包装材料和容器也含有镉，尤其是用作存放酸性食品时，可致其中的镉大量溶出，严重污染食品，导

致镉中毒。

（2）食品镉污染对人体的毒性作用　镉对体内巯基酶有较强的抑制作用。镉中毒主要损害肾脏、骨骼和消化系统，尤其是损害肾近曲小管上皮细胞，使其重吸收功能障碍。临床上出现蛋白尿、氨基酸尿、糖尿和高钙尿，导致体内出现负钙平衡，并由于骨钙析出而发生骨质疏松和病理性骨折。日本神通川流域镉污染区的公害病"痛痛病"（骨痛病）就是由于环境镉污染通过食物链而引起的人体慢性镉中毒。除急、慢性中毒外，国内外亦有不少研究表明，镉及含镉化合物对动物和人体有一定的致畸、致癌和致突变作用。

3. 铅（Pb）

（1）食品中铅污染的来源

1）食品容器和包装材料　以铅合金、马口铁、陶瓷及搪瓷等材料制成的食品容器、食具、食品包装的油墨和颜料、食品加工机械、管道等常含有较多的铅。在一定的条件下其中的铅可溶出而污染食品。

2）工业三废和汽油燃烧　生产和使用铅及含铅化合物的工厂排放的废气、废水、废渣可造成环境铅污染，进而造成食品的铅污染。

3）含铅农药（如砷酸铅等）的使用　可造成农作物的铅污染。

4）含铅的食品添加或加工助剂　亦可造成食品的铅污染。

（2）食品铅污染对人体的毒性作用　铅以磷酸铅盐形式沉积于骨中，也分布在肝、肾、脑。铅可造成多脏器损害，尤其是造血系统、神经系统和肾脏损害。常见的铅中毒症状表现为贫血、神经衰弱、烦躁、失眠、食欲缺乏、口有金属味、腹痛、腹泻或便秘、头昏、头痛、肌肉关节疼痛等。严重者铅中毒性脑病。慢性铅中毒还可导致凝血时间延长，并可损害免疫系统。儿童对铅较成年人更敏感，过量铅摄入可影响其生长发育，导致智力低下。

4. 砷（As）

（1）食品中砷污染的来源

1）含砷农药的使用　由于使用过量或使用时间距收获期太近等原因，可致农作物中砷含量明显增加。

2）工业三废的污染　尤其是含砷废水对江河湖海的污染以及灌溉农田后对土壤的污染，均可造成对水生生物和农作物的砷污染。

3）食品加工过程中原料、添加剂及容器、包装材料等的污染　由于食品加工过程中使用的原料、化学物和添加剂的砷污染和误用等原因可造成加工食品的砷污染。

（2）食品中砷污染对人体的毒性作用　食品中砷的毒性与其存在的形式和价态有关。元素砷几乎无毒，砷的硫化物毒性亦很低，而砷的氧化物和盐类毒性较大。As^{3+}的毒性大于As^{5+}，无机砷的毒性大于有机砷。急性砷中毒主要是胃肠炎症状，严重者可致中枢神经系统麻痹而死亡，并可出现七窍出血等现象。慢性中毒主要表现为神经衰弱、皮肤色素异常（白斑或黑皮症）、皮肤过度角化和末梢神经炎症状。流行病学调查亦表明，无机砷化合物与人类皮肤癌和肺癌的发生有关。

（三）预防有毒金属危害的措施

1. 消除污染源是降低有毒有害金属元素对食品污染的主要措施，如严格监管工业生产中"三废"的排放，禁止使用含有毒金属的农药，严格控制有毒金属和有毒金属化合物的使用，控制食品生产加工过程有毒金属的污染等。

2. 制定食品中有毒有害金属的最高允许限量标准，并加强经常性的监督检测工作。

3. 妥善保管有毒有害金属及其化合物，防止误食误用以及意外或人为污染食品。

4. 对已污染食品的处理作相应处理。

三、N - 亚硝基化合物污染及其预防 微课2

（一）N - 亚硝基化合物的分类

按其分子结构，N - 亚硝基化合物可分成 N - 亚硝胺和 N - 亚硝酰胺两大类。其中 N - 亚硝胺为间接致癌物，N - 亚硝酰胺为直接致癌物。

（二）N - 亚硝基化合物的来源

1. N - 亚硝基化合物的前体物

（1）植物性食品中的硝酸盐和亚硝酸盐　主要是由光合作用不充分（干旱）、过量施用氮肥、储藏时间长、腌制等原因导致，其中腌菜中含量较多。

（2）动物性食品的硝酸盐和亚硝酸盐　在腌肉、腌鱼中使用发色剂导致含量高。

（3）环境和食品中的胺类　仲胺合成 N - 亚硝基化合物能力最强。粮食、肉、海鱼和某些蔬菜仲胺含量较高。加工如晒干、烟熏、装罐等可致仲胺含量增加。

2. 食品中的 N - 亚硝基化合物　肉、鱼等动物性食物中含有丰富的胺类化合物，在弱酸性或酸性条件性可与亚硝酸反应生成亚硝胺。

3. N - 亚硝基化合物的体内合成　人体也能内源性合成一定量的 N - 亚硝基化合物。由于在 pH < 3 的酸性环境中合成亚硝胺的反应较强，而且胃中存在亚硝酸盐和具有催化作用的氯离子和硫氰酸根离子，有利于胃内 N - 亚硝基化合物的合成，因此胃可能是人体内合成亚硝胺的主要场所。

（三）N - 亚硝基化合物的毒性

1. 急性毒性　肝脏是主要的靶器官，可造成骨髓与淋巴系统的损伤。

2. 致癌作用　能诱发多种组织器官的肿瘤，如对称性亚硝胺主要诱发肝癌，不对称亚硝胺主要诱发食管癌。多种途径摄入均可诱发肿瘤，一次大量给药或长期少量接触均有致癌作用，可通过胎盘对子代产生致癌作用。

3. 致畸作用　N - 亚硝酰胺对动物有一定的致畸性。如甲基（或乙基）亚硝基脲可诱发胎鼠的脑、眼、肋骨和脊柱等畸形，并存在剂量—效应关系。而亚硝胺的致畸作用很弱。

4. 致突变作用　N - 亚硝酰胺能引起细菌、真菌、果蝇和哺乳类动物细胞发生突变。N - 亚硝基化合物的致突变性强弱与其致癌性强弱无明显相关性。

（四）N - 亚硝基化合物的预防措施

1. 防止食物霉变或被其他微生物污染。

2. 控制食品加工中硝酸盐或亚硝酸盐用量。

3. 施用钼肥。

4. 增加维生素 C 等亚硝基化阻断剂的摄入量。

5. 制定食品中允许限量标准并加强监测。

四、多环芳烃化合物污染及其预防

多环芳烃化合物（polycyclic aromatic hydrocarbons，PAH）是一类具有较强致癌作用的食品化学污染物，其中苯并（a）芘即 B（a）P 是多环芳烃的典型代表。

（一）苯并（a）芘的来源

1. 食品在用煤、炭和植物燃料烘烤或熏制时直接受到污染。
2. 食品成分在高温烹调加工时发生热解或热聚反应所形成，为主要来源。
3. 植物性食品可吸收土壤、水和大气中污染的多环芳烃。
4. 食品加工中受机油和食品包装材料等的污染，在柏油路上晒粮食使粮食受到污染。
5. 污染的水可使水产品受到污染。
6. 植物和微生物可合成微量多环芳烃。

（二）苯并（a）芘的毒性

1. 急性毒性　如二苯并［a，h］蒽引起血液淋巴系统的变化和萘引起贫血。

2. 致癌性　大量研究资料表明，B（a）P对多种动物有肯定的致癌性，并可经胎盘使子代发生肿瘤，可致胚胎死亡，或导致仔鼠免疫功能下降。

3. 遗传毒性　B（a）P常用作短期致突变试验的阳性对照物，但由于它是间接致突变物，需要经肝脏微粒体酶系统（S-9组分）的代谢活化。此外，在人组织培养试验中也发现B（a）P有组织和细胞毒性作用，可导致上皮分化不良、细胞损伤、柱状上皮细胞变形等。流行病学研究表明，食品中B（a）P含量与胃癌等多种肿瘤发生有关。

（三）多环芳烃化合物的预防措施

1. 少吃或不吃炭火熏烤的食品。
2. 防止污染，减少环境B（a）P污染，不在柏油路晒粮食。
3. 活性炭吸附去毒。
4. 制定食品中允许限量标准。

五、杂环胺类化合物污染及其预防

（一）杂环胺的来源

食品中的杂环胺类化合物主要产生于高温烹调加工过程，尤其是蛋白质含量丰富的鱼、肉类食品在高温烹调过程中更易产生。加热温度愈高、时间愈长、水分含量愈少，产生的杂环胺愈多。故烧、烤、煎、炸等直接与火接触或与灼热的金属表面接触的烹调方法由于可使水分很快丧失且温度较高，产生杂环胺远远多于炖、焖、煨、煮及微波炉烹调等温度较低、水分较多的烹调方法。在烹调温度、时间和水分相同的情况下，营养成分不同的食物产生的杂环胺种类和数量有很大差异。一般而言，蛋白质含量较高的食物产生杂环胺较多，而蛋白质的氨基酸构成则直接影响所产生杂环胺的种类。正常烹调食品中也含有一定量的杂环胺，主要来自烹调的鱼和肉。

（二）杂环胺的毒性

1. 致突变性　杂环胺需经过代谢活化后才具有致突变性。

2. 致癌性　杂环胺对啮齿动物有不同程度的致癌性，其主要靶器官为肝脏。

（三）杂环胺类化合物预防措施

1. 改变不良烹调方式和饮食习惯　尽量避免高温长时间烹调，避免食用烧烤、煎炸的食物。

2. 增加蔬菜水果的摄入量　蔬果中的膳食纤维有吸附杂环胺并降低其活性的作用，蔬果中的一些植物活性成分有抑制杂环胺的致突变性和致癌性的作用。

3. 加强监测　完善杂环胺的检测方法，建立杂环胺限量标准。

六、丙烯酰胺污染及其预防

（一）丙烯酰胺的来源

丙烯酰胺（acrylamicle，AA）主要由天门冬氨酸与还原糖在高温下发生美拉德反应生成。高温加工的薯类和谷类等含淀粉高的食品，尤其是油炸薯类食品如炸薯片、炸薯条等，丙烯酰胺的含量较高，并随油炸时间的延长而明显升高。炸鸡、爆玉米花、咖啡、饼干、面包等的含量也较高。淀粉类食品加热到120℃以上时，丙烯酰胺开始生成，在170℃左右生成量最多。在烘烤、油炸食品的最后阶段，由于水分减少，表面温度升高，丙烯酰胺的形成量更多。

（二）丙烯酰胺的毒性

1. 一般毒性　以大鼠、小鼠、豚鼠和兔的经口 LD_{50} 判断，丙烯酰胺属于中等毒性。经口给予小鼠丙烯酰胺，可使其抗氧化能力及网状内皮系统的吞噬功能降低。职业接触丙烯酰胺可引起昏睡、恶心、呕吐，继之出现头晕、心慌、食欲减退、四肢麻木、步态不稳、失眠多梦和复视。

2. 神经毒性　职业接触丙烯酰胺主要表现为神经系统受损的症状和体征，末梢神经病的病情与血红蛋白加合物水平有正相关关系。

3. 生殖毒性　丙烯酰胺可使大、小鼠精子数量减少，活力下降，形态改变，精细胞和精母细胞退化，生育能力下降。

4. 遗传毒性　丙烯酰胺可引起哺乳动物体细胞、生殖细胞的基因突变和染色体异常，如微核形成、姐妹染色单体交换、多倍体、非整倍体和其他有丝分裂异常等。体外实验证明，丙烯酰胺既是断裂剂，又具有非整倍体毒性。

5. 致癌性　丙烯酰胺可使大鼠的乳腺、甲状腺、睾丸、肾上腺、中枢神经、口腔、子宫、脑垂体等多种组织器官发生肿瘤，诱发小鼠发生肺腺瘤和皮肤肿瘤。有流行病学资料表明，职业接触丙烯酰胺、聚丙烯酰胺的人群脑癌、胰腺癌、肺癌的发生率增高。

（三）丙烯酰胺的预防措施

1. 改变不良烹调方式和饮食习惯　避免高温长时间的煎炸，提倡采用蒸、煮、煨等烹饪方法，少食焙烤、油炸食品，多吃新鲜蔬果。

2. 探索降低加工食品中丙烯酰胺含量的方法和途径　改变食品的加工工艺和条件，如降低食品pH、加入含巯基化合物可促进其降解。

3. 建立标准并加强监测　WHO规定，成年人每天摄入的丙烯酰胺不应超过1μg。应加强膳食中丙烯酰胺的监测，将其列入食品安全风险监测计划，对人群丙烯酰胺的暴露水平进行评估，为建立食品中丙烯酰胺限量值提供依据。

七、氯丙醇及其酯的污染及其预防

（一）氯丙醇的来源

氯丙醇主要存在于盐酸水解法生产的酸水解植物蛋白调味液中。在生产过程中，原料中的脂肪被水解为甘油，后者与盐酸的氯离子发生亲核取代反应，生成一系列氯丙醇副产物如氯丙醇酯类。为了增加鲜味而以酸水解植物蛋白调味液为原料生产的配制酱油、酱油粉、蚝油、食醋、牛肉膏、鸡精、固体汤料、方便面调料、氨基酸类保健食品及膨化食品等食品和原料也含有氯丙醇。

（二）氯丙醇的毒性

1. 一般毒性　大鼠经口 LD_{50} 为中等毒性，给 Wistar 大鼠染毒后可损伤氧化系统。而大鼠和小鼠的亚急性和慢性试验均表明，氯丙醇的主要靶器官是肾脏和肝脏，表现为肾脏重量显著增加和肾小管增生，肝脏重量增加、组织病理改变及酶活性增加等。

2. 生殖毒性 动物实验发现氯丙醇可使精子数量减少、活性降低，且抑制雄性激素的生成，降低生殖能力。

3. 神经毒性 主要表现为对小鼠和大鼠脑干的对称性损伤。早期神经毒性局限在神经胶质细胞，主要是星状细胞水肿、细胞器被破坏。

4. 遗传毒性 细菌和哺乳动物体外细胞培养试验均证实，有的氯丙醇同系物可损伤DNA，有明显的致突变作用和遗传毒性。

5. 致癌性 有的氯丙醇同系物在高剂量条件下具有明显的致癌作用，靶组织为肝脏、肾脏、口腔上皮、舌及甲状腺。

（三）氯丙醇及其酯的预防措施

（1）改进调味品的生产工艺。

（2）按照标准组织生产。

（3）加强监测 《食品安全国家标准 食品中污染物限量》（GB 2762—2022）规定，添加酸水解植物蛋白的液态调味品中 3 - 氯 - 1,2 - 丙二醇应 ≤0.4mg/kg，固态调味品 ≤1.0mg/kg。

第三节 食品的物理性污染及其预防

PPT

食品物理性污染通常指食品生产、加工、储存、运输、销售等环节中混入杂物以及食品吸收放射性核素物质造成的污染。与生物性污染和化学性污染一样，物理性污染也是危害人类健康的重要食品安全问题。

一、食品的放射性污染及其预防

（一）食品中放射性污染的来源

1. 天然放射性物质 天然本底辐射是指自然界本身固有且未受人类活动影响产生的电离辐射，能产生辐射的核素包括辐射 α 射线的核素（^{210}Po、^{226}Ra、^{228}Ra、^{232}Th、^{238}U）和辐射 β 射线的核素（^{40}K、^{14}C、^{3}H）。放射性核素可参与周围环境和生物体间的转移、吸收过程，所以均可通过土壤转移至植物而进入生物圈，因此在任何动植物组织中，都含有放射性核素。动植物组织中含有的主要的天然放射性核素是放射性钾（^{40}K），而放射性镭（^{226}Ra）毒理学意义较大，所以，这两种放射性核素与人体健康关系密切。

2. 人工放射性物质 来自核试验（原子弹、氢弹爆炸），核工业生产中废物的排放（核垃圾），人工放射性核素的生产、科研和医疗应用，核事故导致的泄漏等。对人体危害较为密切的人工核素有放射性碘（^{131}I）、放射性锶（^{89}Sr、^{90}Sr）、放射性铯（^{137}Cs）。

（二）预防食品中放射污染的措施

1. 防止食品受到放射性污染 包括加强污染源的卫生防护以及经常性的卫生监督管理。

2. 定期进行食品卫生检测 严格按照国家卫生标准，加强食品中放射性物质的监督与管理。

二、食品的杂物污染及其预防

（一）食品杂物污染的来源

1. 食品原材料中的污染物 如木屑、草籽、石子、贝壳等。

2. 生产加工过程的污染物 如玻璃、果核、骨头、蛋壳、老鼠屎、害虫尸体等。

3. 意外污染 如毛发、指甲、假牙、饰品等。

4. 人为掺杂、掺假污染物 如肉中注水、奶粉中掺糖、牛奶中加米汤等。

（二）预防食品杂物污染的措施

（1）加强食品卫生管理，把好质量关。

（2）改进加工方式和检验方法。

（3）制定食品安全标准，控制杂物污染。

（4）严格执法，加强质量监管，严厉打假。

知识链接

农残检测新技术

农药可以很好地解决农业种植过程中遇到的很多病虫草害问题。我国使用农药DDT、666（BHC）历史达30多年，1987年全球停止生产DDT。滥用农药不仅会对环境造成污染，也会导致食品农药残留超标，危及人类的健康，我们要树立食品安全意识，以实际行动维护人民健康。自20世纪90年代以来，现代化学分析技术日新月异，许多农药残留的化学检测新技术已进入实用阶段，尤其是色谱质谱联用技术（GC－MS、HPLC－MS）被广泛应用，大大提高了食品中农药残留分析的灵敏度，简化了分析步骤，提高了分析效率。新技术为临床上快速救治食源性农药中毒提供了依据。

答案解析

练习题

一、单选题

1. 绝大多数微生物无法生长的水分活度（A_w）范围是

    A. >0.7   B. >0.8   C. <0.8

    D. <0.7   E. <0.6

2. 下列防止食品腐败变质的措施中被称为"冷加工"的是

    A. 化学保藏   B. 低温保藏   C. 辐照保藏

    D. 干燥保藏   E. 高温保藏

3. 一般保存蔬果适宜温度是

    A. 20℃左右   B. 10℃左右   C. 0℃左右

    D. －20℃左右   E. －10℃左右

4. 菌落总数可作为食品

    A. 酸败程度的标志   B. 腐败程度的标志   C. 食品质量的标志

    D. 清洁状态的标志   E. 生物性污染程度的标志

5. 真菌生长条件包括
   A. 温度   B. 湿度   C. 氧气
   D. 基质培养基   E. 以上都是

6. 防止食品中含有黄曲霉毒素污染的根本措施是
   A. 防霉   B. 去霉   C. 去毒
   D. 挑出霉粒   E. 碾轧加工

7. 镰刀菌毒素中具有类雌激素样作用的是
   A. 单端孢霉烯族化合物   B. 玉米赤霉烯酮   C. 丁烯酸内酯
   D. 伏马菌素   E. 雪腐镰刀菌烯醇

8. 有机氯农药的主要缺点是
   A. 高残留性   B. 低效性   C. 高抗药性
   D. 急性毒性   E. 高毒性

二、简答题

1. 简述防止食品腐败变质的措施。
2. 简述预防 N – 亚硝基化合物危害人体健康的措施。

（何　苗）

书网融合……

本章小结

微课1

微课2

题库

GB 29921—2021

GB 4789. 2—2022

GB 4789. 3—2016

GB 2761—2017

GB 2763—2021

GB 31650—2019

GB 2762—2022

第八章　食品添加剂及其管理

学习目标

知识目标

1. 掌握食品添加剂的定义和使用原则；抗氧化剂、着色剂、护色剂、防腐剂、甜味剂的常用品种、作用原理和使用；JECFA 对食品添加剂的分类。

2. 熟悉我国食品添加剂的卫生管理；食品添加剂的分类；漂白剂的常用品种和使用。

3. 了解酸度调节剂、酶制剂、增味剂的常用品种和使用。

能力目标

能运用理论相关知识，分析常见食品添加剂的卫生问题，开展食品添加剂的卫生管理。

素质目标

通过本章的学习，树立科学严谨的职业态度。

食品添加剂是随着食品工业的发展而逐步形成和发展起来的，合理使用食品添加剂可以改善食品的组织状态、增强食品的色香味和口感，防腐保鲜，延长食品保质期。然而滥用食品添加剂可能导致健康损害风险。因此，正确认识和合理使用食品添加剂，有助于最大限度地保证食品安全，防止损害消费者健康。

第一节　食品添加剂概述 📱微课

PPT

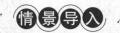

情景：随着食品工业的发展，食品添加剂的种类和数量逐年增加，据统计，目前国际上使用的食品添加剂已达 25000 余种，其中直接使用的约 3000 余种，美国约使用 32000 多种，日本约使用 1500 多种，欧洲约使用 1500 多种。我国 2014 年 12 月公布的《食品安全国家标准　食品添加剂使用标准》（GB 2760—2014）中允许使用的食品添加剂有 2336 种，其中允许使用的天然香料 393 种，合成香料 1477 种。

思考：

1. 什么是食品添加剂？有哪些种类？

2. 食品添加剂的使用原则是什么？

一、食品添加剂的定义

《中华人民共和国食品安全法》和《食品安全国家标准　食品添加剂使用标准》（GB 2760—2014）对食品添加剂的定义：是为改善食品品质和色、香、味，以及为防腐、保鲜和加工工艺的需要而加入食品中的人工合成或者天然物质。食品用香料、胶基糖果中基础剂物质、食品工业用加工助剂也包括在内。《复配食品添加剂通则》（GB 26687—2011）规定复配食品添加剂是指为了改善食品品质，便于食品加工，将两种或两种以上单一品种的食品添加剂，添加或不添加辅料，经物理方法混匀而成的食品添加剂。

二、食品添加剂的分类

（一）按生产方法分类

食品添加剂按生产方法可大致分为三类：①应用生物技术（酶法和发酵法）获得的产品，如柠檬酸、红曲米和红曲色素；②利用物理方法从天然植物中提取的物质，如甜菜红、辣椒红素等；③用化学合成方法得到的纯化学合成物，如苯甲酸钠、胭脂红等。

（二）按来源分类

1. 天然食品添加剂 是指来自动、植物组织或微生物的代谢产物及一些矿物质，用干燥、粉碎、提取、纯化等方法而制得的物质。

2. 人工合成食品添加剂 是通过化学手段使元素或化合物经过氧化、还原、缩合、聚合、成盐等反应而得到的物质，其中包括天然等同色素、天然等同香料等。

天然食品添加剂的品种少，价格较高；化学合成食品添加剂品种齐全、价格低、使用量少，但是毒性通常大于天然食品添加剂，特别是其成分不纯或用量过大时，容易对机体造成损害。

（三）按功能用途分类

食品添加剂按功能用途分为很多类别，各国对食品添加剂的分类大同小异，差异主要是种类多少的不同。美国将食品添加剂分为 16 大类，日本分成 30 大类，我国的《食品安全国家标准　食品添加剂使用标准》（GB 2760 – 2014），将其分为 22 个功能类别，见表 8 – 1。

表 8 – 1　食品添加剂功能类别与代码（GB 2760 – 2014）

名称	代码	名称	代码	名称	代码
酸度调节剂	01	护色剂	09	稳定和凝固剂	17
抗结剂	02	乳化剂	10	甜味剂	18
消泡剂	03	酶制剂	11	增稠剂	19
抗氧化剂	04	增味剂	12	食品用香料	20
漂白剂	05	面粉处理剂	13	食品工业用加工助剂	21
膨松剂	06	被膜剂	14	其他	22
胶基糖果中基础剂物质	07	水分保持剂	15		
着色剂	08	防腐剂	16		

三、食品添加剂的使用原则

目前国内外对于食品添加剂的安全性问题均给予了高度的重视。我国食品添加剂的使用必须符合《食品安全国家标准　食品添加剂使用标准》（GB 2760—2014）、《复配食品添加剂通则》（GB 26687—2011）、《食品安全法》或国家卫生行政部门规定的品种及其使用范围和使用量。

（一）食品添加剂使用的基本要求

1. 不应对人体产生任何健康危害。

2. 不应掩盖食品腐败变质。

3. 不应掩盖食品本身或加工过程中的质量缺陷，或以掺杂、掺假、伪造为目的而使用食品添加剂。

4. 不应降低食品本身的营养价值。

5. 在达到预期效果的前提下尽可能降低在食品中的使用量。

（二）在下列情况下可使用食品添加剂

1. 保持或提高食品本身的营养价值。

2. 作为某些特殊膳食用食品的必要配料或成分。

3. 提高食品的质量和稳定性，改进其感官特性。

4. 便于食品的生产、加工、包装、运输或者贮藏。

（三）食品添加剂质量标准

按照《食品安全国家标准　食品添加剂使用标准》（GB 2760—2014）的规定，允许使用的食品添加剂应当符合相应的质量规格要求。

（四）食品添加剂带入原则

在下列情况下食品添加剂可以通过食品配料（含食品添加剂）带入食品中。

1. 根据《食品安全国家标准　食品添加剂使用标准》（GB 2760—2014），食品配料中允许使用该食品添加剂。

2. 食品配料中该添加剂的用量不应超过允许的最大使用量。

3. 应在正常生产工艺条件下使用这些配料，并且食品中该添加剂的含量不应超过由配料带入的水平。

4. 由配料带入食品中的该添加剂的含量应明显低于直接将其添加到该食品中通常所需要的水平。

当某食品配料作为特定终产品的原料时，批准用于上述特定终产品的添加剂允许添加到这些食品配料中，同时该添加剂在终产品的量应符合《食品安全国家标准　食品添加剂使用标准》（GB 2760—2014）的要求，在所述特定的食品配料标签上应明确标示该食品配料用于上述特定食品的生产。

（五）复配食品添加剂使用基本要求

1. 复配食品添加剂不应对人体产生任何健康危害。

2. 复配食品添加剂在达到预期的效果下，应尽可能降低在食品中的用量。

3. 用于生产复配食品添加剂的各种食品添加剂和辅料，应符合《食品安全国家标准　食品添加剂使用标准》（GB 2760—2014）和国家卫生行政部门的规定，具有共同的使用范围。

4. 用于生产复配食品添加剂的各种食品添加剂和辅料，其质量规格应符合相应的食品安全国家标准或相关标准。

5. 复配食品添加剂在生产过程中不应发生化学反应，不应产生新的化合物。

6. 复配食品添加剂的生产企业应按照国家标准和相关标准组织生产，制定复配食品添加剂的生产管理制度，明确规定各种食品添加剂的含量和检验方法。

四、食品添加剂的卫生管理

（一）我国食品添加剂的卫生管理

1. 制定和执行食品添加剂使用标准和法规　从 1973 年成立食品添加剂卫生标准科研协作组起，我国就对食品添加剂的使用和生产进行严格管理。原卫生部于 1977 年制定了《食品添加剂使用卫生标准（试行）》，于 1981 年正式颁布了《食品添加剂使用卫生标准》（GB 2760—1981），其中包括食品添加剂的种类、名称、使用范围、最大使用量等，同时颁布了保证该标准贯彻执行的《食品添加剂卫生管理办法》。在此之后我国先后对 GB 2760 进行了多次修订。我国在《中华人民共和国食品安全法》中对食品添加剂也有相应的法律规定。

2. 食品添加剂新品种的管理　食品添加剂新品种是指未列入食品安全国家标准和国家卫生行政部门允许使用的和扩大使用范围或者用量的食品添加剂品种。食品添加剂新品种应按《食品添加剂新品种管理办法》和《食品添加剂新品种申报与受理规定》的审批程序，经批准后才能生产和使用。

3. 食品添加剂生产经营和使用的管理　为使食品添加剂生产经营及使用更具有安全性和依据性，现行的《中华人民共和国食品安全法》和《食品生产许可管理办法》都规定，申请食品添加剂生产许可，应当具备与所生产食品添加剂品种相适应的场所、生产设备或者设施、食品安全管理人员、专业技术人员和管理制度。食品添加剂生产许可申请符合条件的，由申请人所在地县级以上地方市场监督管理部门依法颁布食品生产许可证，并标注食品添加剂，有效期为 5 年。

GB 2760—2014 或国家卫生行政部门规定了食品添加剂的品种及其使用范围、使用量。如要扩大食品添加剂使用范围或使用量，或使用进口且未列入我国 GB 2760—2014 的品种时，生产、经营、使用或者进口的单位或个人要直接向国家卫生行政部门提出申请，并向有关部门提供相关资料。经国家卫生行政部门有关机构组织专家审议后报批。

（二）国际上对食品添加剂的卫生管理

为了维护各国消费者的利益，确保国际贸易的公正性，FAO/WHO 设立的食品添加剂联合专家委员会（JECFA）对食品添加剂的安全性进行评估，只有经过评估，赋予其每日允许摄入量（ADI）值或基于其他标准认为是安全的，而且具有法典指定国家编码系统编码的食品添加剂方可列入允许使用的名单。JECFA 建议将食品添加剂分为以下四类管理。

（1）第一类为 GRAS 物质（general recognized as safe）　即一般认为是安全的物质，可以按照正常需要使用，不需建立 ADI 值。

（2）第二类为 A 类　又分为 A1 和 A2 两类。A1 类为经过 JECFA 安全性评价，毒理学性质已经清楚，可以使用并已制定出正式 ADI 值者；A2 类为目前毒理学资料不够完善，制订暂时 ADI 值者。

（3）第三类为 B 类　即毒理学资料不足，未建立 ADI 值者，又分为 B1 和 B2 两类。B1 类是 JECFA 曾经进行过安全性评价，因毒理学资料不足未制定 ADI 者；B2 类是 JECFA 尚未进行过安全性评价者。

（4）第四类为 C 类　即原则上禁止使用的食品添加剂，又分为 C1 和 C2 两类。C1 类是认为在食品中使用不安全的，C2 类只限于在某些食品中作特殊用途使用。

在此基础上，世界各国在食品添加剂使用时都有各自严格的规定。

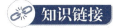 **知识链接**

正确认识食品添加剂

在日常生活中，添加剂无处不在，对于食品工业来说，食品添加剂被誉为现代食品工业的灵魂。防腐剂的出现使得过去难以保存的食品可以长途运输，甚至足不出户就能品尝到世界各地的美味，一些抗氧化剂使食品的哈喇味减少，人们消费起来口感更好，还譬如一些糖果和巧克力、面包中使用碳酸氢钠，它可以促使糖体产生二氧化碳，从而起到膨松的作用；酸奶中使用明胶、果胶、琼脂等增稠剂改善口感，糕点中加入脱氢乙酸等防腐剂，这些为了达到生产工艺、口感和便于保存的要求，按照《食品安全国家标准　食品添加剂使用标准》（GB 2760—2014）使用的食品添加剂，更利于人们对食品的消费。

一些消费者"谈添色变"，很大程度上是把食品添加剂和非法添加物混为一谈，凡是不在《食品安全国家标准　食品添加剂使用标准》（GB 2760—2014）名单中的物质都不是食品添加剂，如三聚氰胺、

PPT

苏丹红、瘦肉精、吊白块等，这些均属于非法添加物。

第二节 各类食品添加剂

我国食品添加剂按功能用途分为22个类别，本节介绍常用食品添加剂的功能、用途、允许使用的主要品种、使用范围、最大使用量或残留量等。

一、酸度调节剂

1. 定义 酸度调节剂是指用以维持或改变食品酸碱度的物质。这类物质通过解离出的 H^+ 或 OH^- 来调节食品或食品加工过程中的 pH，从而改善食品的感官性状，增加食欲，并具有防腐和促进体内钙、磷消化吸收的作用。

2. 种类和使用 酸度调节剂包括多种有机酸及其盐类。在食品加工过程中，可以单独使用，亦可掺配使用。有机酸大多数都存在于各种天然食品中，由于各种有机酸及盐类均能参与体内代谢，故他们的毒性很低，可以按照生产需要适量使用。一些品种在应用的过程中必须注意这些酸的纯度，尤其对生产这些酸度调节剂的盐酸、硫酸等原料要求高纯度，并且在成品中不能检测出游离无机盐。另外，酸中砷含量不能超过 1.4mg/kg，重金属（以铅计）的含量不得超过 0.001%。我国现已批准使用的酸度调节剂有35种，其中柠檬酸、乳酸、酒石酸、苹果酸、枸橼酸钠，柠檬酸钾等均可按正常需要用于食品。碳酸钠、碳酸钾可用于面制食品中，醋酸及磷酸可用于复合调味品及罐头中，偏酒石酸用于水果罐头中，盐酸用于蛋黄酱、沙拉酱，《食品安全国家标准 食品添加剂使用标准》（GB 2760—2014）规定均可以按照生产需要适量使用。盐酸、氢氧化钠属于强酸、强碱性物质，其对人体具有腐蚀性，只能用作加工助剂，要在食品完成加工前予以中和。

二、抗氧化剂

1. 定义 抗氧化剂是指能防止或延缓油脂或食品成分氧化分解、变质，提高食品稳定性的物质，可以延长食品的贮存期、货架期。食品中因含大量脂肪（特别是多不饱和脂肪酸），容易氧化酸败，因此，常使用抗氧化剂来延缓或防止油脂及富含脂肪食品的氧化酸败。

2. 种类和使用 抗氧化剂按照作用机制分为两类，一类是自由基终止剂，作为氢的供体，其氧化中止作用表现为以下两种形式：一种是抗氧化剂向已被氧化脱氢后的脂肪所产生的自由基提供氢，使其还原到脂肪的原来状态，从而中止脂肪的继续氧化；另一种是由抗氧化剂向已被氧化生成的过氧化自由基提供氢，而使之成为氢过氧化物，从而中断脂肪的过氧化过程。目前常用的抗氧化剂均属酚类化合物，包括丁基羟基茴香醚（BHA）、二丁基羟基甲苯（BHT）、没食子酸丙酯（PG）、特丁基对苯二酚（TBHQ）等。另一类抗氧化剂是过氧化物分解剂，分解自动氧化反应中的氢过氧化物，使其不能进一步生成自由基，如硫代二丙酸二月桂酯（DLTP）等。

抗氧化剂根据其溶解特点可分为水溶性（如异抗坏血酸及其钠盐等）和脂溶性（如 BHA、茶多酚等）两类。还可根据其来源分为天然抗氧化剂和合成抗氧化剂，我国现已批准使用的抗氧化剂有丁基羟基茴香醚、二丁基羟基甲苯、没食子酸丙酯、特丁基对苯二酚、迷迭香提取物、抗坏血酸（又名维生素C）、维生素E、植酸、竹叶抗氧化物等。

（1）丁基羟基茴香醚 BHA 对热较为稳定，不溶于水，易溶于乙醇、丙二醇和油脂，在弱碱性条件下也不易破坏，尤其是对使用动物脂焙烤的食品能维持较长时间的作用。一般认为，BHA 是毒性较低、安全性较高的抗氧化剂，与其他抗氧化剂有协同作用，与增效剂如柠檬酸等同时使用时，其抗氧化效果更为显著。BHA 是目前国际上广泛使用的脂溶性抗氧化剂，也是我国常用的抗氧化剂之一。FAO/WHO 于 1996 年将其 ADI 值定为 $0 \sim 0.5mg/(kg \cdot bw)$。《食品安全国家标准 食品添加剂使用标准》（GB 2760—2014）规定 BHA 主要用于：脂肪、油和乳化脂肪制品、基本不含水的脂肪和油、油炸坚果和籽类、坚果与籽类罐头、胶基糖果、油炸面制品、杂粮粉、即食谷物（包括燕麦片）、方便米面制品、饼干、腌腊肉制品、水产品、固体复合调味料（仅限鸡肉粉）、膨化食品等，最大使用量为 0.2g/kg；胶基糖果为 0.4g/kg。

（2）二丁基羟基甲苯 BHT 特点是稳定性较高，抗氧化效果好，没有 BHA 特有的臭味，也没有与金属离子反应着色的缺点。BHT 耐热性好，在普通烹调温度下受影响较小，可用于长期保存食品，且价格低，故被许多国家采用。但在焙烤食品中的效果比 BHA 差。FAO/WHO 于 1996 年将其 ADI 值定为 $0 \sim 0.3mg/(kg \cdot bw)$。一般与 BHA 并用，并以柠檬酸或其他有机酸为增效剂。我国规定其主要用于：脂肪、油和乳化脂肪制品、油炸坚果与籽类、坚果与籽类罐头、油炸面制品、干制蔬菜（仅限脱水马铃薯粉）等，最大使用量为 0.2g/kg；胶基糖果为 0.4g/kg。

（3）没食子酸丙酯 PG 对热比较稳定，对植物油也有良好的稳定性，且对猪油的抗氧化作用比 BHA 和 BHT 两者均强。PG 在体内水解后，没食子酸大部分变成 4-氧基-甲基没食子酸，并进一步内聚成葡萄糖醛酸，经尿排出体外，因此，在人体不具有蓄积性，毒性较小。FAO/WHO 于 1994 年规定其 ADI 值为 $0 \sim 1.4mg/(kg \cdot bw)$。我国规定其主要用于：脂肪、油和乳化脂肪制品，油炸坚果与籽类，坚果与籽类罐头，油炸面制品，方便米面制品，饼干，腌腊肉制品类，风干、烘干、压干水产品、固体复合调味料（仅限鸡肉粉）、膨化食品等，最大使用量为 0.1g/kg，胶基糖果为 0.4g/kg。

（4）特丁基对苯二酚 TBHQ 是一种较新的酚类抗氧化剂。因熔点和沸点较高所以特别适用于煎炸食品。同时 TBHQ 还具有良好的抗细菌、抗真菌的作用，可增强高油脂食品的防腐保鲜效果。一般来说 TBHQ 是目前对多不饱和脂肪酸，尤其是鱼油的理想抗氧化剂。其 ADI 值为 $0 \sim 0.2mg/(kg \cdot bw)$（FAO/WHO，1995）。在应用上，TBHQ 与 BHA、BHT、维生素 E 复配使用可达到最佳效果，抗氧化性能比单独使用高出数倍。但 TBHQ 不能与 PG 混合使用。我国规定 TBHQ 主要用于：脂肪、油和乳化脂肪制品、油炸坚果和籽类、坚果和籽类罐头、油炸面制品、方便米面制品、腌腊肉制品、水产品、固体复合调味料（仅限鸡肉粉）、膨化食品等，最大使用量为 0.2g/kg。

（5）抗坏血酸类 抗坏血酸是一种抗氧化营养素，可以保护维生素 A、维生素 E 及其他多种天然抗氧化剂免受氧化破坏。研究表明，添加抗坏血酸能降低肉制品的 pH，具有增强氧化性的作用。其抗氧化机制为与氧结合，并钝化金属离子，从而阻止动物油脂的氧化酸败，抗坏血酸不仅对人体无害，还能阻止亚硝胺的生成。FAO/WHO 推荐其 ADI 值为 $0 \sim 15mg/(kg \cdot bw)$。我国规定抗坏血酸用于：去皮或预切的鲜水果，去皮、切块或切丝的蔬菜，最大使用量为 5.0g/kg；小麦粉，最大使用量为 2.0g/kg；浓缩果蔬汁（浆），按生产需要适量使用。另外，我国允许使用的抗坏血酸类抗氧化剂还有抗坏血酸钠、抗坏血酸钙、D-异抗坏血酸及其钠盐、抗坏血酸棕榈酸酯。

（6）其他天然抗氧化物

1）天然香料 大多数天然香料都具有抗氧化作用，因此天然香料加入食品中，不仅可以改善食品风味，而且还可以防止食品氧化变质。其中桂皮的抗氧化活性最强，迷迭香、花椒、桂丁、桂子、草果药的抗氧化性较强。

2）低聚原花青素 作为一种天然的抗氧化剂，在国际上被广泛使用。低聚原花青素主要分布在一些植物的树皮、树叶、树根、芯材中，如葡萄籽、松树皮、花生、高粱、樱桃、草莓等。其中以葡萄籽的含量最高。我国拥有丰富的葡萄资源，每年有 4 千 ~ 6 千吨的副产品葡萄籽，可作为低聚原花青素的良好来源。

三、漂白剂

1. 定义　漂白剂是指能够破坏、抑制食品的发色因素，使其褪色或使食品免于褐变的物质。漂白剂是通过氧化或还原破坏、抑制食品氧化酶活性和食品的发色因素，使食品褐变色素褪色或免于褐变，同时还具有一定的防腐作用。

2. 种类和使用　漂白剂有氧化型和还原型两种类型。前者是将着色物质氧化分解后漂白，主要用于面粉的漂白，其用途及用量均有限制。后者均为亚硫酸及其盐类，它们主要是通过所产生的二氧化硫的还原作用使其作用的物质褪色，使用时要严格控制使用量及二氧化硫残留量。我国允许使用的漂白剂有二氧化硫、焦亚硫酸钾、焦亚硫酸钠、亚硫酸钠、亚硫酸氢钠、低亚硫酸钠、硫黄等。

（1）二氧化硫　遇水形成亚硫酸，其漂白、防腐作用主要是由于其具有还原性所致。其作用机制为：①亚硫酸被氧化时可将着色物质还原褪色，使食品保持鲜艳的色泽；②植物性食品的褐变多与食品中氧化酶有关，亚硫酸对氧化酶有强抑制作用，故可防止酶性褐变；另外，亚硫酸和糖进行加合反应，其加合物不形成酮结构，因此可以阻断含羰基化合物与氨基酸的缩合反应，从而防止由糖氨反应造成的非酶性褐变；③亚硫酸为强还原剂，能阻断微生物的生理氧化过程，对细菌、真菌、酵母菌也有抑制作用，故其既是漂白剂又是防腐剂。

二氧化硫随着食品进入人体后生成亚硫酸盐，并由组织细胞中的亚硫酸氧化酶将其氧化为硫酸盐，通过正常的解毒后，最终由尿排出体外。其 ADI 值为 $0 \sim 0.7mg/(kg \cdot bw)$。我国规定二氧化硫主要用于：表面处理的鲜水果、水果干类、蜜饯凉果、干制蔬菜、腌渍的蔬菜、蔬菜罐头（仅限竹笋，酸菜）、坚果和籽类罐头、可可制品、巧克力、巧克力制品和糖果、生湿面制品、果蔬汁（浆）、葡萄酒、果酒、饮料。允许其在各类适用食品中的使用量为 $0.01 \sim 0.4g/kg$（以 SO_2 残留量计）。目前存在的主要问题是某些食品二氧化硫残留量超标严重，如烘炒食品、银耳、干黄花菜、蜜饯食品等。

（2）亚硫酸盐类　通过与酸反应产生二氧化硫，二氧化硫遇水形成亚硫酸而发挥作用。常用的亚硫酸盐类有焦亚硫酸钠/钾、亚硫酸钠、亚硫酸氢钠、低亚硫酸钠。在食品加工中多用于蜜饯、干果等食品和处理、保藏水果原料及其半成品，但应严格控制二氧化硫的残留量。亚硫酸盐在人体内可被代谢成硫酸盐并通过解毒过程从尿中排出。亚硫酸盐的 ADI 值为 $0 \sim 0.7mg/(kg \cdot bw)$。另外，亚硫酸盐不适用于肉、鱼等动物性食品，以免其残留的气味掩盖肉、鱼的腐败气味并破坏其中的维生素 B_1。由于亚硫酸盐能导致过敏反应，在美国其使用受到严格限制。我国规定其使用范围和最大使用量同二氧化硫。

（3）硫黄　通过燃烧产生二氧化硫而具有漂白食品并防止食品褐变的作用，我国规定硫黄用于熏蒸：水果干类、蜜饯凉果、干制蔬菜、经表面处理的鲜食用菌和藻类、食糖、魔芋粉。最大使用量为 $0.1 \sim 0.9g/kg$（以 SO_2 残留量计）。但硫黄必须非常纯净，不得有砷检出。

四、着色剂

着色剂是使食品赋予色泽和改善色泽的物质。这类物质本身具有色泽，故又称为色素。按其来源和性质可分为天然色素和合成色素两类。若以溶解性能来区分，则可分为脂溶性色素和水溶性色素。

（一）天然色素

1. 定义 天然色素是来自天然物质（主要是来源于动植物或微生物代谢产物）、利用一定的加工方法获得的有机着色剂。

2. 种类和使用 天然色素可分为植物色素如辣椒红、姜黄素等，动物色素如紫胶红、胭脂虫红等，微生物色素如红曲红等。天然色素作为食物的成分，增加了人们对其使用的安全感。但天然色素存在难溶、着色不均、难以任意调色及对光、热、pH 稳定性差和成本高等缺点。天然色素虽然多数比较安全，但个别也具有毒性，如藤黄有剧毒不能用于食品。天然色素在加工制造过程中，也可能被杂质污染或化学结构发生变化而产生毒性，因此作为食品添加剂新品种，天然色素也必须进行安全性评价。目前，国际上已开发出的天然色素达 100 多种，而我国允许使用的有四十余种。

（1）红曲红 是将紫红曲霉接种在稻米上经发酵制成红曲色素。这类色素为脂溶性，对 pH 变化反应稳定，耐光、耐热，不受金属离子的影响，但经阳光直射时会褪色。其对蛋白质丰富的食物着色力强，对肉制品具有良好的着色稳定性。紫红曲霉在形成色素的同时，还合成谷氨酸类物质，具有增香作用。《食品安全国家标准 食品添加剂使用标准》（GB 2760—2014）中规定，除风味发酵乳、糕点和焙烤食品馅料及表面用挂浆外，其他适用食品可按生产需要适量使用。

（2）焦糖色 是将蔗糖、葡萄糖或麦芽糖浆在 160~180℃ 高温下加热使之焦糖化，再用碱中和制成的红褐色或黑褐色膏状物或固体物质。焦糖色为暗褐色的液体或固体粉末，有焦苦味，易溶于水，具有胶体的特性，有等电点。在焦糖色的大量生产中，有时使用铵盐作为催化剂。这种焦糖色由于含有一种氮杂环化合物（4-甲基咪唑），可以引起动物惊厥，因此我国规定氨法和亚硫酸铵法制成的焦糖色中 4-甲基咪唑含量不得超过 200mg/kg。《食品安全国家标准 食品添加剂使用标准》（GB 2760—2014）中除特殊规定外，大多数适用食品均可根据生产需要适量使用。

（3）甜菜红 是从藜科植物红甜菜中提取的水溶性天然食用色素，属于吡啶类衍生物，是红甜菜中所有有色化合物的总称，由红色的甜菜色苷和黄色的甜菜黄素组成。我国规定该类色素在食品中可按生产需要适量使用。

（4）紫胶红（虫胶红） 是紫胶虫在其寄生植物上所分泌的原胶中的一种有色物质，属蒽醌衍生类化学物。色调可随 pH 的改变而改变，pH 为 3~5 时，色调为红色；pH 为 6 时，色调为红色至紫色；pH≥7 时，色调为紫色。我国规定其最大使用量不得超过 0.5g/kg。

（5）番茄红素 是一种类胡萝卜素，可提供鲜艳的红色且有较强的抗氧化作用。番茄红素来源广泛，分布于番茄、南瓜、西瓜、桃、柿、木瓜、芒果、葡萄等的果实和茶叶以及萝卜、胡萝卜等的根部。番茄红素是由 11 个共轭及两个非共轭碳碳双键组成的多不饱和脂肪烃，对氧化反应十分敏感，如光、温度、氧气、pH 及表面活性物质等均能影响其稳定性。番茄红素是非常有效的单线态氧猝灭剂，同时对氧氮自由基和脂类过氧化反应等具有清除作用。因此番茄红素作为一种新型的天然抗氧化剂而广泛应用于食品工业中。我国规定的番茄红素（合成）可用于乳制品、糖果、调料、果冻、饮料等，最大使用量为 0.015~0.06g/kg。

（6）β-胡萝卜素 胡萝卜素有三种异构体，α-胡萝卜素、β-胡萝卜素、γ-胡萝卜素，其中 β-胡萝卜素含量最多，是自然界存在最普遍也是最稳定的天然色素。它们具有由黄到红的颜色，属于多烯色素中的一类。β-胡萝卜素是人类食品中的正常成分，同时又是人体所需要的营养素之一，因此在食品生产中应用广泛。我国规定其最大使用 0.02~20g/kg。

（二）合成色素

1. 定义 合成色素主要指用人工合成的方法从煤焦油中制取以苯、甲苯、萘等芳香烃化合物为原料合成的有机色素，故又称煤焦油色素或苯胺色素。

2. 种类和使用 合成色素按其化学结构又分为偶氮类和非偶氮类。偶氮类包括柠檬黄、苋菜红等；非偶氮类包括赤藓红、亮蓝等。合成色素性质稳定、着色力强、可任意调色、成本低廉、使用方便，因此被广泛使用。

目前世界各国允许使用的合成色素几乎多是水溶性色素，包括他们的色淀（即由水溶性色素沉淀在许可使用的不溶性基质上所制得的特殊着色剂，主要是铝色淀），我国允许使用的合成色素有苋菜红、胭脂红、赤藓红、诱惑红、新红、柠檬黄、日落黄、亮蓝、靛蓝以及他们各自的铝色淀和叶绿素铜钠盐、二氧化肽等。

（1）苋菜红 又名蓝光酸性红，属于偶氮类化合物。1984年确立ADI值为0~0.5mg/（kg·bw）。《食品安全国家标准 食品添加剂使用标准》（GB 2760—2014）规定苋菜红可用于冷冻饮品、果酱、蜜饯凉果、装饰性果蔬、腌渍的蔬菜、糕点上彩妆、焙烤食品馅料及表面挂浆、水果调味糖浆、固体汤料、风味饮料、固体饮料、配制酒、果冻等制品，我国规定在各类适用食品中的最大使用量为0.025~0.3g/kg。

（2）柠檬黄 又称肼黄，经过长期动物实验证明其安全性较高。FAO/WHO确定其ADI值为0~7.5mg/（kg·bw）。我国规定，柠檬黄可用于风味发酵乳、调制炼乳、冻饮品、果酱、蜜饯凉果、装饰性果蔬、腌渍的蔬菜、熟制豆类、加工坚果和籽类、可可制品、巧克力及巧克力制品、糖果、虾味片、谷类和淀粉类甜品、糕点上彩妆、蛋卷、焙烤食品馅料及表面挂浆、调味糖浆、粉圆、香辛料酱（如芥末酱）、复合调味料、饮料类、配制酒、果冻、膨化食品等30余类制品，我国规定在各类适用食品中的最大使用量为0.04~0.5g/kg。

（3）靛蓝 也称酸性靛蓝、磺化靛蓝。1994年FAO/WHO将其ADI值规定为0~5mg/（kg·bw），我国规定可用于蜜饯类、凉果类、装饰性果蔬、腌渍的蔬菜、熟制坚果与籽类、可可制品、巧克力及巧克力制品、糖果、糕点上彩妆、焙烤食品馅料及表面挂浆、果蔬汁（浆）类饮料、碳酸饮料、风味饮料、配制酒、膨化食品等制品，在各类适用食品中的最大使用量为0.05~0.3g/kg。

五、护色剂

1. 定义 护色剂又称发色剂，是指能与肉及肉制品中呈色物质作用，使之在食品加工、保藏等过程中不致分解、破坏，呈现良好色泽的物质。我国允许使用的护色剂有硝酸钠（钾）、亚硝酸钠（钾）、葡萄糖酸亚铁、D-异抗坏血酸及其钠盐等7种。

2. 种类和使用 常用的护色剂是（亚）硝酸盐，具体的发色过程如下：肉类腌制时加入亚硝酸盐和硝酸盐，后者在硝酸盐还原菌的作用下可转变为前者。亚硝酸盐在酸性条件下（pH 6.5~5.5）可由细菌分解为亚硝酸，进而转变为一氧化氮。一氧化氮能取代肌红蛋白分子中铁的配位体，形成鲜红的亚硝基肌红蛋白。一氧化氮还能直接与高铁肌红蛋白反应，使之还原为亚硝基肌红蛋白。亚硝基肌红蛋白不稳定，必须经过加热或烟熏，在盐的作用下使其蛋白质部分变性，转变为一氧化氮亚铁血色原，才能变为比较稳定的粉红色。

（亚）硝酸盐除对肉制品有护色作用外，还对微生物的繁殖有一定的抑制作用，特别是对肉毒梭状芽孢杆菌有特殊抑制作用。此外，亚硝酸盐还可提高腌肉的风味。

在保证色泽良好的条件下，护色剂的用量应限制在最低水平。因为机体大量摄入亚硝酸盐，可使血红蛋白转变为高铁血红蛋白，失去其运输氧的能力而导致缺氧和发绀症。（亚）硝酸盐是*N*-亚硝基化合物的前体物，而*N*-亚硝基化合物对动物具有较强致癌作用。因此在加工工艺可行的情况下，应尽量使用（亚）硝酸盐的替代品。另外，在使用发色剂的同时，常常加入一些能促进发色的物质，这些物质称为"发色助剂"。在肉类腌制品中最常用的发色助剂是抗坏血酸、抗坏血酸钠及烟酰胺等，这些物质的使用可以减少（亚）硝酸盐的使用量，从而降低对人体的危害。鉴于（亚）硝酸盐可能存在致癌性，欧共体建议不得将其用于儿童食品。我国规定其使用范围为：硝酸钠（钾）在肉制品最大使用量0.5g/kg、残留量0.03g/kg；亚硝酸钠（钾）在肉类罐头、肉制品、西式火腿最大使用量均为0.15g/kg，残留量分别为0.05g/kg、0.03g/kg、0.07g/kg（表8-2）。

表8-2　护色剂的使用标准及ADI值

名称	使用范围	最大使用量（g/kg）	残留量*（g/kg）	ADI**（mg/kg·bw）
硝酸钠（钾）	肉制品	0.50	0.03	0 ~ 5
亚硝酸钠（钾）	畜禽肉类罐头	0.15	0.05	0 ~ 0.2
	肉制品	0.15	0.03	
	西式火腿	0.15	0.07	

注：*残留量以亚硝酸钠计；**ADI值根据FAO/WHO 1994年建议；其余数据出自《食品安全国家标准　食品添加剂使用标准》（GB 2760—2014）。

六、酶制剂

1. 定义　酶制剂是用动物或植物的可食或非可食部分直接提取，或用传统或通过基因修饰的微生物（包括不限于细菌、放线菌、真菌菌种）发酵提取制得的，具有特殊催化功能的生物制品。酶制剂具有催化活性高、反应条件温和、作用特异性强、底物专一性强等优点，用于加速食品加工过程和提高食品产品质量。

2. 种类和使用　按其加工食品原料的不同及作用机制的不同，分为糖类水解酶、蛋白质水解酶、脂肪分解酶、氧化还原酶，以及具有某种特定作用的酶，如转移酶、裂解酶等。酶制剂来源于生物体，一般来说较为安全。但因通常使用的酶制剂不是酶的纯品，可能混杂有残存的原材料及微生物的某些有毒代谢产物（如毒素、抗生素等），有些酶可能还有致敏作用。为了保证其生产安全性及提高产品纯度，我国制定了《食品加工用酶制剂企业良好生产规范》（GB/T 23531—2009）。

（1）谷氨酰胺转氨酶　属于催化酰基转移反应的转移酶，能够使酪蛋白、肌球蛋白、谷蛋白和乳球蛋白等分子之间产生交联，改变蛋白质的功能性质。我国规定，谷氨酰胺转氨酶作为稳定剂和凝固剂用于豆类制品加工时，最大使用量为0.25g/kg。

（2）木瓜蛋白酶　可从未成熟的木瓜的胶乳中提取，是一种应用很广泛的植物蛋白酶。该酶对蛋白质有较强的分解能力，能使食物的蛋白质水解成小分子肽或氨基酸，且能有效地提高蛋白质的利用率，提高食品营养价值。我国规定可用于水解动植物蛋白、饼干、畜禽制品。

（3）α-淀粉酶　可以从几种细菌、真菌和猪或牛的胰腺分离获得，应用得比较广泛。生产此酶的微生物有地衣芽孢杆菌、解淀粉芽孢杆菌、枯草杆菌、嗜热脂肪芽孢杆菌、黑曲霉、米根霉、米曲霉。α-淀粉酶只可作用于淀粉分子类任意α-1,4-糖苷键，且从分子链的内部进行切割，故又称内淀粉酶，属于内切酶。在水溶液中α-淀粉酶能使淀粉分子迅速液化，产生较小分子的糊精，故也被称为液化酶。常用的α-淀粉酶有耐高温α-淀粉酶、真菌α-淀粉酶。我国规定α-淀粉酶可按生产需要适量使用于淀粉、糖、发酵酒、蒸馏酒和酒精中。

七、增味剂

1. 定义　增味剂是指可补充或增强食品原有风味的物质。增味剂可能本身并没有鲜味，但却能增加食物的天然鲜味。

2. 种类和使用 按其化学性质的不同，增味剂可分为氨基酸系列、核苷酸系列。我国《食品安全国家标准 食品添加剂使用标准》（GB 2760—2014）允许使用的增味剂有：氨基己酸（又名甘氨酸）、L－丙氨酸、琥珀酸二钠、辣椒油树脂、5′－呈味核苷酸二钠、5′－肌苷酸二钠、5′－鸟苷酸二钠、谷氨酸钠。糖精钠既是甜味剂，又可作为增味剂。

（1）谷氨酸钠 又名味精，为含有一分子结晶水的 L－谷氨酸钠，属于氨基酸类增味剂。易溶于水，在 150℃时失去结晶水，210℃时发生吡咯烷酮化，生成焦谷氨酸，270℃左右时则分解。对光稳定，在碱性条件下加热发生消旋作用，呈味力降低。在 pH≤5 的酸性条件下，加热时亦可发生吡咯烷酮化，变成焦谷氨酸，呈味力降低。在 pH=7 时加热则很少发生变化。

谷氨酸钠属于低毒物质，不需要特殊规定。最初 FAO/WHO 认为"味精作为食品添加剂是极为安全的"，但味精的使用曾一度在西欧引起风波，原因是食用谷氨酸钠过量（每人每天大于 6.8g）时，可使血液中谷氨酸含量上升，引起一过性的头痛、心跳加速、恶心等症状。此外，谷氨酸的两个羟基可以与金属离子螯合，从而抑制了钙、镁等的利用。因此 20 世纪 80 年代西方一些国家味精的消耗量锐减，但后来经试验证明，在正常使用范围内，未见上述不良影响，故 JECFA 于 1987 年将谷氨酸钠、L－谷氨酸以及其钠盐的同系物 L－谷氨酸铵、L－谷氨酸钾等其他氨基酸系列的增味剂的 ADI 值均由原来的 120mg/（kg·bw）修改为无需规定。我国于 1989 年将其列入 GB 2760 的使用名单，GB 2760—2014 将其列入"可在各类食品中按生产需要适量使用的食品添加剂名单"中。由于味精只在其钠盐的形式下才能产生增味作用，故只能在 pH 5.0~8.0 增强食品风味。

（2）核苷酸系列增味剂 都是以二钠（或二钾、钙）盐的形式才有鲜味，如果羟基被酯化或酰胺化，即无鲜味。核苷酸广泛存在于各种食品中，例如鱼、畜、禽类等食品就含有大量的肌苷酸，而香菇等菌类则含有大量鸟苷酸。核苷酸不但独有一种鲜味，而且其增强风味的能力也较强，尤其是对肉特有的味道有显著影响，故用于肉酱、鱼酱、肉饼、肉罐头等肉、鱼类的加工食品，其增味效率是味精的 10 倍（以重量为基础计算）。我国将 5′－呈味核苷酸二钠、5′－肌苷酸二钠、5′－鸟苷酸二钠列入"可在各类食品中按生产需要适量使用的食品添加剂名单"中。

近年来又开发了许多天然增味剂，如肉类抽提物、酵母抽提物、水解动物蛋白和水解植物蛋白等。这些增味剂不仅风味多样，而且富含蛋白质、肽类、氨基酸、矿物质等营养成分。麦芽酚也是一种天然增味剂，存在于数种植物和烘烤过的麦芽、咖啡豆、可可豆等原料中。麦芽酚的水溶性强，主要用于增强食品的水果味和甜味。

八、防腐剂

1. 定义 防腐剂是指防止食品腐败变质、延长食品储存期的物质。

2. 种类和使用 按照来源可分为化学防腐剂和天然防腐剂两类；按其抗微生物的作用和性质可分为杀菌剂和抑菌剂；按照物质的性质可分为酸型、酯型、生物型和其他等。一般认为，防腐剂对微生物的作用在于抑制微生物的代谢，使微生物的发育减缓和停止。目前，国外用于食品的防腐剂，美国有 50 余种，日本有 40 余种，我国允许使用的有苯甲酸及其钠盐、山梨酸及其钾盐、脱氢乙酸及其钠盐、丙酸及其钠盐、钙盐、单辛酸甘油酯等 30 余种。防腐剂大多是人工合成的，超标准使用会对人体造成一定损害。我国严格规定了其在适用食品中的最大使用量。

（1）酸型防腐剂 苯甲酸、山梨酸、丙酸都是有机酸，其防腐效果主要来自非解离性的分子，作用强度随 pH 而定，食品保持在低 pH 范围内则防腐效果较好，而在碱性条件下几乎无效。常见防腐剂的抗菌效果见表 8－3。

表 8 - 3　防腐剂的抗菌效果

名称	真菌	酵母	乳酸菌	革兰阳性菌（无芽孢）	革兰阴性菌（无芽孢）
苯甲酸	＋＋	＋＋	＋＋	＋＋	＋＋
山梨酸	＋＋＋	＋＋＋	－	＋＋	＋＋
丙酸	＋＋	－	－	＋＋	＋＋
对羟基苯甲酸*	＋＋＋	＋＋＋	＋＋	＋＋＋	＋＋

注：＋＋＋强、＋＋普通、＋微弱、－无效。

* 对羟基苯甲酸的抗菌效果不受 pH 的影响，在固体状态下杀菌效果强；其余几种防腐剂均在酸性条件下，杀菌效果较好。

　　1）苯甲酸及其钠盐　苯甲酸又称安息香酸，无臭或略带安息香或苯甲醛的气味。性质稳定，但有吸湿性，最适 pH 为 2.5 ~ 4，在 pH 低的环境中，对多种微生物有效，但对产酸菌作用弱。在 pH 5.5 以上时，对很多真菌和酵母无作用。由于苯甲酸在水中的溶解度低，实际使用时，主要应用苯甲酸钠。苯甲酸的毒性较低，FAO/WHO 建议其 ADI 值为 0 ~ 5mg/（kg·bw）（以苯甲酸计）。我国规定，苯甲酸及其钠盐主要用于风味冰、冰棍类，果酱（罐头除外），蜜饯凉果，腌渍的蔬菜，糖果，调味糖浆，醋、酱油等调味品，浓缩果蔬汁（浆）等饮料类，配制酒和果酒等多种食品中，最大使用量为 0.2 ~ 2.0g/kg。

　　2）山梨酸及其钾盐　山梨酸又名花楸酸，是一种不饱和脂肪酸，微溶于水而溶于有机溶剂，所以多用其钾盐。山梨酸可参与体内正常代谢，几乎对人体无害，是目前国际上公认的较好的防腐剂。FAO/WHO 规定其 ADI 值为 0 ~ 25mg/（kg·bw）（以山梨酸计）。其对真菌、酵母和需氧细菌的生长发育有抑制作用，而对厌氧细菌几乎无效。在酸性介质中对微生物有良好的抑制作用，随 pH 的增大，防腐效果减小，pH 为 8 时丧失防腐作用，因此山梨酸及其钾盐适用于 pH 在 5.5 以下的食品防腐。山梨酸在食品被严重污染，微生物数量过高的情况下，不仅不能抑制微生物的繁殖，反而会成为微生物的营养物质，加速食品的腐败。

　　目前国外使用山梨酸、山梨酸钾代替护色剂亚硝酸盐，既可以防止肉毒梭菌芽孢的发育，又可以降低亚硝胺的含量。我国规定，山梨酸及其钾盐除了作为防腐剂使用还可以作为抗氧化剂、稳定剂使用。可以应用于：干酪和再制干酪及其类似品，氢化植物油，人造黄油，风味冰、冰棍类，经表面处理的鲜水果、果酱，经表面处理的新鲜蔬菜、腌渍的蔬菜等蔬菜及制品，豆干再制品新型豆制品，糖果、糕点、熟肉制品、水产品、调味品、饮料类、果冻等多种食品，在各类适用食品中的最大使用量为 0.075 ~ 2.00g/kg。

　　3）丙酸及其盐类　是有效的真菌抑制剂。丙酸可认为是食品的正常成分，也是人体代谢的中间产物，故无毒性，对其 ADI 值不作规定。我国规定，丙酸及其盐类主要应用于豆类制品、原粮、生湿面制品、面包、糕点、醋、酱油等食品，对于控制面包生霉和发黏非常有效，但对于酵母菌基本无作用，因此不影响面包的正常发酵。在各类适用食品中最大使用量分别为 0.25 ~ 50g/kg。

　　（2）酯型防腐剂　包括对羟基苯甲酸甲酯钠、对羟基苯甲酸乙酯及其钠盐，是苯甲酸的衍生物。对细菌、真菌及酵母有广泛的抑制作用，但对革兰阴性杆菌及乳酸菌的作用较弱。总体的抗菌作用较苯甲酸和山梨酸要强，对羟基苯甲酸酯类的抗菌能力是由其未水解的酯分子起作用，所以其抗菌效果不像酸型防腐剂那样易受 pH 变化的影响，在 pH 4 ~ 8 的范围内都有较好的抗菌效果。另外，该类防腐剂在水中的溶解度小，但对羟基苯甲酸乙酯和对羟基苯甲酸丙酯复配使用可提高溶解度，并有协同效应。

　　该类防腐剂主要作用方式是抑制微生物细胞的呼吸酶系与电子传递酶系的活性，破坏微生物的细胞膜结构。由于摄入体内后代谢途径与苯甲酸基本相同，不在体内蓄积，故毒性很低，有时也用于代替酸型防腐剂，按毒性大小顺序排列：苯甲酸 > 对羟基苯甲酸酯类 > 山梨酸。

　　我国规定，对羟基苯甲酸酯类及其钠盐可用于经表面处理的鲜水果、果酱（罐头除外）、经表面处理的新鲜蔬菜、焙烤食品馅料及表面用挂浆（仅限糕点馅）、热凝固蛋制品（如蛋黄酪、松花蛋肠）以及醋、酱油、酱及酱制品、蚝油、虾油、鱼露等调味品和果蔬汁（浆）类、碳酸、风味饮料，最大使用量为 0.012~0.5g/kg。

（3）生物型防腐剂 乳酸链球菌素又称乳酸菌肽，主要是乳酸链球菌属微生物的代谢产物，可用乳酸链球菌发酵提取制得。因其是由氨基酸组成的类蛋白质物质，能被人体消化道中的蛋白水解酶水解；使用乳酸链球菌素，不会引起肠道菌群紊乱，不会出现抗药性及与其他抗生素产生交叉抗性，所以是一种高效、无毒的天然食品防腐剂。

乳酸链球菌素对肉毒梭状芽孢杆菌等厌氧芽孢杆菌及嗜热脂肪芽孢杆菌、产气荚膜杆菌、单核细胞增生李斯特菌、金黄色葡萄球菌等有很强的抑菌作用，也能抑制酪酸杆菌，但对真菌和酵母的作用很弱。

乳酸链球菌素对热稳定和氯化钠等成分的复配制剂广泛应用于食品行业，可降低食品灭菌温度，缩短灭菌时间，降低营养成分的破坏程度，提高食品品质。

我国规定，乳酸链球菌素的使用范围为：除巴氏杀菌乳、灭菌乳、特殊膳食用食品以外的乳及乳制品，食用菌和藻类罐头，杂粮罐头、杂粮灌肠制品，方便湿面制品，米面灌肠制品，预制肉制品，熟肉制品，熟制水产品，蛋制品，醋、酱油等调味品，饮料类，最大使用量为 0.15~0.5g/kg。

（4）其他防腐剂

1）双乙酸钠 又名二醋酸钠，抗菌作用来源于乙酸，对耐热菌马铃薯杆菌、枯草杆菌的孢子有很强的抑制作用，有防止谷类和豆制品真菌繁殖的作用。乙酸分子与类脂化合物的相溶性较好，当乙酸透过细胞壁，可使细胞内蛋白质变性，从而起到抗菌作用。当既要求保持乙酸的杀菌性能，又要求因它的加入而不使产品的酸性增强太多时，可使用双乙酸钠。

我国规定，双乙酸钠可应用于豆干类、原粮、糕点、肉制品、水产品、调味品、膨化食品，在各类适用食品中的最大使用量范围为 1.0~10.0g/kg。

2）二氧化碳 在常温下为无色、无臭气体，在 0℃ 和 0.1MPa 下凝成液体，快速蒸发时，部分形成固体，略有酸味。二氧化碳分压的增高，主要是影响需氧微生物对氧的利用，能终止各种需氧微生物呼吸代谢，使微生物失去生存的必要条件。但二氧化碳只能抑制微生物生长，而不能杀死微生物。我国规定主要用于：除胶基糖果以外的其他糖果、饮料类、配制酒、其他发酵酒类（充气型），按生产需要适量使用。液体二氧化碳（煤气化法）可用于碳酸饮料、其他发酵酒，按生产需要适量使用。

3）天然植物型防腐剂 从香辛料和传统的中草药中提取有效抑菌成分是天然植物型防腐剂研发的热点之一。近年来发现，厚朴、生姜、地榆、草果、大蒜、生姜、花椒、黑胡椒、香薷、肉豆蔻等许多香辛料的提取物都有一定的防腐抑菌作用。

九、甜味剂

1. 定义 甜味剂是指赋予食品甜味的物质，是世界各地使用最多的一类食品添加剂。

2. 种类和使用 甜味剂有几种不同的分类方法。按化学结构和性质不同，可将甜味剂分为糖类和非糖类甜味剂等。糖类甜味剂如蔗糖、葡萄糖、果糖等，在我国通常称为糖，常作为一般食品，仅糖醇类和非糖甜味剂才作为食品添加剂管理。按来源的不同，可将甜味剂分为天然甜味剂和人工合成甜味剂。天然甜味剂包括：①糖醇类，包括 D-甘露糖醇、麦芽糖醇、乳糖醇、山梨糖醇、赤藓糖醇和木糖醇；②非糖醇类，包括索马甜、甜菊糖苷和罗汉果甜苷。人工合成甜味剂包括：①磺胺类，包括环己基氨基磺酸钠、环己基氨基磺酸钙、糖精钠和乙酰磺胺酸钾；②二肽类，包括纽甜、阿力甜、阿斯巴甜和天门冬酰苯丙氨酸甲酯乙酰磺胺酸；③蔗糖衍生物，包括三氯蔗糖、异麦芽酮糖。理想的甜味剂应具有以下特点：①安全性好；②味觉良好；③稳定性好；④水溶性好；⑤价格低廉。

（1）糖精钠 是世界各国广泛使用的人工合成甜味剂，价格低廉，甜度大，其甜度相当于蔗糖的 300~500 倍，但缺点是使用量过大时有金属苦味。虽然其安全性基本肯定，但产品中可带有致癌物质邻甲苯磺酰胺。在水中的溶解度低，一般使用其钠盐。糖精钠由甲苯和氯磺酸合成。一般认为糖精钠在体内不被分解，不被利用，大部分从尿中排出而不损害肾功能，不改变体内酶系统的活性。1997 年 FAO/WHO 将糖精 ADI 值规定为 $0 \sim 5mg/(kg \cdot bw)$。我国规定糖精钠的使用范围有冷冻饮品、芒果干、无花果干、果酱、蜜饯凉果、复合调味料、配制酒等多种食品，最大使用量为 $0.15 \sim 5.0g/kg$。

（2）阿斯巴甜　甜度是蔗糖的 $100 \sim 200$ 倍，味感接近于蔗糖。阿斯巴甜是一种二肽衍生物，食用后在体内分解成相应的氨基酸，对血糖没有影响，也不会造成龋齿。但由于其含有苯丙氨酸，故不能用于苯丙酮酸尿症患者，因此添加阿斯巴甜的食品应标明：阿斯巴甜（含苯丙氨酸）。1994 年 FAO/WHO 推荐其 ADI 值为 $0 \sim 40mg/(kg \cdot bw)$。我国规定，阿斯巴甜可广泛用于调制乳等乳制品、果酱、糕点、调味料、饮料、果冻、膨化食品等多种食品，使用量分别为 $0.3 \sim 3.0g/kg$。2023 年 7 月 14 日，世界卫生组织正式将阿斯巴甜归类为"可能对人类致癌"（2B 类致癌物），但表示在建议的每日摄入量范围内，人们食用阿斯巴甜是安全的。

（3）安赛蜜　是一种新型高强度甜味剂。其口味酷似蔗糖，甜度为蔗糖的 200 倍。安赛蜜性质稳定、口感清爽、风味良好，不带苦、金属、化学等不良后味；同时大量广泛深入的毒理试验结果证实其安全无副作用。安赛蜜与阿斯巴甜 1 : 1 合用，有明显的增效作用，与其他甜味剂混合使用时能够增加 $30\% \sim 100\%$ 甜度。我国规定安赛蜜可广泛用于风味发酵乳、以乳为主要配料的即食风味食品或其预制产品、水果罐头、糖果、杂粮罐头、焙烤食品、调味品、饮料类、果冻等食品中，在各类适用食品中的最大使用量分别为 $0.3 \sim 4.0g/kg$。

（4）糖醇类甜味剂　糖醇是由相应的糖精镍催化加氢制得。其特点是甜度低、能量低、黏度低，甜味与蔗糖近似，代谢途径与胰岛素无关，不会引起血糖升高，不产酸，故常用作糖尿病、肥胖症患者的甜味剂，并具有防龋齿作用。糖醇类甜味剂品种很多，使用较多的有木糖醇、赤藓糖醇，他们均可在各类食品中按生产需要适量使用。木糖醇是由木糖氢化而形成的五碳多元醇，甜度近似蔗糖，是所有糖醇中甜度最高的。赤藓糖醇的甜度为蔗糖的 $70\% \sim 80\%$，其能量在蔗糖的 $1/10$ 以下，属于低能糖醇。我国规定糖醇类甜味剂可按生产需要适量使用。

（5）甜菊糖苷　是从天然植物甜叶菊的叶中提取出来的一种含二萜烯的糖苷，属于天然无能量的高甜度甜味剂，甜度约为蔗糖的 300 倍，能量仅为蔗糖的 $1/300$。经研究证明，甜菊糖苷食用安全，是一种可替代蔗糖、较为理想的甜味剂。在使用时间较长的国家，如巴拉圭、日本，均未见不良副作用报道。但有研究发现，甜菊糖苷可能有一定的致癌作用，故香港等地已禁止销售含甜菊糖苷的食品。我国规定其可用于发酵乳、冷冻饮品、蜜饯凉果、熟制坚果、糖果、糕点、调味品、饮料、膨化食品、茶制品等，使用量为 $0.17 \sim 10.0g/kg$。

（5）罗汉果甜苷　罗汉果为多年生蔓生植物，主要栽培在我国的广西北部，利用其甜味和作为中药已有数世纪的历史。罗汉果甜苷的甜度为蔗糖的 300 倍且含能量低，是糖尿病患者较为理想甜味剂。

练习题

答案解析

一、单选题

我国现行的《食品安全国家标准　食品添加剂使用标准》（GB 2760—2014）将食品添加剂分为

A. 16 类　　　　　　　B. 18 类　　　　　　　C. 20 类

D. 22 类　　　　　　　E. 24 类

二、简答题

1. 简述我国食品添加剂使用的基本要求。

2. 简述天然色素与合成色素的区别。

（何清懿）

书网融合……

本章小结　　　　　微课　　　　　题库

第九章　各类食品的卫生及其管理

🔷 学习目标

知识目标

1. 掌握粮豆、蔬菜及水果的主要卫生问题；畜肉类生乳及乳制品的主要卫生问题及卫生管理；病畜乳的处理；乳类的消毒与灭菌；食用油脂的卫生问题与卫生要求；罐头食品的卫生要求。

2. 熟悉粮豆、蔬菜及水果的卫生管理；鱼类食品的卫生管理；其他乳制品的卫生及其管理。

3. 了解食用油脂、罐头食品的生产特点、分类及卫生管理；其他食品的卫生管理。

能力目标

能运用理论相关知识，分析各类食品的卫生问题，开展各类食品的卫生管理。

素质目标

通过本章的学习，树立科学严谨的职业态度。

食品在生产、运输、储存、销售等环节中可能受到生物性、化学性及物理性有毒有害物质的污染，威胁人体健康，由于各类食品本身的理化性质以及所处环境的不同，它们存在的卫生问题既有共同点，也有不同之处。研究和掌握各类食品及食品加工的卫生问题和卫生管理要求，有利于采取适当措施，确保食品安全。

第一节　植物性食品的卫生及管理

PPT

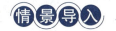

情景：2023 年 6 月 30 日，我国新修订的《食品安全国家标准　食品中污染物限量》（GB 2762—2022）正式实施。新标准对铅、镉、汞、砷等 13 种污染物在谷物、蔬菜、水果、肉类、水产品、调味品、饮料、酒类等 20 余大类食品的限量作出规定，删除了硒、铝、氟等 3 项指标，共设定 160 余个限量指标。大米中的镉限量，国际标准是 0.4mg/kg，我国标准是 0.2mg/kg，比国际标准严格。

思考：

1. 粮豆可能存在哪些卫生问题？

2. 如何对粮豆进行卫生管理？

一、粮豆的卫生及管理

粮豆类食品是指粮食类食品和豆类食品。粮食类食品及其制品是我国居民的主食，大豆因产量大、营养价值高、食用广泛等特点而备受关注。导致粮豆质量变化的主要因素有温度、水分、氧气、地理位置、仓库结构，粮堆的物理化学和生物学特性；此外，还有微生物、农药、有害物质、仓储害虫等。

（一）粮豆的主要卫生问题

1. 真菌及其毒素的污染 粮豆在生长、收获及储存过程的各个环节均可受到真菌的污染。常见的污染菌有曲霉、青霉、毛霉、根霉、镰刀菌等。粮豆成品如果水分过高，或者其中含有未成熟的、外形干瘪的、破损的籽粒，或者在混有异物的情况下储存，当环境温度增高、湿度较大时，真菌易在粮豆中生长繁殖，分解其营养成分并可能产生真菌毒素，引起粮豆霉变而导致粮豆的感官性状发生改变，营养和食用价值降低。真菌毒素可侵害肝脏、肾脏以及神经系统等，造成人体毒性损害。

2. 农药残留 粮豆中农药的残留来自：①防治病虫害和除草时直接施用农药；②通过水、空气、土壤等途径从污染的环境中吸收；③在储存、运输及销售过程中由于防护不当受到污染等。粮豆中残留的农药最后可通过膳食进入人体，引起食源性疾病。

3. 其他有害化学物质的污染 粮豆中其他有害化学物质的污染来源有：①未经处理或处理不彻底的工业废水和生活污水灌溉农田、菜地；②某些地区自然环境中本底含量过高；③加工过程或食品接触材料及制品造成的污染。一般情况下，有害物质的有机成分经过生物、物理及化学方法处理后可减少甚至被清除；但以有毒重金属为主的无机有害成分或中间产物不易降解，生物半衰期长，可通过富集作用严重污染农作物。目前在我国污染粮食的重金属主要是镉、砷、铅、汞。

4. 仓储害虫 我国常见的仓储害虫有甲虫（大谷盗、米象和黑粉虫等）、螨虫（粉螨）及蛾类（螟蛾）等50余种。当仓库温度在18～21℃、相对湿度65%以上时，害虫易在原粮、半成品粮豆上孵化虫卵、生长繁殖，使粮豆发生变质失去或降低食用价值；当仓库温度在10℃以下时，害虫活动减少。我国每年因储存不当损失的粮食达2500万吨。

5. 其他问题

（1）自然陈化 即粮豆类在储存过程中由于自身酶的作用，营养素发生分解，从而导致其风味和品质发生改变的现象。

（2）有毒植物种子的污染 毒麦、麦仙翁籽、毛果洋茉莉籽、槐籽、曼陀罗等植物种子在收割时容易混入。这些种子含有有毒成分，误食后对机体可产生一定的毒性作用。

（3）无机夹杂物的污染 污染谷类的无机夹杂物主要包括泥土、砂石和金属等，分别来源于田间、晒场、农具及机械设备，这类污染物不仅影响感官性状，而且还可对牙齿和胃肠道组织造成一定损害。

（4）掺杂、掺假 是指在产品中掺入杂质或者异物，致使产品质量不符合国家法律法规或者产品明示质量标准规定的质量要求，降低、失去应有使用性能的行为。如新米中掺入霉变米、陈米、米粉和粉丝中加入有毒的荧光增白剂、滑石粉、吊白块等。

（二）粮豆的卫生管理

1. 粮豆的安全水分及真菌毒素限量 在储藏期间，粮豆的代谢活动主要表现在呼吸作用和后熟作用，水分含量的高低与其储藏时间的长短和加工方式密切相关。粮豆水分含量过高时，其代谢活动增强而发热，真菌、仓虫易生长繁殖，使粮豆发生霉变，因此，应将粮豆水分含量控制在安全水分以下。粮谷的安全水分为12%～14%，豆类为10%～13%。此外，还应控制粮豆储藏环境的温度和湿度，降低粮豆变质的危险性。一般来说，相对湿度在65%～70%可以有效地抑制真菌、细菌和仓储害虫的生长繁殖。同时应定期检测粮食中真菌毒素限量指标，以保证产品质量。

2. 安全仓储的卫生要求 粮豆具有季节生产、全年供应的特点，为使粮豆在储藏期保持原有的质量，其卫生管理要求包括以下几个方面。

（1）加强粮豆入库前的质量检查，优质粮粒应颗粒完整、大小均匀、坚实丰满、表面光滑，具有各种粮粒固有的色泽和气味。无异味、无霉变、无虫蛀、无杂质等，各项理化指标应符合食品安全国家标准。籽粒饱满、成熟度高、外壳完整、晒干扬净的粮豆储藏性更好。

（2）仓库建筑应坚固、不漏、不潮，能防鼠防雀。

（3）保持粮库的清洁卫生，定期清扫消毒。

（4）控制仓库内温度、湿度，按时通风、翻仓、晾晒，降低粮温，掌握顺应气象条件的门窗启闭规律。

（5）监测粮豆温度和水分含量的变化，同时注意气味、色泽变化及虫害情况，发现问题立即采取措施。

3. 运输、销售过程的卫生要求　运粮应有清洁卫生的专用车，以防止意外污染。对装过毒品、农药或有异味的车船未经彻底清洗消毒的，禁止用于装运粮豆。粮豆包装必须专用，并在包装上标明"食品包装用"字样。包装物使用的原材料应符合卫生要求，袋上油墨应无毒或低毒，不得向内容物渗透。销售单位应按食品经营企业的食品安全管理要求设置各种经营房舍，搞好环境卫生。加强成品粮的卫生管理，对不符合食品安全标准的粮豆不进行加工和销售。

4. 控制农药残留　严格遵守《农药管理条例》的规定，采取的措施包括：①根据农药毒性和在人体内的蓄积性，确定农药的最高用药量、合适的施药方式、最多使用次数和安全间隔期，以保证粮豆中农药残留量不超过最大残留限量标准；②大力提倡农作物病虫害的综合防治，开发利用高效低毒低残留的新型农药；③对一些持久性农药如六六六、林丹和滴滴涕等制定了食品中再残留限量。

5. 防止有机有害物质及有毒种子的污染　主要措施如下。

（1）水在灌溉前应先经无害化处理，使水质符合《农田灌溉水质标准》（GB 5084—2021），并根据作物品种掌握灌溉时期及灌溉量。

（2）定期检测农田污染程度及农作物的有毒重金属残留量，防止污水中有毒重金属等有毒物质对粮豆的污染。

（3）粮豆生产过程中使用的工具、器械、容器、材料等应严格控制其卫生质量。粮豆中混入的泥土、砂石、金属屑及有毒种子对粮豆的保管、加工和食用均有很大的影响。为此应加强选种、种植及收获后的管理，尽量减少有毒种子的污染，在粮豆加工过程中使用过筛、吸铁、风车筛选等设备有效去除有毒种子和无机夹杂物；并制定粮豆中各种有毒种子的限量标准并进行监督。

二、蔬菜、水果的卫生及管理

我国蔬菜水果的生产基地主要集中在城镇郊区，栽培过程中容易受到工业废水、生活污水、农药等有毒有害物质污染。

（一）蔬菜水果的主要卫生问题

1. 细菌及寄生虫污染　蔬菜、水果在栽培过程中因施用人畜粪便和用生活污水灌溉，被肠道致病菌和寄生虫卵污染的情况较为严重。另外，在运输、储藏和销售过程中若卫生管理不当，也可受到肠道致病菌的污染。表皮破损严重的水果大肠埃希氏菌检出率高。水生植物，如红菱、茭白、荸荠等有可能污染姜片虫囊蚴，生吃可导致姜片虫病。

2. 有害化学物质的污染

（1）农药污染　蔬菜和水果最严重的污染问题是农药残留。近年来，由于蔬菜、水果中残留剧毒、高毒农药而引发的食品安全事件时有发生。

（2）工业废水污染　工业废水中含有许多有害物质，如镉、铅、汞、酚等。蔬菜水果中铅含量超标较明显，有些地区镉是蔬菜、水果的主要污染物，主要由用未经处理的工业废水灌溉所致。不同的蔬菜对有害金属的富集能力差别较大，一般规律是叶菜＞根茎＞瓜类＞茄果类＞豆类。

（3）其他污染　蔬菜、水果在生长时遇到干旱或收获后不恰当的存放、储藏和腌制，以及土壤长期过量施用氮肥，硝酸盐和亚硝酸盐含量增加。

（二）蔬菜、水果的卫生管理

1. 防止肠道致病菌及寄生虫卵的污染 具体措施有：①人畜粪便应经无害化处理后再施用，采用沼气池比较适宜，不仅可杀灭致病菌和寄生虫卵，还可提高肥效、增加能源途径；②生活或工业污水必须先经沉淀去除寄生虫卵和杀灭致病菌后方可用于灌溉；③水果和蔬菜在生食前应清洗干净或消毒；④蔬菜水果在运输、销售时应剔除烂根残叶、腐败变质及破损部分，推行清洗干净后小包装上市。

2. 施用农药的卫生要求 蔬菜的特点是生长期短，植株的大部分或全部均可食用而且无明显成熟期，有的蔬菜自幼苗期即可食用，一部分水果食前也无法去皮。因此，应严格控制蔬菜水果中农药残留，具体措施是：①应严格遵守并执行有关农药安全使用规定，高毒农药不准用于蔬菜、水果，如甲胺磷、对硫磷等；②选用高效低毒低残留农药，并根据农药的毒性和残效期来确定对农作物使用的次数、剂量和安全间隔期；③制定和执行农药在蔬菜和水果中最大残留量限量标准，应严格依据《食品安全国家标准 食品中农药最大残留限量》（GB 2763—2021）的规定；④慎重使用激素类农药。此外，过量施用含氮化肥会使蔬菜受硝酸盐的污染，对茄果类蔬菜在收获前 15~20 天，应少用或停用含氮化肥，且不应使用硝基氮化肥进行叶面喷洒。

3. 工业废水的灌溉的卫生要求 工业废水应经无害化处理，水质符合《城市污水再生利用 农田灌溉用水水质》（GB 20922—2007）的标准后方可灌溉菜地；应尽量使用地下灌溉方式，避免污水与瓜果蔬菜直接接触，并在收获前 3~4 周停止使用工业废水灌溉。根据《食品安全国家标准 食品中污染物限量》（GB 2762—2022）的要求检测污染物的残留。

4. 储藏的卫生要求 蔬菜、水果水分含量高，组织娇嫩，易损伤和腐败变质，保持蔬菜水果新鲜度的关键是合理储藏。储藏条件应根据蔬菜、水果的种类和品种特点而定。一般保存蔬菜水果的适宜温度是 10℃ 左右，此温度既能抑制微生物生长繁殖，又能防止蔬菜、水果间隙结冰，避免在冰融时因水分溢出而造成水果蔬菜的腐败。蔬菜水果大量上市时可用冷藏或速冻的方法。保鲜剂可延长蔬菜水果的储藏期限并提高保藏效果，但也会造成污染，应合理使用。$^{60}Co-\gamma$ 射线辐射法能延长保藏期，效果比较理想，但应符合我国《辐照新鲜水果、蔬菜类卫生标准》（GB 14891.5—1997）的要求。

第二节 动物性食品的卫生及其管理

PPT

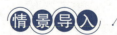

情景： 期待已久的"奶粉新国标"终于来了，2021 年 2 月 22 日，根据《食品安全法》的规定，国家卫生健康委、市场监督管理局联合印发了 2021 年第 3 号公告，发布 50 项新食品安全国家标准和 4 项修改建议，其中包括了关于《食品安全国家标准 婴儿配方食品》（GB 10765—2021）、《食品安全国家标准 较大婴儿配方食品》（GB 10766—2021）、《食品安全国家标准 幼儿配方食品》（GB 10767—2021）（统称为新国标）等 3 项营养与特膳食品标准，并于 2023 年 2 月 22 日正式实施，过渡期为两年。

思考：

1. 乳及乳制品可能存在哪些卫生问题？

2. 如何对乳及乳制品进行卫生管理？

畜、禽及鱼类食品是生活常用食品，由于其含水分、蛋白质、脂类较多，不论生熟，均容易受病原微生物和寄生虫污染，若保存不当也容易腐败变质。

一、畜肉的卫生及管理 🄔 微课

1. 腐败变质 牲畜屠宰时肉呈中性或弱碱性（pH 7.0～7.4），宰后畜肉从新鲜到腐败变质要经僵直、后熟、自溶和腐败四个过程。

（1）僵直 刚宰杀的畜肉中糖原和含磷有机化合物在组织酶的作用下分解为乳酸和游离磷酸，使肉的酸度增加（pH 5.4～6.7）。pH 为 5.4 时达到肌凝蛋白等电点，肌凝蛋白开始凝固，导致肌纤维硬化出现僵直，此时肉有不愉快气味，肉汤浑浊，食用时味道较差。此时的肉品一般不宜直接用作烹调原料。僵直一般出现在宰后 1.5 小时（夏季）或 3～4 小时（冬季）。

（2）后熟 僵直后，肉内糖原继续分解为乳酸，使 pH 进一步下降，肌肉结缔组织变软并具有一定的弹性，此时肉松软多汁、滋味鲜美，表面因蛋白凝固形成一层干膜，可以阻止微生物侵入，这一过程为后熟。后熟过程与畜肉中糖原含量和外界温度有关。疲劳牲畜的肌肉中糖原少，其后熟过程延长。一般 4℃时 1～3 天可完成后熟过程，温度越高后熟速度越快。此外，肌肉中形成的乳酸具有一定的杀菌作用，如患口蹄疫的病畜肉经后熟过程，即可达到无害化的目的。畜肉处于僵直和后熟阶段为新鲜肉。

（3）自溶 宰杀后的畜肉若在常温下存放，使畜肉原有体温维持较长时间，则其组织酶在无菌条件下仍可继续活动，分解蛋白质、脂肪而使畜肉发生自溶。此时，蛋白质分解产物硫化氢、硫醇与血红蛋白或肌红蛋白中的铁结合，在肌肉的表层和深层形成暗绿色的硫化血红蛋白，并伴有肌肉纤维松弛现象，影响肉的质量，内脏因酶含量高，故自溶速度较肌肉快。当变质程度不严重时，这种肉必须经高温处理后才可食用。为防止肉尸发生自溶，宰后的肉尸应及时降温或冷藏。

（4）腐败 自溶为细菌的入侵、繁殖创造了条件，细菌的酶使蛋白质、含氮物质分解，使肉的 pH 上升，该过程即为腐败过程。腐败变质的主要表现为畜肉发黏、发绿、发臭。腐败肉含有的蛋白质和脂肪分解产物，如吲哚、硫化物、硫醇、粪臭素、尸胺、醛类、酮类和细菌毒素等，可导致人体中毒。

不适当的生产加工和保藏条件也会促进肉类的腐败变质，其原因有：①健康牲畜在屠宰、加工、运输、销售等环节中被微生物污染；②病畜宰前就有细菌侵入，并蔓延至全身各组织；③牲畜宰杀前若过度疲劳，则会导致肌糖原减少，宰杀后肉的后熟力不强、产酸少，难以抑制细菌的生长繁殖，会加速肉的腐败变质。

2. 人畜共患传染病 常见的人畜共患传染病主要有炭疽、鼻疽、口蹄疫、猪水疱病、猪瘟、猪丹毒、猪出血性败血症、结核病和布鲁菌病等。

3. 人畜共患寄生虫病

（1）囊虫病 囊虫病病原体在牛体内为无钩绦虫，猪体内为有钩绦虫，家禽为绦虫中间宿主。幼虫在猪和牛的肌肉组织内形成囊尾蚴，主要寄生在舌肌、咬肌、臀肌、深腰肌和膈肌等部位。猪囊尾蚴在半透明水泡状囊中，肉眼为白色，绿豆大小，位于肌纤维间的结缔组织内。包囊一端为乳白色不透明的头节，这种肉俗称"米猪肉"或"痘猪肉"。牛囊虫的包囊较小。

当人吃有囊尾蚴的肉后，囊尾蚴在人的肠道内发育为成虫并长期寄生在肠道内，引起人的绦虫病，可通过粪便不断排出节片或虫卵污染环境。由于肠道的逆转运动，成虫的节片或虫卵逆行入胃，经消化孵出幼虫，幼虫进入肠壁并通过血液达到全身，使人患囊尾蚴病。根据囊尾蚴寄生部位的不同，可分为脑囊尾蚴病、眼囊尾蚴病和肌肉囊尾蚴病，严重损害人体健康。

（2）旋毛虫病 由旋毛虫引起，猪、狗等易感。旋毛虫幼虫主要寄生在动物的膈肌、舌肌、心肌、胸大肌和肋间肌等，以膈肌最为常见，形成包囊。包囊对外界环境的抵抗力较强，耐低温，但加热至70℃可杀死。当人食入含旋毛虫包囊的肉后，约一周幼虫在肠道发育为成虫，并产生大量新幼虫钻入肠壁，随血液循环移行到身体各部位，损害人体健康。患者有恶心、呕吐、腹泻、高烧、肌肉疼痛、运动受限等症状。当幼虫进入脑脊髓可引起脑膜炎症状。人患旋血毛虫病与嗜生食或半生食肉类习惯有关。

（3）其他　蛔虫、姜片虫、猪弓形虫病等也是人畜共患寄生虫病。

4. 原因不明死畜肉　死畜肉是指因外伤、中毒或生病而引起急性死亡的牲畜肉。死畜肉因未经放血或放血不全外观呈暗红色，肌肉间毛细血管淤血，切开后按压可见暗紫色淤血溢出，切面呈豆腐状，含水分较多。病死、毒死的畜肉对人体会产生危害。

5. 兽药残留　为防治牲畜疫病及提高畜产品的生产效率，经常会使用各种药物，如抗生素、抗寄生虫药、生长促进剂、雌激素等。这些药品不论是大剂量短时间治疗，还是小剂量在饲料中长期添加，在畜肉、内脏都会有残留，残留过量会危害食用者健康。

（二）畜肉类的卫生管理

1. 屠宰场所的卫生要求　应该符合《食品安全国家标准　畜禽屠宰加工卫生规范》（GB 12694—2016）的要求。

（1）场所环境　厂区应远离受污染的水体，并应避开产生有害气体、烟雾，粉尘等污染源的工业企业或其他产生污染源的地区或场所；厂区主要道路应硬化（如混凝土或沥青路面等），路面平整、易冲洗，不积水；厂区应设有废弃物、垃圾暂存或处理设施，废弃物应及时清除或处理，避免对厂区环境造成污染等要求。

（2）厂房和车间布局　厂区应划分为生产区和非生产区；活畜禽、废弃物运送与成品出厂不得共用一个大门，场内不得共用一个通道；车间清洁区与非清洁区应严格分开；车间内各加工区应按生产工艺流程划分明确，人流、物流互不干扰，并符合工艺、卫生及检疫检验等要求。屠宰企业应设有待宰圈（区）、隔离圈、急宰间、实验（化验）室、官方兽医室、化学品存放间和无害化处理间，屠宰企业可委托具有资质的专业无害化处理场所实施无害化处理；屠宰企业的厂区应设有畜禽和产品的运输车辆和工具清洗、消毒的专门区域等要求。

（3）清洁消毒设施　在车间入口处，卫生间及车间内适当的地点应设配有适宜温度的洗手设施及消毒、干手设施；洗手设施应采用非手动式开关；应设有与生产能力相适应并与车间相接的更衣室、卫生间、淋浴间，其设施和布局不应对产品造成潜在的污染风险。在厂区应设置消毒池，运输畜禽车辆出入口设置与门同宽，长4米、深0.3米以上的消毒池；生产车间入口及车间内必要处，应按需设置换鞋（穿戴鞋套）设施或工作鞋靴消毒设施，其规格尺寸应能满足消毒需要等要求。

（4）设备和器具　接触肉品和废弃物的设备、器具和容器，应使用无毒、无味、不吸水、耐腐蚀、不易变形、不易脱落、可反复清洗与消毒的材料制作，在正常生产条件下不会与食品、清洁剂和消毒剂发生反应，并应保持完好无损；其表面应平滑、无凹坑和裂缝；禁止使用竹木工器具和容器等。

（5）仓储设施　储存库内应保持清洁、整齐、通风，有防霉、防鼠、防虫设施；冷藏储存库温度应在 −18℃以下，并对温度进行监控，必要时配备湿度计；温度计和湿度计应定期校准等要求。

2. 原料的卫生要求

（1）原料的基本卫生要求　牲畜容易受到致病菌和寄生虫污染而发生腐败变质，导致人体发生食物中毒、肠道传染病和寄生虫病，因此严格的兽医卫生检验是肉品卫生质量的保证。目前国家标准《鲜、冻猪肉及猪副产品　第1部分：片猪肉》（GB/T 9959.1—2019）对鲜、冻片猪肉原料要求有：生猪应健康良好，并附有产地动物卫生监督机构出具的《动物检疫合格证明》；种公猪、种母猪及晚阉猪不得用于加工无皮片猪肉。

（2）病害动物和病害动物产品的处理　采用无害化处理办法达到消除病害因素，保障人畜健康安全的目的。无害化处理是指用物理、化学等方法处理病死动物尸体及相关动物产品，消灭其所携带的病原体，消除动物尸体危害的过程。包括焚烧、掩埋、化制和发酵等方法。

3. 屠宰过程的卫生要求 我国《畜禽屠宰卫生检疫规范》（NY 467—2001）和《食品安全国家标准 畜禽屠宰加工卫生规范》（GB 12694—2016），对畜禽屠宰加工过程中的畜禽验收、屠宰、分割、包装、储存和运输等环节的场所、设施设备、人员的基本要求和卫生控制操作的管理准则都作了相关规定。

（1）宰前检查 在畜禽屠宰前，综合判定畜禽是否健康和适合人类食用，对畜禽群体和个体进行检查。

1）入场检疫 首先查验法定的动物产地检疫证明或出具县境动物及动物产品运载工具消毒证明及运输检疫证明，以及其他所必需的检疫证明，待宰动物应来自非疫区，且健康良好。

2）检查畜禽饲料添加剂类型、使用期及停用期，使用药物种类、用药期及停药期，疫苗种类及接种日期方面的有关记录。

3）核对畜禽种类和数目，了解途中病、亡情况。然后进行群体检疫，剔除可疑病畜禽，转放隔离圈，进行详细的个体临床检查，必要时进行实验室检查。

4）宰前检疫后的处理 发现病害动物的按照相关规定进行处理。

（2）宰后检查 在畜禽屠宰后，综合判定畜禽是否健康和适合人类食用，对其头、胴体、内脏和其他部分进行检查。

1）家畜宰后卫生检验 包括头部检验、内脏检验、胴体检验、寄生虫检验、飞旋毛虫和猪肉孢子虫的实验室检验。

2）宰后检验后处理 通过对内脏、胴体的检疫，作出综合判断和处理意见；检疫合格，确认无动物疫病的家畜鲜肉可进行分割和储存；经检疫合格的胴体或肉品应加盖统一的检疫合格印章，并签发检疫合格证。经宰后检疫发现动物疫病时，应按照相关规定进行处理。须做无害化处理的，应在胴体上加盖与处理意见一致的统一印章，并在动物防疫监督部门监督下在厂内处理。所有屠宰场均应对生产、销售和相应的检疫、处理记录保存两年以上。

（3）人员要求 从事肉类直接接触包装或未包装的肉类、肉类设备和器具、肉类接触面的操作人员，应经体检合格，取得所在区域医疗机构出具的健康证后方可上岗，每年应进行一次健康检查，必要时做临时健康检查。凡患有影响食品卫生的疾病者，应调离食品生产岗位。企业应配备相应数量的检疫检验人员。从事屠宰、分割、加工、检验和卫生控制的人员应具备相应的资格，经过专业培训并经考核合格后方可上岗。

4. 运输销售的卫生要求 肉类食品的合理运输是保证肉品卫生质量的一个重要环节，运输新鲜肉和冻肉应有密闭冷藏车，车上有防尘、防蝇和防晒设施，鲜肉应挂放，冻肉应堆放。合格肉与病畜肉、鲜肉与熟肉不得同车运输，肉尸与内脏不得混放。卸车时应有铺垫。熟肉制品必须盒装，专车运输，包装盒不能落地。每次运输后车辆、工具必须洗刷消毒。肉类零售店应有防蝇、防尘设备，刀、砧板要专用，当天售不完的肉应冷藏保存，次日重新彻底加热后再销售。

为了加强生猪屠宰管理，保证生猪产品（即屠宰后未经加工的胴体、肉、脂、脏器、血液、骨、头、蹄、皮）质量，保障消费者身体健康，我国相关部门颁布了《生猪屠宰管理条例》和《生猪屠宰管理条例实施办法》。国家对生猪实行定点屠宰、集中检疫、统一纳税、分散经营的制度。未经定点，任何单位和个人不得屠宰生猪，但农村地区个人自宰自食者除外。

5. 产品追溯与召回管理 应建立完善的可追溯体系，确保肉类及其产品存在不可接受的安全卫生质量风险时，能进行追溯。畜禽屠宰加工企业应建立产品召回制度，当发现出厂产品不合格或有潜在质量安全风险时，应及时、完全地召回不合格批次的产品，并报告官方兽医。对召回后产品的处理，应符合《食品安全国家标准 食品生产通用卫生规范》（GB 14881—2013）的相关规定。

（三）肉制品的卫生及管理

肉制品品种繁多，包括腌腊肉制品、酱卤肉制品、熏烧焙烤肉制品、干肉制品、油炸肉制品、肠类肉制品、火腿肉制品、调制肉制品及其他类肉制品。

1. 在制作熏肉、火腿、香肠和腊肉时，应注意降低多环芳烃的污染。

2. 加工腌肉或香肠时应严格限制硝酸盐或亚硝酸盐的使用量，如腌腊肉制品类亚硝酸盐的最大使用量为 0.15g/kg，残留量≤30mg/kg（以亚硝酸钠计）。各类食品具体使用量及残留量参见《食品安全国家标准 食品添加剂使用标准》（GB 2760—2014）。

3. 肉制品加工时，应保证原料肉的卫生质量，必须符合国家相关规定，防止滥用添加剂。

二、禽肉、蛋类食品的卫生及管理

（一）禽肉的卫生及管理

1. 禽肉的主要卫生问题

（1）兽药残留 由于禽类饲养相对密集，中小养殖场普遍存在养殖环境差、密度高等问题，禽类动物容易得病，这个原因直接导致了一些饲养者长期过量地使用抗生素，同时一些养殖场和散养户无视抗生素休药期规定，从而造成禽类产品中抗生素残留超标，直接危害食用者身体健康。短短十余年时间，兽药抗生素已从最基本的青霉素、氯霉素、土霉素等，变成头孢类、喹诺酮类等高端抗生素。

（2）微生物污染 禽肉有两类微生物污染：一类为病原微生物，如沙门菌、金黄色葡萄球菌和其他致病菌，这些病原菌侵入肌肉深部，食用前未充分加热可引起食物中毒或传染病；另一类为假单胞菌等非致病微生物，能在低温下生长繁殖，引起禽肉感官改变甚至腐败变质，在禽肉表面可产生各种色斑。

2. 禽肉的卫生管理

（1）合理宰杀 宰杀前24小时禁食、充分喂水以清洗肠道。禽类的宰杀过程类似牲畜，为吊挂、放血、浸烫（50~54℃或56~65℃）、拔毛、通过排泄腔取出全部内脏，尽量减少污染。

（2）加强卫生检验 按照《鲜、冻禽产品》（GB 16869—2005）、《食品安全国家标准 鲜、冻畜禽产品》（GB 2707—2016）等的规定，宰杀前发现病禽应及时隔离、急宰，宰杀后检验发现的病禽肉尸应根据情况作无害化处理。

（3）宰杀后冷冻保存 温度 -30 ~ -25℃、相对湿度为80%~90%的条件下冷藏，可保存半年。

（二）蛋类的卫生及管理

1. 鲜蛋的主要卫生问题

（1）微生物污染 鲜蛋的主要卫生问题是致病性微生物（沙门菌、金黄色葡萄球菌）和引起腐败变质的微生物污染，污染途径如下。

1）产蛋前污染 禽类（特别是水禽）感染传染病后病原微生物通过血液进入卵巢卵黄部，使蛋黄带有致病菌，如鸡伤寒沙门菌等。

2）产蛋后污染 蛋壳在泄殖腔、不洁的产蛋场所及运输、储藏过程受到细菌污染，在适宜条件下，微生物通过蛋壳气孔进入蛋内并迅速生长繁殖，使禽蛋腐败变质。在储存过程中，由于酶和微生物的作用，蛋白质分解导致蛋黄移位、蛋黄膜破裂，形成"散黄蛋"。如果条件继续恶化，蛋黄和蛋清混在一起，称为"浑汤蛋"，蛋白质分解形成的硫化氢、胺类、粪臭素等产物使蛋具有恶臭气味。外界真菌进入蛋内可形成黑斑，称"黑斑蛋"。腐败变质的蛋不得食用，应予以销毁。

（2）兽药残留 不规范地使用抗生素、激素等，也会对禽蛋造成污染。

2. 鲜蛋的卫生管理 为了防止微生物对禽蛋的污染，提高鲜蛋的卫生质量，应加强禽类饲养条件的卫生管理，保持禽体及产蛋场所的卫生，鲜蛋应储存在 $1 \sim 5℃$、相对湿度 $87\% \sim 97\%$ 的条件下，一般可保存 $4 \sim 5$ 个月。自冷库取出时应先在预暖室内放置一段时间，防止因产生冷凝水而造成微生物对禽蛋的污染。

3. 蛋类制品的卫生管理 蛋类制品包括液蛋制品、干蛋制品、冰蛋制品和再制蛋（皮蛋、咸蛋、糟蛋等），制作蛋制品不得使用腐败变质的蛋。制作冰蛋和蛋粉应严格遵守有关的卫生制度，采取有效措施防止沙门菌的污染，如打蛋前蛋壳预先洗净并消毒，工具容器也应消毒。制作皮蛋时应注意铅的含量，可采用加锌工艺法取代传统工艺，以降低皮蛋内铅含量。

三、鱼类的卫生及管理

由于环境的污染，导致鱼类动物生长水域污染，而使鱼类动物体内含有较多的重金属、农药、病原微生物及寄生虫等。

（一）鱼类的卫生问题

1. 重金属污染 鱼类对重金属如汞、镉、铅等有较强的耐受性，能在体内蓄积重金属，常因生活水域被污染而使其体内含有较多的重金属。

2. 农药污染 农田施用农药，农药厂排放的废水污染池塘、江、河、湖水，使生活在污染水域的鱼，不可避免地摄入农药并在体内蓄积。相比较而言，淡水鱼受污染的程度高于海鱼。

3. 病原微生物的污染 由于人畜粪便及生活污水的污染，使鱼类及其他水产品受到病原微生物的污染，常见致病微生物有副溶血性弧菌、沙门菌、志贺菌、大肠埃希氏菌、霍乱弧菌以及肠道病毒等。海产食品最容易受到副溶血性弧菌的污染，它是引起夏秋季节食物中毒的重要原因。

4. 寄生虫感染 在自然环境中，有许多寄生虫是以淡水鱼、螺、虾、蟹等作为中间宿主，人作为其中间宿主或终宿主。在我国常见的鱼类寄生虫有华支睾吸虫、肺吸虫等。华支睾吸虫的囊蚴寄生在淡水鱼体内，肺吸虫的囊蚴常寄生在蟹体内，当生食或烹调加工的温度和时间没有达到杀死感染性幼虫的条件时，可使人感染这类寄生虫病。

5. 腐败变质 鱼类营养丰富，水分含量高，污染的微生物多，且酶的活性高，与肉类相比，更易发生腐败变质。一般海水鱼所带有的，并能引起鱼体腐败变质的细菌有假单胞菌属、无色杆菌属、黄杆菌属、摩氏杆菌属等。一般淡水鱼所带有的细菌，除海水鱼体细菌外，还常有产碱杆菌属、气单胞杆菌属和短杆菌属。这些细菌在鱼体丰富的营养环境下生活，温度条件适宜（$20 \sim 30℃$）则繁殖很快，当鱼死亡后由于鱼体内细菌和酶的作用，鱼体出现腐败，表现为鱼鳞脱落、眼球凹陷、鳃呈褐色并有臭味、腹部膨胀、肛门肛管突出、鱼肌肉碎裂并与鱼骨分离，发生严重腐败变质。

（二）鱼类食品的卫生管理

1. 养殖环境的卫生要求 主要有：①加强水域环境管理，有效控制工业废水、生活污水和化学农药等污染水体；②保持合理的养殖密度，以维持鱼体健康；③定期监测养殖水体的生态环境。

2. 保鲜的卫生要求 鱼类保鲜的目的是抑制鱼体组织酶的活力和防止微生物的污染，并抑制其繁殖，延缓自溶和腐败发生。我国对各类鲜、冻动物性水产品要求在《食品安全国家标准 鲜、冻动物性水产品》（GB 2733—2015）均有规定，如海水鱼虾的挥发性盐基总氮 $\leqslant 30mg/100g$，淡水鱼虾的挥发性盐基总氮 $\leqslant 20mg/100g$，高组胺鱼类（鲐鱼、秋刀鱼、金枪鱼、马鲛鱼等青皮红肉海水鱼）组胺 $\leqslant 40mg/100g$，其他海水鱼类的组胺 $\leqslant 20mg/100g$ 等，有效的保鲜措施是低温、盐腌、防止微生物污染和减少鱼体损伤。

低温保鲜有冷藏和冷冻两种。冷藏是使鱼体温度降至 10℃左右，保存 5~14 天；冷冻储存是选用鲜度较高的鱼在 -25℃以下速冻，使鱼体内形成的冰块小而均匀，组织酶和微生物处于休眠状态，然后在 -18~-15℃的冷藏条件下储存，保鲜期可达 6~9 个月。含脂肪多的鱼不宜久藏，因鱼的脂肪酶需在 -23℃以下才会受到抑制。盐腌保藏用盐量视鱼的品种、储存时间及气温高低等因素而定。盐分为 15% 左右的鱼制品具有一定的耐储藏性。此法简易可行，使用广泛。

3. 运输销售过程的卫生要求　生产运输渔船（车）应经常冲洗，保持清洁卫生，减少污染；外运供销的鱼类及水产品应达到规定的鲜度，尽量冷冻调运，用冷藏车船装运。鱼类在运输销售时应避免污水和化学毒物的污染，凡接触鱼类和水产品的设备用具应用无毒无害的材料制成。提倡用桶或箱装运，尽量减少鱼体损伤。为保证鱼品的卫生质量，供销各环节均应建立质量验收制度，不得出售和加工已死亡的黄鳝、甲鱼、乌龟、河蟹及各种贝类；含有天然毒素的水产品，如鲨鱼等必须去除肝脏，河豚不得流入市场，如有混杂应剔出并集中妥善处理。有生食鱼类习惯的地区应限制食用品种，严格遵守卫生要求。

4. 鱼类制品的卫生要求　制备咸鱼的原料均为良质鱼，食盐不得含沙门菌、副溶血性弧菌，氯化钠含量应在 95% 以上。盐腌场所和咸鱼体内不得含有干酪蝇和鲣节甲虫幼虫；鱼干的晾晒场应选择向阳通风和干燥的地方，勤翻晒，以免局部温度过高、干燥过快，蛋白质凝固变性形成外干内潮的龟裂现象，影响感官性状；制作鱼松的原料鱼质量必须得到保证，先经冲洗清洁并干蒸后，用溶剂抽去脂肪再进行加工，其水分含量为 12%~16%，色泽正常，无异味。

四、乳及乳制品的卫生及管理

乳类是源自哺乳动物的特殊食品，在优化膳食构成方面具有不可替代的作用。乳制品营养价值高，是我国居民尤其是处于生长发育期的婴幼儿、儿童的最理想食品。鉴于食用人群的特殊性，必须对乳制品的卫生质量加以严格监督和管理。在乳类中，牛乳及其制品的生产和消费量巨大，是人们研究和有关部门实施监管的重点。

（一）生乳的卫生问题

所谓生乳是指从符合国家有关要求的健康乳畜乳房中挤出的无任何成分改变的常乳。乳类营养价值高，生产加工环节多，基于这些特点，国内外都曾发生过涉及乳类食品的重大食品安全事件。

1. 乳类的微生物污染　乳类富含多种营养成分，特别适宜微生物的生长繁殖。按污染途径可将乳的微生物污染分为一次污染和二次污染。一次污染是指乳在挤出之前受到了微生物污染，因为健康乳畜的乳房中常有细菌存在，当乳畜患乳腺炎和传染病时，乳汁很容易被病原菌污染。二次污染是指在挤乳过程或乳被挤出后被污染，这些微生物主要来源于乳畜体表、环境、容器、加工设备、挤乳员的手和蝇类等。乳及乳制品中微生物主要分为以下三大类。

（1）腐败菌　主要引起乳类腐败变质，常见有乳酸菌、丙酸菌、丁酸菌、芽孢杆菌属、肠杆菌科等，其中乳酸菌是乳中数量最多的一类微生物。

（2）致病性微生物　这类微生物可引起各种人畜疾病，如食物中毒（如沙门菌、大肠埃希菌）、消化道传染病（如伤寒杆菌、痢疾杆菌）、人畜共患疾病（如炭疽杆菌、口蹄疫病毒）、乳畜乳腺炎（如金黄色葡萄球菌）。

（3）真菌　主要有乳粉孢霉、乳酪粉孢菌、黑念珠菌等，可引起干酪、奶油等乳制品的霉变和真菌毒素的残留。

2. 乳类的化学性污染　乳类中残留的有毒有害物质主要是有害金属、农药、放射性物质和其他有害物质，以及抗生素、驱虫药和激素类等兽药。

3. 乳类的掺伪 掺伪是指人为地、有目的地向食品中加入一些非固有成分的行为。除掺水以外，在牛乳中还掺入许多其他物质。

（1）电解质类 如盐、明矾、石灰水等。在这些掺伪物质中，有的是为了增加比重，有的是为中和乳的酸度以掩盖变质现象。

（2）非电解质类 包括能以真溶液形式存在的小分子物质（如尿素）、针对因腐败所致乳糖含量下降而掺入的蔗糖、为"提升"乳制品中蛋白质含量而掺入的化工原料三聚氰胺等。

（3）胶体物质 一般为大分子液体，以胶体溶液、乳浊液形式存在，如米汤、豆浆等。

（4）防腐剂 如甲醛、硼酸、苯甲酸、水杨酸等，也有人为掺入青霉素等抗生素的情况，其目的是防止腐败、延长保质期。

（5）其他杂质 在掺水后为保持牛乳表面活性而掺入洗衣粉，也有掺入白硅粉、白陶土等。

（二）乳类的卫生管理

1. 乳类的卫生管理要求

（1）乳畜的卫生要求 为防止致病菌对乳的污染，预防人畜共患传染病的传播，对乳畜应定期进行预防接种及检疫，对检出的病畜必须做到隔离饲养，防止动物疫情扩散。

（2）挤乳的卫生要求 挤乳的操作是否规范直接影响到乳的卫生质量。挤乳前应做好充分准备工作，如挤乳前一小时停止喂干料并用0.1%的高锰酸钾或0.5%的漂白粉温水消毒乳房，保持乳畜清洁和挤乳环境的卫生，防止微生物的污染。挤乳的容器、用具应严格执行卫生要求。以防止乳头部细菌污染乳汁。此外，产犊前15天的胎乳、产犊后7天的初乳、应用抗生素期间和休药期间的乳汁及患乳腺炎的乳汁等应废弃，不应用作生乳。一般情况下，刚挤出的乳中存在少量微生物及草屑、牛毛等非溶解性杂质，故应立即进行过滤或离心等净化处理，降低这些物质的含量，并及时冷却降温，以免因残留的微生物大量繁殖而导致乳腐败变质。

（3）病畜乳的处理原则 乳中的致病菌主要是人畜共患传染病的病原体，对各种病畜乳必须给予相应的卫生学处理（表9-1）。

表9-1 病畜乳的处理原则

种类	病畜感染情况	处理原则
结核病畜乳	有明显结核症状	禁止食用，就地销毁，病畜应予处理
	结核菌素试验阳性而无临床症状	经传统巴氏消毒或煮沸5分钟后可用于制作乳制品
布鲁菌病畜乳	乳羊患有布鲁菌病	禁止挤乳给予淘汰处理
	乳牛患有布鲁菌病	经煮沸5分钟后方可利用
	对凝集反应阳性但无明显症状的乳牛	经巴氏消毒后允许供食品工业用，但不得用于制作乳酪
口蹄疫病畜乳	乳房出现口蹄疫病变（如水疱）	禁止食用并就地进行严格消毒处理后废弃
乳腺炎病畜乳	乳房局部患有炎症或者乳畜全身疾病在乳房局部有症状表现时	应在消毒后废弃
其他病畜乳	患炭疽病、牛瘟、传染性黄疸、恶性水肿、沙门菌病等	均严禁供食用，应予消毒后废弃

（4）乳类储存、运输的卫生要求 从健康乳畜的乳房中挤出的乳，不得与病畜乳混合存放。挤出后的生乳应在2小时内降温至0~4℃。为保证质量和新鲜度，应在尽可能短的时间内将生乳运送到收奶站或乳品加工厂。运输时要用密封性良好的不锈钢乳桶或带有保温层的不锈钢乳罐车，以免受不同季节环境温度的影响。

（5）乳品加工厂的卫生要求 乳品加工厂的厂房设计与设施的卫生应符合《食品安全国家标准

乳制品良好生产规范》（GB 12693—2010）。乳制品厂必须建立在交通方便，水源充足，无有害气体、烟雾、灰沙及其他污染的地区；供水设备及用具应取得卫生许可批准；生产用水应符合《生活饮用水卫生标准》（GB 5749—2022）的规定；建有配套的卫生设施，如废水、废气及废弃物处理设施、清洗消毒设施和良好的排水系统等，并设有储乳室、冷却室、消毒室等辅助场所。乳品加工过程中各生产工序必须连续，防止原料和半成品积压变质而导致致病菌、腐败菌的繁殖和交叉污染。乳品厂应建立乳品检测实验室，产品必须经检验合格后方可出厂。对合格原料和包装材料应遵循"先进先出，近效期先出"的原则，合理安排使用。

2. 乳类的消毒与灭菌

（1）巴氏消毒法　即利用较低的温度来杀死致病菌，却又能保持乳中营养成分和风味基本不变的消毒法。由于该法不能有效地杀灭芽孢菌，所以，巴氏消毒乳的保质期很短，需要冷藏保存。①传统巴氏消毒法，将乳加热到62~65℃，保持30分钟。采用这一方法可杀死各种生长型致病菌，灭菌效率可达97.3%~99.9%；②高温短时巴氏消毒法，将乳于72~75℃加热15~16秒，或于80~85℃加热10~15秒。该法杀菌时间更短，工作效率更高。

（2）超高温灭菌法　130~150℃加热0.5~3秒。超高温灭菌法既能有效地杀灭乳中所有微生物并钝化酶类，又不至于使乳的营养成分和风味变化很大。采用该法和无菌包装生产的灭菌乳可以在常温下保存数月。

（3）煮沸消毒法　将乳直接加热煮沸，保持十分钟。该方法虽然简单实用，但对乳的理化性质和营养成分有明显影响，且煮沸时因泡沫部分温度低，影响消毒效果。若将泡沫层温度提高3.5~4.2℃，可保证消毒效果。

（4）蒸汽消毒法　将瓶装生乳置蒸汽箱或蒸笼中，加热至蒸汽上升后维持10分钟，此时乳温可达85℃。采用该法时乳的营养成分损失较小，适宜于在无巴氏消毒设备的情况下使用。

在杀菌温度的有效范围内，一般温度每升高10℃，乳中细菌芽孢的破坏速度可增加约10倍，而乳发生褐变的反应速度仅增加约2.5倍，故常采用高温短时巴氏消毒法。

（三）乳制品的卫生管理

乳制品是指以牛乳或其他动物乳为主要原料并经过正规工业化加工而生产出来的产品。各类乳制品及所用原料乳、食品添加剂、食品营养强化剂等均应符合相应的食品安全国家标准等，不得掺杂、掺假。另外，产品包装必须严密完整，食品标签所载信息要齐全、真实、准确，符合相应的食品安全法律法规，严禁伪造和假冒。

1. 液态乳制品

（1）巴氏杀菌乳　其感官要求是呈乳白色或微黄色，具有乳固有的香味，无异味，为均匀一致的液体，无凝块、无沉淀、无正常视力可见异物。理化指标的要求是：全脂乳脂肪含量≥3.1g/100g、牛乳蛋白质含量≥2.9g/100g、酸度12~18°T。其他理化指标、污染物、真菌毒素和微生物限量等应符合《食品安全国家标准　巴氏杀菌乳》（GB 19645—2010）的要求。

（2）灭菌乳　包括超高温灭菌乳和保持灭菌乳感官要求和理化指标要求与巴氏杀菌乳相同，微生物应符合商业无菌的要求，其他理化指标、污染物、真菌毒素限量等应符合《食品安全国家标准　灭菌乳》（GB 25190—2010）的要求。

（3）调制乳　其感官要求是：呈应有的色泽和香味，无异味，为均匀一致的液体，无凝块、可有与配方相符的辅料的沉淀物、无正常视力可见异物。理化指标的要求是：全脂乳脂肪含量≥2.5g/100g、蛋白质含量≥2.3g/100g。其他污染物、真菌毒素和微生物限量等应符合《食品安全国家标准　调制乳》（GB 25191—2010）的要求。

（4）发酵乳　其感官要求是呈乳白色或微黄色，具有特有的滋味、气味、组织细腻、均匀，允许有少量乳清析出。理化指标的要求是：全脂发酵乳≥3.1g/100g，全脂风味发酵乳≥2.5g/100g；发酵乳蛋白质含量≥2.9g/100g，风味发酵乳≥2.3g/100g；酸度≥70°T。其他理化指标、污染物、真菌毒素和微生物限量等应符合《食品安全国家标准　发酵乳》（GB 19302—2010）的要求。生产风味酸乳时允许加入食品添加剂、营养强化剂、果蔬、谷物等，加入的原料应符合相应的食品安全标准和（或）有关规定。发酵乳在出售前应冷藏，当表面生霉、有气泡和大量乳清析出时不得出售和食用。

2. 粉状乳制品

（1）乳粉　根据加工原料和加工工艺的不同，乳粉可分为全脂乳粉、脱脂乳粉、速溶乳粉、配方乳粉、加糖乳粉、调制乳粉等。乳粉的感官要求是：呈均匀一致的乳黄色，具有纯正的乳香味，组织状态为干燥均匀的粉末。理化指标的要求是：乳粉蛋白质含量≥非脂乳固体的34%，调制乳粉蛋白质含量≥非脂乳固体的16.5%；全脂乳粉脂肪含量≥26%；复原牛乳酸度≤18°T，水分≤5%。其他理化指标、污染物、真菌毒素和微生物限量等应符合《食品安全国家标准　乳粉》（GB 19644—2010）的要求，当有苦味、腐败味、霉味、化学药品和石油等气味时禁止食用。

（2）乳清粉和乳清蛋白粉　乳清是指以生乳为原料，采用凝乳酶、酸化或膜过滤等方式生产乳酪、酪蛋白及其他类似制品时，将凝乳块分离后而得到的液体。乳清粉是以乳清为原料，经干燥制成的粉末状产品，分为脱盐和非脱盐乳清粉。乳清蛋白粉是以乳清为原料，经分离、浓缩、干燥等工艺制成的蛋白质含量不低于25%的粉末状产品。乳清蛋白质容易消化吸收、氨基酸组成合理、利用率高。感官要求是：具有均匀一致的色泽，特有的滋味、气味，无异味，组织状态为干燥均匀的粉末状产品、无结块、无正常视力可见杂质。理化指标的要求、其他污染物、真菌毒素和微生物限量应符合《食品安全国家标准　乳清粉和乳清蛋白粉》（GB 11674—2010）的要求。

3. 其他乳制品

（1）炼乳　其感官要求是：呈均匀一致的乳白色或乳黄色，有乳和（或）辅料应有的色泽，具有乳和（或）辅料应有的滋味和气味，如加糖甜味纯正，组织细腻，质地均匀、黏度适中。其他理化指标、污染物、真菌毒素和微生物限量等应符合《食品安全国家标准　浓缩乳制品》（GB 13102—2022）的要求。

（2）奶油　其感官要求是：呈均匀一致的乳白色、乳黄色或相应辅料应有的色泽；具有稀奶油、奶油、无水奶油或相应辅料应有的滋味和气味，无异味；组织状态均匀一致，允许有相应辅料的沉淀物，无正常视力可见异物。凡有霉斑、腐败、异味（苦味、金属味、鱼腥味等）作废品处理。理化指标要求是：稀奶油脂肪含量≥10%，酸度≤30°T；奶油脂肪含量≥80%，酸度小于等于20°T；无水奶油脂肪含量≥99.8%。其他理化指标、微生物指标应符合《食品安全国家标准　稀奶油、奶油和无水奶油》（GB 19646—2010）的要求。

（3）干酪　其感官要求是：具有正常的色泽、特有的滋味和气味，组织细腻，质地均匀，具有应有的硬度。其他污染物、真菌毒素和微生物限量等应符合《食品安全国家标准　干酪》（GB 5420—2021）的要求。

此外，当乳制品的固有颜色、滋味、气味、组织状态等感官性状发生改变时，表明其品质已经降低，应禁止食用。为了让消费者了解产品特性，对一些乳制品还应按照标准的规定，在食品标签上进行正确标识，例如"复原乳""含××%的复原乳""××热处理发酵乳""××热处理风味发酵乳""本产品不能作为婴幼儿的母乳代用品"等标注用语。

知识链接

奶粉新国标

2023 年 2 月 22 日，奶粉"新国标"的 3 项强制性国家标准《婴儿配方食品》（GB 10765—2021）、《较大婴儿配方食品》（GB 10766—2021）、《幼儿配方食品》（GB 10767—2021）正式实施。标准的修订，是基于国际食品法典委员会、欧盟、澳大利亚、新西兰等国际组织和国家（地区）的婴幼儿配方食品标准的修订以及国内外婴幼儿营养学最新研究成果，同时充分考虑我国婴幼儿生长发育特点和营养素需要量而作出的。专家指出，对行业而言，"新国标"带来的直接影响是我国婴幼儿奶粉的生产规范标准更加严格，产品品质将进一步升级，随着更高品质的奶粉陆续上市，消费者对国内生产销售的婴幼儿配方奶粉产品品质认可度也将随之提升；"新国标"对奶粉营养元素添加量的精准性、完整性等方面要求更加明确，对婴儿配方食品企业的生产、研发等方面提出了更高要求，使行业准入门槛再次提高。我国婴幼儿配方奶粉行业将向更高质量、更加健康、更有序的方向迈进。

第三节　其他类食品的卫生及其管理

PPT

一、食用油脂的卫生及管理

食用油脂是主要食品类别之一，是日常膳食必不可少的重要组成部分。根据来源和特性分为食用植物油、食用动物油脂和食用油脂制品。植物油来源于油料作物和其他植物组分，如大豆油、花生油、菜籽油等，绝大多数的植物油在常温下呈液体状态，习惯称为油。动物油脂来源于动物的脂肪组织和乳类，如猪油、牛油、羊油、鱼油、动物奶油等，多数动物油脂在常温下呈固体或半固体状态，习惯称为脂。食用油脂制品是指一些油脂深加工产品，主要有调和油、氢化植物油（俗称植物奶油）等。食用油脂在生产、加工、储存、运输、销售过程中的各个环节，均有可能受到某些有毒有害物质的污染，以致其卫生质量降低，损害食用者健康。

（一）食用油脂的主要卫生问题

各种天然油脂中都含有少量色素，由此形成其特定的颜色。食用植物油多为深浅不一的黄色或棕色，具有很高的透明度、固有的滋味和气味，无异味。食用动物油脂多为白色或微黄色，组织细腻，呈软膏状态，熔化后呈微黄色、澄清透明，具有其固有的滋味和气味，无异味。如果这些正常感官性状发生了变化，就意味着存在不同程度的卫生问题。

1. 油脂酸败　油脂和含油脂高的食品在不当条件下存放过久会呈现出变色、变味等不良感官性状，这种现象称为油脂酸败，酸败的油脂所散发的不良气味俗称哈喇味。

（1）油脂酸败的原因　导致油脂酸败的因素包括两个方面，一是油脂纯度不高，如含有较多水分和杂质；二是存储不当，如接触空气中的氧、日光、高温等。

（2）评价油脂酸败的卫生学指标

1）酸价（AV）　是指中和 1g 油脂中游离脂肪酸所需氢氧化钾（KOH）的毫克数。油脂酸败时游离脂肪酸增加，酸价随之增高，因此可用酸价来评价油脂酸败的程度。我国现行食品安全国家标准规定，食用植物油 AV 应 ≤3mg/g，食用动物油 AV 应 ≤2.5mg/g，食用油脂制品 AV 应 ≤1mg/g，食用植物油煎炸过程中 AV 应 ≤5mg/g。

2）过氧化值（POV）　是指油脂中不饱和脂肪酸被氧化形成过氧化物的量，以100g被测油脂使碘化钾析出碘的克数表示。过氧化值是一个反映油脂酸败早期状态的指标。当过氧化值上升到一定程度后，油脂开始出现感官性状上的改变，但过氧化值并非随酸败程度的加剧而持续升高，当油脂中由哈喇味变为辛辣味、色泽变深、黏度增大时，过氧化值反而会降至较低水平。一般情况下，当POV超过0.25g/100g时，即表示酸败。我国现行食品安全国家标准规定，植物原油和食用植物油POV应≤0.25g/100g；食用动物油POV应≤0.20g/100g；食用氢化油POV应≤0.10g/100mg；其他食用油脂制品POV应≤0.13g/100g。

3）羰基价（CGV）　是指油脂酸败时产生的含有醛基和酮基的脂肪酸或甘油酯及其聚合物的总量。羰基价通常是以被测油脂经处理后在440nm下相当1g（或100mg）油样的吸光度表示，或以相当1kg油样中羰基的毫克当量数表示。大多数酸败油脂和加热劣化油的CGV超过50meq/kg，有明显酸败味的食品可高达70meq/kg。我国现行国家标准规定，食用植物油煎炸过程中CGV应≤50meq/kg。

4）丙二醛（MDA）　是油脂氧化的最终产物，通常用来反映动物油脂酸败的程度。一般用硫代巴比妥酸法（TBA）测定，以TBA值表示丙二醛的浓度。这种方法的优点是简单方便，而且适用于所有食品，并可反映甘油三酯以外的其他物质的氧化破坏程度。MDA和POV不同，其含量可随着氧化的进行而不断增加。我国现行食品安全国家标准规定，食用动物油脂MDA应≤0.25mg/100g。对植物油脂中MDA的含量目前没有明确的限量规定。

（3）防止油脂酸败的措施

1）保证油脂的纯度　采用任何制油方法生产的毛油均需经过精炼，以去除动、植物残渣等成分。要使油脂得以长期储存，须设法使各种杂质含量低于0.2%，以增强油脂的稳定性。水分可促进微生物繁殖和酶的活动，我国现行植物油质量标准规定，油脂含水量应≤0.20%。

2）防止油脂自动氧化　自动氧化是导致油脂酸败的主要机制，氧、紫外线、金属离子在其中起着重要的催化作用。因此，在油脂加工过程中应避免金属离子的污染，储存时应做到密封断氧、低温和避光。

3）应用抗氧化剂　合理应用抗氧化剂是防止油脂酸败的重要措施。常用的人工合成抗氧化剂有丁基羟基茴香醚、二丁基羟基甲苯和没食子酸丙酯。不同抗氧化剂的混合或与柠檬酸混合使用均具有协同作用。维生素E是天然存在于植物油的抗氧化剂，在生产油脂制品时，可根据需要添加一定量的维生素E。

2. 食用油脂污染和天然存在的有害物质

（1）油脂污染物　如黄曲霉毒素、苯并芘、有害元素、农药残留和微生物等。

（2）油脂中的天然有害物质　如棉酚、芥子油苷、芥酸、反式脂肪酸等。

（二）食用油脂生产的卫生要求

1. 原辅材料　生产食用油脂的动植物原料、所用溶剂、食品添加剂和生产用水都必须符合国家标准和有关规定。此外，要重视对原料的预处理，对动物油脂原料应清洗干净，去除脂肪组织以外的肌肉、淋巴结等附着物；对油料作物种子要清除各种杂质和破碎粒屑等，以防止油脂被污染，保证其卫生与安全。

2. 生产过程　生产食用油脂的车间一般不宜加工非食用油脂，由于某些原因加工非食用油脂后，或设备使用时间较长时，应将所有输送机、设备、中间容器及管道地坑中积存的油料和油脂全部清除，防止残留或者腐烂的油料重复被加工，并应在加工食用油脂的投料初期抽样检验，符合食用油脂的质量、卫生、安全标准后方可视为食用油，不合格的油脂应作为工业用油。用浸出法生产食用油的设备、管道必须密封良好，严防溶剂跑、冒、滴、漏。生产过程应防止润滑油和矿物油对食用油脂的污染。

3. 成品检验及包装　油脂成品经严格检验达到国家有关质量、卫生和安全标准后才能进行包装。食品接触材料及制品、食用油脂的标签、销售包装和标识应符合国家标准的规定。由转基因原料加工制成的油脂应符合国家有关规定，应当在产品标签上明确标示。

4. 储存、运输及销售　油脂产品应储存在阴凉、干燥、通风良好的场所，食用植物油储油容器的内壁和阀不得使用铜质材料，大容量包装应尽可能充入氮气或二氧化碳气体，储存成品油的专用容器应定期清洗，保持清洁。为防止与非食用油相混，食用油桶应有明显的标记，并分区存放。储存、运输、装卸时要避免日晒、雨淋，防止有毒有害物质的污染。

5. 产品追溯和撤回　油脂生产企业应该建立产品追溯系统及产品撤回程序，明确规定产品撤回的方法、范围等，定期进行模拟撤回训练，并记录存档。严禁不符合国家有关质量、卫生要求的食用油脂流入市场销售。

二、罐头食品的卫生及管理

罐头食品是指将符合要求的原料经加工处理、装罐、密封、加热杀菌等工序加工而成的商业无菌的罐装食品。随着罐头加工工业的快速发展，罐头食品的内涵也在不断扩展，特别是在包装材料和形式上，已经打破了人们对罐头的传统认知，如用铝塑复合包装材料制成的各种软罐头，塑料肠衣制成的各种火腿肠等均可视为罐头食品。

（一）罐头食品的分类

根据《罐头食品分类》（GB/T 10784—2020），罐头食品可分为以下几类：①畜肉类罐头；②禽类罐头；③水产类罐头；④水果类罐头；⑤蔬菜类罐头；⑥食用菌罐头；⑦坚果及籽类罐头；⑧谷物和杂粮罐头；⑨蛋类罐头；⑩婴幼儿辅食罐头；⑪其他类罐头（汤类罐头、酱类罐头、混合类罐头、其他罐头）。

（二）罐头食品生产的卫生要求

1. 食品接触材料及制品　罐头食品的食品接触材料及制品包括金属罐、玻璃罐和复合塑料薄膜袋等。用于生产罐头食品的容器材质、内涂料、接缝补涂料及密封胶应符合相关标准的要求和规定。

（1）金属罐　主要材质为镀锡薄钢板（马口铁）、镀铬薄钢板（无锡钢板）和铝合金薄板。制罐用的薄钢板镀锡层通常为钢基板的0.5%，要求均匀无空斑，以避免在酸性介质中使锡、铅溶出，甚至形成漏罐。镀铬薄钢板耐腐蚀性较差，焊接困难，主要用于制造罐头底盖和皇冠盖。铝合金薄板是冲拔罐或易拉罐的良好材质，缺点是焊接困难，对酸和盐类的腐蚀性较差。为了提高金属罐的耐腐蚀性，应在罐内壁涂上涂料。常用的有环氧酚醛树脂、酚醛树脂及聚烯类树脂等。加工后形成的涂膜应符合国家相关的标准，即涂膜致密、遮盖性好，具有良好的耐腐蚀性，并且无毒、无害、无臭和无味，有良好的稳定性和附着性。金属罐焊接时，焊缝应光滑均匀，不能外露，黏合剂须无毒无害。制盖所需要的密封填料应对人体无毒无害，符合相关的卫生要求。

（2）玻璃罐　顶盖部分的密封面、垫圈等材料，应为食品工业专用材料。由于填充剂氧化锌可引起过敏反应，其用量不得超过干胶的3%。

（3）复合塑料薄膜　是软罐头的包装材料，由三层不同材质的薄膜经黏合而成，即外层的聚酯薄膜、中层的铝箔和内层的改性聚乙烯或聚丙烯。三层间采用聚氨酯型黏合剂，该黏合剂中含有甲苯二异氰酸酯，其水解产物2,4-氨基甲苯具有致癌性，软罐头易受外力影响而损坏，因此在加工、储存、运输、销售等过程中要加以注意。

上述金属罐和玻璃瓶均须经82℃以上的热水清洗、消毒，然后在清洁的台面上充分沥干后方可使用。清洗玻璃瓶时应仔细检查，彻底清除内部的玻璃碎屑等杂物，软质材料容器必须内外清洁。

2. 原辅材料 罐头食品的原料主要包括水果、蔬菜、食用菌、畜禽肉、水产动物等；辅料有糖、醋、盐、油、酱油、香辛料和食品添加剂等。所有原料及辅料均应符合国家相应的标准和有关规定。畜禽肉类原料必须经严格检疫，不得使用病畜、禽肉作为原料；原料应严格修整，去除毛污、血污、淋巴结、粗大血管等，以减少微生物的污染。使用冷冻水产品作为原料时，应缓慢解冻，以避免营养成分的流失。果蔬原料加工前应剔除虫蛀、霉烂、锈斑和机械损伤等原料，并经分选、洗涤、去皮、修整、热烫、漂洗等预处理。食品添加剂的使用种类和剂量应符合《食品安全国家标准 食品添加剂使用标准》（GB 2760—2014）的要求，加工用水应符合《生活饮用水卫生标准》（GB 5749—2022）的规定。

3. 加工过程 主要包括装罐、排气、密封、杀菌、冷却等生产环节，是直接影响罐头食品品质和卫生质量的关键环节。

（1）装罐、排气和密封 经预处理的原料或半成品应迅速装罐，以减少微生物污染和繁殖的机会。灌装固体物料时要有适当顶隙（6～8mm），以免在杀菌或冷却过程中出现鼓盖、胀裂或罐体凹陷。装罐后应立即排气，将罐内顶隙、食品原料组织细胞内的气体排出，通过排气造成罐内部真空和乏氧，减少杀菌时罐内产生的压力，防止罐头变形损坏；在缺氧情况下还可抑制某些细菌的生长繁殖，防止食品的腐败变质。排气后应迅速密封，使罐内食品和外界完全隔离，不受微生物污染而能较长时间保存。

（2）杀菌和冷却 罐头食品经过适度热杀菌后，不含有致病微生物，也不含有在通常温度下能在其中繁殖的非致病微生物，这种状态称为商业无菌。商业无菌同时还可以破坏食品中的酶类，达到长期储存的目的。罐头的杀菌方法主要有常压杀菌、高温高压杀菌和超高温杀菌三大类，常压杀菌多用于蔬菜、水果等酸性罐头食品，高压杀菌常用于肉禽、水产品及部分蔬菜等低酸性食品，超高温杀菌常用于液态食品。杀菌后应尽快用冷却水使罐内温度冷却到40℃左右，以防止金属罐生锈及嗜热芽孢菌的发育和繁殖。对小型金属罐以外的各种罐型，可采用反压冷却，即在罐头冷却过程中使杀菌锅内维持一定的压力，直至罐内压和外界大气压接近，从而避免罐内外压差急剧增加而产生的罐头渗漏、变形、跳盖、爆破等。杀菌冷却水应加氯处理或用其他方法消毒。

4. 产品检验 应按照国家规定的检验方法抽样，进行感官、理化和微生物等方面的检验。凡不符合标准的产品一律不得出厂。

（1）感官检查 包括容器和内容物的检查，容器的密封应完好，无泄漏、无胖听；容器外表无锈蚀，内壁涂料无脱落；内容物具有该品种罐头食品应有的色泽、气味、滋味、形态。由于罐头类微生物活动或化学作用产生气体，形成正压，使一端或两端外凸，这种现象称为胖听，是罐头感官检查的重要内容之一。按原因将胖听分为化学性胖听、生物性胖听和物理性胖听。

1）化学性胖听 主要由于金属罐受酸性内容物腐蚀产生大量氢气所致，叩击呈鼓音，穿洞有气体逸出，但无腐败气味，一般不宜食用。

2）生物性胖听 是由于杀菌不彻底残留的微生物或因罐头有裂缝，微生物从外界进入，在其中生长繁殖产气所造成的。此类胖听常为两端凸起，保温试验胖听增大，叩击有明显鼓音，穿洞有腐败味气体逸出，应禁止食用。

3）物理性胖听 装罐过满或罐内真空度过低等物理因素也可引起胀罐，一般叩击呈实音、穿洞无气体逸出，可食用。

罐头内容物发生变色和变味时，应视具体情况加以处理，如果蔬菜罐头内容物色泽不鲜艳、颜色变黄，通常为酸性条件下使叶绿素脱镁离子引起，一般不影响食用。若罐头有油脂酸败味、酸味、苦味和其他异味，或伴有汤汁浑浊、肉质液化等，应禁止食用。

（2）理化检验 检验指标包括组胺和米酵菌酸，前者仅适用于鲐鱼、鲹鱼、沙丁鱼罐头，后者仅适用于银耳罐头，检验结果应符合我国《食品安全国家标准　罐头食品》（GB7098—2015）的要求。

（3）微生物检验　按照《食品安全国家标准食品　微生物学检验　商业无菌检验》（GB 4789.26—2013）规定的方法进行检验，罐头食品应符合商业无菌要求，系样品经保温试验未出现泄漏，保温后开启，经感官检验、pH 测定、涂片镜检，确证无微生物增殖现象。番茄酱罐头的真菌检验结果应符合《食品安全国家标准　罐头食品》（GB 7098—2015）的限量要求。平酸腐败是罐头食品常见的一种腐败变质，表现为罐头内容物酸度增加而外观完全正常，此种腐败变质由可分解碳水化合物产酸不产气的平酸菌引起。低酸性罐头的典型平酸菌为嗜热脂肪芽孢杆菌，而酸性罐头则主要为嗜热凝结芽孢杆菌。平酸腐败的罐头应销毁，禁止食用。

（4）其他　污染物限量、真菌毒素限量以及食品添加剂和食品强化剂的使用，均应符合相应的食品安全标准的规定。

（三）罐头食品的卫生管理

《中华人民共和国食品安全法》明确规定了各职能部门对食品生产、食品流通、餐饮服务活动实施监督管理的职责和权限。在罐头的卫生管理方面，我国已颁布了《食品安全国家标准　罐头食品生产卫生规范》（GB 8950—2016）、《罐头食品企业良好操作规范》（GB/T 20938—2007）、《食品安全管理体系　罐头食品生产企业要求》（GB/T 27303—2008）及相关的卫生或安全标准，为罐头的监督管理及生产企业的自身管理提供了充分的依据。

练习题

答案解析

一、单选题

1. 不属于粮豆主要卫生问题的是
  A. 真菌及其毒素污染   B. 细菌及其毒素污染   C. 农药残留
  D. 仓储害虫   E. 重金属污染

2. 一般保存蔬菜水果的适宜温度约是
  A. 2℃   B. 4℃   C. 6℃
  D. 10℃   E. 15℃

3. 畜肉最适宜食用的阶段是
  A. 僵直   B. 后熟   C. 僵直和后熟
  D. 自溶   E. 后熟和自溶

4. 关于蛋及其制品的卫生管理，不正确的是
  A. 腐败变质的蛋可以煮熟后食用
  B. 蛋内微生物感染在产蛋前后都可能发生
  C. 制作蛋制品不得使用腐败变质的蛋
  D. 制作皮蛋时注意不要超标
  E. 皮蛋属于再制蛋

5. 经煮沸五分钟后可利用的病畜乳是
  A. 有明显结核症状的病畜所产乳
  B. 患布鲁菌病牛乳所产的乳
  C. 乳房出现口蹄疫病变（如水泡）的病畜所产乳

D. 乳房局部患有炎症的乳畜所产乳

E. 患炭疽病的乳畜所产乳

二、简答题

1. 简述粮豆的主要卫生问题。

2. 简述生乳的主要卫生问题。

三、实例解析题

某月某日，某小学发生一起油脂酸败食物中毒，共有 49 名学生出现呕吐、头晕、头痛、腹痛等症状，未有死亡病例。现场检查发现食用油敞开堆在学校食堂角落，并经检测初步怀疑该起事件是由油脂酸败引起。

问题：（1）试分析油脂酸败发生的可能原因？

（2）如果你负责调查该起中毒事件，应采用哪些卫生学指标评价油脂酸败的状况？

（3）请提出预防油脂酸败的措施。

（何清懿）

书网融合……

本章小结　　　　微课　　　　题库

第十章　食源性疾病及其预防

学习目标

知识目标

1. 掌握食源性疾病、食物中毒的概念；食物中毒的分类及流行病学特点；细菌性食物中毒的中毒机制、中毒表现及预防措施；动植物食物中毒的表现、抢救及预防；食物中毒现场调查及处理。

2. 熟悉常见化学性食物中毒的中毒机制、临床表现、急救治疗和预防措施。

3. 了解食物过敏、中毒食物、生前感染和宰后污染的概念；常见人畜共患传染病；霉变食物引起食物中毒的中毒机制、临床表现、急救治疗和预防措施。

能力目标

能运用理论相关知识，开展各类食物中毒现场调查及处理。

素质目标

通过本章的学习，树立严谨科学的职业态度。

食源性疾病（foodborne disease）是当今世界上分布最广泛、最常见的疾病之一，是当前世界范围内最为突出的公共卫生问题之一。"食源性疾病"一词由传统的"食物中毒"逐渐发展而来，是对"由食物摄入引起的疾病"认识上的不断深入。食物中的致病因子存在广泛，因此，食源性疾病发病频繁，且波及的面广，涉及的人多，对人体健康和社会经济的影响较大，但食源性疾病的发生是可以预防的。

第一节　食源性疾病 微课1

PPT

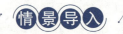
情景导入

情景：某月某日，某市某医院向该市疾控中心报告从当日凌晨2时开始，该院陆续收治了十多名急性胃肠道症状的患者。于是，疾控机构派人员组成专业调查组，分别赶赴该医院和患者的就餐场所开展调查和处理。

思考：

1. 该事件在疾病流行强度中属于哪一类？为什么？

2. 要确认事件类型，需要哪些步骤？

食源性疾病的预防与控制是一个世界范围的问题。食源性疾病最常见的临床表现为胃肠道症状，然而，摄入受污染的食品也可能造成全身多器官衰竭，甚至引发癌症，从而造成残疾和死亡。

一、食源性疾病概述

（一）食源性疾病的概念

WHO对食源性疾病的定义为"通过摄入食物进入人体的各种致病因子引起的、通常具有感染或中毒性质的一类疾病"。我国《食品安全法》（2021）中对食源性疾病的定义为"食品中致病因素进入人体引起的感染性、中毒性等疾病，包括食物中毒"。食源性疾病包括三个基本要素：①传播疾病的媒介——食物；②食物中的致病因子——导致人体患病；③临床特征——急性、亚急性中毒或感染。

随着人们对疾病认识的深入和发展，食源性疾病的范畴也在不断扩大。它既包括传统的食物中毒，还包括经食物而感染的肠道传染病、食源性寄生虫病、人畜共患传染病、食物过敏，以及由食物中有毒、有害污染物所引起的慢性中毒性疾病。

（二）引起食源性疾病的致病因子

能引起人类食源性疾病的致病因子多种多样，主要包括生物性、化学性和物理性三大类。

1. 生物性因素

（1）细菌及其毒素　是引起食源性疾病最重要的致病因子。细菌主要包括：①引起细菌性食物中毒的病原菌；②引起人类肠道传染病的病原菌；③引起人畜共患病的病原菌。这些细菌及其毒素可通过其污染的食物进入人体而致病。

（2）真菌及其毒素　包括黄曲霉、赭曲霉、镰刀菌、展青霉、杂色曲霉等及其产生的毒素。

（3）病毒和立克次体　可引起腹泻或肠道传染病，如轮状病毒、柯萨奇病毒、埃可病毒、腺病毒、冠状病毒、诺如病毒、甲型肝炎病毒、朊病毒等。

（4）寄生虫和原虫　可引起人畜共患寄生虫病的有囊尾蚴（绦虫）、毛线虫（旋毛虫）、弓形虫以及其他寄生虫。

（5）有毒动物及其毒素　河豚体内的河豚毒素、某些海鱼体内的雪卡毒素、贝类中的石房蛤毒素等，除此之外，还包括动物性食物储存时产生的毒性物质，如鱼体不新鲜或腐败时所形成的组胺。

（6）有毒植物及其毒素　果仁尤其是苦杏仁及木薯中的氰苷类；粗制棉籽油中所含的毒棉酚；四季豆中的皂素；鲜黄花菜中的类秋水仙碱；马铃薯在储存时其芽眼处产生的龙葵素等。

2. 化学性因素　主要包括农药残留；兽药残留；不符合要求的食品生产工具、食品接触材料以及非法添加物；有毒有害化学物质，如铬、铅、砷、偶氮化合物等；食品加工中可能产生的有毒化学物质，如反复高温加热油脂产生的油脂聚合物；烘烤或烟熏动物性食物产生的多环芳烃类；食品腌制过程中产生的亚硝酸盐等。

3. 物理性因素　主要来源于放射性物质的开采、冶炼、国防核武器以及放射性核素在生产活动和科学实验中使用时，其废弃物不合理地排放及意外性的泄漏，通过食物链的各个环节污染食品，尤其是半衰期较长的放射性核素碘131、锶90、锶89、铯137污染的食品，引起人体慢性损害及远期的损伤效应。

（三）食源性疾病的流行情况

2011—2020年，食源性疾病暴发累计上报事件数和累计上报患病人数最多的省份为云南省，占比分别为17.77%和15.81%，其次为山东省，占比分别为17.10%和11.93%。青海省报告事件数及患病人数均最少，占比分别为0.21%和0.30%。2011—2020年，病因明确的食源性疾病暴发事件中动植物及毒蘑菇引起的事件数最多，其次是微生物，化学物引起事件数最少。这10年间，我国发生在餐饮服务单位食源性疾病暴发事件数和患病人数均最多，其次为家庭。

腹泻病通常是因为食用受到诺如病毒、弯曲杆菌、沙门菌和致病性大肠埃希菌污染的未煮熟的肉、蛋、新鲜农产品和乳制品所致。导致食源性疾病的其他因素还有伤寒、甲肝、猪带绦虫（绦虫）和黄曲霉毒素等。非伤寒沙门菌引起的疾病，是全世界所有地区的公共卫生问题；其他疾病如伤寒、食源性霍乱以及由致病性大肠埃希菌引起的疾病在低收入国家更为常见；而弯曲杆菌是高收入国家的重要病原菌。

从世界范围来看，非洲和东南亚的食源性疾病发病率和死亡率均最高，我国食源性疾病的发病亦呈上升趋势。目前世界上只有少数发达国家建立了食源性疾病年度报告制度，且漏报率较高，可高达90%，发展中国家的漏报率在95%以上。据WHO报告，食源性疾病的实际病例数要比报告的病例数多300～500倍，报告的发病率不到实际发病率的10%。

（四）食源性疾病的监测

无论在发达国家还是在发展中国家，食源性疾病都是重要的公共卫生问题。不仅影响人类的健康，而且对经济、贸易甚至社会安定产生极大的影响。世界各国纷纷建立起食源性疾病监测系统，以保障全球食品安全战略的实施。

1. 国际食源性疾病监测情况 国际组织和世界各国建立了多个监测网络，如WHO建立的全球沙门菌监测系统（WHO Global Salm－Surv，WHO GSS）、美国食源性疾病主动监测网（FoodNet）、美国PulseNet实验室网络、美国国家食源性疾病病原菌耐药性监测系统（National Antimicrobial Resistance Monitoring System，NARMS）、欧盟EnterNet、丹麦综合耐药性监测和研究项目（DANMAP）等。

2. 我国食源性疾病监测情况 我国自2000年起建立国家食源性致病菌监测网，对食品中的沙门菌、肠出血性大肠埃希菌 O_{157} ：H_7、单核细胞增生李斯特菌和弯曲菌进行连续主动监测。2002年建立食源性疾病监测网。2005年我国制订了与5种肠道传染病（痢疾、伤寒/副伤寒、霍乱、小肠结肠炎耶尔森菌、大肠埃希菌 O_{157} ：H_7）相关的监测方案，在全国对暴发疫情、病原学、细菌耐药性和流行因素进行监测。

2010年，国家开始建立全国食源性疾病监测报告系统，包括病例监测、主动监测及暴发监测等。食源性疾病暴发监测系统的报告对象是所有处置完毕的发病人数在2人及以上，或死亡人数为1人及以上的食源性疾病暴发事件。但是，我国食源性疾病的漏报率仍不容忽视。

二、人畜共患传染病

人畜共患传染病（anthrop zoonoses）是指人和脊椎动物之间自然传播的疾病和感染。该类疾病的病原体既可存在于动物体内，也可存在于人体内，人畜共患疾病通常由动物传染给人，由人传染给动物的比较少见。人畜共患病流行必须有传染源、传播媒介、传播途径和易感对象。

（一）炭疽

炭疽（anthrax）是由炭疽杆菌（*Bacillus anthracis*）引起的一种人畜共患的急性、热性、败血性传染病。该病世界各国几乎都有分布，对动物和人类的健康造成极大危害。通常本病主要发生在畜间，以牛、羊、马等草食动物最为多见；人患本病多是由于接触病畜或染菌皮毛等所致。

1. 病原 炭疽杆菌是革兰强阳性菌，在动物组织中有荚膜、无鞭毛，其繁殖体抵抗力与一般细菌相似，常用的环境消毒剂即可将其杀灭，但在体外环境不良时会产生芽孢，而芽孢会使常用的物理或化学消毒方式几乎失去作用，需阳光直晒100小时、煮沸2小时、110℃高压蒸汽60分钟或10%福尔马林溶液浸泡15分钟、20%漂白粉溶液或5%苯酚溶液浸泡数日以上才可将其完全杀灭。

2. 流行病学 炭疽病是一种典型的自然疫源性疫病，一年四季都可发病，在我国多发生于降雨较多的6～9月，一般呈地方性流行，近10年来我国发生了动物炭疽疫情200多起，发病动物超过2000头。虽然总体来看我国动物炭疽疫情呈下降趋势，但个别省份发病率偶有上升。

3. 临床表现 不同动物感染炭疽后的反应有一定差异，临床表现可分为最急性型、急性型、亚急性型和慢性型4种。最急性型常见于绵羊和山羊，动物突然发病，天然孔出血，抽搐而亡；急性型多见于马和牛，病程1～2天，得病时体温升高，濒死时体温骤降；亚急性型一般见于马、驴、骡等，病程

3～7 天，常伴呼吸困难症状；慢性型主要发生于猪，潜伏期 12 小时～12 天，无明显临床症状。

传染给人的途径主要经皮肤接触或由空气吸入，因食用被污染食物引起的胃肠型炭疽较少见。临床上常依感染途径不同分为体表感染（皮肤）炭疽、经口感染（肠）炭疽、吸入感染（肺）炭疽。病程中常并发败血症、脑膜炎等，最终可因毒素引起机体功能衰竭而死亡，除皮肤炭疽外，肠炭疽和肺炭疽病死率较高，危害严重。

4. 病畜肉处理及预防措施　发现炭疽病畜必须在 6 小时内立即采取措施，防止芽孢形成。病畜一律不准屠宰和解体，应整体（不放血）高温化制或 2 米深坑加生石灰掩埋，同群牲畜应立即隔离，并进行炭疽芽孢疫苗和免疫血清预防注射。若屠宰中发现可疑患畜应立即停止，将可疑部位取样送检。当确证为炭疽后，患畜尸体不得再行尸解，应立即火化。屠宰人员的手和衣服需用 2% 来苏液消毒并接受青霉素预防注射。饲养间、屠宰间需用含 20% 有效氯的漂白粉液、2% 高锰酸钾或 5% 甲醛消毒 45 分钟。

对牲畜普遍实施疫苗接种是预防牲畜感染最有效的方法，当接种头数达到畜群总数的 70% 时，能够产生有效的保护作用。

（二）鼻疽

鼻疽（glanders）是由鼻疽假单胞菌引起的烈性传染病，主要有马、骡和驴患病，羊、猫、犬、骆驼、家兔、雪貂等也可被感染，患病动物为本病的传染源。

1. 病原　鼻疽假单胞菌为革兰阴性需氧杆菌，是一种不形成芽孢及荚膜、无鞭毛、不能运动、生化反应不活泼的杆菌。

2. 流行病学　20 世纪以前，鼻疽病在人和动物中流行很广泛，遍及世界各国。目前许多国家已基本消灭本病，国内仍可见于各养马地区，人鼻疽病与职业有明显关系，多发生于兽医、饲养员、骑兵及屠宰工人中，多数为男性，年龄多在 20～40 岁。本病无季节性，多呈散发或地方性流行。

3. 临床表现　鼻疽的潜伏期不定，一般为数小时至 3 周，部分携菌者可潜伏数月甚至几年。临床上常分为急性型和慢性型。急性型在病初表现为体温升高，呈不规则热（39～41℃）和颌下淋巴结肿大等全身性变化。病畜可表现为肺鼻疽、鼻腔鼻疽和皮肤鼻疽。典型的症状为鼻腔、喉头和气管内有粟粒状大小、高低不平的结节或边缘不齐的溃疡，在肺、肝、脾也有粟米至豌豆大小不等的结节。结节破溃后排出脓汁，形成边缘不整、喷火口状的溃疡，底部呈油脂样，难以愈合。

传染给人的途径主要有接触传播和呼吸道传播。临床表现主要为急性发热，呼吸道、皮肤、肌肉处出现蜂窝织炎、坏死、脓肿和肉芽肿。有些呈慢性经过、间歇性发作，病程迁延可达数年之久。

4. 病畜处理　对患鼻疽的病畜处理同炭疽。

（三）口蹄疫

口蹄疫（aphtae epizooticae，foot and mouth disease）是由口蹄疫病毒引起的，发病率高、传播速度快的急性、高度接触性人畜共患传染病。在猪、牛、羊等偶蹄动物之间传播。

1. 病原　口蹄疫病毒是微核糖核酸病毒科、口蹄疫病毒属。该病毒具有易变性、多型性的特点。口蹄疫病毒没有囊膜，对脂溶剂不敏感。对酸、碱较敏感，1%～2% 的氢氧化钠溶液、4% 碳酸钠溶液 1 分钟可以灭活病毒。其耐热性差，60℃经 15 分钟、70℃经 10 分钟和 80℃经 1 分钟可被杀灭。而病畜的肉只要加热超过 100℃也可将病毒全部杀死。

2. 流行病学　患病动物是主要的传染源，患病初期的排毒量最大、毒力也最强。人患口蹄疫的病例很少，1965 年首次报道了人体感染口蹄疫病例，我国也有人感染口蹄疫的报道。人对口蹄疫有易感性，主要经直接或间接接触病畜而感染。

3. 临床症状　病畜以蹄部的水疱为主要特征，患肢不能站立，常卧地不起，表现为体温升高，在口腔黏膜、牙龈、舌面和鼻翼边缘出现水疱或形成烂斑，口角线状流涎等，未断奶仔猪的口蹄疫常表现为急性胃肠炎或心肌炎而突然死亡。

口蹄疫的主要传播途径是消化道、呼吸道、损伤的或完整的皮肤、黏膜。人一旦受到口蹄疫病毒传染，经过 2~18 天的潜伏期后突然发病，表现为发热，口腔干热，唇、齿、舌边、颊部、咽部潮红，出现水疱（手指尖、手掌、脚趾），同时伴有头痛、恶心、呕吐或腹泻。患者在数天后痊愈，愈后良好，但有时可并发心肌炎。患者对人基本无传染性，但可把病毒传染给牲畜，再度引起畜间口蹄疫流行。

4. 病畜肉处理及预防措施 一旦发现牲畜患病，应立即对患畜隔离，并对饲养场所进行随时和终末消毒，必要时应对患口蹄疫的同群牲畜予以扑杀。同时还应做好健康动物和人群的预防工作，屠宰场所、工具和工人衣服均应进行消毒。

屠宰前体温升高的病畜，其内脏和副产品应高温处理。体温正常的病畜，则去骨肉及内脏经后熟处理，即在 0~6℃ 时经 48 小时、或大于 6℃ 时经 30 小时、或 10~12℃ 时经 24 小时存放后方可食用。

饲养员、兽医、屠宰工作者，要注意个人卫生，加强自我防护，同时要做好环境卫生工作，以减少感染发病。要加强卫生防疫，定期对饲养场所进行消毒，并对饲养动物及时有效地给予疫苗接种。

（四）结核病

结核病（tuberculosis）是由结核分枝杆菌引起的慢性传染病。牛、羊、猪和家禽均可感染。牛型和禽型结核可传染给人。结核病主要通过咳嗽的飞沫及痰干后形成的灰尘而传播，人还会通过喝含菌牛乳而被感染。

1. 病原 结核分枝杆菌为长 1.5~4.0μm、宽 0.2~0.6μm 的细长、正直或微弯曲的杆菌，有时菌体末端有不同的分枝，有的两端钝圆，无鞭毛、无荚膜、无芽孢，没有运动性。结核分枝杆菌由于含有大量的类脂和脂质成分，对外界的抵抗力较强。它在干燥状态可存活 2~3 个月，在腐败物和水中可存活 5 个月，在土壤中可存活 7 个月到一年。但此菌对湿热抵抗力较差，60℃、30 分钟即失去活力。

2. 流行病学 结核病分布广泛，世界各国均有发生，尤其在南美及亚洲国家流行较为严重。

3. 临床表现 病畜表现为消瘦、贫血、咳嗽，呼吸音粗糙、有啰音。颌下、乳房及体表淋巴结肿大变硬。如为局部结核，有大小不一的结节，呈半透明或灰白色，也可呈干酪样钙化或化脓等。

4. 病畜肉处理及预防措施 全身性结核且消瘦的病畜肉全部销毁，不消瘦者则病变部分切除销毁，其余部分经高温处理后食用。个别淋巴结或脏器有结核病变时，局部废弃，肉尸不受限制。

预防结核病传播的重要措施是：早发现、严隔离、彻底治疗。牛乳应煮后食用，婴儿普种卡介苗。对畜群结核病的预防通过加强检疫、隔离，防止疫病扩散；对患病动物全部扑杀；对受威胁的畜群（病畜的同群畜）实施隔离。病死和扑杀的病畜，进行焚毁或掩埋。对病畜和阳性畜污染的场所、用具、物品进行严格消毒。

（五）布鲁菌病

布鲁菌病（brucellosis）是由布鲁菌引起的慢性接触性传染病，家畜中牛、羊、猪多发。

1. 病原 布鲁菌属是一类革兰阴性的短小杆菌，有荚膜，无芽孢，无鞭毛，为需氧菌。在自然界中抵抗力较强，土壤中可存活 24~40 天，在病畜肉制品中可存活 40 天，水中可生存 5~150 天。对一般消毒剂敏感。

2. 流行病学 布鲁菌病具有分布广泛、侵犯多宿主的特点，它既侵犯人群，也伤害家畜，又能感染多种野生动物。布鲁菌病有明显的季节性高发，以及间隔不定多发的特点；流行的形式以多发的、分散的点状流行代替了大规模的暴发流行形式；人的发病分布与畜类发病分布一致，在我国青海、内蒙古等几大牧区均为流行疫区。2014 年，我国人畜布鲁菌病疫情达到历史最高水平。近年来，我国布鲁菌病疫情频发，全国共有 31 个省市出现过人感染布鲁菌的疫情。

3. 临床表现 布鲁菌一般容易在生殖器官——子宫和睾丸中繁殖，特别是怀孕的子宫，致使胚胎绒毛发生坏死，胎盘松动，引起胎儿死亡或流产。人类感染布鲁菌病的主要临床症状是发热、出汗、乏力和多关节疼痛。呼吸系统症状主要表现为咳嗽、肺气肿、支气管炎、大叶性肺炎等呼吸道疾病，易与其他原因引起的其他呼吸道疾病相混淆而被忽视，急性期一旦确诊，预后通常良好。

4. 病畜肉处理及预防措施　无论宰杀前还是宰杀后发现布鲁菌病，其肉品与内脏均应高温处理或盐腌等无害化处理后再用。如牲畜生前血清学诊断为阳性，但无临床症状，宰后也未发现病变，其生殖器官与乳房必须废弃，其余不受限制。阉牛、公牛和猪的肉尸和内脏可以食用，母牛和母羊的肉尸和内脏均须高温处理后食用。

（六）疯牛病

疯牛病是牛海绵状脑病（bovine spongiform encephalopathy，BSE）的俗称，其病理改变是脑海绵状变性，并伴有严重的神经系统症状和体征。疯牛病属于"可传播性海绵状脑病（transmissible spongifom encephalopathy，TSE）"中的一种，病死率100%。TSE在人类表现为克-雅病，在动物还表现为羊瘙痒病等。

1. 病原　疯牛病是由一种非常规的病毒——朊病毒（prion）引起的。朊病毒又称朊蛋白，它不含有一般病毒所含有的核酸，也没有病毒的形态，却能在动物体内复制，从没有感染性转化为具有感染性。其主要成分是一种蛋白酶抗性蛋白，能够抵抗蛋白酶的作用。正因为这种结构特点，它对现有杀灭一般病毒的物理化学方法均有抵抗力，即现在的消毒方法对它都不起作用。

2. 流行病学　20世纪80年代中期至90年代中期是疯牛病暴发流行期，主要的发病国家为英国和其他欧洲国家。英国于1986年首次确诊BSE，英国在1987—1999年期间证实的疯牛病病牛达17万头，整个牛群的发病率为2%~3%。后来其他欧洲国家、北美洲和亚洲国家也出现了疯牛病病牛。

3. 临床表现　在BSE之前，人类早有海绵状脑病，称为克-雅病（Creutzfeldt-Jakobdisease，CJD），它是一种早老性痴呆病，发病率极低，仅为百万分之一。1995年英国报告的2例"CJD病例"，其发病年龄、临床表现和病理变化与经典的CJD有很大差别，根据这些病例特征将其正式命名为新变异型克-雅病（nvCJD），新变异型CJD的发病与BSE感染有关，食用被疯牛病病毒污染了的牛肉、牛脑髓的人，有可能患CJD，造成致命性神经变性。CJD是疯牛病在人类的表现形式，患者最初表现为冷漠、进行性共济失调、记忆受损、阵发性痉挛，多在1年内死于全身感染。

4. 病畜处理和预防措施　对所有病畜及同群易感畜以无出血方法扑杀，病死和扑杀的病畜，予以焚化后深埋处理，不得直接掩埋。对可能污染了TSE因子的物品应尽可能焚烧处理，虽然热处理对TSE因子不能彻底灭活，但可降低其感染性。5.25%的次氯酸钠（未稀释的漂白粉）、2mol/L或更高浓度的氢氧化钠也可有效降低TSE因子的感染性。

（七）猪链球菌病

猪链球菌病（swine streptococcicosis）是人畜共患的、由多种致病性链球菌感染引起的急性传染病。

1. 病原　为链球菌属成员，该属种类繁多，有35个血清型。菌体呈球形或卵圆形，常以不同长度的链状方式存在，链的长短与细菌种类和生长条件有关。一般无鞭毛，不能运动，不形成芽孢，有些菌株可形成荚膜，革兰阳性。链球菌广泛分布于水、土壤、空气、尘埃及动物与人的肠道、粪便、呼吸道、泌尿生殖道中，对干燥、湿热环境敏感，60℃环境下30分钟即可杀死，日光直射2小时死亡，煮沸可立即死亡。常用消毒剂如1%煤酚皂液、2%苯酚、0.1%苯甲溴铵等均可在3~5分钟内将其杀死。

2. 流行病学　猪链球菌病病原可以感染多种动物和人类，但不同血清群细菌侵袭的宿主谱有所差异。患病动物和带菌动物是主要的传染源，主要经呼吸道、消化道和各种创伤感染。该病一年四季均可发生，但猪多在夏秋季节流行严重，一般为地方性流行。饲养管理不当、卫生条件差、消毒不严格、气候骤变或过于拥挤等均可促使该病的发生。

3. 临床表现 猪链球菌病在临床上常见有猪败血症和猪淋巴结脓肿两种类型。其主要特征是急性出血性败血症、化脓性淋巴结炎、脑膜炎以及关节炎，其中以败血症的危害最大。在某些特定诱因作用下，发病猪群的死亡率可以达到80%以上。猪链球菌主要经呼吸道和消化道感染，也可以经损伤的皮肤、黏膜感染。病猪和带菌猪是该病的主要传染源，其排泄物和分泌物中均有病原菌。该病可通过破损皮肤、呼吸道传染给人，严重感染时可引起人的死亡。

4. 病畜处理及预防措施 本病呈零星散发时，应对病猪作无血扑杀处理，对同群猪立即进行强制免疫接种或用药物预防，并隔离观察14天，必要时对同群猪进行扑杀处理。对被扑杀的猪、病死猪及排泄物、可能被污染的饲料、污水等按有关规定进行无害化处理；对可能被污染的物品、交通工具、用具、畜舍进行严格彻底消毒。

（八）禽流感

禽流感是由禽流感病毒（avian influenza virus，AIV）引起的禽类感染性疾病，极易在禽鸟间传播，还可能会感染人类，给人的生命安全造成较大损害。

1. 病原 甲型流感病毒呈多形性，其中球形直径80~120nm，有囊膜。基因组为分节段单股负链RNA。依据其外膜血凝素（H）和神经氨酸酶（N）蛋白抗原性的不同，目前可分为15个H亚型（H_1~H_{15}）和9个N亚型（N_1~N_9）。从甲型流感病毒除感染人外，还可感染猪、马、海洋哺乳动物和禽类。感染人的禽流感病毒亚型主要为H_5N_1、H_5N_6、H_7N_7、H_7N_9、H_9N_2，其中感染H_5N_1、H_7N_9的患者病情重，病死率高。

禽流感病毒对热比较敏感，65℃加热30分钟或100℃、2分钟可灭活。它在粪便中能够存活105天，在羽毛中能存活18天，在水中可存活1个月，在pH<4.1条件下也具有存活能力。病毒对低温抵抗力较强，在有甘油保护的情况下可保持活力1年以上。病毒在直射阳光下40~48小时可灭活，如果用紫外线直接照射，可迅速破坏其传染性。禽流感病毒对乙醚、三氯甲烷、丙酮等有机溶剂均敏感。常用消毒剂容易将其灭活，如氧化剂、稀酸、十二烷基硫酸钠、卤素化合物（如漂白粉和碘剂）等都能迅速破坏其传染性。

2. 流行病学 禽流感最早于1878年发生在意大利，现在几乎遍布全世界。1997年中国香港报道了我国首例人感染禽流感病毒（H_5N_1）病例，1998年从1例中国香港儿童体内分离到一种新的人流感病毒——禽流感病毒甲型，这是历史上第一次从人类分离的禽流感病毒。我国内地自2004年初开始发生动物禽流感疫情，2005年10月，湖南省报告了我国内地首例人禽流感确诊（H_5N_1）病例。

甲型H_7N_9病毒亚型是一种低致病性禽流感病毒，于2013年3月首次在我国报告感染人，我国以外尚未见报告。

人感染H_5N_1禽流感病例以女性居多，年龄普遍在50岁以下；2009—2010年世界大流行的甲型H_1N_1流感主要侵袭儿童和青年；人感染H_7N_9禽流感病例三分之二为男性，年龄多在50岁以上。

3. 临床表现 人患禽流感后，早期症状与重症流感非常相似，表现为高热、流涕、鼻塞、咳嗽、咽痛、头痛、全身不适，部分患者可有恶心、腹痛、腹泻、稀水样便等消化道症状。有些患者可见眼结膜炎等眼部感染，体温大多持续在39℃以上。部分患者有单侧或双侧肺炎，少数患者伴胸腔积液。重症患者可发生急性呼吸窘迫症及其他严重威胁生命的综合征。

4. 病禽肉处理及预防措施 患高致病性禽流感的动物肉品一律销毁。确认家禽患高致病性禽流感时在动物防疫监督机构的监督指导下对疫点内所有的禽只进行扑杀。对所有病死禽、被扑杀禽、禽类产品以及禽类排泄物和被污染或可能被污染的垫料、饲料等物品均需进行无害化处理。禽类尸体需要运送时，应使用防漏容器，须有明显标志，并在动物防疫监督机构的监督下实施。对疫点内禽舍、场地以及所有运载工具、饮水用具等必须进行严格彻底的消毒。

（九）猪水疱病

猪水疱病（swine vesicular disease，SVD）是猪的一种烈性传染病，病原体为猪水疱病毒。猪水疱病流行性强，发病率高。

1. 病原 猪水疱病毒属于细小 RNA 病毒，其核酸是单链 RNA 球型，直径为 30～32nm，呈晶体状排列，只有 1 个血清型，与人柯萨奇病 B5 有共同抗原。猪是唯一的自然宿主，病毒主要存在于水疱皮和疱液中，内脏和肌肉含病毒量极微。疱皮中的病毒能抗强酸强碱。

2. 流行病学 水疱病毒主要侵犯猪，肥猪尤易得病，人也可感染。在牲畜集中、调运频繁的地区易于流行此病，如猪场和仓库传播较快，发病率可以达到 70%。

3. 临床症状 猪水疱病是一种急性、接触性传染病，经伤口感染。主要在猪的蹄部、口腔、鼻端、腹部及乳头周围皮肤和黏膜发生水疱，临床症状与猪口蹄疫相似。家畜中仅猪感染发病，人的感染途径以接触感染为主。

4. 病畜肉处理及预防措施 凡发现病猪，应立即与同群的猪一起屠宰，肉尸、内脏、头、蹄、血及骨均经高温处理后方可出厂，毛皮应消毒，胃肠内容物及屠宰场所用 2%～4% 氢氧化钠处理，衣服用高压蒸气消毒。消毒药以 5% 氨水效果好，1% 过氧乙酸 1 小时可以使病毒灭活。

（十）猪瘟、猪丹毒、猪出血性败血症

猪瘟（classical swine fever，CSF）、猪丹毒（swine erysipelas）、猪出血性败血症（swine hemorrhagic septicemia）是猪的三大传染病。由猪瘟病毒、猪丹毒杆菌、猪出血性败血症杆菌所致。

1. 病原 猪瘟病毒是 ssRNA 病毒，黄病毒科瘟病毒属，其 RNA 为单股正链。病毒粒子呈圆形，大小为 38～44nm，核衣壳是立体对称二十面体，有包膜。该病毒对乙醚敏感，对温度、紫外线、化学消毒剂等抵抗力较强。猪丹毒杆菌是革兰阳性小杆菌，平直或微弯，需氧，不形成芽孢和荚膜，不能运动，常单在、成对或成丛状排列。猪出血性败血症杆菌是一种两端钝圆、中央微突的短杆菌或球杆菌，不形成芽孢，不运动，无鞭毛，革兰染色阴性的需氧或兼性厌氧菌。

2. 流行病学 猪瘟于 1833 年首先发现于美国的俄亥俄州。猪瘟遍布于全世界，具有高度接触传染性。一年四季都能发生，不分猪种、年龄、大小都可感染。由于各国的诊断和防治手段比较得力，目前许多国家和地区已先后宣布消灭了猪瘟。猪丹毒主要发生于猪，1982 年首次从病猪体内分离到丹毒杆菌。猪丹毒在世界各地均有发生和流行，我国主要在农村散养户中有散发，规模化养猪场发生较少。猪出血性败血症一年四季都可发生，但在早春、晚秋多见。

3. 临床表现 感染猪瘟的猪临床症状和病理变化，因病毒株致病力、感染时间和宿主等因素的不同而有很大差异，因此猪瘟的确诊依赖于对猪瘟病毒的实验室诊断。猪丹毒是一种急性传染病，死亡率可达 80%～90%，病程多为急性败血型或亚急性的疹块型，可转为慢性，多发生关节炎和心内膜炎。人的病例多由损伤的皮肤感染，称为类丹毒，一般经 2～3 周而自愈。猪出血性败血症也称为猪肺疫，以急性败血症及组织和器官出血性炎症为特征。人的病例比较少，多以伤口感染为主。

4. 病畜肉处理及预防措施 患病猪的肉尸和内脏有显著病变时做工业用或销毁。有轻微病变的肉尸和内脏应在 24 小时内经高温处理后出厂，血液做工业用或销毁，猪皮消毒后可利用，脂肪炼制后方可食用；若超过 24 小时即需延长高温处理半小时，内脏改工业用或销毁。

三、食物过敏

食物过敏（food allergy）也称为食物的超敏反应，是指人体摄入或接触含有食物致敏原的食品导致的变态免疫反应。存在于食品中可以引发人体食品过敏的成分称为食物致敏原（allergen）。由食物成分

引起的人体免疫反应主要是由免疫球蛋白 E（IgE）介导的速发过敏反应。已知结构的过敏原都是蛋白质或糖蛋白。

食物不耐受是不涉及免疫系统的、对食物的不良反应，如摄食某食物后出现胀气、打嗝、腹泻或不愉快的反应等。食物过敏和食物不耐受容易混淆，诊断时应注意区分。

（一）流行病学特征

据 WHO 估计，至少有 30% 的人在一生中会经历一次或多次食物过敏事件，食物过敏患病率在成年人中为 1%～3%，在儿童中为 4%～6%。

1. 婴幼儿及儿童的发病率高于成年人。婴幼儿过敏性疾病以食物过敏为主，4 岁以上儿童对吸入性抗原的敏感性增加。

2. 发病率随年龄的增长而降低。比如患病儿童随着年龄的增长对牛奶不再过敏；但对花生、坚果、鱼虾则多数为终身过敏。

3. 人群中实际发病率较低。由于临床表现难以区分，人们往往把各种原因引起的对食物的不良反应误认为是食物过敏。

（二）常见的致敏食物以及食物过敏的症状

引起食物过敏的食物约有 160 多种，但常见的致敏食品主要有 8 类：①牛乳及乳制品（干酪、酪蛋白、乳糖等）；②蛋及蛋制品；③花生及其制品；④大豆和其他豆类以及各种豆制品；⑤小麦、大麦、燕麦等谷物及其制品；⑥鱼类及其制品；⑦甲壳类及其制品；⑧坚果类（核桃、芝麻等）及其制品，这 8 种食物过敏大约占到了总体反应数的 90%。

食物过敏症状一般在食用致敏食物后几分钟至一小时内出现，可持续数天甚至数周。过敏反应的特定症状和严重程度受摄入致敏原的量以及过敏者敏感性的影响。食物过敏者可出现皮肤症状，如发痒、发红、肿胀等；胃肠道症状，如腹痛、恶心、呕吐、腹泻、口腔发痒和肿胀等；呼吸道症状，如鼻和喉发痒和肿胀、哮喘等；眼睛发痒和肿胀；以及心血管系统症状，如胸部疼痛、心律不齐、血压降低、昏厥、丧失知觉甚至死亡。

（三）防治措施和处理原则

面对食物过敏，目前尚无有效治疗手段。一旦确诊对某种食物过敏，最好的治疗方法就是主动避免吃这种食物以及任何含有这种成分的食物。

1. 避免食物致敏原　预防食物过敏易感者发生食物过敏的唯一办法是避免食用含有致敏原的食物。一旦确定了致敏原应严格避免再进食，从食物中排除该食物致敏原，即不会发生过敏反应。对含有麸质蛋白的谷物过敏的患者，要终身禁食全谷类食物，应食用去除谷类蛋白的谷类。此外，生食物都比熟食物更易致敏，烹调或加热使大多数食物抗原失去致敏性。比如，对牛奶、鸡蛋、香蕉等过敏者，可采用加热的方法防止过敏的发生。

2. 致敏食物标签　食物致敏原的标识已经成为许多国家法规的强制性要求。美国 FDA 自 2000 年已经开始提供食物致敏原的信息，并提出了对食物进行标签标识的要求，从而避免食物过敏者食用。

3. 一旦发生食物过敏需对症处理　对 IgE 介导的过敏反应，可适当给予抗组胺类药物。

四、食物中毒

（一）食物中毒的概念

食物中毒（food poisoning）是指摄入的食品含有生物性、化学性有毒有害物质，或者把有毒有害物质当作食品摄入后所引起的非传染性的急性、亚急性疾病。

食物中毒是食源性疾病中最为常见的疾病。食物中毒既不包括因暴饮暴食而引起的急性胃肠炎、食源性肠道传染病（如伤寒）和寄生虫病（如旋毛虫），也不包括因一次大量或长期少量多次摄入某些有毒、有害物质而引起的以慢性损害为主要特征（如致癌、致畸、致突变）的疾病。一般按发病原因，将食物中毒分为细菌性食物中毒、真菌及其毒素食物中毒、有毒动物中毒、有毒植物中毒和化学性食物中毒。

（二）食物中毒的发病特点

食物中毒发生的原因各不相同，但发病具有以下共同特点。

1. 发病潜伏期短，来势急剧，呈暴发性，短时间内可能有多数人发病。

2. 发病与食物有关，患者有食用同一有毒食物史，流行波及范围与有毒食物供应范围相一致，停止该食物供应后，流行即终止。

3. 中毒患者临床表现基本相似，以恶心、呕吐、腹痛、腹泻等胃肠道症状为主。

4. 一般情况下，人与人之间无直接传染。发病曲线呈突然上升之后又迅速下降的趋势，无传染病流行时的余波。

（三）食物中毒的流行病学特点

1. 发病的季节性特点　食物中毒发生的季节性特点与食物中毒的种类有关，如细菌性食物中毒主要发生在 6～10 月，化学性食物中毒全年均可发生。

2. 发病的地区性特点　绝大多数食物中毒的发生有明显的地区性，如我国沿海地区多发生副溶血性弧菌食物中毒，肉毒中毒主要发生在新疆等地区，霉变甘蔗中毒多见于北方地区等。但由于近年来食品的快速配送，食物中毒发病的地区性特点越来越不明显。

3. 食物中毒原因的分布特点　在我国引起食物中毒的原因分布在不同年份略有不同，2022 年中国卫生健康统计年鉴数据资料显示，2021 年，微生物引起的食物中毒事件占 13.8%，动植物及毒蘑菇引起的占 42.6%，化学物引起的占 1.9%，其他占 41.7%。中毒人数最多的是微生物引起的食物中毒，占 35.8%。微生物引起的食物中毒事件中，主要病原菌为沙门氏菌、副溶血性弧菌、金黄色葡萄球菌及其肠毒素、蜡样芽胞杆菌、大肠埃希氏菌等，其中沙门菌和副溶血弧菌占该类食物中毒事件报告起数的 52.9%。有毒动植物引起的食物中毒事件中，主要致病因子为毒磨菇、菜豆、乌头、野菜、桐油果、河豚等，毒蘑菇引起的食物中毒事件和中毒人数来在我国报道中最多。化学物引起的食物中毒事件的主要致病因子为亚硝酸盐、农药等。

4. 食物中毒病死率特点　食物中毒的病死率较低。2021 年，我国报告食物中毒起数 5 493 起，中毒 32 334 例，死亡 117 例，病死率为 0.36%。

5. 食物中毒事件发生场所分布特点　2021 年，发生在家庭的食物中毒事件数最多，但发生在餐饮服务单位的食物中毒事件所致中毒人数最多，其中主要发生在宾馆饭店、学校食堂、单位食堂等。

第二节　细菌性食物中毒 📱微课2

PPT

一、概述

细菌性食物中毒（bacterial food poisoning）是指因摄入被致病性细菌或其毒素污染的食物而引起的中毒。

（一）细菌性食物中毒的分类

根据病原和发病机制的不同，可将细菌性食物中毒分为感染型、毒素型和混合型三类。

1. 感染型 病原菌随食物进入肠道后，在肠道内继续生长繁殖，靠其侵袭力附着于肠黏膜或侵入黏膜及黏膜下层，引起肠黏膜充血、白细胞浸润、水肿、渗出等炎性病理变化。典型的感染型食物中毒有沙门菌食物中毒、变形杆菌食物中毒等。除引起腹泻等胃肠道综合征之外，这些病原菌还进入黏膜固有层，被吞噬细胞吞噬或杀灭，菌体裂解，释放出内毒素。内毒素可作为致热原，刺激体温调节中枢，引起体温升高。因而感染型食物中毒的临床表现多有发热症状。

2. 毒素型 大多数细菌能产生肠毒素或类似的毒素。肠毒素的刺激，激活了肠壁上皮细胞的腺苷酸环化酶或鸟苷酸环化酶，使胞浆内的环磷酸腺苷或环磷酸鸟苷的浓度增高，通过胞浆内蛋白质的磷酸化过程，进一步激活了细胞内的相关酶系统，使细胞的分泌功能发生变化。由于 Cl^- 的分泌亢进，肠壁上皮细胞对 Na^+ 和水的吸收受到抑制，导致腹泻。常见的毒素性细菌性食物中毒有金黄色葡萄球菌食物中毒等。

3. 混合型 病原菌进入肠道后，除侵入黏膜引起肠黏膜的炎性反应外，还产生肠毒素，引起急性胃肠道症状。这类病原菌引起的食物中毒是由致病菌对肠道的侵入与它们产生的肠毒素协同作用引起的，因此，其发病机制为混合型。常见的混合型细菌性食物中毒有副溶血性弧菌食物中毒等。

（二）细菌性食物中毒的特点

1. 发病原因

（1）食品被致病菌污染，在适宜温度、水分、pH 和营养条件下，细菌大量繁殖，食品在食用之前不经加热或加热不彻底。

（2）熟食受致病菌严重污染或生、熟食品交叉污染，在较高室温下存放，致病菌大量繁殖并产生毒素。

（3）食品从业人员患肠道传染病、化脓性疾病及无症状带菌者，将致病菌污染到食品上。

（4）食品生产设备清洗杀菌不彻底，原料巴氏杀菌不彻底，使致病菌残留于食品中。

（5）食品原料、半成品或成品受鼠、蝇、蟑螂等污染，将致病菌传播到食品中。

2. 流行病学特点

（1）发病率及病死率 细菌性食物中毒在国内外都是最常见的食物中毒，发病率高，但病死率则因致病菌的不同而有较大的差异。常见的细菌性食物中毒，如沙门菌、葡萄球菌、变形杆菌等食物中毒，病程短、恢复快、预后好、病死率低。但李斯特菌、小肠结肠炎耶尔森菌、肉毒梭菌、椰毒假单胞菌食物中毒的病死率较高，且病程长，病情重，恢复慢。

（2）季节性 细菌性食物中毒全年皆可发生，但在夏秋季高发，5~10 月较多。这与夏季气温高，细菌易于大量繁殖和产生毒素密切相关，也与机体的防御功能降低、易感性增高有关。

（3）中毒食品种类 动物性食品是引起细菌性食物中毒的主要食品，其中畜肉类及其制品居首位，其次为禽肉、鱼、乳、蛋类。植物性食品如剩米饭、米糕、米粉则易引起金黄色葡萄球菌、蜡样芽孢杆菌食物中毒。

（三）细菌性食物中毒的临床表现及诊断

1. 临床表现 细菌性食物中毒的临床表现以急性胃肠炎为主，主要表现为恶心、呕吐、腹痛、腹泻等。葡萄球菌食物中毒呕吐较明显，呕吐物含胆汁，有时带血和黏液，腹痛以上腹部及脐周多见，且腹泻频繁，多为黄色稀便和水样便。侵袭性细菌（如沙门菌等）引起的食物中毒，可有发热、腹部阵发性绞痛和黏液脓血便。

2. 诊断 细菌性食物中毒的诊断主要根据流行病学调查资料、患者的临床表现和实验室检查分析资料。

（1）流行病学调查资料 根据发病急，短时间内同时发病，发病范围局限在食用同一种有毒食物的人群等特点，找到引起中毒的食物。

（2）患者的临床表现　潜伏期和中毒表现符合食物中毒特有的临床特征。

（3）实验室诊断资料　对中毒食物或与中毒食物有关的物品或患者的样品进行检验的资料，包括对可疑食物、患者的呕吐物及粪便等进行细菌学及血清学检查（菌型的分离鉴定、血清学凝集试验）。对怀疑细菌毒素中毒者，可通过动物实验检测细菌毒素的存在。

（4）判定原则　根据上述三种资料，可判定为由某种细菌引起的食物中毒。对于因各种原因无法进行细菌学检验的食物中毒，则由 3 名副主任医师以上的食品卫生专家进行评定，得出结论。

3. 鉴别诊断

（1）非细菌性食物中毒　食用有毒动植物（发芽马铃薯、河豚或毒蕈等）引起的食物中毒的临床特征是潜伏期很短，一般不发热，以多次呕吐为主，腹痛、腹泻较少，但神经症状较明显，病死率较高。汞、砷引起食物中毒时，主要表现为咽痛、充血、吐泻物中含血，经化学分析可确定病因。

（2）霍乱　潜伏期最短 6~8 小时，也可长至 2~3 天不等，主要表现为剧烈的上吐下泻，大便呈水样，常伴有血液和黏液，有时会发生肌肉痉挛。由于过度地排出水分，常导致患者严重脱水，当体液得不到补充时，患者便会死亡。通过粪便培养或涂片后经荧光抗体染色镜检找到霍乱弧菌，即可确诊。常伴有二代病例的出现。

（3）急性菌痢　一般呕吐较少，常有发热、里急后重，粪便多混有脓血，下腹部及左下腹部压痛明显，镜检发现粪便中有红细胞、脓细胞及巨噬细胞，粪便培养约半数有痢疾杆菌。

（4）病毒性胃肠炎　临床上以急性胃肠炎为特征，潜伏期 24~72 小时，主要表现为发热、恶心、呕吐腹胀、腹痛及腹泻，水样便或稀便，吐泻严重者可发生水、电解质及酸碱平衡紊乱。

（四）细菌性食物中毒的防治原则

1. 预防措施

（1）加强卫生宣传教育　改变生食等不良的饮食习惯；严格遵守牲畜宰前、宰中和宰后的卫生要求，防止污染；食品加工、储存和销售过程要严格遵守卫生制度，搞好食具、容器和工具的消毒，避免生熟交叉污染；食品在食用前加热充分，以杀灭病原体和破坏毒素；在低温或通风阴凉处存放食品，以控制细菌的繁殖和毒素的形成；食品加工人员、医院、托幼机构人员和炊事员应认真执行就业前体检和录用后定期体检的制度，经常接受食品卫生教育，养成良好的个人卫生习惯。

（2）加强食品卫生质量检查和监督管理　应加强对食堂、食品餐饮店、食品加工厂、屠宰场等相关部门的卫生检验检疫工作。

（3）建立快速可靠的病原菌检测技术　根据致病菌的生物遗传学特征和分子遗传特征，结合现代分子生物学等检测手段和流行病学方法，分析病原菌的变化、扩散范围和趋势等，为大范围食物中毒暴发的快速诊断和处理提供相关资料，防止更大范围内的传播和流行。

2. 处理原则

（1）现场处理　将患者进行分类，轻者在原单位集中治疗，重症者送往医院或卫生机构治疗；及时收集资料，进行流行病学调查及病原学的检验工作，以明确病因。

（2）对症治疗　常用催吐、洗胃、导泻的方法迅速排出毒物。同时治疗腹痛、腹泻，纠正酸中毒和电解质紊乱，抢救呼吸衰竭。

（3）特殊治疗　对细菌性食物中毒通常无须应用抗菌药物，可以经对症疗法治愈。对症状较重、考虑为感染性食物中毒或侵袭性腹泻者，应及时选用抗菌药物，但对金黄色葡萄球菌肠毒素引起的中毒，一般不用抗生素，以补液、调节饮食为主。对肉毒毒素中毒，应及早使用多价抗毒素血清。

二、沙门菌食物中毒

（一）病原学特点

沙门菌属（*Salmonella*）是肠杆菌科的一个重要菌属。目前国际上有 2500 多种血清型，我国已发现 200 多种。大部分沙门菌的宿主特异性极弱，既可感染动物也可感染人类，极易引起人类的食物中毒。

沙门菌为革兰阴性杆菌，需氧或兼性厌氧，绝大部分具有周身鞭毛，能运动。沙门菌属不耐热，55℃ 1 小时、60℃ 15～30 分钟或 100℃ 数分钟即被杀死。此外，由于沙门菌属不分解蛋白质、不产生靛基质，食物被沙门菌污染后无感官性状的变化，故对于储存较久的肉类，即使没有腐败变质的表象，也应注意彻底加热灭菌，以防引起食物中毒。

（二）流行病学特点

1. 发病率及影响因素　沙门菌食物中毒的发病率较高，占总食物中毒的 40%～60%。发病率的高低受活菌数量、菌型和个体易感性等因素的影响。通常情况下，食物中沙门菌含量达到 10^5～10^8 CFU/g 便可发生食物中毒，食入致病力强的沙门菌 2×10^5 CFU/g 即可发病，致病力弱的沙门菌需要 10^5 CFU/g 才可发病。沙门菌致病力的强弱与菌型有关，猪霍乱沙门菌的致病力最强，其次为鼠伤寒沙门菌，鸭沙门菌的致病力较弱；对于幼儿、体弱老年人及其他疾病患者等易感性较高的人群，即使是菌量较少或致病力较弱的菌型，仍可引起食物中毒，甚至出现较重的临床症状。

2. 流行特点　虽然全年皆可发生，但季节性较强，多见于夏、秋两季，5～10 月的发病起数和中毒人数可达全年发病起数和中毒人数的 80%。发病点多面广，暴发与散发并存。青壮年多发，且以农民、工人为主。

3. 中毒食品种类　引起沙门菌食物中毒的食品主要为动物性食品，如畜肉类、禽肉、蛋类、奶类及其制品。由植物性食品引起的很少，但 2009 年 1 月，美国花生公司布莱克利工厂生产的花生酱被沙门菌污染，导致 9 人死亡，引发震惊全美的"花生酱事件"。

4. 食品中沙门菌的来源　致病的食品多为动物性食品，特别是肉类（如病死牲畜肉、酱肉或卤肉、腌制肉、熟内脏等），也可由鱼类、禽肉类、乳类、蛋类及其制品引起。沙门菌主要来源于患者和动物的肠道、血液、粪便、尿液，一般情况下肠道带菌率较高。通过污染食品和水源经口感染，在人和动物肠道中繁殖。

（1）家畜、家禽的生前感染和宰后污染　生前感染系指家禽、家畜在宰杀前已感染沙门菌，是肉类食品中沙门菌的主要来源。宰后污染系指家畜、家禽在屠宰的过程中或屠宰后被带沙门菌的粪便、容器、污水等污染。

生前感染包括原发性沙门菌病和继发性沙门菌病两种。原发性沙门菌病系指家畜、家禽在宰杀前即患有沙门菌病，如猪霍乱、牛肠炎、鸡白痢等。继发性沙门菌病系指家畜、家禽肠道沙门菌引起的自身沙门菌感染。由于健康家畜、家禽肠道沙门菌的带菌率较高，当它们由于患病、饥饿、疲劳或其他原因而致机体的抵抗力下降时，寄生在肠道内的沙门菌即可通过淋巴系统进入血流、内脏和肌肉，引起继发性沙门菌感染。

（2）乳中沙门菌的来源　患沙门菌病奶牛的乳中可能带菌，即使是健康奶牛的乳在挤出后亦容易受到污染。

（3）蛋类沙门菌的来源　蛋类及其制品感染或污染沙门菌的机会较多，尤其是鸭、鹅等水禽及其蛋类，其带菌率一般在 30%～40%。除因原发和继发感染使家禽的卵巢、全身及卵黄带菌外，禽蛋经泄殖腔排出时，粪便中的沙门菌可污染肛门腔的蛋壳，进而通过蛋壳的气孔侵入蛋内。

（4）熟制品中沙门菌的来源　烹调后的熟制品可再次受到带菌的容器、烹调工具等污染或被食品从业人员带菌者污染。

（三）中毒机制

大多数沙门菌食物中毒是沙门菌活菌对肠黏膜的侵袭而导致的感染型中毒。肠炎沙门菌、鼠伤寒沙门菌可产生肠毒素，通过对小肠黏膜细胞膜上腺苷酸环化酶的激活，抑制小肠黏膜细胞对 Na^+ 的吸收，促进 Cl^- 的分泌，使 Na^+、Cl^- 和水在肠腔潴留而致腹泻。

（四）临床表现

潜伏期短，一般为 4~48 小时，长者可达 72 小时。潜伏期越短，病情越重。主要症状为发热、恶心、呕吐、腹泻、腹痛等。急性腹泻以黄色或黄绿色水样便为主，有恶臭。重者可引起痉挛、脱水、休克甚至死亡，多见于老年人、婴儿和体弱者。病程一般为 3~7 天。儿童、慢性疾病及免疫力低下者，症状严重，有高热、寒战、厌食和贫血等。可导致多种器官的炎症，如脑膜炎、骨髓炎、胆囊炎、心内膜炎等。

（五）诊断和治疗

1. 诊断　一般根据流行病学特点临床表现和实验室检验结果，按照《沙门菌食物中毒诊断标准及处理原则》（WS/T 13—1996）进行诊断。

（1）流行病学特点　同一人群在短期内发病，且进食同一可疑食物，发病呈暴发性，中毒表现相似。

（2）临床表现　如上所述，除消化道症状外，常伴有高热等全身症状。

（3）实验室检验　除传统的细菌学诊断技术和血清学诊断技术外，还建立了很多快速的诊断方法，如酶联免疫检测技术、胶体金检测技术、特异的基因探针和 PCR 法检测等，其中细菌学检验结果阳性是确诊最有力的依据。

1）细菌学检验　按《食品安全国家标准　食品微生物学检验　沙门菌检验》（GB 4789.4—2016）进行细菌的培养与分离。

2）血清学鉴定　用分离出的沙门菌与已知 A~F 多价 O 血清及 H 因子进行玻片凝集试验，进行分型鉴定。

3）用患者患病早期和恢复期血清分别与从可疑食物或患者呕吐物、粪便中分离出的沙门菌做凝集试验。恢复期的凝集效价明显升高。

2. 治疗　轻症者以补充水分和电解质等对症处理为主，胃肠炎型可选用氟喹诺酮、氨苄西林，对重症、患菌血症和有并发症的患者，需用抗生素治疗。

（六）预防措施

针对细菌性食物中毒发生的三个环节采取相应的预防措施。

1. 防止沙门菌污染食品　加强对肉类、禽蛋类食品的卫生监督及家畜、家禽屠宰的卫生检验。防止被沙门菌污染的畜、禽肉尸、内脏及蛋进入市场。加强卫生管理，防止肉类食品在储藏、运输、加工、烹调或销售等各个环节被沙门菌污染，特别要防止食品从业人员带菌者、带菌的容器及生食物污染。

2. 控制食品中沙门菌的繁殖　影响沙门菌繁殖的主要因素是储存温度和时间。低温储存食品是控制沙门菌繁殖的重要措施。加工后的熟肉制品应尽快食用，或低温储存，并尽可能缩短储存时间。

3. 彻底加热以杀灭沙门菌　杀菌是预防食物中毒的关键措施。为充分杀死肉类中可能存在的各种沙门菌、灭活毒素，应使肉块（1kg 以下）深部温度到达 80℃，并持续 12 分钟；鸡蛋、鸭蛋应煮沸 8~

10 分钟；剩饭菜食前应充分加热，以彻底杀死沙门菌。

三、副溶血性弧菌食物中毒

（一）病原学特点

副溶血性弧菌（*Vibrio parahemolyticus*）为革兰阴性杆菌，呈弧状、杆状、丝状等多种形态，无芽孢，进食含有该菌的食物可致食物中毒，也称嗜盐菌食物中毒。临床上以急性起病、腹痛、呕吐、腹泻及水样便为主要症状。副溶血性弧菌是一种海洋细菌，主要来源于鱼、虾、蟹、贝类和海藻等海产品。此菌对酸敏感，在普通食醋中 5 分钟即可杀死；对热的抵抗力较弱。

副溶血性弧菌有 845 个以上的血清型，主要通过 13 种耐热的菌体抗原（即 O 抗原）鉴定，而 7 种不耐热的包膜抗原（即 K 抗原）可用来辅助鉴定。其致病力可用神奈川（Kanagawa）试验来区分。该菌能使人或家兔的红细胞发生溶血，在血琼脂培养基上出现 β 溶血带，称为"神奈川试验"阳性。神奈川试验阳性菌的感染能力强，引起食物中毒的副溶血性弧菌 90% 神奈川试验阳性（K⁺），通常在 12 小时内出现症状。K⁺菌株能产生一种耐热型直接溶血素，K⁻菌株能产生一种热敏型溶血素，而有些菌株能产生这两种溶血素。

（二）流行病学特点

1. 地区分布　我国沿海地区为副溶血性弧菌食物中毒的高发区。近年来，随着海产食品大量流向内地，内地也有此类食物中毒事件的发生。

2. 季节性及易感性　7～9 月是副溶血性弧菌食物中毒的高发季节。感染发病人群集中在中青年，且以餐饮食品业和民工及工人的发病数居高。

3. 中毒食品种类　主要是海产食品，其中以墨鱼、鱿鱼、虾、贝类最为多见，如墨鱼的带菌率达 93%；其次为盐渍食品，如咸菜、腌制的畜禽类食品等。

4. 食品中副溶血性弧菌的来源　致病的食物主要是海产品，其中以墨鱼、竹夹鱼、带鱼、黄花鱼、螃蟹、海虾、贝蛤类、海蜇等居多，其次是腌制食品。在肉类、禽类食品中，腌制品约占半数。该菌存在于海洋、海产及海底沉淀物中。海水、海产品、海盐、带菌者是污染源。带菌食品在与其他食品或生、熟食品相互接触，便可交叉污染，如接触过海产鱼、虾的带菌厨具（砧板、切菜刀等）、容器等，如果不经洗刷消毒可污染到肉类、蛋类、禽类及其他食品。如果处理食物的工具生熟不分亦可污染熟食或凉拌菜。人和动物被该菌感染后也可成为病菌的传播者。

（三）中毒机制

副溶血弧菌食物中毒属于混合型细菌性食物中毒。摄入一定数量的致病性副溶血性弧菌数小时后，引起肠黏膜细胞及黏膜下炎症反应等病理病变，并可产生肠毒素及耐热性溶血毒素。大量的活菌及耐热型溶血毒素共同作用于肠道，引起急性胃肠道症状。

（四）中毒症状

潜伏期为 2～40 小时，多为 14～20 小时。急性起病，主要表现为上腹部阵发性绞痛、腹泻、呕吐，粪便多为水样、血水样、黏液或脓血便，腹泻每日 5～6 次，体温一般为 37.7～39.5℃。重症者可出现脱水、意识不清、血压下降等。里急后重不明显。重症患者可出现脱水、意识障碍、血压下降等，病程 2～4 天，预后良好。近年来国内报道的副溶血性弧菌食物中毒，临床表现不一，可呈胃肠炎型、菌痢型、中毒性休克型或少见的慢性肠炎型。

（五）诊断和治疗

1. 诊断　按《副溶血性弧菌食物中毒诊断标准及处理原则》（WS/T 81—1996）进行。根据流行病学特点与临床表现，结合细菌学检验可作出诊断。

（1）流行病学特点　在夏秋季进食海产品或间接被副溶血性弧菌污染的其他食品。

（2）临床表现　发病急，潜伏期短，上腹部阵发性绞痛，腹泻后出现恶心、呕吐。

（3）实验室诊断

1）细菌学检验　按《食品安全国家标准　食品微生物学检验　副溶血性弧菌检验》（GB 4789.7—2013）操作。

2）血清学检验　在中毒初期的1~2天内，患者血清与细菌学检验分离的菌株或已知菌株的凝集价通常增高至1∶40~1∶320，一周后显著下降或消失（健康人的血清凝集价通常在1∶20以下）。

3）动物实验　将细菌学检验分离的菌株注入小鼠的腹腔，观察毒性反应。

4）快速检测　采用PCR等快速诊断技术，24小时内即可直接从可疑食物、呕吐物或腹泻物样品中检出副溶血性弧菌。

2. 治疗　以补充水分和纠正电解质紊乱等对症治疗为主，可适当使用抗菌药物。轻症对症治疗，抗菌药物不能缩短病程；重症患者首选氟喹诺酮、多西环素、第三代头孢菌素。

（六）预防措施

1. 防止食品被污染　在加工、运输等各环节严禁生、熟海鱼类混杂。夏季食用的其他生冷食品，应避免接触海产品。接触过生鱼虾的炊具和容器应及时洗刷、消毒，并且生、熟炊具要分开，防止生、熟食物交叉污染。带菌者未治疗痊愈前，不应直接从事食品加工。

2. 控制细菌繁殖　海产品或熟食品应置于10℃以下冰箱或冷库中，做到冷链贮藏。

3. 食前彻底加热杀菌　对海产品、肉类食品烹调时要充分煮熟、烧透，防止里生外熟。煮海虾和蟹时，一般在100℃加热30分钟。隔餐或过夜饭菜，食用前要回锅热透。

4. 最好不食用生或半熟的海产品　最好不食凉拌海产品。如生食某些凉拌海产品或蔬菜时，应充分洗净，并用食醋拌10~30分钟，再加其他调料；或经沸水焯烫3~5分钟，以杀灭食品中的病原菌。此外，为防止伤口被该菌感染，肢体有伤者应避免入海水。

四、李斯特菌食物中毒

（一）病原学特点

李斯特菌属（*Listeria*）是革兰阳性、短小的无芽孢杆菌，包括格氏李斯特菌、单核细胞增生李斯特菌、默氏李斯特菌等8个种。引起食物中毒的主要是单核细胞增生李斯特菌，这种细菌本身可致病，并可在血液琼脂上产生被称为李斯特菌溶血素O的β-溶血素。

李斯特菌在5~45℃均可生长。在5℃的低温条件下仍能生长是该菌的特征。该菌在58~59℃10分钟可被杀死，在-20℃可存活一年。该菌耐碱不耐酸，在pH为9.6的条件下仍能生长，在含10% NaCl的溶液中可生长，在4℃的20% NaCl中可存活8周。该菌可以在潮湿的土壤中存活295天或更长时间。李斯特菌分布广泛，在土壤、健康带菌者和动物的粪便、江河水、污水、蔬菜、青贮饲料及多种食品中均可分离出该菌，而且该菌在土壤、污水、粪便、牛乳中存活的时间比沙门菌长。稻田、牧场、淤泥、动物粪便、野生动物饲养场和有关地带的样品，单核细胞增生李斯特菌的检出率为8.4%~44%。

（二）流行病学特点

1. 季节性　春季可发生，在夏、秋季发病率呈季节性增高。

2. 中毒食品种类　致病的食品主要是乳与乳制品（消毒乳、软干酪等）、新鲜和冷冻的肉类及其制品、家禽和海产品、水果和蔬菜。其中尤以乳制品中的软干酪、冰淇淋等即食食品最为多见。

3. 易感人群　为妊娠期妇女、婴儿、50 岁以上的人群、因患其他疾病而身体虚弱者和处于免疫功能低下状态的人。

4. 食品中李斯特菌的来源　该菌存在于带菌的人和动物的粪便、腐烂的植物、发霉的青贮饲料、土壤、污泥和污水中在牛乳、蔬菜（叶菜）、禽类、鱼类和贝类等多种食品中也可分离出该菌。带菌人和哺乳动物的粪便是主要污染源。其传播主要通过粪口途径，还可通过胎盘和产道感染新生儿。胎儿或婴儿的感染多半来自母体中的细菌或带菌的乳制品。

消毒乳的该菌污染率为 21%，其主要来自粪便和被污染的青贮饲料。由于在屠宰过程中肉类受该菌污染，使鲜肉和即食肉制品（香肠）的污染率高达 30%。冰糕、雪糕中该菌检出率为 4.35%。在冰箱中因交叉污染，曾从患者的冷藏食品中分离出该菌。在销售过程中，食品从业人员的手也可对食品造成污染。

（三）中毒机制

李斯特菌引起食物中毒主要为大量李斯特菌的活菌侵入肠道所致；此外也与李斯特菌溶血素 O 有关。

（四）临床表现

临床表现有两种类型：侵袭型和腹泻型。侵袭型的潜伏期在 2~6 周。患者开始常有胃肠炎的症状，最明显的表现是败血症、脑膜炎、脑脊膜炎、发热，有时可引起心内膜炎。妊娠期妇女可出现流产、死胎等后果，幸存的婴儿则易患脑膜炎，导致智力缺陷或死亡，免疫系统有缺陷的人则易出现败血症、脑膜炎。少数轻症患者仅有流感样表现。病死率高达 20%~50%。腹泻型患者的潜伏期一般为 8~24 小时，主要症状为腹泻、腹痛、发热。

（五）诊断和治疗

1. 诊断

（1）流行病学特点　符合李斯特菌食物中毒的流行病学特点，在同一人群中短期发病，且进食同一可疑食物。

（2）特有的临床表现　侵袭型的临床表现与常见的其他细菌性食物中毒的临床表现有明显的差别，突出的表现有脑膜炎、败血症、流产或死胎等。

（3）细菌学检验　按《食品安全国家标准　食品微生物学检验　单核细胞增生李斯特菌检验》（GB 4789.30—2016）操作。

2. 治疗　进行对症和支持治疗，多数抗菌药物有效，尚无耐药菌出现，其中氨苄西林与青霉素疗效最佳，红霉素、利福平、磺胺甲噁唑/甲氧苄啶（SMZ/TMP）、氟喹诺酮类、克林霉素、万古霉素、头孢噻吩也有效。

（六）预防措施

（1）防止原料和熟食被污染　从原料到餐桌切断该菌污染食品的传播途径。生食蔬菜食用前要彻底清洗、焯烫。未加工的肉类和蔬菜要与加工好的食品和即食食品分开。不食用未经巴氏杀菌的生乳或用生乳加工的食品。加工生食品后的手、刀和砧板要清洗、消毒。

（2）利用加热杀灭病原菌　该菌对热敏感，多数食品只要经适当烹调（煮沸即可）均能杀灭活菌。生的动物性食品，如牛肉、猪肉和家禽要彻底加热。吃剩食品和即食食品食用前应重新彻底加热。改刀熟食谨慎食用，食用前需重新彻底加热。

（3）严格制定有关食品法规　美国政府规定 50g 熟食制品不得检出该菌；欧盟认为干酪中应为零含量（即 25g 样品检测不出该菌），而其他乳制品 1g 样品检测不出该菌。

五、大肠埃希菌食物中毒

（一）病原学特点

埃希菌属（*Escherichia*）俗称大肠埃希菌属，为革兰阴性杆菌，多数菌株有周身鞭毛，能发酵乳糖及多种糖类，产酸产气。该菌主要存在于人和动物的肠道内，属于肠道的正常菌群，通常不致病。该菌随粪便排出后，广泛分布于自然界中。该菌在自然界的生活力强，在土壤、水中可存活数月，繁殖所需的最小水分活性为 0.94~0.96。

当人体的抵抗力降低或食入被大量的致病性大肠埃希菌活菌污染的食品时，便会发生食物中毒。引起食物中毒的致病性大肠埃希菌的血清型主要有 $O_{157}:H_7$、$O_{111}:B_4$、$O_{55}:B_5$、$O_{26}:B_6$、$O_{86}:B_7$、$O_{124}:B_{17}$ 等。目前已知的致病性大肠埃希菌包括以下 6 型。

1. 产肠毒素大肠埃希菌（Enterotoxigenic *Escherichia coli*，ETEC） 是导致婴幼儿和旅游者腹泻的常见病原菌，可从水中和食物中分离到。ETEC 的毒力因子包括菌毛和毒素，毒素分耐热毒素（ST）和不耐热毒素（LT），菌株可单独产生 ST 或 LT，或同时产生两种毒素。LT 有与霍乱肠毒素相似的作用，ST 能活化鸟苷酸环化酶引起小肠分泌功能亢进，其中以产 LT 毒素菌株引起腹泻者较多，且临床表现较重。

2. 肠侵袭性大肠埃希菌（Enteroinvasive *Escherichia coli*，EIEC） 较少见，主要感染儿童和成年人，具有类似于志贺菌和伤寒沙门菌侵入肠黏膜上皮细胞的能力，发病特点很像细菌性痢疾，因此，又称它为志贺样大肠埃希菌。不同的是，EIEC 不具有痢疾志贺菌 I 型所具有的产生肠毒素的能力。EIEC 主要特征是能侵入小肠黏膜上皮细胞，并在其中生长繁殖，导致炎症、溃疡和腹泻。

3. 肠致病性大肠埃希菌（Enteropathogenic *Escherichia coli*，EPEC） 是引起流行性婴儿腹泻（持续性重度腹泻）的常见病原菌。EPEC 不产生肠毒素，不具有与致病性有关的 K88、CFA I 样菌毛，但可通过表达黏附素（如成束菌毛、EspA 菌丝、紧密黏附素等）黏附于肠黏膜上皮细胞，并产生痢疾志贺样毒素，侵袭部位是十二指肠、空肠和回肠上段，引起黏膜刷状缘破坏、微绒毛萎缩、上皮细胞排列紊乱及功能受损，导致严重腹泻，发病特点很像细菌性痢疾，因此容易误诊。

4. 肠出血性大肠埃希菌（Enterohemorrhagic *Escherichia coli*，EHEC） 是 1982 年首次在美国发现的引起出血性肠炎的病原菌，主要血清型是 $O_{157}:H_7$、$O_{26}:H_{11}$。EHEC 不产生肠毒素，不具有 K88、K99 等黏附因子，不具有侵入细胞的能力，但可产生志贺样 Vero 毒素，有极强的致病性，引起上皮细胞脱落、肠道出血、肾远曲小管和集合管变性、内皮细胞损伤和血小板聚集。人群普遍易感，但以老年人和儿童为主，并且老年人和儿童感染后往往症状较重。临床特征是出血性结肠炎，剧烈的腹痛和便血，严重者出现溶血性尿毒症。

5. 肠黏附（集聚）型大肠埃希菌（Enteroaggregative *Escherichia coli*，EAEC） 不侵袭细胞，有 4 种不同形态的菌毛，细菌通过菌毛特征性地聚集黏附于肠黏膜上皮细胞，形成砖状排列，阻止液体吸收，并产生毒素，常引起婴儿持续性腹泻、脱水，偶有血便。毒素为肠集聚耐热毒素和大肠埃希菌的 α 溶血素。

6. 弥散黏附性大肠埃希菌（Diffusely Adherent *E. coli*，DAEC） 该菌是现弥散性黏附的表型，约 75% 的 DAEC 表达 Afa/Dr 黏附素，该黏附素通过与人衰变加速因子或人癌胚抗原受体结合，引起肠道或泌尿道等感染，可导致 18 月龄至 5 岁儿童水样泻，常有呕吐发生。

（二）流行病学特点

1. 季节性 多发生在夏秋季。

2. 中毒食品 引起中毒的食品种类与沙门菌基本相同，主要是肉类、乳与乳制品、水产品、豆制品、蔬菜，尤其是肉类和凉拌菜。

3. 食品中大肠埃希菌的来源 从现有文献看，最常见的 4 种致病性 *E. coli* 涉及食品有所差别。①EIEC：水、奶酪、土豆色拉、罐装鲑鱼。②EPEC：水、猪肉、肉馅饼。③ETEC：水、奶酪、水产品。④EHEC：生的或半生的牛肉和牛肉糜（馅）、发酵香肠、生牛乳、酸奶、苹果酒、苹果汁、色拉油拌凉菜、水、生蔬菜（豆芽、白萝卜芽）、汉堡包、三明治等。

（三）中毒机制

与致病性埃希菌的类型有关。产肠毒素大肠埃希菌、肠出血性大肠埃希菌和肠黏附（集聚）型大肠埃希菌引起毒素型中毒；肠致病性大肠埃希菌和肠侵袭性大肠埃希菌主要引起感染型中毒。

（四）临床表现

临床表现因致病性埃希菌的类型不同而有所不同，主要有以下三种类型。

1. 急性胃肠炎型 主要由产肠毒素大肠埃希菌引起，易感人群主要是婴幼儿和旅游者。潜伏期一般为 10 ~ 15 小时，短者 6 小时，长者 72 小时。临床症状为水样腹泻、腹痛、恶心，体温可达 38 ~ 40℃。

2. 急性菌痢型 主要由肠侵袭性大肠埃希菌和肠致病性大肠埃希菌引起。潜伏期一般为 48 ~ 72 小时，主要表现为血便或脓黏液血便、里急后重、腹痛、发热。病程 1 ~ 2 周。

3. 出血性肠炎型 主要由肠出血性大肠埃希菌引起。潜伏期一般为 3 ~ 4 天，主要表现为突发性剧烈腹痛、腹泻，先水便后血便，严重者出现溶血性尿毒综合征、血栓性血小板性紫癜。病程 10 天左右，病死率为 3% ~ 5%，老年人、儿童多见。

（五）诊断和治疗

1. 诊断 按《病原性大肠埃希菌食物中毒诊断标准及处理原则》（WS/T 8—1996）进行。

（1）流行病学特点 引起中毒的常见食品为各类熟肉制品，其次为蛋及蛋制品，中毒多发生在 3 ~ 9 个月，潜伏期 4 ~ 48 小时。

（2）实验室诊断

1）细菌学检验 按《食品安全国家标准 食品微生物学检验 致泻大肠埃希菌检验》（GB 4789.6—2016）操作及《食品安全国家标准 食品微生物学检验 大肠埃希菌计数》（GB 4789.38—2012）、《食品安全国家标准 食品微生物学检验 大肠菌群计数》（GB 4789.3—2016）检测，O_{157}：H_7 与 O_{157}：NM 的检验可参照《食品安全国家标准 食品微生物学检验 大肠埃希菌 O_{157}：H_7/NM 检验》（GB 4789.36—2016）进行。

2）血清学鉴定 取经生化试验证实为大肠埃希菌的琼脂培养物，与致病性大肠埃希菌、侵袭性大肠埃希菌和产肠毒素大肠埃希菌多价 O 血清和出血性大肠埃希菌 O_{157} 血清进行凝集试验，凝集价明显升高者，再进行血清分型鉴定。

3）产毒大肠埃希菌基因探针检验 从大肠菌 C600 的质粒 pEW D299 分离出 850bp 片段用于鉴别不耐热肠毒素的存在。

2. 治疗 主要是对症治疗和支持治疗，对部分重症患者应尽早使用抗生素。首选药物为头孢菌素、广谱青霉素或酶抑制剂复方制剂，也可根据药敏选择喹诺酮类抗菌药物，危重患者可使用碳青霉烯。

（六）预防措施

大肠埃希菌食物中毒的预防同沙门菌食物中毒的预防。

六、变形杆菌食物中毒

（一）病原学特点

变形杆菌（*Prateus*）属肠杆菌科，为革兰阴性杆菌。变形杆菌食物中毒是我国常见的食物中毒之一，引起食物中毒的变形杆菌主要是普通变形杆菌、奇异变形杆菌。变形杆菌属腐败菌，一般不致病，需氧或兼性厌氧，生长繁殖对营养的要求不高，在 4 ~ 7℃ 即可繁殖，属低温菌。因此，该菌可以在低温储存的食品中繁殖。变形杆菌对热的抵抗力不强，加热 55°C 持续 1 小时即可将其杀灭。主要分布于在人和动物的肠胃、土壤污水、垃圾、腐败有机物和被粪便污染的物质中，能引起食物中毒、腹泻和泌尿系感染等。近年来国内时有报道，有多起事件都发生在农村自办家宴和公司食堂。

（二）流行病学特点

1. 季节性　全年均可发生，大多数发生在 5 ~ 10 月，7 ~ 9 月最多。

2. 中毒食品种类　变形杆菌中毒的食物主要包括煮熟的肉类以及内脏熟制品及各种蛋类等，凉拌菜、豆制品、剩菜等也有报道。变形杆菌常与其他腐败菌同时污染生食品，使生食品发生感官上的改变，但熟制品被变形杆菌污染后通常无感官性状的变化，极易被忽视而引起中毒。

3. 食物中变形杆菌的来源　变形杆菌广泛分布于自然界，也可寄生于人和动物的肠道，食品受其污染的机会很多。生的肉类食品，尤其是动物内脏变形杆菌的带菌率较高。在食品的烹调加工过程中，由于处理生、熟食品的工具、容器未严格分开，被污染的食品工具、容器可污染熟制品。受污染的食品在较高温度下存放较长的时间，变形杆菌便会在其中大量繁殖，食用前未加热或加热不彻底，食后即可引起食物中毒。

（三）中毒机制

主要是大量活菌侵入肠道引起的感染型食物中毒。此外，摩氏摩根菌等组氨酸脱羧酶活跃，可引起组胺过敏样中毒。

（四）临床表现

潜伏期一般为 12 ~ 16 小时，短者 1 ~ 3 小时，长者 60 小时。主要表现为恶心、呕吐、发冷、发热、头晕、头痛、乏力、脐周阵发性剧烈绞痛。腹泻物为水样便，常伴有黏液，恶臭，一日数次。体温一般在 37.8 ~ 40℃，但多在 39°C 以下。发病率较高，一般为 50% ~ 80%。病程较短，为 1 ~ 3 天，多数在 24 小时内恢复，一般预后良好。

（五）诊断和治疗

1. 诊断　按《变形杆菌食物中毒诊断标准及处理原则》（WS/T 9—1996）进行。内容包括流行病学特点、临床表现、细菌学和血清学检验等。

（1）流行病学特点　除具有一般食物中毒的流行病学特点外，变形杆菌食物中毒的来势比沙门菌食物中毒更迅猛，患者更集中，但病程短，恢复快。

（2）临床表现　符合变形杆菌食物中毒的临床表现，以上腹部似刀绞样疼痛和急性腹泻为主。

（3）实验室诊断

1）细菌学检验　由于普通变形杆菌、雷氏普罗威登斯菌和摩氏摩根菌在自然界分布较为广泛，一般条件下无致病性，故在可疑中毒食品或患者的吐泻物中检出时，尚不能肯定是由该菌引起的食物中毒，需进一步通过血清学试验验证。

2）血清学凝集分型试验　通过血清学凝集分型试验可以确定从可疑中毒食品中或患者吐泻物中检

出的变形杆菌是否为同一血清型。

3）患者血清凝集效价测定　取患者早期（2~3 天）及恢复期（12~15 天）血清，与从可疑食物中分离的变形杆菌进行抗原抗体反应，观察血清凝集效价的变化。恢复期凝集价升高 4 倍有诊断意义。

4）动物试验　通过动物毒力试验可进一步确定分离菌株的致病性。通常用检出菌株的 24 小时肉汤培养物给小白鼠进行皮下或腹腔注射，通过观察死亡情况，检测肝、脾、血液中有无注射的变形杆菌菌株以及脏器有无器质性病变来判断。

2. 治疗　变形杆菌食物中毒的治疗一般是补液对症支持治疗为主，治疗药物主要为喹诺酮类、磺胺类、氨基糖苷类和第二、三、四代头孢菌素类抗菌药物。

（六）预防措施

同沙门菌食物中毒。

七、金黄色葡萄球菌食物中毒

（一）病原学特点

葡萄球菌属微球菌科，有 19 个菌种，在人体内可检出 12 个菌种，包括金黄色葡萄球菌、表皮葡萄球菌等。葡萄球菌为革兰阳性兼性厌氧菌，生长繁殖的最适 pH 为 7.4，最适温度为 30~37℃，可以耐受较低的水分活性（0.86），能在含氯化钠 10%~15% 的培养基或在含糖浓度较高的食品中繁殖。葡萄球菌的抵抗能力较强，在干燥的环境中可生存数月。

金黄色葡萄球菌是引起食物中毒的常见菌种，对热具有较强的抵抗力，在 70℃ 时需 1 小时方可灭活。有 50% 以上的菌株可产生肠毒素，并且一个菌株能产生两种以上的肠毒素。能产生肠毒素的菌株凝固酶试验常呈阳性。多数金黄色葡萄球菌肠毒素能耐 100℃、30 分钟，并能抵抗胃肠道中蛋白酶的水解。因此，若要完全破坏食物中的金黄色葡萄球菌肠毒素需在 100°C 加热 2 小时。

引起食物中毒的肠毒素是一组对热稳定的单纯蛋白质，由单个无分枝的肽链组成，分子量为 26 000~30 000Da。根据抗原性的不同将肠毒素分为 A、B、C_1、C_2、C_3、D、E、F 共 8 个血清型，其中 F 型为引起毒性休克综合征的毒素，其余各型均能引起食物中毒，以 A、D 型较多见，B、C 型次之。也有两种肠毒素混合引起的中毒。各型肠毒素的毒力不同，A 型较强，B 型较弱。

（二）流行病学特点

1. 季节性　全年皆可发生，但多见于夏秋季。

2. 中毒食品种类　引起中毒的食品种类很多，主要是营养丰富且含水分较多的食品，如乳类及乳制品、肉类、剩饭等，其次为熟肉类，偶见鱼类及其制品、蛋制品等。近年来，由熟鸡、鸭制品引起的食物中毒事件增多。

3. 食品被污染的原因

（1）食物中金黄色葡萄球菌的来源　金黄色葡萄球菌广泛分布于自然界，人和动物的鼻腔、咽、消化道的带菌率均较高。上呼吸道被金黄色葡萄球菌感染者，鼻腔的带菌率为 83.3%，健康人的带菌率也达 20%~30%。人和动物的化脓性感染部位常成为污染源，如奶牛患化脓性乳腺炎时，乳汁中就可能带有金黄色葡萄球菌；畜、禽有局部化脓性感染时，感染部位可对其他部位造成污染；带菌从业人员常对各种食物造成污染。

（2）肠毒素的形成　与温度、食品受污染的程度、食品的种类及性状有密切的关系。食品被葡萄球菌污染后，如果没有形成肠毒素的合适条件（如在较高的温度下保存较长的时间），就不会引起中毒。一般说来，在 37°C 以下，温度越高，产生肠毒素需要的时间越短，在 20~37℃ 时，经 4~8 小时即可产生毒素，而在 5~6℃ 时，需经 18 天方可产生毒素。食物受污染的程度越严重，葡萄球菌繁殖越快，也越易形成毒素。此外，含蛋白质丰富，含水分较多，同时又含一定量淀粉的食物，如奶油糕点、冰淇淋、冰棒、油煎荷包蛋等及含油脂较多的食物，受金黄色葡萄球菌污染后更易产生毒素。

（三）中毒机制

金黄色葡萄球菌食物中毒属毒素型食物中毒。摄入含金黄色葡萄球菌活菌而无肠毒素的食物不会引起食物中毒，摄入达到中毒剂量的肠毒素才会中毒。肠毒素作用于胃肠黏膜，引起充血、水肿，甚至糜烂等炎症变化及水与电解质代谢紊乱，出现腹泻，同时刺激迷走神经的内脏分支而引起反射性呕吐。

（四）临床表现

发病急骤，潜伏期短，一般为 2~5 小时，极少超过 6 小时。主要表现为急性胃肠炎症状，如恶心、呕吐、中上腹部剧烈痉挛疼痛、腹泻等，以呕吐最为显著，体温大多正常或低热。呕吐物常含胆汁，或含血及黏液。剧烈吐泻可导致虚脱、肌痉挛及严重失水。病程较短，一般在数小时至 1~2 天内迅速恢复，很少死亡。发病率为 30% 左右。儿童对肠毒素比成年人更为敏感，故其发病率较成年人高，病情也较成人重。

（五）诊断和治疗

1. 诊断　按《葡萄球菌食物中毒诊断标准及处理原则》（WS/T 80—1996）进行。

（1）流行病学特点及临床表现　符合金黄色葡萄球菌食物中毒的流行病学特点及临床表现。

（2）实验室诊断　以毒素鉴定为主，细菌学检验意义不大。分离培养出葡萄球菌并不能确定肠毒素的存在；反之，有肠毒素存在而细菌学分离培养阴性时也不能否定诊断，因为葡萄球菌在食物中繁殖后因环境不适宜而死亡，但肠毒素依然存在，而且不易被加热破坏。因此，应进行肠毒素检测。

常规的诊断包括：①从中毒食品中直接提取肠毒素，用双向琼脂扩散（微玻片）法、动物（幼猫）试验法检测肠毒素，并确定其型别；②按《食品安全国家标准　食品微生物学检验　金黄色葡萄球菌检验》（GB 4789.10—2016）操作；③从不同患者呕吐物中检测出金黄色葡萄球菌，肠毒素为同一型别。

凡符合上述三项中一项者即可诊断为金黄色葡萄球菌食物中毒。

2. 治疗　按照一般急救处理的原则，以补水和维持电解质平衡等对症治疗为主。对重症者或出现明显菌血症者，除对症治疗外，还应根据药物敏感性试验结果采用有效的抗生素，不可滥用广谱抗生素。不产青霉素酶金葡菌感染首选青霉素 G，产青霉素酶金葡菌感染选用耐酶的半合成青霉素及一代头孢菌素，对上述过敏者可选用万古霉素或红霉素，耐甲氧西林金黄色葡萄球菌（MRSA）感染最好选用万古霉素，也可根据药敏结果选用氨基糖苷类、磷霉素、氟喹诺酮类、利福平及复方磺胺甲唑等抗菌药物。

（六）预防措施

1. 防止金黄色葡萄球菌污染食物

（1）避免带菌人群对各种食物的污染　要定期对食品加工人员、饮食从业人员、保育员进行健康检查，有手指化脓、化脓性咽炎、口腔疾病时应暂时调换工作。

（2）避免葡萄球菌对畜产品的污染　应经常对奶牛进行兽医卫生检查，对患有乳腺炎、皮肤化脓性感染的奶牛应及时治疗。奶牛患化脓性乳腺炎时，其乳不能食用。在挤乳的过程中要严格按照卫生要求操作，避免污染。健康奶牛的乳在挤出后，除应防止金黄色葡萄球菌污染外，还应迅速冷却至 10℃以下，防止该菌在较高的温度下繁殖和产生毒素。此外，乳制品应以消毒乳为原料。

2. 防止肠毒素的形成　食物应冷藏，或置阴凉通风的地方，放置的时间不应超过 6 小时，尤其在气温较高的夏、秋季节，食用前还应彻底加热。

八、肉毒梭菌食物中毒

（一）病原学特点

肉毒梭菌（*Clostridium botulinum*）为革兰阳性、厌氧、产芽孢的杆菌，广泛分布于自然界，特别是土壤中。所产的孢子为卵形或圆筒形，着生于菌体的端部或亚端部，在 20～25℃可形成椭圆形的芽孢。当 pH 低于 4.5 或大于 9.0 时，或当环境温度低于 15℃或高于 55℃时，芽孢不能繁殖，也不能产生毒素。食盐能抑制芽孢的形成和毒素的产生，但不能破坏已形成的毒素。提高食品的酸度也能抑制肉毒梭菌的生长和毒素的形成。芽孢的抵抗力强，需在 180℃干热加热 5～15 分钟，或在 121℃高压蒸气加热 30 分钟，或在 100℃湿热加热 5 小时方可致死。

肉毒梭菌食物中毒是由肉毒梭菌产生的毒素即肉毒毒素（botulinus toxin）所引起。肉毒毒素是一种毒性很强的神经毒素，对人的致死量为 10^{-9}mg/（kg·bw）。肉毒毒素对消化酶（胃蛋白酶、胰蛋白酶）、酸和低温稳定，但对碱和热敏感。在正常的胃液中，24 小时不能将其破坏，故可被胃肠道吸收。根据血清反应特异性的不同，可将肉毒毒素分为 A、B、C_α、C_β、D、E、F、G 共 8 型，其中 A、B、E、F 四个型别可引起人类中毒，A 型比 B 型或 E 型的致死能力更强。

（二）流行病学特点

1. 季节性 一年四季均可发生，主要发生在 4～5 月。

2. 地区分布 肉毒梭菌广泛分布于土壤、水及海洋中，且不同的菌型分布存在差异。A 型主要分布于山区和未开垦的荒地，如新疆察布查尔地区是我国肉毒梭菌中毒多发地区，未开垦荒地该菌的检出率为 28.3%，土壤中为 22.2%；B 型多分布于草原区耕地；E 型多存在土壤、湖海淤泥和鱼类肠道中，我国青海省发生的肉毒梭菌中毒主要为 E 型；F 型分布于欧、亚、美洲海洋沿岸及鱼体。

3. 中毒食品种类 引起中毒的食品种类因地区和饮食习惯的不同而异。国内以家庭自制植物性发酵品为多见，如臭豆腐、豆酱、面酱等，对罐头瓶装食品、腊肉、酱菜和凉拌菜等引起的中毒也有报道。在新疆察布查尔地区，引起中毒的食品多为家庭自制谷类或豆类发酵食品；在青海，主要为越冬密封保存的肉制品。在日本，90% 以上的肉毒梭菌食物中毒由家庭自制的鱼和鱼类制品引起。欧洲各国的中毒食物多为火腿、腊肠及其他肉类制品。美国主要为家庭自制的蔬菜、水果罐头、水产品及肉、乳制品。

4. 来源及食物中毒的原因 致病的食品，因饮食习惯、膳食组成和制作工艺的不同而有差别。肉毒梭菌存在于土壤、江河湖海的淤泥沉积物、霉干草、尘土和动物粪便中。其中土壤为重要污染源。带菌土壤可污染各类食品原料，直接或间接污染食品，包括粮食、蔬菜、水果、肉、鱼等，使其可能带有肉毒梭菌或其芽孢。如果有食品制成后不经加热而食用的习惯，更容易引起中毒的发生。

（三）中毒机制

肉毒毒素经消化道吸收进入血液后，主要作用于中枢神经系统的脑神经核、神经肌肉的连接部和自主神经末梢，抑制神经末梢乙酰胆碱的释放，导致肌肉麻痹和神经功能障碍。

（四）临床表现

以运动神经麻痹的症状为主，而胃肠道症状少见。潜伏期数小时至数天，潜伏期一般 12～48 小时，潜伏期越短，病死率越高。表现为对称性颅神经损害症状，首先颅神经麻痹，出现头晕、头痛、视力模糊、瞳孔散大，继而出现语言障碍、吞咽困难、呼吸困难、心肌麻痹、呼吸肌麻痹，最终因呼吸衰竭而死亡，病死率为 30%～65%。国内由于广泛采用多价抗肉毒毒素血清治疗本病，病死率已降至 10% 以下。患者经治疗可于 4～10 天恢复，一般无后遗症。

婴儿肉毒中毒的主要症状为便秘、头颈部肌肉软弱、吮吸无力、吞咽困难、眼睑下垂、全身肌张力减退，可持续 8 周以上。大多数在 1～3 个月自然恢复；重症者可因呼吸麻痹猝死。

（五）诊断和治疗

1. 诊断　按《肉毒梭菌食物中毒诊断标准及处理原则》（WS/T 83—1996）进行，主要根据流行病学调查、特有的中毒表现以及毒素检验和菌株分离进行诊断。为了及时救治，在食物中毒现场则主要根据流行病学资料和临床表现进行诊断，不需等待毒素检测和菌株分离的结果。

（1）流行病学特点　多发生在冬春季；中毒食品多为家庭自制的发酵豆、谷类制品，其次为肉类和罐头食品。

（2）临床表现　具有特有的对称性脑神经受损的症状，如眼部症状、延髓麻痹和分泌障碍等。

（3）实验室诊断　按《食品安全国家标准　食品微生物学检验　肉毒梭菌及肉毒毒素检验》（GB 4789.12—2016）操作，从可疑食品中检出肉毒毒素并确定其类别。

2. 治疗　尽早作出诊断，使用多价抗肉毒毒素血清，并及时采用支持疗法及进行有效的护理，以预防呼吸肌麻痹和窒息。禁用氨基糖苷类和克林霉素，因为可加剧神经肌肉阻滞。

（六）预防措施

（1）防止原料被污染　在食品加工过程中，应选用新鲜原料，防止泥土和粪便对原料的污染。对食品加工的原料应充分清洗，高温灭菌或充分蒸煮，以杀死芽孢。

（2）控制肉毒梭菌的生长和产毒　加工后的食品应避免再污染、缺氧保存及高温堆放，应置于通风、凉爽的地方保存。尤其对加工的肉、鱼类制品，应防止加热后污染并低温保藏。此外，于肉肠中加入亚硝酸钠防腐剂可抑制该菌的芽孢生长，其最高允许用量为 0.15g/kg。

（3）食前彻底加热杀菌　肉毒毒素不耐热，食前对可疑食物加热可破坏各型菌的毒素。80℃加热 30～60 分钟，或使食品内部达到 100℃加热 10～20 分钟，是预防中毒的可靠措施。

（4）生产罐头食品等真空食品时，必须严格执行《食品安全国家标准　罐头食品生产卫生规范》（GB 8950—2016），装罐后要彻底灭菌。在贮藏过程中胖听的罐头食品不能食用。

九、志贺菌食物中毒

（一）病原学特点

志贺菌属（*Shigella*）通称为痢疾杆菌，依据 O 抗原的性质分为 4 个血清组：A 群，即痢疾志贺菌；B 群，也称福氏志贺菌群；C 群，亦称鲍氏志贺菌群；D 群，又称宋内志贺菌群。痢疾志贺菌是导致典型细菌性痢疾的病原菌，对敏感人群很少数最就可以致病。虽然痢疾志贺菌可以由食物传播，但因其具有传染性，并不像其他 3 种志贺菌那样被认为是导致食物中毒的病原菌。志贺菌在人体外的生活力弱，在 10～37℃的水中可生存 20 天，在牛乳、水果、蔬菜中也可生存 1～2 周，在粪便中（15～25℃）可生存 10 天，光照 30 分钟可被杀死，58～60℃加热 10～30 分钟即死亡。志贺菌耐寒，在冰块中能生存 3 个月。志贺菌食物中毒主要由宋内志贺菌和福氏志贺菌引起，因它们在体外的生存力相对较强。

（二）流行病学特点

1. 季节性　多发生于 7～10 月。

2. 中毒食品种类　致病的食品主要是水果、蔬菜、沙拉的冷盘和凉拌菜，肉类、奶类及其熟制食品。这些食品的污染是通过粪便—食品—口腔途径传播志贺菌。

3. 食品被污染的原因　患者和带菌者的粪便是污染源，在食品生产加工企业、集体食堂、饮食行业的从业人员中，痢疾患者或带菌者的手是造成食品污染的主要因素。除此以外，苍蝇、厨具，以及沾有污水的食品容易被志贺菌污染。熟食品被污染后，存放在较高的温度下，经过较长的时间，志贺菌就会大量繁殖，食用后就会引起中毒。

（三）中毒机制

志贺菌致病因素主要是侵袭力、内毒素和外毒素。志贺菌因菌毛作用黏附于肠黏膜表面，并穿入上皮细胞内繁殖扩散导致肠黏膜损伤，形成感染病灶，引起炎症。侵袭力是最主要的致病因素。志贺菌在肠黏膜上皮细胞生长繁殖并释放出大量内毒素，造成上皮细胞死亡和黏膜下发炎，形成坏死、脱落和溃疡，出现脓血便，也可以引起全身中毒症状。外毒素（志贺毒素）有细胞毒、肠毒、神经毒三种生物活性。痢疾志贺菌Ⅰ型产志贺毒素是强力的细胞毒素，最终可导致溶血性尿毒综合征。个别血清型可产生肠毒素，毒力较强可出现水样大便。

（四）临床表现

潜伏期一般为 10 ~ 20 小时，短者 6 小时，长者 24 小时。主要症状为剧烈腹痛、呕吐及频繁水样腹泻，脓血和黏液便，有里急后重、恶寒、发热，体温高者可达 40℃ 以上，有的患者可出现痉挛。

（五）诊断和治疗

1. 诊断

（1）流行病学和临床特点　符合志贺菌食物中毒的流行病学特点，患者有类似菌痢样的症状，粪便中有血液和黏液。

（2）细菌学检验　按《食品安全国家标准　食品微生物学检验　志贺菌检验》（GB 4789.5—2012）操作。

（3）血清凝集试验　宋内志贺菌凝集效价在 1∶50 以上有诊断意义。

2. 治疗　一般采取对症和支持治疗方法。抗菌药物宜选环丙沙星，可选用药物头孢曲松、阿奇霉素。

（六）预防措施

同沙门菌食物中毒。

十、空肠弯曲菌食物中毒

（一）病原学特点

空肠弯曲菌（*Campylobacter*）属螺旋菌科，革兰染色阴性，在细胞的一端或两端着生有单极鞭毛。弯曲菌属包括约 17 个菌种，与人类感染有关的菌种有胎儿弯曲菌胎儿亚种、空肠弯曲菌、大肠弯曲菌，其中与食物中毒最密切相关的是空肠弯曲菌（空肠亚种）和结肠弯曲菌。空肠弯曲菌是氧化酶和触酶阳性菌，在 25℃、含 NaCl 3.5% 的培养基中不能生长。它是微好氧菌，需要少量的 O_2（3% ~ 6%），在含氧量达 21% 的情况下生长实际上被抑制，而在 CO_2 的含量约为 10% 时才能良好地生长。当空肠弯曲菌接种到真空包装的加工火鸡肉中时，在 4℃ 储存 28 天后菌数有所减少，但仍有相当多的细菌存活。空肠弯曲菌在水中可存活 5 周，在人或动物排出的粪便中可存活 4 周。它在所有的肉食动物的粪便中出现的比例都很高，如鸡粪的检出率为 39% ~ 83%、猪粪为 66% ~ 87%。

（二）流行病学特点

1. 季节性　多发生在 5 ~ 10 月，尤以夏季为最多。

2. 中毒食品种类　致病的食品主要是生的或未煮熟的家禽、家畜肉、原料牛乳、蛋、海产品。

3. 食品被污染的原因　致病的主要原因是食入了含有空肠弯曲菌的活菌及其肠毒素和细胞毒素的

食物。受该菌污染的用具、容器未经彻底洗刷、消毒，交叉污染熟食；食用未煮透或灭菌不充分的食品；食入受该菌污染的牛乳和水源，以及进食不洁食物（尤其是家禽类），在春、秋两季引起腹泻的暴发流行。

（三）中毒机制

空肠弯曲菌食物中毒部分是大量活菌侵入肠道引起的感染型食物中毒，部分与热敏型肠毒素有关。

（四）临床表现

潜伏期短者1天，长者10天，一般为3~5天。主要表现为突然腹痛和腹泻。腹痛可呈绞痛，腹泻物一般为水样便或黏液便，重症患者有血便，腹泻次数达10余次，腹泻物带有腐臭味。体温可达38~40℃，特别是当有菌血症时，常出现发热，但也有些腹泻而无发热者。此外，还有头痛、倦怠、呕吐等，重者可致死亡。集体暴发时，各年龄组均可发病，而在散发的病例中，儿童较成年人多。

（五）诊断和治疗

1. 诊断

（1）初步诊断　根据流行病学调查，确定发病与食物的关系，再依据临床表现进行初步诊断。

（2）病因诊断　依据实验室检验资料进行，包括：①细菌学检验，按《食品安全国家标准　食品微生物学检验　空肠弯曲菌检验》（GB 4789.9—2014）操作；②血清学试验，采集患者急性期和恢复期血清，同时采集健康人血清作对照，进行血清学试验。空肠弯曲菌食物中毒患者恢复期血清的凝集效价明显升高，较健康者高4倍以上。

2. 治疗　轻症对症治疗，重症及发病4日内患者可使用抗生素治疗，首选药物为阿奇霉素，也可选用红霉素或环丙沙星。

（六）预防措施

空肠弯曲菌不耐热，乳品中的空肠弯曲菌可在巴氏灭菌的条件下被杀死。预防空肠弯曲菌食物中毒要注意避免食用未煮透或灭菌不充分的食品，尤其是乳品。

1. 加强食品各环节的卫生管理　选用新鲜原料加工，在加工过程中，食品加工人员有良好的卫生操作规范，防止二次污染。

2. 生产加工环节控制和杀灭该菌的有效措施如下　用0.5%的醋酸或0.33%的乳酸进行漂洗，可降低鸡中90%的空肠弯曲菌；用2.5%的过氧乙酸、3%的过氧化氢杀菌。加工后的肉制品于1.6℃下250rad的中等剂量辐射处理，产品可基本无菌。在销售之前，对产品要加强检测，杜绝含该菌的不合格产品流入市场。

3. 加强消费者的健康卫生意识和自我保护能力　不购买和不食用腐败变质的食物。在食用前，对肉类食品只要经过科学烹调、蒸煮（鸡肉中的空肠弯曲菌在57℃的D值为0.76分钟），牛奶严格经过巴氏杀菌（牛乳中空肠弯曲菌在55℃的D值为0.74~1.0分钟）就可杀灭病原菌。避免食用未煮透或灭菌不充分的食品，尤其是乳制品和饮用水要充分加热杀菌。

十一、其他细菌性食物中毒

（一）蜡样芽孢杆菌食物中毒

蜡样芽孢杆菌（*Bacillus cereus*）为革兰阳性、需氧或兼性厌氧芽孢杆菌，有鞭毛，无荚膜，生长6小时后即可形成芽孢。繁殖体不耐热，生长繁殖的温度范围为28~35℃，10℃以下不能繁殖，在100℃时经20分钟可被杀死，在pH为5以下时对繁殖体的生长繁殖有明显的抑制作用。蜡样芽孢杆菌在发芽的末期可产生引起人类食物中毒的肠毒素，包括腹泻毒素和呕吐毒素。腹泻毒素系不耐热肠毒素，毒性作用类似大肠埃希菌和霍乱弧菌产生的毒素。腹泻毒素对胰蛋白酶敏感，45℃加热30分钟或56℃加热5分钟均可失去活性，几乎所有的蜡样芽孢杆菌均可在多种食品中产生不耐热肠毒素。呕吐毒素系低分子耐热肠毒素，126℃加热90分钟也不失活，且对酸、碱、胃蛋白酶、胰蛋白酶均不敏感。呕吐毒素常在米饭类食品中形成。

蜡样芽孢杆菌食物中毒发生的季节性明显，以夏、秋季，尤其是6~10月为多见。引起中毒的食品种类繁多，包括乳及乳制品、肉类制品、蔬菜、米粉、米饭等。在我国引起中毒的食品以米饭、米粉最为常见。食物受蜡样芽孢杆菌污染的机会很多，带菌率较高，肉及其制品为13%~26%，乳及其制品为23%~77%，米饭为10%，豆腐为4%，蔬菜为1%。污染源主要为泥土、尘埃、空气，其次为昆虫、苍蝇、不洁的用具与容器。受该菌污染的食物在通风不良及温度较高的条件下存放时，其芽孢便可发芽，并产生毒素，若食用前不加热或加热不彻底，即可引起食物中毒。蜡样芽孢杆菌食物中毒的发生为蜡样芽孢杆菌在食物中生长、繁殖并产生肠毒素所致，临床表现因毒素的不同而分为腹泻型和呕吐型两种。

蜡样芽孢杆菌食物中毒的诊断按《蜡样芽孢杆菌食物中毒诊断标准及处理原则》（WS/T 82—1996）进行；检验按《食品安全国家标准　食品微生物学检验　蜡样芽孢杆菌检验》（GB 4789.14—2014）检验。治疗以对症治疗为主，重症者可采用抗生素治疗，如氯霉素、红霉素、庆大霉素等。预防以减少污染为主。在食品的生产加工过程中，企业必须严格执行食品良好操作规范。此外，剩饭及其他熟食品只能在10℃以下短时间储存，且食用前须彻底加热，一般应在100℃加热20分钟。

（二）产气荚膜梭菌食物中毒

产气荚膜梭菌（*Clostridium perfringens*）为厌氧的革兰阳性粗大芽孢杆菌，在烹调的食品中很少产生芽孢，而在肠道中却容易形成芽孢。产气荚膜梭菌食物中毒为该菌产生的肠毒素所引起。该毒素的抵抗力弱，在60℃加热45分钟后丧失生物活性，在100°C瞬时也可被破坏，但对胰蛋白酶和木瓜蛋白酶有抗性。

产气荚膜梭菌在自然界分布较广，在污水、垃圾、土壤、人和动物的粪便、食品中以及昆虫的体内均可检出，在受无症状带菌者的粪便直接或间接污染的食品中亦可检测出。产气荚膜梭菌食物中毒的发生有明显的季节性，以夏、秋气温较高的季节为多见。引起中毒的食品主要是鱼、肉、禽等动物性食品，主要原因是加热不彻底或冷食这些食品。

产气荚膜梭菌肠毒素食物中毒的潜伏期多为10~20小时，短者3~5小时，长者可达24小时。发病急多呈急性胃肠炎症状，以腹泻、腹痛为多见，每日腹泻次数达10余次，一般为稀便和水样便，很少有恶心、呕吐。

诊断按《产气荚膜梭菌食物中毒诊断标准及处理原则》（WS/T 7—1996）执行。检验按《食品安全国家标准　食品微生物学检验　产气荚膜梭菌检验》（GB 4789.13—2012）检验。治疗一般以对症和支持治疗为主，抗菌药物可选用氟喹诺酮类、TMP/SMX等。预防措施同沙门菌食物中毒。

（三）椰毒假单胞菌酵米面亚种食物中毒

椰毒假单胞菌酵米面亚种（*Pseudomonas cocovenenans subsp. Farinofermentans*）食物中毒传统上称为臭米面食物中毒（或酵米面食物中毒），是由椰毒假单胞菌酵米面亚种所产生的外毒素引起的。椰毒假单胞菌为革兰阴性菌，在自然界分布广泛，产毒的椰毒假单胞菌检出率为1.1%，在玉米、臭米面、银耳中都能检出。

椰毒假单胞菌酵米面亚种食物中毒主要发生在东北三省，以7、8月份为最多。这类食物中毒的发生与当地居民特殊的饮食习惯有关，引起中毒的食品主要是谷类发酵制品，为米酵菌酸和毒黄素所致的毒素型食物中毒。

临床上胃肠道症状和神经症候群的出现较早。继消化道症状后，也可能出现肝大、肝功能异常等中毒型肝炎为主的临床表现，重症者出现肝性昏迷，甚至死亡。对肾脏的损害一般出现得较晚，轻者出现血尿、蛋白尿等，重者出现血中尿素氮含量增加、少尿、无尿等尿毒症症状，严重时可因肾衰竭而死亡。因椰毒假单胞菌毒素的毒性较强，且目前尚缺乏特效的解毒药，致使该类食物中毒的病死率高达30% ~ 50%。

由于该类食物中毒发病急、多种脏器受损、病情复杂、进展快、病死率高，应及早作出诊断。中毒发生后应进行急救和对症治疗。

（四）小肠结肠炎耶尔森菌食物中毒

耶尔森菌属属于肠杆菌科，引起人类食物中毒和小肠结肠炎的主要是小肠结肠炎耶尔森菌（*Yersinia enterocolitica*）。这种革兰阴性杆菌的特点是能在30℃以下运动，而在37°C以上不运动。该菌耐低温，在0~5℃也可生长繁殖，是一种独特的嗜冷病原菌，故应特别注意冷藏食品被该菌污染。

小肠结肠炎耶尔森菌广泛分布在陆地、湖水、井水和溪流中，具有侵袭性，并能产生耐热肠毒素，引起的食物中毒多发生在秋冬、冬春季节，引起中毒的食物主要是动物性食品，如猪肉、牛肉、羊肉等，其次为生牛乳，尤其是在0~5℃的低温条件下运输或储存的乳类或乳制品。

该菌所引起的食物中毒潜伏期较长，为3~7天。多见于1~5岁的幼儿，以腹痛、腹泻和发热为主要表现，体温达38~39.5℃，病程1~2天。此外，该菌也可引起结肠炎、阑尾炎、肠系膜淋巴结炎、关节炎及败血症。对这类食物中毒轻症患者多为自限性，不必应用抗菌药物对症支持，重症或并发败血症可选用氨基糖苷类、氯霉素、磺胺类和氟喹诺酮类抗菌药物治疗。

第三节　真菌及其毒素食物中毒 📱微课3

PPT

真菌及其毒素食物中毒是指食用被真菌及其毒素污染的食物而引起的食物中毒。中毒发生主要由被真菌污染的食品引起，用一般烹调方法加热处理不能破坏食品中的真菌毒素，发病率较高，死亡率也较高，发病的季节性及地区性均较明显。

一、赤霉病麦中毒

麦类、玉米等谷物被镰刀菌（*Fusarium*）污染引起的赤霉病是一种世界性病害，它的流行除了造成严重的减产外，还会引起人畜中毒。从赤霉病麦中分离的主要菌种是禾谷镰刀菌（无性繁殖期的名称，其有性繁殖期的名称叫玉米赤霉）。此外，还从病麦中分离出串珠镰刀菌、燕麦镰刀菌、木贼镰刀菌、黄色镰刀菌、尖孢镰刀菌等。赤霉病麦中的主要毒性物质是这些镰刀菌产生的毒素，包括单端孢霉烯族化合物中的脱氧雪腐镰刀菌烯醇（deoxynivalenol，DON）、雪腐镰刀菌烯醇（nivalenol，NIV）和另一种镰刀菌毒素玉米赤霉烯酮。DON主要引起呕吐，故也称呕吐毒素。这些镰刀菌毒素对热稳定，一般的烹调方法不能将它们破坏而去毒。摄入的数量越多，发病率越高，病情也越严重。

（一）流行病学特点

赤霉病多发生于多雨、气候潮湿地区。在全国各地均有发生，以淮河和长江中下游一带最为严重。

（二）中毒症状及处理

潜伏期一般为10~30分钟，也可长至2~4小时，主要症状有恶心、呕吐、腹痛、腹泻、头晕、头痛、嗜睡、流涎、乏力，少数患者有发烧、畏寒等。症状一般在一天左右自行消失，缓慢者持续一周左右，预后良好。个别重症病例呼吸、脉搏、体温及血压波动，四肢酸软，步态不稳，形似醉酒，故有的地方称之为"醉谷病"。一般患者无需治疗而自愈，对呕吐严重者应补液。

（三）预防

关键在于防止麦类、玉米等谷物受到真菌的污染和产毒。

1. 根据粮食中毒素的限量标准，加强粮食的卫生管理。

2. 去除或减少粮食中的病粒或毒素。

3. 加强田间和储藏期间的防霉措施，包括选用抗霉品种、降低田间的水位、改善田间的小气候，使用高效、低毒、低残留的杀菌剂，及时脱粒、晾晒，使谷物的水分含量降至安全水分以下，贮存的粮食要勤加翻晒，并注意通风。

二、霉变甘蔗中毒

霉变甘蔗中毒是指食用了保存不当而霉变的甘蔗引起的食物中毒。甘蔗霉变主要是由于甘蔗在不良的条件下长期储存，如过冬，导致微生物大量繁殖所致。霉变甘蔗的质地较软，瓤部的色泽比正常甘蔗深，一般呈浅棕色，闻之有霉味，其中含有大量的有毒真菌及其毒素，这些毒素对神经系统和消化系统有较大的损害。

将霉变甘蔗切成薄片，在显微镜下可见有真菌菌丝污染，从霉变甘蔗中分离出的产毒真菌为甘蔗节菱孢霉。甘蔗新鲜时甘蔗节菱孢霉的污染率仅为 0.7% ~ 1.5%，但经过 3 个月的储藏，污染率可达 34% ~ 56%，因长期储藏的甘蔗是节菱孢霉繁殖的良好培养基。

（一）流行病学特点

霉变甘蔗中毒常发生于我国北方地区的初春季节，2 ~ 3 月为发病高峰期，多见于儿童和青少年，病情常较严重，甚至危及生命。

（二）中毒机制

甘蔗节菱孢霉产生的 3 - 硝基丙酸（3 - nitropropionic acid，3 - NPA）是一种强烈的嗜神经毒素，主要损害中枢神经系统。

（三）中毒表现

潜伏期短，最短仅十几分钟，轻度中毒者的潜伏期较长，重度中毒者多在 2 小时内发病。中毒症状最初表现为一时性消化道功能紊乱，表现为恶心、呕吐、腹痛、腹泻、黑便，随后出现头晕、头痛和复视等神经系统症状。重者可发生阵发性抽搐。抽搐时四肢强直，屈曲内旋，手呈鸡爪状，眼球向上，偏侧凝视，瞳孔散大，继而进入昏迷状态。患者可死于呼吸衰竭，幸存者则留下严重的神经系统后遗症，导致终生残疾。

（四）治疗与预防

发生中毒后应尽快洗胃、灌肠，以排除毒物，并对症治疗。由于目前尚无特殊的治疗方法，故应加强宣传教育，教育群众不买、不吃霉变的甘蔗。因不成熟的甘蔗容易霉变，故应成熟后再收割。为了防止甘蔗霉变，储存的时间不能太长，同时应注意防捂、防冻，并定期进行感官检查。严禁出售霉变的甘蔗。

第四节　有毒动植物中毒 微课4

PPT

有毒动植物中毒是指一些动植物本身含有某种天然有毒成分或由于储存条件不当形成某种有毒物

质，被人食用后所引起的中毒。在近年的食物中毒事件中，有毒动植物引起的食物中毒导致的死亡人数最多，应引起注意。

一、河豚中毒

河豚（globefish）又名河鲀，我国沿海各地及长江下游均有出产，属无鳞鱼的一种，在淡水、海水中均能生活。河豚味道鲜美，但由于其含有剧毒，民间自古就有"拼死吃河豚"的说法。

（一）有毒成分的来源

引起中毒的河豚毒素（tetrodotoxin，TTX）是一种非蛋白质神经毒素，其毒性比氰化钠强1000倍，0.5mg可致人死亡。河豚毒素为无色针状结晶、微溶于水，易溶于稀醋酸，对热稳定，煮沸、盐腌、日晒均不能将其破坏。

河豚的河豚毒素含量，在卵巢、肝脏和肠中最高，皮肤中只含少量的河豚毒素。卵巢中的毒素含量与生殖周期有关，每年春季为河豚卵巢发育期，毒素含量最高。通常情况下，河豚的肌肉大多不含毒素或仅含少量毒素，但菊黄东方豚、虫纹东方豚肌肉中的河豚毒素含量可达到或超过1000μg/g。另外，不同品种的河豚毒素含量相差很大，如棕斑东方豚的肌肉、肝脏、皮中的河豚毒素分别为未检出、未检出和0.03μg/g；而菊黄东方豚以上三个部位中的河豚毒素含量均大于1000μg/g。人工养殖的河豚一般不含有河豚毒素。

（二）流行病学特点

河豚中毒多发生在沿海居民中，以春季发生中毒的次数、中毒人数和死亡人数为最多。引起中毒的河豚有鲜鱼、内脏，以及冷冻的河豚和河豚干。引起中毒的河豚主要来源于市售、捡食、渔民自己捕获等。

（三）中毒机制及中毒症状

河豚毒素可直接作用于胃肠道，引起局部刺激作用；河豚毒素还选择性地阻断细胞膜对Na^+的通透性，使神经传导阻断，呈麻痹状态。首先感觉神经麻痹，随后运动神经麻痹，严重者脑干麻痹，引起外周血管扩张，血压下降，最后出现呼吸中枢和血管运动中枢麻痹，导致急性呼吸衰竭，危及生命。河豚中毒的特点是发病急速而剧烈，潜伏期一般在10分钟至3小时。起初感觉手指、口唇和舌有刺痛，然后出现恶心、呕吐、腹泻等胃肠症状。同时伴有四肢无力、发冷、口唇、指尖和肢端知觉麻痹，并有眩晕。重者瞳孔及角膜反射消失，四肢肌肉麻痹，以致身体摇摆、共济失调，甚至全身麻痹、瘫痪，最后出现语言不清、血压和体温下降。一般预后较差。常因呼吸麻痹、循环衰竭而死亡。一般情况下，患者直到临死前意识仍然清楚，死亡通常发生在发病后4~6小时以内，最快为1.5小时，最迟不超过8小时。由于河豚毒素在体内排泄较快，中毒后若超过8小时未死亡者，一般可恢复。

（四）急救与治疗

河豚毒素中毒尚无特效解毒药，一般以排出毒物和对症处理为主。

1. 催吐、洗胃、导泻，及时清除未吸收毒素。

2. 大量补液及利尿，促进毒素排泄。

3. 早期给予大剂量激素和莨菪碱类药物。肾上腺皮质激素能减少组织对毒素的反应和改善一般情况；莨菪碱类药物能兴奋呼吸循环中枢，改善微循环。

4. 支持呼吸、循环功能，必要时行气管插管，心搏骤停者行心肺复苏。

（五）预防措施

1. 加强卫生宣传教育，首先让广大居民认识到野生河豚有毒，不要食用；其次让广大居民能识别河豚，以防误食。

2. 水产品收购、加工、供销等部门应严格把关，防止鲜野生河豚进入市场或混进其他水产品中。

3. 采用河豚去毒工艺。活河豚加工时先断头、放血（尽可能放净）、去内脏、去鱼头、扒皮，肌肉经反复冲洗，直至完全洗去血污为止，经专职人员检验，确认无内脏、无血水残留，做好记录后方可食用。将所有的废弃物投入专用处理池，加碱、加盖、密封发酵，待腐烂后用作肥料。冲洗下来的血水，也应排入专用处理池，经加碱去毒后再排放。

二、鱼类引起的组胺中毒

鱼类引起组胺（histamine）中毒的主要原因是食用了某些不新鲜的鱼类（含有较多的组胺），同时也与个人体质的过敏性有关，组胺中毒是一种过敏性食物中毒。

（一）有毒成分的来源

海产鱼类中的青皮红肉鱼，如鲣鱼、鲹鱼、鲐巴鱼、鱼师鱼、竹夹鱼、金枪鱼等鱼体中含有较多的组氨酸。当鱼体不新鲜或腐败时，发生自溶作用，组氨酸被释放出来。污染鱼体的细菌，如组胺无色杆菌或摩氏摩根菌产生脱羧酶，使组氨酸脱羧基形成大量的组胺。一般认为当鱼体中组胺含量超过200mg/100g 即可引起中毒。也有食用虾、蟹等之后发生组胺中毒的报道。

（二）流行病学特点

组胺中毒在国内外均有报道。多发生在夏秋季，在温度 15～37℃、有氧、弱酸性（pH6.0～6.2）和渗透压不高（盐分含量3%～5%）的条件下，组氨酸易于分解形成组胺引起中毒。

（三）中毒机制及中毒症状

组胺是一种生物胺，可导致支气管平滑肌强烈收缩，引起支气管痉挛；循环系统表现为局部或全身的毛细血管扩张，患者出现低血压，心律失常，甚至心搏骤停。组胺中毒临床表现的特点是发病急、症状轻、恢复快。患者在食鱼后10分钟～2小时内出现面部、胸部及全身皮肤潮红和热感，全身不适，眼结膜充血并伴有头痛、头晕、恶心、腹痛、腹泻、心跳过速、胸闷、血压下降、心律失常，甚至心搏骤停。有时可出现荨麻疹，咽喉烧灼感，个别患者可出现哮喘。一般体温正常，大多在 1～2 天内恢复健康。

（四）急救与治疗

一般可采用抗组胺药物和对症治疗的方法。常用药物为口服盐酸苯海拉明，或静脉注射 10% 葡萄糖酸钙，同时口服维生素 C。

（五）预防措施

1. 防止鱼类腐败变质，禁止出售腐败变质的鱼类。

2. 鱼类食品必须在冷冻条件下储藏和运输，防止组胺产生。

3. 避免食用不新鲜或腐败变质的鱼类食品。

4. 对于易产生组胺的青皮红肉鱼类，家庭在烹调前可采取一些去毒措施。首先应彻底刷洗鱼体，去除鱼头、内脏和血块，然后将鱼体切成两半后以冷水浸泡。在烹调时加入少许醋或雪里蕻或红果，可使鱼中组胺含量下降65%以上。

5. 制定鱼类食品中组胺最大允许含量标准。我国《食品安全国家标准 鲜、冻动物性水产品》（GB 2733—2015）中规定，鲐鱼、鲹鱼、竹荚鱼、鲭鱼、鲣鱼、金枪鱼、秋刀鱼、青占鱼、沙丁鱼等高组胺鱼类低于 40mg/100g，其他含组胺的鱼类低于 20mg/100g。

三、麻痹性贝类中毒

麻痹性贝类中毒（paralytic shellfish poisoning，PSP）是由贝类毒素引起的食物中毒。麻痹性贝类毒素是一种毒性极强的海洋毒素，是海洋毒素中比较普遍的一种，几乎全球沿海地区都有过麻痹性贝类毒素中毒致死的报道，但较为流行的地区在太平洋西北部及加拿大沿岸。中毒特点为神经麻痹，故称为麻痹性贝类中毒。

（一）有毒成分的来源

贝类含有毒素，与海水中的藻类有关。当贝类食入有毒的藻类（如双鞭甲藻、膝沟藻科的藻类等）后，其所含的有毒物质即进入贝体内，呈结合状态，对贝类本身没有毒性。当人食用这种贝类后，毒素可迅速从贝肉中释放出来对人呈现毒性作用。藻类是贝类毒素的直接来源，但它们并不是唯一的或最终的来源，与藻类共生的微生物也可产生贝类毒素。目前已从贝类中分离出18种毒素，依基因的相似性可将这18种毒素分为4类：石房蛤毒素（saxitoxins，STX）、新石房蛤毒素、漆沟藻毒素及脱氨甲酰基石房蛤毒素。其中石房蛤毒素发现的最早、毒性最强，其毒力是眼镜蛇毒力的80倍，与神经毒气沙林相同，在国际公约中已被列为化学武器。STX是一种白色、溶于水、耐热、分子量较小的非蛋白质毒素，很容易被胃肠道吸收而不被消化酶所破坏。该毒素对酸、热稳定，碱性条件下发生氧化，毒性消失。

（二）流行病学特点

麻痹性贝类中毒在全世界均有发生，有明显的地区性和季节性，以夏季沿海地区多见，这一季节易发生赤潮（大量的藻类繁殖使水产生微黄色或微红色的变色，称为赤潮），而且贝类也容易捕获。

（三）中毒机制及中毒症状

石房蛤毒素为神经毒，中毒机制是对细胞膜 Na^+ 通道的阻断造成了神经系统传导障碍而产生麻痹作用，该毒素的毒性很强，对人的经口致死量为 0.5~1.0mg。麻痹性贝类中毒的潜伏期短，仅数分钟至20分钟。开始为唇、牙龈和舌头周围刺痛，随后有规律地出现指尖和脚趾的麻木，随后麻木发展到手臂、腿部和颈部，患者可以做随意运动，但相当困难。

患者可伴有头痛、头晕、恶心和呕吐，最后出现呼吸困难。膈肌对此毒素特别敏感，重症者常在 2~24 小时因呼吸麻痹而死亡，病死率为 5%~18%。病程超过24小时者，则预后良好。

（四）急救与治疗

目前对贝类中毒尚无有效解毒剂，有效的抢救措施是尽早采取催吐、洗胃、导泻的方法，及时去除毒素，同时对症治疗。

（五）预防措施

主要应进行预防性监测，当发现贝类生长的海水中有大量海藻存在时，应测定捕捞的贝类所含的毒素量。我国标准中规定，鲜、冻动物性水产品的麻痹性贝类毒素最高允许含量不应超过4鼠单位/克（MU/g）。

四、毒蕈中毒

蕈类（mushroom）通常称蘑菇，属于真菌植物。我国有可食用蕈300多种，毒蕈80多种，其中含剧毒能对人致死的有10多种。毒蕈（toxic mushroom）与可食用蕈不易区别，常因误食而中毒。毒蕈中毒目前为国内食物中毒致死的主要原因。

（一）有毒成分的来源

不同类型的毒蕈含有不同的毒素，也有一些毒蕈同时含有多种毒素。

1. 胃肠毒素　含有这种毒素的毒蕈很多，主要为黑伞蕈属和乳菇属的某些蕈种，毒性成分可能为类树脂物质、苯酚、类甲酚、胍啶或蘑菇酸等。

2. 神经、精神毒素　存在于毒蝇伞、豹斑毒伞、角鳞灰伞、臭黄菇及牛肝菌等毒蘑菇中。这类毒素主要有4大类：①毒蝇碱（muscarine），存在于毒蝇伞蕈、丝盖伞属及杯伞属蕈、豹斑毒伞蕈等毒蕈中；②鹅膏蕈氨酸（ibotenic acid）及其衍生物，存在于毒伞属的一些毒蕈中；③光盖伞素（psilocybin）及脱磷酸光盖伞素（psilocin），存在于裸盖菇属及花褶伞属蕈类；④致幻剂（hallucinogens），主要存在于橘黄裸伞蕈中。

3. 溶血毒素　鹿花蕈（gyromitra esculenta）也叫马鞍蕈，含有马鞍蕈酸，属甲基联胺化合物，有强烈的溶血作用。此毒素具有挥发性，对碱不稳定，可溶于热水，烹调时如弃去汤汁可去除大部分毒素。这种毒素抗热性差，加热至70℃或在胃内消化酶的作用下可失去溶血性能。

4. 肝肾毒素　引起此型中毒的毒素有毒肽类、毒伞肽类、鳞柄白毒肽类、非环状肽等，具有肝肾毒性。这些毒素主要存在于毒伞属蕈、褐鳞小伞蕈及秋生盔孢伞蕈中。此类毒素为剧毒，如毒肽类对人类的致死量为 $0.1mg/(kg \cdot bw)$，因此肝肾损害型中毒危险性大，死亡率高，大连报告为57%（2008年），湖南报告为50%（2002年），因此一旦发生中毒，应及时抢救。

5. 类光过敏毒素　在胶陀螺（又称猪嘴蘑）中含有光过敏毒素。

（二）流行病学特点及中毒症状

毒蕈中毒在云南、广西、四川三省区发生的起数较多，毒蕈中毒多发生于春季和夏季，雨后气温开始上升，毒蕈迅速生长，常由于不认识毒蕈而采摘食用，引起中毒。

毒蕈中毒的临床表现各不相同，一般分为以下几类。

1. 胃肠型　主要刺激胃肠道，引起胃肠道炎症反应。一般潜伏期较短，多为0.5~6小时，患者有剧烈恶心、呕吐、阵发性腹痛，以上腹部疼痛为主，体温不高。经过适当处理可迅速恢复，一般病程2~3天，很少死亡。

2. 神经精神型　潜伏期为1~6小时，临床症状除有轻度的胃肠反应外，主要有明显的副交感神经兴奋症状，如流涎、流泪、大量出汗、瞳孔缩小、脉缓等。少数病情严重者可有精神兴奋或抑制、精神错乱、谵妄、幻觉、呼吸抑制等表现。

误食牛肝蕈、橘黄罗伞蕈等毒蕈，除胃肠炎症状外，多有幻觉（小人国幻视症）、谵妄等症状，部分病例有迫害妄想，类似精神分裂症。

3. 溶血型　中毒潜伏期多为6~12小时，红细胞大量破坏，引起急性溶血。主要表现为恶心、呕吐、腹泻、腹痛。发病3~4天后出现溶血性黄疸、肝脾肿大，少数患者出现血红蛋白尿。病程一般2~6天，病死率低。

4. 肝肾损害型　此型中毒最严重，可损害人体的肝、肾、心脏和神经系统，其中对肝脏损害最大，可导致中毒性肝炎。病情凶险而复杂，病死率非常高。按其病情发展一般可分为6期：①潜伏期，多为10~24小时，短者为6~7小时；②胃肠炎期，患者出现恶心、呕吐、脐周腹痛、水样便腹泻，多在1~2天后缓解；③假愈期，胃肠炎症状缓解后患者暂时无症状或仅有轻微乏力、不思饮食，而实际上毒素已逐渐进入内脏，肝脏损害已开始，轻度中毒患者肝损害不严重可进入恢复期；④内脏损害期，严重中毒患者在发病2~3天后出现肝、肾、脑、心等内脏损害的症状，可出现肝大、黄疸、氨基转移酶升高，甚至出现肝坏死、肝性昏迷，肾损害症状可出现少尿、无尿或血尿，严重时可出现肾功能衰竭、尿毒症；⑤精神症状期，此期的症状主要是由于肝脏的严重损害出现肝性昏迷所致，患者主要表现为烦躁不安表情淡漠、嗜睡，继而出现惊厥、昏迷，甚至死亡，一些患者在胃肠炎期后很快出现精神症状，但看不到肝损害明显症状，此种情况属于中毒性脑病；⑥恢复期，经过积极治疗的患者，一般在2~3周进入恢复期，各项症状体征逐渐消失而痊愈。

5. 类光过敏型 误食后可出现类似日光性皮炎的症状。在身体暴露部位出现明显的肿胀、疼痛，特别是嘴唇肿胀外翻。另外还有指尖疼痛、指甲根部出血等。

（三）急救与治疗

1. 及时催吐、洗胃、导泻、灌肠，迅速排出毒物 凡食毒蕈后 10 小时内均应彻底洗胃，洗胃后可给予活性炭吸附残留的毒素。无腹泻者，洗胃后用硫酸镁 20~30g 或蓖麻油 30~60ml 导泻。

2. 对各型毒蕈中毒根据不同症状和毒素情况采取不同的治疗方案 ①胃肠炎型可按一般食物中毒处理；②神经精神型可采用阿托品治疗；③溶血型可用肾上腺皮质激素治疗，一般状态差或出现黄疸者，应尽早应用较大量的氢化可地松，同时给予保肝治疗；④肝肾型可用二巯基丙磺酸钠治疗，保护体内含巯基酶的活性。

3. 对症治疗和支持治疗。

（四）预防措施

预防毒蕈中毒最根本的方法是不要采摘自己不认识的蘑菇食用；毒蕈与可食用蕈很难鉴别，民间百姓有一定的实际经验，如在阴暗肮脏处生长的、颜色鲜艳的、形状怪异的、分泌物浓稠易变色的、有辛辣酸涩等怪异气味的蕈类一般为毒蕈。但以上经验不够完善，不够可靠。

五、含氰苷类食物中毒

含氰苷类食物中毒是指因食用苦杏仁、桃仁、李子仁、枇杷仁、樱桃仁、木薯等含氰苷类食物引起的食物中毒。

（一）有毒成分的来源

含氰苷类食物中毒的有毒成分为氰苷，其中苦杏仁含量最高，平均为 3%，而甜杏仁则平均为 0.1%，其他果仁平均 0.4%~0.9%。木薯中亦含有氰苷。当果仁在口腔中咀嚼和在胃肠内进行消化时，氰苷被果仁所含的水解酶水解释放出氢氰酸并迅速被黏膜吸收入血引起中毒。

（二）流行病学特点

苦杏仁中毒多发生在杏子成熟的初夏季节，儿童中毒多见，常因儿童不知道苦杏仁的毒性食用后引起中毒；还有因为吃了加工不彻底、未完全消除毒素的凉拌杏仁造成的中毒。

（三）中毒机制及中毒症状

氢氰酸的氰离子可与细胞色素氧化酶中的铁离子结合，使呼吸酶失去活性，氧不能被组织细胞利用，导致组织缺氧而陷于窒息状态。另外，氢氰酸可直接损害延髓的呼吸中枢和血管运动中枢。苦杏仁氰苷为剧毒，对人的最小致死量为 0.4~1.0mg/（kg·bw），相当于 1~3 粒苦杏仁。苦杏仁中毒的潜伏期短者 0.5 小时，长者 12 小时，一般 1~2 小时。木薯中毒的潜伏期短者 2 小时，长者 12 小时，一般为 6~9 小时。苦杏仁中毒时，出现口中苦涩、流涎、头晕、头痛、恶心、呕吐、心悸、四肢无力等。较重者胸闷、呼吸困难、呼吸时可嗅到苦杏仁味。严重者意识不清、呼吸微弱、昏迷、四肢冰冷、常发生尖叫，继之意识丧失、瞳孔散大、对光反射消失、牙关紧闭、全身阵发性痉挛，最后因呼吸麻痹或心跳停止而死亡。此外，还可引起多发性神经炎。木薯中毒的临床表现与苦杏仁中毒相似。

（四）急救与治疗

1. 催吐 用 5% 的硫代硫酸钠溶液洗胃。

2. 解毒治疗 首先吸入亚硝酸异戊酯 0.2ml，每隔 1~2 分钟一次，每次 15~30 秒，数次后，改为缓慢静脉注射亚硝酸钠溶液，成年人用3%溶液，儿童用1%溶液，每分钟2~3ml。然后静脉注射新配制的50%硫代硫酸钠溶液25~50ml，儿童用20%硫代硫酸钠溶液，每次0.25~0.5ml/（kg·bw），如症状仍未改善者，重复静注硫代硫酸钠溶液，直到病情好转。

3. 对症治疗 根据患者情况给予吸氧，呼吸兴奋剂、强心剂及升压药等。对重症患者可静脉滴注细胞色素C。

（五）预防措施

1. 加强宣传教育 向广大居民，尤其是儿童进行宣传教育，勿食苦杏仁等果仁，包括干炒果仁。

2. 采取去毒措施 加水煮沸可使氢氰酸挥发，可将苦杏仁等制成杏仁茶、杏仁豆腐。木薯所含氰苷90%存在于皮内，因此食用时通过去皮、蒸煮等方法可使氢氰酸去除。

六、粗制棉籽油棉酚中毒

棉籽加工后的主要产品为棉籽油，棉籽未经蒸炒加热直接榨油，所得油即为粗制生棉籽油。粗制生棉籽油色黑、黏稠，含有毒物质，食用后可引起急性或慢性棉酚中毒（gossypol poisoning）。

（一）有毒成分的来源

粗制生棉籽油中主要含有棉酚、棉酚紫和棉酚绿三种有毒物质，其中以游离棉酚含量最高，可高达24%~40%，未经精炼的粗制棉籽油中棉酚类物质未被彻底清除，可引起中毒。

（二）流行病学特点

棉酚中毒有明显的地区性，主要见于产棉区食用粗制棉籽油的人群。我国湖北、山东、河北、河南、陕西等产棉区均发生过急性或慢性中毒。本病在夏季多发，日晒及疲劳常为发病诱因。由于多年来大力普及宣传棉籽油的危害和推广棉籽油精制技术，发病者已大大减少。然而由于棉籽饼粕进入动物饲料中，以及家畜冬春季在棉茬地里放牧等原因，家畜的棉酚中毒事件时有发生。

（三）中毒机制及中毒症状

游离棉酚是一种毒苷，为血液毒和细胞原浆毒，可损害人体肝、肾、心等实质器官及血管、神经系统等，并损害生殖系统。棉酚中毒的发病，可有急性与慢性之分。急性棉酚中毒表现为恶心呕吐、腹胀腹痛、便秘、头晕、四肢麻木、周身乏力、嗜睡、烦躁、畏光、心动过缓、血压下降，进一步可发展为肺水肿、黄疸、肝性昏迷、肾功能损害，最后可因呼吸循环衰竭而死亡。

慢性中毒的临床表现主要有三个方面。

1. 引起"烧热病" 长期食用粗制棉籽油，可出现疲劳乏力、皮肤潮红、烧灼难忍、口干、无汗或少汗、皮肤瘙痒如针刺、四肢麻木、呼吸急促、胸闷等症状。

2. 生殖功能障碍 棉酚对生殖系统有明显的损害。对女性可破坏子宫内膜、使子宫萎缩，血液循环减少，子宫变小变硬，出现闭经，孕卵不能着床，导致不育症。对男性可使睾丸曲细精管中的精子细胞、精母细胞受损，导致曲细精管萎缩，精子数量减少甚至无精。对男性的生殖系统损害较女性更为明显。

3. 引起低血钾 以肢体无力、麻木、口渴、心悸、肢体软瘫为主。部分患者心电图异常，女性及青壮年发病较多。

（四）急救与治疗

目前尚无特效解毒剂治疗棉酚中毒，一般给予对症治疗，并采取以下急救措施。

1. 立即刺激咽后壁诱导催吐。

2. 口服大量糖水或淡盐水稀释毒素，并服用大量维生素C和B族维生素。

3. 对症处理，有昏迷、抽搐的患者，应有专人护理并清除口腔内毒物，保持呼吸道畅通。

（五）预防措施

1. 加强宣传教育，勿食粗制生棉籽油。

2. 由于棉酚在高温条件下易分解，可采取榨油前将棉籽粉碎，经蒸炒加热后再榨油的方法，榨出的油再经过加碱精炼，则可使棉酚逐渐分解破坏。

3. 加强对棉籽油中棉酚含掀的监测、监督与管理，我国规定棉籽油中棉酚含量不得超过 0.02%，超过此标准的棉籽油不得出售。

4. 开发研制低酚的棉花新品种。

七、其他有毒动植物中毒

除了前面已经介绍的能够引起食物中毒的动物和植物外，在自然界中还有一些动物性食品或植物性食品中含有毒素，如加工烹调不当或误食，均可引起食物中毒（表 10 – 1）。

表 10 – 1　其他有毒动植物中毒

名称	有毒成分	临床特点	急救处理	预防措施
动物甲状腺中毒	甲状腺素	潜伏期 10 ~ 24 小时，头痛、乏力、烦躁、抽搐、震颤、脱发、脱皮、多汗、心悸等	抗甲状腺素药，促肾上腺皮质激素；对症处理	加强兽医检验，屠宰牲畜时除净甲状腺
动物肝脏中毒（狗、鲨鱼、海豹、北极熊等）	大量维生素 A	潜伏期 0.5 ~ 12 小时，头痛、恶心、呕吐、腹部不适、皮肤潮红、脱皮等	对症处理	含大量维生素 A 的动物肝脏不宜过量食用
发芽马铃薯中毒	龙葵素	潜伏期数分钟至数小时，瘙痒、发干、胃部烧灼、恶心、呕吐、腹痛、腹泻、伴头晕、耳鸣、瞳孔散大	催吐、洗胃、对症处理	马铃薯储存干燥阴凉处，食用前挖去芽眼、削皮，烹调时加醋
四季豆中毒	皂素、植物血凝素	潜伏期 1 ~ 5 小时，恶心、呕吐、腹痛、腹泻、头晕、出冷汗等	对症处理	扁豆煮熟煮透至失去原有的绿色
鲜黄花菜中毒	类秋水仙碱	潜伏期 0.5 ~ 4 小时，呕吐、腹泻、头晕、头痛、口渴、咽干等	及时洗胃、对症处理	鲜黄花菜须用水浸泡或用开水烫后弃水炒煮后食用
有毒蜂蜜中毒	生物碱	潜伏期 1 ~ 2 天，口干、舌麻、恶心、呕吐、头痛、心慌、腹痛、肝大、肾区疼痛	输液、保肝、对症处理	加强蜂蜜检验，防止有毒蜂蜜进入市场
白果中毒	银杏酸，银杏酚	潜伏期 1 ~ 12 小时，呕吐、腹泻、头痛、恐惧感、惊叫、抽搐、昏迷，甚至死亡	催吐、洗胃、灌肠，对症处理	白果须去皮加水煮熟煮透后弃水食用

第五节　化学性食物中毒 微课 5

PPT

化学性食物中毒是指由于食用了被有毒有害化学物污染的食品、被误认为是食品及食品添加剂或营养强化剂的有毒有害物质、添加了非食品级的或伪造的或禁止食用的食品添加剂和营养强化剂的食品、超量使用了食品添加剂的食品或营养素发生了化学变化的食品（如油脂酸败）等所引起的食物中毒。化学性食物中毒发生的起数和中毒人数相对微生物食物中毒较少，但病死率较高。

一、亚硝酸盐中毒

（一）理化特性

常见的亚硝酸盐有亚硝酸钠和亚硝酸钾，为白色和嫩黄色结晶，呈颗粒状粉末，无臭，味咸涩，易潮解，易溶于水。

（二）引起中毒的原因

1. 意外事故中毒 亚硝酸盐价廉易得，外观上与食盐相似，容易误将亚硝酸盐当作食盐食用而引起中毒。

2. 食品添加剂滥用中毒 亚硝酸盐是一种食品添加剂，不但可使肉类具有鲜艳色泽和独特风味，而且还有较强的抑菌效果，所以在肉类食品加工中被广泛应用，食用含亚硝酸盐过量的肉类食品可引起食物中毒。

3. 食用含有大量硝酸盐、亚硝酸盐的蔬菜而引起中毒，例如蔬菜储存过久、腐烂、煮熟后放置过久及刚腌制不久等，均可引起亚硝酸盐含量增加。当胃肠道功能紊乱、贫血、患肠道寄生虫病及胃酸浓度降低时，胃肠道中的硝酸盐还原菌大量繁殖，如同时大量食用硝酸盐含量较高的蔬菜，即可使肠道内亚硝酸盐形成速度过快或数量过多以致机体不能及时将亚硝酸盐分解为氨类物质，从而使亚硝酸盐大量吸收入血导致中毒。

4. 饮用含硝酸盐较多的井水中毒 个别地区的井水含硝酸盐较多（一般称为"苦井"水），用这种水煮饭，如存放过久，硝酸盐在细菌的作用下可被还原成亚硝酸盐。

（三）流行病学特点

亚硝酸盐食物中毒全年均有发生，多数由于误将亚硝酸盐当作食盐食用而引起食物中毒，也有食入含有大量硝酸盐、亚硝酸盐的蔬菜而引起的食物中毒，多发生在农村或集体食堂。

（四）毒性及中毒症状

亚硝酸盐具有很强的毒性，其生物半衰期为 24 小时，摄入 $0.3 \sim 0.5g$ 就可以中毒，$1 \sim 3g$ 可致人死亡。亚硝酸盐摄入过量会使血红蛋白中的 Fe^{2+} 氧化为 Fe^{3+}，使正常血红蛋白转化为高铁血红蛋白，失去携氧能力导致组织缺氧。另外，亚硝酸盐对周围血管有麻痹作用。

亚硝酸盐中毒发病急速，潜伏期一般为 $1 \sim 3$ 小时，短者 10 分钟，大量食用蔬菜引起的中毒可长达 20 小时。中毒的主要症状为口唇、指甲以及全身皮肤出现青紫等组织缺氧表现，也称为"肠源性青紫病"。患者自觉症状有头晕、头痛、乏力、胸闷、心率快、嗜睡或烦躁不安、呼吸急促，并有恶心、呕吐、腹痛、腹泻，严重者昏迷、惊厥、大小便失禁，可因呼吸衰竭导致死亡。

（五）急救与治疗

轻症中毒一般不需治疗，重症中毒要及时抢救和治疗。

1. 尽快排出毒物 采用催吐、洗胃和导泻的办法，尽快将胃肠道还没有吸收的亚硝酸盐排出体外。

2. 及时应用特效解毒剂 主要应用解毒剂亚甲蓝。亚甲蓝用量为每次 $1 \sim 2mg/$（kg·bw）。通常将 1% 的亚甲蓝溶液以 $25\% \sim 50\%$ 葡萄糖 20ml 稀释后，缓慢静脉注射。$1 \sim 2$ 小时后如青紫症状不退或再现，可重复注射以上剂量或半量。亚甲蓝也可口服，剂量为每次 $3 \sim 5 mg/$（kg·bw），每 6 小时一次或一日三次。同时补充大剂量维生素 C，有助于高铁血红蛋白还原成亚铁血红蛋白，起到辅助解毒作用。亚甲蓝的用量要准确，可少量多次使用。因亚甲蓝具有氧化剂和还原剂双重作用，过量使用时，体内的还原型辅酶Ⅱ不能把亚甲蓝全部还原，从而发挥其氧化剂的作用，不但不能解毒，反而会加重中毒。

3. 对症治疗。

（六）预防措施

1. 加强对集体食堂尤其是学校食堂、工地食堂的管理，禁止餐饮服务单位采购、储存、使用亚硝酸盐，避免误食。

2. 肉类食品企业要严格按照《食品安全国家标准　食品添加剂使用标准》（GB 2760—2014）的规

定添加硝酸盐和亚硝酸盐。

3. 保持蔬菜新鲜，勿食存放过久或变质的蔬菜；剩余的熟蔬菜不可在高温下存放过久；腌菜时所加盐的含量应达到 12% 以上，至少需腌制 15 天再食用。

4. 尽量不用苦井水煮饭，不得不用时，应避免长时间保温后的水又用来煮饭菜。

二、砷中毒

（一）理化特性

砷是有毒的类金属元素。砷的化学性质复杂，化合物众多，在自然界中以 As^{3-}、As^{-}、As、As^{+}、As^{3+}、As^{5+} 的形式存在。食物中含有机砷和无机砷，而饮水中则主要含有无机砷。

（二）引起中毒的原因

1. 误将砒霜当成食用碱、团粉、糖、食盐等加入食品，或误食含砷农药拌的种粮、污染的水果、毒死的畜禽肉等而引起中毒。

2. 不按规定滥用含砷农药喷洒果树和蔬菜，造成水果、蔬菜中砷的残留盐过高。喷洒含砷农药后不洗手即直接进食等。

3. 盛装过含砷化合物的容器、用具，不经清洗直接盛装或运送食物，致使食品受砷污染。

4. 食品工业用原料或添加剂质量不合格，砷含量超过食品安全标准。

（三）流行病学特点

砷中毒多发生在农村，夏秋季多见，常由于误用或误食而引起中毒。

（四）砷的毒性及中毒症状

无机砷化合物一般都有剧毒，As^{3+} 的毒性大于 As^{5+}。砷的成年人经口中毒剂量以 As_2O_3 计为 5 ~ 50mg，致死量为 60 ~ 300mg。As^{3+} 为原浆毒，毒性比 As^{5+} 大 35 ~ 60 倍，主要为表现在如下几个方面。

1. 对消化道的直接腐蚀作用。接触部位如口腔、咽喉、食管和胃等可产生急性炎症、溃疡、糜烂、出血，甚至坏死。

2. 在机体内与细胞内酶的巯基结合而使其失去活性，从而影响组织细胞的新陈代谢，引起细胞死亡。这种毒性作用如发生在神经细胞，则可引起神经系统病变。

3. 麻痹血管运动中枢和直接作用于毛细血管，使血管扩张、充血、血压下降。

4. 砷中毒严重者可出现肝脏、心脏及脑等器官的缺氧性损害。

砷中毒的潜伏期短，仅为十几分钟至数小时。患者口腔和咽喉有烧灼感，口渴及吞咽困难，口中有金属味。随后出现恶心，反复呕吐，甚至吐出黄绿色胆汁。重者呕血、腹泻，初为稀便，后呈米泔样便并混有血液。继而全身衰竭，脱水，体温下降，虚脱，意识消失。肝肾损害可出现黄疸、蛋白尿、少尿等症状。重症患者出现神经系统症状，如头痛、狂躁、抽搐、昏迷等。抢救不及时可因呼吸中枢麻痹于发病 1 ~ 2 天内死亡。

（五）急救与治疗

1. **尽快排出毒物** 采用催吐、洗胃的办法。然后立即口服氢氧化铁，它可与三氧化二砷结合形成不溶性的砷酸盐，从而保护胃肠黏膜并防止砷化物的吸收。

2. **及时应用特效解毒剂** 特效解毒剂有二巯基丙磺酸钠、二巯基丙醇等。此类药物的巯基与砷有很强的结合力，能夺取组织中与酶结合的砷，形成无毒物质并随尿液排出。一般首选二巯基丙磺酸钠，因其吸收快、解毒作用强，毒性小。采用肌肉注射，每次用量为 5mg/（kg·bw）。第 1 天每 6 小时注射 1

次，第 2 天每 8 小时注射 1 次，以后每日 1~2 次，共计 5~7 天。

3. 对症处理　应注意纠正水、电解质紊乱。

（六）预防措施

1. 对含砷化合物及农药要健全管理制度，实行专人专库、领用登记。农药不得与食品混放、混装。

2. 盛装含砷农药的容器、用具必须有鲜明、易识别的标志并标明"有毒"字样，并不得再用于盛装食品。拌过农药的粮种亦应专库保管，防止误食。

3. 砷中毒死亡的家禽家畜，应深埋销毁，严禁食用。

4. 砷酸钙、砷酸铅等农药用于防治蔬菜、果树害虫时，于收获前半个月内停止使用，以防蔬菜水果农药残留量过高；喷洒农药后必须洗净手和脸后才能吸烟、进食。

5. 食品加工过程中所使用的原料、添加剂等砷含量不得超过国家允许限量标准。

三、有机磷农药中毒

（一）理化特性

有机磷农药在酸性溶液中较稳定，在碱性溶液中易分解失去毒性，故绝大多数有机磷农药与碱性物质，如肥皂、碱水、苏打水接触时可被分解破坏，但美曲膦酯例外，其遇碱可生成毒性更大的敌敌畏。

（二）引起中毒的原因

1. 误食农药拌过的种子或误把有机磷农药当作酱油或食用油而食用，或把盛装过农药的容器再盛装酱油以及其他食物等引起中毒。

2. 喷洒农药不久的瓜果、蔬菜，未经安全间隔期即采摘食用，可造成中毒。

3. 误食被农药毒杀的家禽家畜。

（三）流行病学特点

有机磷农药是我国生产使用最多的一类农药，因此食物中有机磷农药残留较为普遍。污染的食物以水果和蔬菜为主，尤其是叶菜类；夏秋季高于冬春季，夏秋季节害虫繁殖快，农药使用量大，污染严重。

（四）毒性及中毒症状

有机磷农药进入人体后与体内胆碱酯酶迅速结合，形成磷酰化胆碱酯酶，使胆碱酯酶活性受到抑制，失去催化水解乙酰胆碱的能力，结果使大量乙酰胆碱在体内蓄积，导致以乙酰胆碱为传导介质的胆碱能神经处于过度兴奋状态，从而出现中毒症状。

中毒的潜伏期一般在 2 小时以内，误服农药纯品者可立即发病，在短期内引起以全血胆碱酯酶活性下降出现毒蕈碱、烟碱样和中枢神经系统症状为主的全身症状。根据中毒症状的轻重可将急性中毒分为三度。

1. 急性轻度中毒　进食后短期内出现头晕、头痛、恶心、呕吐、多汗、胸闷无力、视力模糊等，瞳孔可能缩小。全血中胆碱酯酶活力一般在 50%~70%。

2. 急性中度中毒　除上述症状外，还出现肌束震颤、瞳孔缩小、轻度呼吸困难、流涎、腹痛、步履蹒跚、意识清楚或模糊。全血胆碱酯酶活力一般在 30%~50%。

3. 急性重度中毒　除上述症状外，如出现下列情况之一，可诊断为重度中毒：①心肺水肿；②昏迷；③脑水肿；④呼吸麻痹。全血胆碱酯酶活性一般在 30% 以下。需要特别注意的是某些有机磷农药，如马拉硫磷、美曲膦酯、对硫磷、伊皮恩、乐果、甲基对硫磷等有迟发性神经毒性，即在急性中毒后的

2～3周，有的病例出现感觉运动型周围神经病，主要表现为下肢软弱无力、运动失调及神经麻痹等。神经－肌电图检查显示神经源性损害。

（五）急救与治疗

1. 迅速排出毒物　迅速给予中毒者催吐、洗胃。必须反复、多次洗胃，直至洗出液中无有机磷农药臭味为止。洗胃液一般可用2%苏打水或清水，但误服美曲膦酯者不能用苏打水等碱性溶液，可用1：5000高锰酸钾溶液或1%氯化钠溶液。但对硫磷、内吸磷、甲拌磷及乐果等中毒时不能用高锰酸钾溶液，以免这类农药被氧化而增强毒性。

2. 应用特效解毒药　轻度中毒者可单独给予阿托品，以拮抗乙酰胆碱对副交感神经的作用，解除支气管痉挛，防止肺水肿和呼吸衰竭。中度或重度中毒者需要阿托品和胆碱酯酶复能剂（如解磷定、氯磷定）两者并用。胆碱酯酶复能剂可迅速恢复胆碱酯酶活力，对于解除肌束震颤、恢复患者神态有明显的疗效。敌敌畏、美曲膦酯、乐果、马拉硫磷中毒时，由于胆碱酯酶复能剂的疗效差，治疗应以阿托品为主。

3. 对症治疗。

4. 急性中毒者临床表现消失后，应继续观察2～3天。乐果、马拉硫磷、久效磷等中毒者，应适当延长观察时间；中度中毒者，应避免过早活动，以防病情突变。

（六）预防措施

在遵守《农药安全使用标准》的基础上应特别注意以下几点。

1. 有机磷农药必须由专人保管，必须有固定的专用储存场所，其周围不得存放食品。

2. 喷药及拌种用的容器应专用，配药及拌种的操作地点应远离畜圈、饮水源和瓜菜地，以防污染。

3. 喷洒农药必须穿工作服，戴手套、口罩，并在上风向喷洒，喷药后须用肥皂洗净手、脸，方可吸烟、饮水和进食。

4. 喷洒农药及收获瓜、果、蔬菜，必须遵守安全间隔期。

5. 禁止食用因有机磷农药致死的各种畜禽。

6. 禁止妊娠期妇女、哺乳期妇女参加喷药工作。

四、锌中毒

（一）理化特性

锌是人体所必需的微量元素，保证锌的营养素供给对于促进人类生长发育和维持健康具有重要意义。正常情况下锌在体内存在一个很强的内稳态平衡机制，所以一般不易发生锌中毒。

（二）引起中毒的原因

到目前为止，锌中毒发生的原因主要由于使用镀锌容器存放酸性食品和饮料所致。锌不溶于水，能在弱酸或果酸中溶解，致使被溶解下来的锌以有机盐的形式大量混入食品，即可引起食物中毒。过量使用锌补充剂也可以引起锌慢性中毒。

（三）流行病学特点

国内曾报告几起由于使用锌桶盛装食醋、大白铁壶盛放酸梅汤和清凉饮料而引起的锌中毒事件，也有儿童因为补锌过量而导致锌中毒的报道。

（四）毒性及中毒症状

成年人一次性摄入2g以上的锌即会发生锌中毒，表现为上腹痛、腹泻、恶心、呕吐。锌经口 LD_{50}

为3g/（kg·bw）。另外，若给患者每天补充100mg的锌，长期补充可导致贫血和免疫功能下降。锌中毒潜伏期很短，仅数分钟至1小时。临床上主要表现为胃肠道刺激征状，如恶心、持续性呕吐、上腹部绞痛、口中烧灼感及麻辣感，伴有眩晕及全身不适。体温不升高，甚至降低。严重中毒者可因剧烈呕吐、腹泻而虚脱。病程短，几小时至1天可痊愈。

（五）急救与治疗

对误服大量锌盐者可用1%鞣酸液、5%活性炭或1∶2000高锰酸钾液洗胃。如果呕吐物中带血，应避免用胃管及催吐剂。可酌情服用硫酸钠导泻，口服牛奶以沉淀锌盐。必要时输液以纠正水和电解质紊乱，并给予巯基解毒剂。慢性中毒时，还应尽快停止服用补锌制剂。

（六）预防措施

1. 禁止使用锌铁桶盛放酸性食物、食醋及清凉饮料；食品加工、运输和储存过程均不可使用镀锌容器和工具接触酸性食品。

2. 补锌产品的服用应在医生指导下进行，不可盲目乱补。

第六节　食物中毒调查处理 微课6

PPT

食物中毒是最常见的食品安全事故之一。按《中华人民共和国食品安全法》的定义，食品安全事故指食源性疾病（包括食物中毒）、食品污染等源于食品，对人体健康有危害或者可能有危害的事故。因此，食物中毒的调查处理，应按《中华人民共和国突发事件应对法》《中华人民共和国食品安全法》《中华人民共和国食品安全法实施条例》《突发公共卫生事件应急条例》《国家突发公共事件总体应急预案》《国家食品安全事故应急预案》等的要求进行。

一、食物中毒调查处理的组织协调和经常性准备

（一）明确职责，建立协调机制

1. 明确职责　明确各部门职责，建立协调机制，调动各相关机构在食物中毒调查处理中的主动性，充分发挥其职能。

按照我国目前的食品安全监督管理体制及其部门分工，国家食品安全监督管理部门负责"食品安全监督管理综合协调工作，负责食品安全事故应急体系建设，组织指导重大食品安全事件应急处置和调查处理工作"。国家卫生行政部门负责"突发公共卫生事件监测和风险评估计划，组织和指导突发公共卫生事件预防控制和各类突发公共事件的医疗卫生救援，发布法定报告传染病疫情信息、突发公共卫生事件应急处置信息"。

按《中华人民共和国食品安全法》（以下简称《食品安全法》）规定，发生食品安全事故的单位应当立即采取措施，防止事故扩大。事故单位和接收病例进行治疗的单位应当及时向事故发生地县级人民政府食品安全监督管理、卫生行政部门报告。

县级以上人民政府农业行政等部门在日常监督管理中发现食品安全事故或者接到事故举报，应当立即向同级食品安全监督管理部门通报。

医疗机构发现其接收的病例属于食源性疾病病例或者疑似病例的，应当按照规定及时将相关信息向所在地县级人民政府卫生行政部门报告。县级人民政府卫生行政部门认为与食品安全有关的，应当及时通报同级食品安全监督管理部门。

县级以上人民政府食品安全监督管理部门接到食品安全事故的报告后，应当立即会同同级卫生行

政、农业行政等部门进行调查处理，并采取下列措施，防止或者减轻社会危害。

县级以上疾病预防控制机构应当对事故现场进行卫生处理，并对与事故有关的因素开展流行病学调查，有关部门应当予以协助。县级以上疾病预防控制机构应当向同级食品安全监督管理、卫生行政部门提交流行病学调查报告。

设区的市级以上人民政府食品安全监督管理部门应当立即会同有关部门进行事故责任调查，督促有关部门履行职责，向本级人民政府和上一级人民政府食品安全监督管理部门提出事故责任调查处理报告。

2. 制定食物中毒应急预案　食物中毒属于食品安全事故。《食品安全法》规定，由国务院组织制定国家食品安全事故应急预案。

县级以上地方人民政府应当根据有关法律法规的规定和上级人民政府的食品安全事故应急预案以及本行政区域的实际情况，制定本行政区域的食品安全事故应急预案，并报上一级人民政府备案。食品安全事故应急预案应当对食品安全事故分级、事故处置组织指挥体系与职责、预防预警机制、处置程序、应急保障措施等作出规定。

食品生产经营企业应当制定食品安全事故处置方案，定期检查本企业各项食品安全防范措施的落实情况，及时消除事故隐患。

3. 开展食物中毒调查处理的监测和培训工作

（1）省级卫生行政部门应建立由流行病学、病原微生物、分析化学、毒理学及临床医学等相关专业技术人员组成的常设专家小组，有计划地开展食源性疾病监测和常见食物中毒的病原学研究。

（2）开展经常性培训工作。卫生行政部门和其他相关部门应经常对有关人员进行食物中毒报告及处理的技术培训，提高对食物中毒的诊断、抢救和控制水平。

食品安全监督管理部门应定期向食品经营单位和个人宣传食物中毒的防控知识，并使其掌握食物中毒发生后的报告和应急处理方法。

（二）保障经费和所需物资设备

各级政府部门应充分满足食物中毒和相关突发事件调查处理的人力、物资和经费需求；疾病预防控制机构应配备常用的食物中毒诊断试剂和调查处理所需的工具器材；医疗机构应配备食物中毒特效治疗药物，并定期更新、补充。

二、食物中毒报告制度

发生食品安全事故的单位，应当在 2 小时内向所在地县级食品安全监督管理部门、卫生行政部门报告。医疗机构发现其收治的病例可能与食品安全事故有关的，应当在 2 小时内向所在地县级卫生行政部门报告。发现食品安全事故相关情况的单位或个人，应当及时向所在地县级食品安全监督管理部门、卫生行政部门报告。食品安全事件的报告应当及时、客观、真实，任何单位或者个人不得隐瞒、谎报、缓报。

食物中毒接报单位在接到报告时，要详细记录报告内容，并尽可能问清相关事项，如食物中毒报告者姓名、联系方式、联系地址、报告时间；食物中毒发生的时间、地点、发生经过，发病例数、死亡人数；病例临床表现，初步诊断结果、采取措施及效果、可能发生的原因等；并提出尽快将病例送医院救治及采取紧急控制措施的意见。

三、食物中毒诊断及技术处理

（一）食物中毒诊断

食物中毒诊断主要以流行病学调查资料及病例的潜伏期和中毒的特有表现为依据，中毒的病因诊断则应根据实验室检查结果进行确定。

食物中毒的确定应尽可能有实验室诊断资料，但由于采样不及时或已用药或其他技术原因而未能取得实验室诊断资料时，可判定为原因不明食物中毒，必要时，可由三名以上具有高级职称的公共卫生专业或相关技术专家进行审定。

（二）食物中毒技术处理

1. 对病例采取紧急处理，并及时报告专门负责机构

（1）停止食用中毒食品。

（2）采集病例标本，尽快送检。

（3）对病例的急救治疗，包括急救（催吐、洗胃、清肠）；对症治疗和特殊治疗。

2. 对中毒食品控制处理

（1）采集可疑食品样品的，应尽快送检。

（2）保护现场，封存中毒食品或疑似中毒食品。

（3）召回已售出的中毒食品或疑似中毒食品。

（4）对中毒食品进行无害化处理或销毁。

3. 对中毒场所采取的消毒处理 根据不同的中毒食品，对中毒场所采取相应的消毒处理。

四、食物中毒调查处理程序与方法

调查机构应当设立事故调查领导小组，由调查机构负责人、应急管理部门、食品安全相关部门、流行病学调查部门、实验室检验部门以及有关支持部门的负责人组成，负责事件调查的组织、协调和指导。

发生食物中毒或疑似食物中毒事件时，卫生行政部门应按照《食品安全法》《食品安全事故流行病学调查工作规范》等的要求，及时组织县级以上疾病预防控制机构开展现场流行病学调查，并参与对可疑食品的控制、处理等工作，注意收集与食物中毒事故有关的证据。

县级以上疾病预防控制机构应当对现场进行卫生处理，并对与事故有关的因素开展流行病学调查，有关部门应当予以协助。县级以上疾病预防控制机构应当向同级食品安全监督管理、卫生行政部门提交流行病学调查报告。

（一）食物中毒现场调查处理的主要目的

1. 查明食物中毒暴发事件发病原因，确定是否为食物中毒及中毒性质；确定食物中毒病例；查明中毒食品；确定食物中毒致病因子；查明致病因子的致病途径。

2. 查清食物中毒发生的原因和条件，并采取相应的控制措施防止蔓延。

3. 为病例的急救治疗提供依据，并对已采取的急救措施给予补充或纠正。

4. 积累食物中毒资料，分析中毒发生的特点、规律，制订有效措施以减少和控制类似食物中毒发生。

5. 收集对违法者实施处罚的证据。

（二）报告登记

食物中毒或疑似食物中毒事故的流行病学调查应使用统一的调查登记表，登记食物中毒事故的有关内容，尽可能包括发生食物中毒的单位、地点、时间、可疑及中毒病例的人数、进食人数可疑中毒食品、临床症状及体征、病例就诊地点、诊断及抢救和治疗情况等。同时应通知报告人采取保护现场、留存病例呕吐物及可疑中毒食物等措施，以备后续的取样和送检。

（三）食物中毒的调查

接到食物中毒报告后，应当迅速启动调查工作，应由3名以上调查员组成流行病学调查组。调查员应携带采样工具、无菌容器、灭菌生理氯化钠溶液试管、棉拭子等；以及技术参考资料、调查表格；取证工具、录音笔、摄像机、照相机等；食物中毒现场快速检测设备；酒精灯、标签、记号笔、样本运输箱、隔离服/工作服、一次性橡皮手套、帽及口罩等。

1. 现场流行病学和食品卫生学调查 包括对病例、同餐进食者的调查，对可疑食品加工现场的食品卫生学调查。应尽可能及时采样，根据初步调查结果提出可能的发病原因、防控及救治措施。

（1）现场流行病学调查 以了解发病情况调查内容包括各种临床症状、体征及诊治情况，应详细记录其主诉症状、发病经过、呕吐和排泄物的性状、可疑餐次（无可疑餐次应调查发病前72小时的进食情况）的时间和食用量等信息。通过对病例的调查，应确定发病人数，共同进食的食品，可疑食物的进食者人数范围及其去向，临床表现及其共同点（包括潜伏期、临床症状、体征）掌握用药情况和治疗效果，并提出进一步的救治和控制措施建议。对病例的调查应注意：①调查人员首先要积极参与组织救治病例，切忌不顾病例病情而只顾向病例询问；②应重视首发病例，并详细记录第一次发病的症状和发病时间；③尽可能调查到所发生的全部病例的发病情况，如人数较多，可先随机选择部分人员进行调查；④病例临床症状调查应按规范的"病例个案调查表"进行逐项询问调查和填写，并须经调查对象签字认可，对住院病历应抄录病历有关症状、体征及化验结果；⑤进餐情况应按统一制定的"病例进餐情况调查表"调查病例发病前24~48小时进餐食谱，进行逐项询问和填写，以便确定可疑食物，可疑餐次不清时，需对发病前72小时内的进餐情况进行调查，调查结果亦须经调查对象签字认可；⑥调查时应注意了解是否存在食物之外的其他可能的发病因子，以确定是否为食物中毒，对可疑刑事中毒案件应及时通报公安部门。

（2）食品卫生学调查 在上述调查的基础上追踪可疑食物来源、途径及其影响因素。对可疑中毒食物的原料及其质量、加工烹调方法、加热温度和时间、用具和容器的清洁度、食品贮存条件和时间、加工过程是否存在直接或间接的交叉污染、进食前是否再加热等进行详细调查。在现场调查过程中发现的食品污染或违反食品安全法规的情况，应进行详细记录，必要时进行照相、录像、录音等取证。

食品从业人员健康状况调查：疑为细菌性食物中毒时，应对可疑食物的加工制作人员进行健康状况调查，了解近期有无感染性疾病或化脓性炎症等，并进行采便及咽部、皮肤涂抹采样等。

2. 样品的采集和检验

（1）样品的采集

1）食物样品采集 尽量采集剩余可疑食物。无剩余食物时可采集用灭菌生理氯化钠溶液洗刷可疑食物的包装材料或容器后的洗液，必要时还应采集可疑食物的半成品或原料。

2）可疑中毒食物制售环节的采样 应对可疑中毒食品生产过程中所用的容器、工（用）具如刀、墩、砧板、筐、盆、桶、餐具、冰箱等进行棉拭子涂抹采样。

3）病例呕吐物和粪便的采集 采集病例吐泻物应在病例服药前进行，无吐泻物时，可取洗胃液或涂抹被吐泻物污染的物品。

4）血、尿样采集 疑似细菌性食物中毒或发热病例，应采集病例急性期（3天内）和恢复期（2

周左右）静脉血各3ml，同时采集正常人血样作对照。对疑似化学性食物中毒者，还需采集其血液和尿液样品。

5）从业人员可能带菌样品的采集　使用采便管采集从业人员粪便（不宜留便）或肛拭子。对患有呼吸道感染或化脓性皮肤病的从业人员，应对其咽部或皮肤病灶处进行涂抹采样。

6）采样数量　对发病规模较大的中毒事件，一般至少应采集10～20名具有典型症状病例的相关样品，同时采集部分具有相同进食史但未发病者的同类样品作为对照。

（2）样品的检验

1）采集样品应注意避免污染并在采样后尽快送检，不能及时送样时应将样品进行4℃冷藏保存，若疑似弧菌属感染，标本应常温运送，样品的包装、保存和运输必须符合生物安全管理的相关规定。

2）结合病例临床表现和流行病学特征，推断导致食物中毒发生的可能原因和致病因子的性质，从而选择针对性的检验项目。

3）对疑似化学性食物中毒，应将所采集的样品尽可能地用快速检验方法进行定性检验，以协助诊断和指导救治。

4）实验室在收到样品后应在最短的时间内开始检验，若实验室检验条件不足时，应请求上级机构或其他有条件的部门予以协助。

3. 取证　调查人员在食物中毒调查的整个过程中必须注意取证的科学性、客观性、法律性，可充分利用录音笔、照相机、录像机等手段，客观地记录下与当事人的谈话及现场的卫生状况。在对有关人员进行询问和交谈时，必须做好个案调查笔录并经调查者复阅签字认可。

（四）调查资料的技术分析

1. 确定病例　病例的确定主要根据病例发病的潜伏期和各种症状（包括主诉症状和伴随症状）与体征的发生特点；并同时确定病例病情的轻重分级和诊断分级；确定流行病学相关因素。提出中毒病例的共同性，确定相应的诊断或鉴定标准，对已发现或报告的可疑中毒病例进行鉴别。

2. 对病例进行初步的流行病学分析　时间分布可采用绘制流行曲线描述，可有助于确定中毒餐次；地区分布通过绘制标点地图或面积地图描述，可有助于确定中毒食物被污染的原因。

3. 分析病例发生的可能病因　根据确定的病例和流行病学资料，提出是否属于食物中毒的意见，并根据病例的时间和地点分布特征、可疑中毒食品、可能的传播途径等，形成初步的病因假设，以采取进一步的救治和控制措施。

4. 对食物中毒的性质作出综合判断　根据现场流行病学调查、实验室检验、临床症状和体征、食品卫生学调查结果等进行综合分析，按各类食物中毒的判定标准、依据和原则作出综合分析和判断。

（五）食物中毒事件的控制和处理

1. 现场处理　食物中毒发生单位应当妥善保护可能导致事件发生的食品及其原料、工具、用具、设施设备和现场。任何单位和个人不得隐匿、伪造、毁灭相关证据。调查组成立后应当立即赶赴现场，按照相关法规要求开展调查。根据实际情况，可以采取以下措施：①通过取样、拍照、录像、制作现场勘查笔录等方法记录现场情况，提取相关证据材料；②食品安全监督管理部门责令食品生产经营者暂停涉事食品、食品添加剂及食品相关产品的生产经营和使用，责令食品生产经营者开展全面自查，及时发现和消除潜在的食品安全风险；③封存可能导致事件发生的食品及其原料，并立即进行检验，对确认属于被污染的食品及其原料，责令相关食品生产经营者应当立即停止生产，召回已经上市销售的食品；④查封可能导致食物中毒事件发生的生产经营活动的场所；根据调查需要，对发生食物中毒事件的有关单位和人员进行询问，并制作询问调查笔录。

2. 对救治方案进行必要的纠正和补充　通过以上调查结果和对中毒性质的判断，对原救治方案提出必要的纠正和补充，尤其应注意对有毒动、植物中毒和化学性食物中毒是否采取针对性的特效治疗方案提出建议。

3. 处罚 调查过程中发现相关单位涉及食品违法行为的，调查组应当及时向相关食品安全监督管理部门移交证据。相关食品安全监督管理部门应当依法对事发单位及责任人予以行政处罚；涉嫌构成犯罪的，依法移送司法机关追究刑事责任。发现其他违法行为的，食品安全监督管理部门应当及时向有关部门移送。

4. 信息发布 依法对食物中毒事件及其处理情况进行发布，并对可能产生的危害加以解释和说明。

5. 撰写调查报告 调查结束后，应及时撰写食物中毒调查报告，按规定上报有关部门，同时作为档案留存和备查。调查报告的内容应包括发病经过、临床和流行病学特点、病例救治和预后情况、调查结论和建议等。

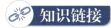 **知识链接**

食源性疾病仍是当前突出的公共卫生问题

民以食为天，加强食品安全工作，关系我国人民的身体健康和生命安全，必须以人民为中心，确保人民群众"舌尖上的安全"。党和政府下了很大气力抓食品安全，食品安全形势不断好转，但存在的问题仍然不少。食源性疾病是当前世界上最突出的卫生问题，也是我国常见的疾病种类之一，具有一定的季节性、散发性、传播性和地区性。随着我国医疗体系的进步，人们对食品安全的基础认知不断提升，使得食源性疾病的发病概率一直呈现下降趋势，但仍然无法完全杜绝。食品安全是造成食源性疾病的主要原因，通过立足于食品安全控制可以实现对绝大部分食源性疾病的控制，可见保证餐饮食品安全的重要意义。

✎ 练习题

答案解析

一、单选题

1. 食物中毒与传染病的根本区别是
   - A. 有一定的潜伏期
   - B. 人与人之间不传染
   - C. 有相似的临床表现
   - D. 短时间内出现大量患者
   - E. 预后良好

2. 食源性疾病不包括
   - A. 已知的肠道传染病
   - B. 食物感染的肠道传染病
   - C. 食源性寄生虫病
   - D. 食物中毒
   - E. 食物过敏

3. 引起霉变甘蔗中毒的毒素是
   - A. 黄曲霉毒素
   - B. 脱氧雪腐镰刀菌烯醇
   - C. 玉米赤霉烯酮
   - D. 3-硝基丙酸
   - E. 青霉素

二、多选题

1. 下列属于化学性食物中毒的是
   - A. 有机磷中毒
   - B. 亚硝酸盐中毒
   - C. 鼠药中毒（毒鼠强、氟乙酰胺、敌鼠钠盐等）
   - D. 砷化物中毒
   - E. 假酒中毒
   - F. 蘑菇中毒

2. 主要为感染型食物中毒的有

    A. 沙门菌食物中毒   B. 金黄色葡萄球菌食物中毒

    C. 李斯特菌食物中毒   D. 志贺菌食物中毒

    E. 肉毒梭菌食物中毒

三、实例解析题

9月1日，某市郊某村刘某将自家的耕牛（近半月出现腹泻，食量减少，曾请兽医医治无效）宰杀卖给本村村民。村民多以牛肉包子、丸子、炒肉片的方式食用。9月1日下午陆续出现相似的中毒症状，三天后，在102名食用者中有69人发病。停止食用牛肉后，再没有新病例出现。刘家一位别村客人吃了他家的牛肉包子后也发病，而其家人无一发病。潜伏期最短3小时，最长76小时，在15～48小时发病人数最多。主要临床症状为发热（最高体温可达40℃）、头痛、恶心、食欲不振，随后出现呕吐、腹痛、腹泻。腹泻一般每日6～12次，主要为黄绿色水样便，伴少量黏液，个别重症者有血样便。经吐、泄物及剩余的生、熟牛肉进行病原菌分离鉴定，均查出鼠伤寒沙门菌。经3～5天抗生素和对症治疗后，患者全部治愈，无一人死亡。根据实例回答下面问题。

（1）此次事件是否为食物中毒事件，依据是什么？

（2）本例是哪种食物中毒？是否可以判定？为什么？

（马 洁 王 丹）

书网融合……

本章小结	微课1	微课2	微课3
微课4	微课5	微课6	题库

第十一章　食品安全监督管理

学习目标

知识目标

1. 掌握我国食品安全监督管理、食品安全标准的概念；食品安全监督管理的原则和内容；良好生产规范（GMP）和危害分析与关键控制点（HACCP）体系的概念。

2. 熟悉我国食品安全监督管理的主要内容；食品生产、经营的安全监管的内容，食品安全标准的性质、意义、分类；GMP 和 HACCP 的主要内容。

3. 了解食品安全法律规范的分类和效力；食品中有毒有害物质限量标准的制定方法。

能力目标

能掌握食品卫生监督管理工作的相关理论知识。

素质目标

通过本章的学习，树立认真规范的职业态度。

食品安全监督管理是指政府及其相关部门开展的食品安全监督执法和食品安全管理工作，包括食品生产加工、流通环节、餐饮环节食品安全的日常监管；实施生产许可、强制检验等食品质量安全市场准入制度；查处生产、制造不合格食品及其他违法行为；食品行业和企业的自律及其相关食品安全管理活动等。

第一节　食品安全法律法规体系 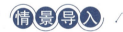微课1

PPT

情景导入

情景：某年某月某日，某省某市市场监督管理局在检查中发现某饭庄门店没有与生产经营的食品品种、数量相适应的食品原料处理和食品加工、包装、贮存等场所，后厨操作间内环境卫生较差，地面存在积油积水。执法人员当场责令改正并予以警告。某年某月某日，执法人员再次进行检查时发现其后厨操作间内卫生环境有所改进，但仍不符合要求，责令当事人继续整改，并处罚款 5000 元。

思考：

1. 该饭庄的行为违反了我国的什么法律？市场监督管理局依据我国什么法律对该饭庄的违法行为进行处罚？

2. 食品安全监督管理部门对于生产经营活动过程中的常规监督管理的内容包括什么？

食品安全法律法规是指以法律或政令形式颁布的，对全社会具有约束力的权威性规定。食品安全法律法规体系是由中央和地方权力机构和政府颁布的现行法律法规等有机联系而构成的统一整体。

一、食品安全法律法规体系构成

食品安全法律法规体系的构成包括：①食品安全法律；②食品安全法规；③食品安全规章；④食品安全标准；⑤其他规范性文件。

（一）食品安全法律

《中华人民共和国食品安全法》（以下简称《食品安全法》）是我国食品安全法律法规体系中最重要的法律。我国的食品安全监督管理体系是依据《食品安全法》构建的，是进行食品安全监督管理必需的基本体制和框架。2015年4月24日，十二届全国人大常委会第十四次会议通过了在《食品安全法》（2009年版）基础上修订的《食品安全法》（2015年版），自2015年10月1日起施行。2018年12月29日，第十三届全国人民代表大会常务委员会第七次会议对《食品安全法》（2015年版）进行第一次修正。2021年4月29日，第十三届全国人民代表大会常务委员会第二十八次会议对《食品安全法》（2015年版）进行了第二次修正。《食品安全法》包括总则、食品安全风险监测和评估、食品安全标准、食品生产经营、食品检验、食品进出口、食品安全事故处置、监督管理、法律责任、附则，共十章154条。

《食品安全法》中规定国务院食品安全监督管理部门依照本法和国务院规定的职责，对食品生产经营活动实施监督管理；国务院卫生行政部门负责组织开展食品安全风险监测和风险评估，会同国务院食品安全监督管理部门制定并公布食品安全国家标准。县级以上地方人民政府可依照《食品安全法》和国务院的规定，确定本级食品安全监督管理、卫生行政部门和其他有关部门的职责；有关部门在各自职责范围内负责本行政区域的食品安全监督管理工作；县级人民政府食品安全监督管理部门可以在乡镇或者特定区域设立派出机构，将食品安全监管工作延伸到乡镇街道等基层。

在我国的法律体系中，宪法是最高层次的，其他所有法律都必须符合宪法的规定。《刑法》《民法》和三部诉讼法（即刑事、民事、行政诉讼法）为第二层次，《食品安全法》等专门法则属于第三层次，即与《食品安全法》有关的刑事案件，必须以《刑法》为依据；有关的民事纠纷也必须以《民法通则》为依据。涉及《食品安全法》的刑事案件、民事案件、行政诉讼案件则分别按三部诉讼法的规定执行。

（二）食品安全法规

1. 行政法规 由国务院制定，如《国务院关于加强食品等产品安全监督管理的特别规定》（2007年）、《突发公共卫生事件应急条例》（2003、2011年修订）、《农业转基因生物安全管理条例》（2001、2017年修订）等。

2. 地方性法规 由地方（省、自治区、直辖市、省会城市和"计划单列市"）人民代表大会及其常务委员会制定，如《北京市食品安全条例》（2007、2012年修订）等。

食品安全法规的法律效力低于食品安全法律，高于食品安全规章。

（三）食品安全规章

1. 部门规章 指国务院各部门根据法律和国务院的行政法规，在本部门的权限内制定的规定、办法、实施细则、规则等规范性文件。如国家市场监督管理总局制定的《食品生产经营监督检查管理办法》（2022年）、国家食品药品监督管理总局制定的《保健食品注册与备案管理办法》（2016年）等，原卫生部制定的《食品安全事故流行病学调查工作规范》（2011年）等。

2. 地方规章 指省、自治区、直辖市、省会城市和"计划单列市"人民政府根据法律和行政法规，制定的适用于本地区行政管理工作的规定、办法、实施细则、规则等规范性文件，如《北京市药品医疗器械保健食品化妆品监督抽验管理的暂行规定》（2015年）等。

食品安全规章的法律效力低于食品安全法律和食品安全法规，但也是食品安全法律体系的重要组成部分。人民法院在审理食品安全行政诉讼案件过程中，规章可起到参照作用。

（四）食品安全标准

食品安全标准不同于食品安全法律法规和规章，其性质是属于技术规范，但也是食品法律体系中不可缺少的部分，《食品安全法》规定"食品安全标准是强制执行的标准"。如《食品安全国家标准 预包装食品标签通则》（GB 7718—2011）、《食品安全国家标准　食品添加剂使用标准》（GB 2760—2014）等。

（五）其他规范性文件

在食品安全法律体系中，还有一类既不属于食品安全法律法规和规章，也不属于食品安全标准的规范性文件。如省、自治区、直辖市人民政府食品安全监督管理部门和卫生行政部门制定的食品安全相关管理办法、规定等。

二、食品安全法律规范

食品安全法律规范是指国家制定的规定食品安全监督管理行政部门和管理相对人的权利和义务，并由国家强制实施的一系列法律法规和标准的总称。食品安全法律规范的结构与其他法律规范基本相同，均由适用条件、行为模式和法律后果三部分构成。

（一）食品安全法律规范的分类

1. 按食品安全法律规范本身的性质分类　可将其分为授权性规范、义务性规范和禁令性规范。

（1）授权性规范　指授予主体某种权利的法律规范。它不规定主体作为或者不作为，而是授予主体自主选择。在法律条文中表述此类法律规范，常用"有权""可以"等文字表达。如《食品安全法》第四章第六十三条："食品生产经营者未依照本条规定召回或者停止经营的，县级以上人民政府食品安全监督管理部门可以责令其召回或者停止经营"。

（2）义务性规范　指规定主体必须做出某种行为的法律规范。法律条文在表述此类规范时，多用"必须""应当"等字样。如《食品安全法》第一章"总则"第四条："食品生产经营者应当依照法律法规和食品安全标准从事生产经营活动，保证食品安全，诚信自律，对社会和公众负责，接受社会监督，承担社会责任。"

（3）禁令性规范　指规定主体不得做出某种行为的法律规范。法律条文在表述此类规范时，多用"禁止""不得"等字样。如《食品安全法》第四章第四十五条："患有国务院卫生行政部门规定的有碍食品安全疾病的人员，不得从事接触直接入口食品的工作。"

2. 按食品安全法律规范对主体的约束程度分类　可将其分为强制性规范和任意性规范。

（1）强制性规范　指主体必须严格按照规定作为或者不作为，不允许主体作任何选择的法律规范。此类法律规范多属于义务性规范和禁令性规范。

（2）任意性规范　指主体在不违反法律和道德的前提下，可按照自己的意志，选择作为或不作为的法律规范。任意性规范多属授权性规范。

3. 按食品安全法律规范内容的确定方式分类　可将其分为确定性规范、准用性规范和委任性规范。

（1）确定性规范　指直接明确地规定某一行为规则的法律规范。

（2）准用性规范　指没有直接规定规范的内容，只规定了在适用该规范时准予援用该规范所指定的其他规范的法律规范。准用性规范只需列入它所准用的规范内容，即成为确定性规范。

（3）委任性规范　指没有规定规范的内容，但指出了该规范的内容由某一专门单位加以规定的法律规范。准用性规范与委任性规范都属没有直接规定某一行为规则具体内容的法律规范，但两者之间的区别是，前者准予援用的规范是已有明文规定的法律规范，后者则是尚无明文规定的非确定性规范。

（二）食品安全法律规范的效力

食品安全法律规范的效力范围即适用范围，由法律规范的空间效力、时间效力和对人的效力三个部分组成。

1. 空间效力　即食品安全法律规范适用的地域范围。法律规范的空间效力是由国家的立法体制决定的。在我国，由全国人大及其常委会制定的《食品安全法》等法律在中华人民共和国境内有效。

2. 时间效力　即食品安全法律规范何时生效、何时失效及对生效前发生的行为有无溯及力等。我国《食品安全法》第一百五十四条规定"本法自 2015 年 10 月 1 日起施行"，而对其生效前的行为没有溯及力。

3. 对人的效力　即食品安全法律规范在确定的时间和空间范围内适用于哪些公民、法人和其他组织。《食品安全法》对人的效力采用的是属地原则，即具体适用于在中华人民共和国境内从事食品、食品添加剂、食品相关产品的生产经营，食品生产经营者使用食品添加剂、食品相关产品以及对食品、食品添加剂和食品相关产品的安全管理等活动的一切单位和个人。

第二节　食品安全标准 ▣微课2

PPT

标准是指为在一定的范围内获得最佳秩序，对活动或其结果规定共同的和重复使用的规则、导则或特征性的文件。食品安全标准是判定食品是否符合质量安全要求的重要技术依据，对食品安全监督管理有重要意义。

一、食品安全标准的概念、性质

（一）食品安全标准的概念

食品安全标准是指对食品中具有与人类健康相关的质量要素和技术要求及其检验方法、评价程序等所作的规定。这些规定通过技术研究，形成特殊形式的文件，经与食品有关各部门进行协商和严格的技术审查后，由国务院卫生行政部门会同国务院食品安全监督管理部门制定、公布为国家食品安全标准。食品安全地方标准由省、自治区、直辖市人民政府卫生行政部门制定并公布，并报国务院卫生行政部门备案。

食品安全标准是食品安全法律法规体系的重要组成部分，是食品安全法治化管理的重要依据，同时也是维护国家主权、促进食品国际贸易的技术保障。

（二）食品安全标准的性质

1. 政策法规性　按照《食品安全法》规定，我国食品安全国家标准由国务院卫生行政部门会同国务院食品安全监督管理部门制定、公布，国务院标准化行政部门提供国家标准编号。食品安全地方标准由省、自治区、直辖市人民政府卫生行政部门组织制定。因此，食品安全标准被赋予了其在食品安全法制化管理中的法规特性。

2. 科学技术性　是标准的本质。标准是科学技术的产物，只有基于科学技术制定的标准才能起到对食品安全监督管理的技术支撑作用。

3. 强制性　根据《中华人民共和国标准化法》的规定，凡是涉及人体健康与安全的标准，都应是强制性标准。《食品安全法》规定，食品安全标准是强制执行的标准。凡生产加工经营不符合食品安全标准的食品，均应给予相应的处罚。

4. 社会性和经济性 主要指执行食品安全标准所能产生的社会和经济效益。食品安全标准的实施，可有效控制食品中与健康相关的质量要素，防止食源性疾病的发生，保障消费者健康，可产生明显的社会效益。食品安全标准的经济效益包括直接效益和间接效益两方面，直接经济效益如减少食品资源的浪费、避免食品安全问题引发的经济纠纷、促进食品的进出口贸易等；间接经济效益如减少因食源性疾病产生的疾病负担、提高国民劳动生产力、促进经济发展等。

二、食品安全标准的分类

根据不同的分类原则，食品安全标准可分为不同的类型。

（一）按食品安全标准的适用对象分类

1. 食品原料与产品安全标准，如粮食及其制品、食用油脂、调味品类等。

2. 食品添加剂使用标准、食品添加剂产品安全标准。

3. 食品营养强化剂使用标准。

4. 食品接触材料及其制品标准。

5. 食品中农药最大残留限量标准。

6. 食品中真菌毒素限量标准。

7. 食品中污染物限量标准。

8. 食品中激素（植物生长素）、抗生素及其他兽药限量标准。

9. 食品企业生产卫生规范。

10. 食品标签标准。

11. 食品检验方法标准，如食品微生物检验方法标准、食品理化检验方法标准、食品安全性毒理学评价程序与方法标准。

12. 其他如食品餐饮具洗涤剂、消毒剂标准等。

（二）按标准发生作用的范围或其审批权限分类

1. 食品安全国家标准 由国务院卫生行政部门会同国务院食品安全监督管理部门负责制定、公布，国务院标准化行政部门提供国家标准编号。

2. 食品安全地方标准 省级卫生行政部门负责制定、公布、解释食品安全地方标准。国务院卫生行政部门负责食品安全地方标准备案。食品添加剂、食品相关产品、新食品原料、保健食品等不得制定食品安全地方标准。

3. 企业标准 企业生产的食品，如果没有相应的食品安全国家标准或地方标准，则应制定企业标准，作为组织生产的依据。企业标准应报省级卫生行政部门备案，在本企业内部适用。

（三）按标准的约束性分类

《食品安全法》第三章第二十五条规定：食品安全标准是强制执行的标准。除食品安全标准外，不得制定其他食品强制性标准。所以，我国的食品安全标准均为强制性标准，而其他一般性的食品质量标准可以是推荐性标准。

三、食品安全标准的制定

（一）食品安全标准的制定依据

1. 基本原则 制定食品安全标准应依据《食品安全法》和《标准化法》，且与国际标准保持协调一致性。在标准的制定过程中，应当尊重科学，遵循客观规律，保证标准的科学性。《食品安全法》明确规定，制定食品安全标准，应当依据食品安全风险评估结果。同时，制定标准还应合理利用现有科技成果，与时俱进，使标准具有较强的技术可行性和先进性。

2. 食品安全标准的适用范围 《食品安全法》第二十六条规定，食品安全标准应当包括下列内容：①食品、食品添加剂、食品相关产品中的致病性微生物，农药残留、兽药残留、生物毒素、重金属等污染物质以及其他危害人体健康物质的限量规定；②食品添加剂的品种、使用范围、用量；③专供婴幼儿和其他特定人群的主辅食品的营养成分要求；④对与卫生、营养等食品安全要求有关的标签、标志、说明书的要求；⑤食品生产经营过程的卫生要求；⑥与食品安全有关的质量要求；⑦与食品安全有关的食品检验方法与规程；⑧其他需要制定为食品安全标准的内容。

3. 食品安全标准的技术内容 《食品安全法》定义"食品安全"为食品无毒、无害，符合应当有的营养要求，对人体健康不造成任何急性、亚急性或者慢性危害。因此，食品安全标准的技术内容应包括安全和营养相关的所有质量技术要求。

（二）食品安全标准的主要技术指标

1. 严重危害人体健康的指标 包括致病性微生物与毒素，如沙门菌、金黄色葡萄球菌及其产生的毒素、真菌毒素等；有毒有害化学物质，如铅、砷、汞、镉、多环芳烃类化合物等；放射性污染物等。

2. 反映食品可能被污染及污染程度的指标 如菌落总数、大肠菌群等。

3. 间接反映食品安全质量发生变化的指标 包括水分、含氮化合物、挥发性盐基氮等。

4. 营养指标 包括碳水化合物、脂肪、蛋白质、矿物质、维生素等营养素和能量、膳食纤维等指标。专供婴幼儿和其他特定人群的主辅食品的营养成分要求尤其重要。

5. 商品质量指标 有些食品的质量规格指标与食品安全质量无直接关系，但又往往难以截然分开。例如酒类中的乙醇含量、汽水中的二氧化碳含量、食盐中的氯化钠含量、味精中的谷氨酸钠含量等，这些指标不仅反映了食品的纯度、质量，还能说明其卫生状况和杂质含量等。如乙醇含量、二氧化碳含量可协助评价防腐作用；氯化钠含量、谷氨酸钠含量可以协助判断食品有无掺假、掺杂，对保证食品安全也有不同程度的作用。

（三）食品中有毒有害物质限量标准的制定

食物中可能存在多种多样的污染物和天然有毒有害成分，如重金属、农药兽药残留、持久性有机污染物、动植物毒素等。为保障消费者健康，这些有毒有害物质需控制在一定的水平。这类控制限量标准即称为食品中有毒有害物质的限量标准，其制定应基于风险评估的基本原则。制定程序如下。

1. 危害识别 目的在于确定人体摄入的有害物质的潜在不良作用。

2. 确定动物最大无作用剂量（MNL） 也称无明显作用水平（NOEL）和无明显有害效应水平（NOAEL），系指某一物质在试验时间内，对受试动物不显示任何毒性损害的剂量水平。在确定最大无作用剂量时，应采用动物最敏感的指标或最易受到毒性损害的指标。除了观测一般毒性指标，还应考虑受试物的特殊毒性指标，如致癌、致畸、致突变以及迟发性神经毒性。

3. 确定人体每日容许摄入量（ADI） 为了安全起见，在由动物最大无作用剂量外推到人体 ADI 值时，必须考虑下列两个重要因素：①动物与人的种间差异；②人群之间的个体差异。一般人体的最大无作用剂量，即 ADI 值应比动物最大无作用剂量小 100 倍。不确定系数可根据有毒有害物质的性质与毒性反应强度、暴露人群的种类等不同而有所不同，如有特殊毒性，或可能是婴幼儿等生理特殊人群经常接触的物质，其安全系数还应适当扩大。

4. 摄入量评估 对于有害物质膳食摄入量估计需要有关食品消费量和这些食物中相关物质浓度的资料。

5. 确定每日总膳食中的容许含量　即组成人体每日膳食的所有食品中含有该物质的量。人体每日由膳食摄入有毒物质的量占总量的 80%~85% 。如已知某物质的人体 ADI 为 10 毫克/（人·日），且根据调查，此物质进入人体总量的 80% 来自食品，则每日摄入的各种食品中含该物质的总量不应超过 $10mg \times 80\% = 8mg$，此即该物质在食品中的总最高允许含量。

6. 危险性特征的描述　危险性特征描述的结果是提供人体摄入物质对健康产生不良作用可能性的估计，在此基础上，权衡如何接受或降低危险性。

7. 确定每种食物中的最大容许量　应根据膳食调查，了解含有该物质的食品种类与每日膳食量。以上述物质为例，如只有一种食物含有该物质，且这种食物的每日摄入量为 500g，那么，此种食物中该物质的最大允许量（限量）为：$8mg \times 1000/500 = 16mg/kg$（食物）。如还有另外一种食物中含有该物质，此食物的摄入量为 300g，那么，这两种食物中该物质的平均最大允许量为：$8mg \times 1000/（500 + 300）= 10mg/kg$。如果还有更多种食物含有该物质，其平均最大允许量的计算以此类推。

8. 制定食品中有毒物质的限量标准　根据食品中某有毒物质的最大容许含量，结合具体情况进行分析，坚持安全第一的原则制定标准。并对污染或残留该有毒物质的食品进行符合统计学样本量的抽样检测。在最大限量标准的制定过程中，还应收集和参考有关权威机构的分析和评价结果，如 JECFA 和 JMPR（FAO / WHO 农药残留联合专家组）等认可的各种毒理学评价结果、暴露评估结论等。标准制定之后，还须进行后续跟踪调查和风险评估等。

第三节　食品安全监督管理的原则和内容 📱 微课 3

PPT

一、食品安全监督管理的原则

《食品安全法》第三条规定：食品安全工作实行预防为主、风险管理、全程控制、社会共治的原则，建立科学、严格的监督管理制度。

1. 预防为主　预防性原则是为防止食品安全损害而采取的预防性措施，旨在将工作重点由事后处理变为预防事故的发生，这是我国食品安全监管理念的重大转变。预防性原则不仅出现在立法行为和监管执法行为中，而且覆盖了整个食品生产经营环节，具体体现在食品生产经营许可制度、食品安全标准制度、食品安全强制检验制度和食品安全标签制度等。例如《食品安全法》第六十三条规定，食品生产者发现其生产的食品不符合食品安全标准或者有证据证明可能危害人体健康的，应当立即停止生产，召回已经上市销售的食品，通知相关生产经营者和消费者，并记录召回和通知情况。

2. 风险管理　风险管理需考虑风险评估和其他法律因素，并要求与利益相关方磋商后权衡利弊，选择适当的政策和预防控制措施。我国新修订的《食品安全法》在多个条款贯彻了食品安全风险管理的原则，如第一百零九条规定，县级以上人民政府食品安全监督管理部门根据食品安全风险监测、风险评估结果和食品安全状况等，确定监督管理的重点、方式和频次，实施风险分级管理。

3. 全程控制　全程控制原则，就是对食品从源头的生产，到中间的经营销售，再到消费者的餐桌整个过程的控制监管。《食品安全法》总则第六条提出"建立健全食品安全全程监督管理工作机制和信息共享机制"，并在其后各章的内容中体现了全程控制和全程追溯的原则与要求，如第四十二条规定"国家建立食品安全全程追溯制度"。

4. 社会共治　社会共治原则旨在强调食品从生产到最终由公民消费的整个过程中，食品生产经营者、流通者、消费者、政府及其监管部门、行业协会、新闻媒体、检验机构和认证机构等，都是维护和保障食品安全的重要参与者。只有让其各自都承担起相应的责任，食品安全才能得到真正的保障。

二、食品安全监督管理的内容

按照《食品安全法》的要求，国务院食品安全监督管理部门对食品生产经营活动实施监督管理。

1. 重点监督管理内容　食品安全年度监督管理计划应当将下列事项作为监督管理的重点。

（1）专供婴幼儿和其他特定人群的主辅食品。

（2）保健食品生产过程中的添加行为和按照注册或者备案的技术要求组织生产的情况，保健食品标签、说明书以及宣传材料中有关功能宣传的情况。

（3）发生食品安全事故风险较高的食品生产经营者。

（4）食品安全风险监测结果表明可能存在食品安全隐患的事项。

2. 常规监督管理内容　县级以上人民政府食品安全监督管理部门有权采取下列措施，对生产经营者的情况进行监督检查。

（1）进入生产经营场所实施现场检查。

（2）对生产经营的食品、食品添加剂、食品相关产品进行抽样检验。

（3）查阅、复制有关合同、票据、账簿以及其他有关资料。

（4）查封、扣押有证据证明不符合食品安全标准或者有证据证明存在安全隐患以及用于违法生产经营的食品、食品添加剂、食品相关产品。

（5）查封违法从事生产经营活动的场所。

3. 食品生产经营许可　国家市场监督管理总局 2020 年发布的《食品生产许可管理办法》和原国家食品监督管理部门 2015 年发布的《食品经营许可管理办法》规定了食品生产许可和经营许可的申请、受理、审查、决定及其管理等事项，并规定食品生产许可实行一企一证原则，食品经营许可应当实行一地一证原则。

4. 风险分级管理　原国家食品药品监督管理总局 2016 年发布的《食品生产经营风险分级管理办法》提出，食品生产经营风险分级管理工作应当遵循风险分析、量化评价、动态管理、客观公正的原则，食品生产经营者风险等级从低到高分为 A 级风险、B 级风险、C 级风险、D 级风险四个等级。并规定由国家食品监督管理部门负责制定食品生产经营风险分级管理制度，指导和检查全国食品生产经营风险分级管理工作。省级食品药品监督管理部门负责制定本省食品生产经营风险分级管理工作规范，组织实施本省食品生产经营风险分级管理工作，对本省食品生产经营风险分级管理工作进行指导和检查。各市、县级食品药品监督管理部门负责开展本地区食品生产经营风险分级管理的具体工作。

5. 食品召回　国家建立食品召回制度。食品生产者发现其生产的食品不符合食品安全标准或者有证据证明可能危害人体健康的不安全食品，应当立即停止生产，召回已经上市销售的食品，通知相关生产经营者和消费者，并记录召回和通知情况。原国家食品药品监督管理总局 2015 年发布了《食品召回管理办法》，根据食品安全风险的严重和紧急程度，食品召回分为三级。

（1）一级召回　食用后已经或者可能导致严重健康损害甚至死亡的，食品生产者应当在知悉食品安全风险后 24 小时内启动召回；自公告发布之日起 10 个工作日内完成召回工作。

（2）二级召回　食用后已经或者可能导致一般健康损害，食品生产者应当在知悉食品安全风险后 48 小时内启动召回；自公告发布之日起 20 个工作日内完成召回工作。

（3）三级召回　标签、标识存在虚假标注的食品，食品生产者应当在知悉食品安全风险后 72 小时内启动召回；标签、标识存在瑕疵，食用后不会造成健康损害的食品，食品生产者应当改正，可以自愿召回。食品生产者应当自公告发布之日起 30 个工作日内完成召回工作。

情况复杂的，经县级以上地方食品药品监督管理部门同意，食品生产者可以适当延长召回时间并公布。食品生产经营者应当对因停止生产经营、召回等原因退出市场的不安全食品采取补救、无害化处理、销毁等处置措施，防止其再次流入市场。

三、食品生产的监督管理

《食品安全法》第四十四条明确规定，食品生产经营企业应当建立健全食品安全管理制度。为了适应食品工业的产业化发展，应建立和不断完善能够有效保证食品安全质量的管理体系，如 GMP、HACCP 体系和 ISO 9000（国际标准化组织产品质量认证）体系等。食品生产企业可综合利用 GMP、HACCP、ISO 9000 等管理体系和方法，充分发挥各种管理体系的优势，实施有效的食品安全质量管理，以达到有效保障终产品质量安全和消费者健康的目的。

（一）食品良好生产规范

食品良好生产规范（good manufacture practice，GMP）是为保障食品安全、质量而制定的贯穿食品生产全过程的一系列措施、方法和技术要求。GMP 要求食品生产企业具备良好的生产设备、合理的生产过程、完善的质量管理和检测系统，以确保终产品的安全质量符合有关标准。

1. 实现 GMP 的目标　GMP 体系要求食品工厂在食品的生产、包装及储运等过程中相关人员配置、建筑、设施、设备等的设置以及卫生管理、制造过程的管理、产品质量的管理等均能符合良好生产规范，以确保食品安全卫生和品质稳定。主要通过将人为的差错控制到最低限度、预防可能造成食品污染的因素、保证质量管理体系有效运行这三个方面来实现 GMP 的目标。

2. GMP 的基本内容

（1）人员　包括人员素质、从业人员的教育与培训等方面。食品企业生产和质量管理部门的负责人应能按 GMP 的要求组织生产或进行质量管理，从业人员上岗前必须经过卫生法规教育及相应的技术培训。

（2）企业的设计与设施　包括厂房环境、厂房及设施和设备工具等方面。食品厂不得设置在容易受污染的区域，厂区周围不得有各类污染源和昆虫大量滋生的场所。厂房和车间需合理布局与配置。各环节的设备与工具需完善。

（3）质量管理　食品企业必须建立相应的质量管理部门或组织。质量管理部门应贯穿预防为主的管理原则，把管理工作的重点从事后检验移到事前设计和控制上，消除产生不合格产品的各种隐患。对原料、半成品和成品进行品质管理，如制定和严格执行"产品品质管理标准手册"；制定原料及包装材料的质量标准、检验项目、抽样及检验方法等。

（4）成品的储存与运输　储存成品时应防止阳光直射、雨淋、撞击。仓库应设有防鼠防虫等设施，并定期进行清扫消毒。运输工具应符合运输要求，应根据产品特点配备防雨、防尘、冷藏、保温等设施。运输作业应防止剧烈振荡和撞击；不得与有毒有害物品混装、混运。

（5）标识　食品标识应符合《食品安全国家标准　预包装食品标签通则》（GB 7718—2011）的规定。

（6）卫生管理　建筑物和各种机械设备、装置、设施、给排水系统等均应保持良好的卫生状态；制定有效的消毒方法和制度；厂房应定期或必要时开展除虫灭害工作；各类卫生设施应有专人管理；应对食品从业人员定期进行健康检查，必须取得体检合格证后持证上岗。

（7）成品售后意见的处理　应建立顾客意见处理制度，对顾客提出意见，质量管理负责人应调查原因并予以妥善处理。应建立不合格产品召回制度和相应的运作体系。

不同种类食品的生产过程都有各自的特点和要求，因此 GMP 体系所规定的只是一个基本的框架，企业应根据食品生产的具体情况，在此框架的基础上制订出适合本企业生产情况的详细条款。

（二）危害分析关键控制点体系

1. HACCP 的基本概念及意义 危害分析关键控制点（hazard analysis and critical control point，HACCP）是一种食品安全保证体系，其基本含义是，为保障食品安全，对食品生产加工过程中造成食品污染发生或发展的各种危害因素进行系统和全面的分析，确定能有效预防、减轻或消除危害的加工环节（即"关键控制点"），进而在关键控制点对危害因素进行控制，同时监测控制效果，发生偏差时予以纠正，并随时对控制方法进行矫正和补充。近年来，HACCP 系统越来越受到世界各国的重视，并已成为食品工业的一种有效的产品安全质量保证体系。HACCP 体系一般由七个基本原理和部分组成：①危害分析；②确定关键控制点；③确定关键限值；④确定监控措施；⑤建立纠偏措施；⑥建立审核（验证）措施；⑦建立记录保存措施。

2. HACCP 体系的建立 在食品生产加工企业或餐饮业建立一套完整的 HACCP 系统，通常需要以下 12 个步骤。

（1）组建 HACCP 工作组。

（2）描述产品。

（3）确定产品的预期用途。

（4）制作产品加工流程图。

（5）现场确认流程图。

（6）危害分析。

（7）确定关键控制点（CCP）。分析某一环节是否为关键控制点应考虑该环节是否有影响终产品安全的危害存在、该环节是否可采取控制措施以减小或消除危害、该环节此后的环节是否有有效的控制措施。在食品生产加工过程中，食品原料、生产加工工艺、生产加工环境这几类关键控制点需要纳入分析。

（8）确定关键限值，关键限值（critical limit）即区分可接受水平和不可接受水平的标准值。

（9）建立监控程序。

（10）建立纠偏措施。

（11）建立审核 HACCP 计划正常运转的评价程序。

（12）建立有效记录保存程序。

四、食品经营的监督管理

食品经营环节包括食品采购、运输、验收、贮存、分装与包装、销售等过程。《食品安全法》第四章对食品生产经营过程的安全性要求作出了严格的规定。《食品安全国家标准 食品经营过程卫生规范》（GB 31621—2014）则详细规定了食品经营过程中的食品安全要求。根据《食品生产经营监督检查管理办法》（2021 年 12 月 24 日国家市场监督管理总局令第 49 号）规定要求，市场监督管理部门对食品（含食品添加剂）生产经营者执行食品安全法律法规、规章和食品安全标准等情况实施监督检查。

五、餐饮服务的监督管理

餐饮服务指通过即时制作加工、商业销售和服务性劳动等，向消费者提供食品和消费场所及设施的服务活动。餐饮服务提供者应当依照法律法规、食品安全标准及有关要求从事餐饮服务活动，对社会和公众负责保证食品安全，接受社会监督，承担餐饮服务食品安全责任。餐饮服务活动中食品采购、贮存、加工、供应、配送和餐饮具、食品容器及工具清洗、消毒等环节场所、设施、设备、人员的食品安全基本要求和管理应遵循《餐饮服务食品安全操作规范》（国家市场监督管理总局公告 2018 年 第 12 号）、《食品安全标准　餐饮服务通用卫生规范》（GB 31654—2021）。

（一）餐饮服务经营对象分类

1. 餐馆　指以饭菜（包含中餐、西餐、日餐、韩餐等）为主要经营项目的单位包含火锅店、烧烤店等。分为特大型餐馆、大型餐馆、中型餐馆、小型餐馆。

2. 快餐店　指以集中加工配送、当场食用并快速提供就餐服务为主要加工供给形式单位。

3. 饮品店　指以供给酒类、咖啡、茶水或者饮料为主单位。

4. 小吃店　指以点心、小吃、早点为主要经营项目标单位。

5. 食堂　指设于机关、学校、企业、工地等地点（场所），为供给内部职员、学生等就餐单位。

（二）餐饮服务食品安全监管法律法规

1. 法律法规　《食品安全法》《食品安全法实施条例》。

2. 规章　《食品生产经营监督检查管理办法》《食品经营许可和备案管理办法》《网络餐饮服务食品安全监督管理办法》《食品安全抽样检验管理办法》《企业落实食品安全主体责任监督管理规定》。

3. 规范性文件　《餐饮服务食品安全监督检查操作指南》《餐饮服务食品安全操作规范》《餐饮服务通用卫生规范》和各类国家食品安全标准和食物中毒诊断标准。

六、食用农产品的监督管理

农产品是指来源于农业的初级产品（以下称食用农产品），即在农业活动中获得的植物、动物、微生物及其产品。我国《食品安全法》（2021 年）规定：供食用的源于农业的初级产品的质量安全管理，遵守现行《中华人民共和国农产品质量安全法》的规定，但《食品安全法》另有规定的，应当遵守《食品安全法》的有关规定。我国于 2022 年 9 月 2 日对《中华人民共和国农产品质量安全法》进行了第二次修订，自 2023 年 1 月 1 日起施行。

国家鼓励和支持生产优质农产品，食用农产品生产者应当依照食品安全标准和国家有关规定使用农业投入品，保证食用农产品安全。我国依据《食用农产品市场销售质量安全监督管理办法》（原国家食品药品监督管理总局令第 20 号）对食用农产品市场销售的各环节进行监督管理工作。食用农产品的监督管理应推进产地准出与市场准入相衔接，保证市场销售的食用农产品可追溯。

> **知识链接**
>
> **认真落实食品安全监管的"四个最严"要求**
>
> 面对食品安全复杂严峻形势，党中央科学果断决策，持续深化监管体制改革，集中力量加强食品安全监管，在较短时间内有效遏制了问题多发高发态势。特别是党的十八大以来，全面加强党对食品安全工作的领导，强调牢固树立以人民为中心的发展思想，坚持党政同责、标本兼治，加强统筹协调，加快完善统一权威的监管体制和制度，落实"四个最严"的要求，切实保障人民群众"舌尖上的安全"。"党政同责"的重大原则，充分发挥党的领导这一最大政治优势，将食品安全纳入各级党委议事日程，是做好食品安全工作的根本保证。在党的二十大报告中，将食品安全工作列入"推进国家安全体系和能力现代化，坚决维护国家安全和社会稳定"版块中进行专门部署。

✐ 练习题

答案解析

一、单选题

1.《中华人民共和国食品安全法实施条例》属于
- A. 行政法规
- B. 法律
- C. 行政规章
- D. 部门规章
- E. 单行条例

2. 食品安全标准是
- A. 鼓励性标准
- B. 引导性标准
- C. 强制性标准
- D. 自愿性标准
- E. 鼓励性标准

3. 以下不属于食品安全标准性质的是
- A. 政策法规性
- B. 科学技术性
- C. 引导性
- D. 社会性和经济性
- E. 强制性

4. 以下不属于食品安全法律规范效力的是
- A. 空间效力
- B. 时间效力
- C. 对人的效力
- D. 地点效力
- E. 时间效力和对人的效力

5. 食品安全法规定，（　　）对当地食品安全负责，统一领导、协调本地区的食品安全监督管理工作
- A. 县级以上地方人民政府
- B. 地方各级市场监督管理部门
- C. 地方各级卫生行政部门
- D. 各级技术监督部门
- E. 县级人民政府食品安全监督管理部门

6. 下列关于食品安全标准的说法中，不正确的是
- A. 制定食品安全标准，应当以保障公众身体健康为宗旨
- B. 食品安全标准是强制执行的标准。除食品安全标准外，允许制定其他的食品强制性标准
- C. 食品安全国家标准由国务院卫生行政部门会同国务院食品药品监督管理部门制定、公布
- D. 有关产品国家标准涉及食品安全国家标准规定内容的，应当与食品安全国家标准相一致
- E. 我国的食品安全标准均为强制性标准，而其他一般性的食品质量标准可以是推荐性标准

7. 国务院（　　）依照食品安全法和国务院规定的职责，对食品生产经营活动实施监督管理
- A. 卫生行政部门
- B. 食品药品监督管理部门
- C. 县级以上人民政府
- D. 进出口检疫部门
- E. 农业行政部门

8. 根据《食品生产经营风险分级管理办法》，食品生产企业风险等级从低到高划分为
- A. A级、B级、C级、D级
- B. D级、C级、B级、A级
- C. Ⅰ级、Ⅱ级、Ⅲ级
- D. A级、B级、C级
- E. C级、B级、A级

9. HACCP 是指
- A. 食品卫生控制体系
- B. 食品良好操作规范
- C. 食品清洁消毒程序
- D. 危害分析与关键控制点体系
- E. 食品良好生产规范

10. 生产经营的食品中不得添加

    A. 药品   B. 既是食品又是药品的中药材

    C. 食品防腐剂   D. 天然食用色素

    E. 食品增稠剂和稳定剂

（马　洁）

书网融合……

本章小结   微课1   微课2   微课3   题库

实训一　糖尿病患者的营养配餐

一、实训目的

1. 掌握食谱编制的目的与原则。
2. 掌握糖尿病患者的特点、饮食原则及饮食禁忌。
3. 学会用食品交换份法为糖尿病患者编制食谱，并能对该食谱进行营养学评价，提出修改建议。

二、实训准备

复习糖尿病患者的膳食营养防治的内容，准备实训相关资料。

三、实训内容与步骤

（一）实训内容

1. 糖尿病患者的特点　糖尿病患者由于自身胰岛功能减退，胰岛素分泌绝对或相对不足，胰岛素不能在饮食后随血糖升高而增加，不能起到有效的降血糖作用，于是血糖就超过正常范围。这时候，如果患者不进行合理饮食，甚至过度饮食，就会使血糖升得过高，并且会对本来就分泌不足的胰岛组织产生不利影响，使胰岛功能更加减退，胰岛素的分泌更加减少，从而使病情进一步加重，因此，制定一份合理的食谱对糖尿病患者来说至关重要。

2. 糖尿病患者的饮食原则

（1）控制每日摄入食物的总热量，保持理想体重。

（2）食物的成分应该是低脂肪、适量优质蛋白质、合理选用碳水化合物。对精制糖和甜食予以限制，必要时以无糖食品来代替。

（3）高膳食纤维、清淡饮食。多选择如粗粮、蔬菜等食物，利于血糖和血脂的下降及大便的通畅。少吃盐。

（4）坚持少量多餐，定时定量加餐，一定不少于 3 餐。

（5）需要注意患者的饮食习惯和饭菜口味，但也要兼顾经济条件，不应盲目跟从。

（6）应当考虑季节和市场供应情况，合理选择食材。

3. 不宜吃的食物

（1）易于使血糖迅速升高的食物　白糖、红糖、冰糖、葡萄糖、麦芽糖、蜂蜜、巧克力、奶糖、水果糖、蜜饯、水果罐头、汽水、果汁、甜饮料、果酱、冰淇淋、甜饼干、蛋糕、甜面包及糖制糕点等。

（2）易使血脂升高的食物　猪油、牛油、羊油、黄油、奶油、肥肉，对富含胆固醇的食物，更应特别注意，应该不用或少用，防止冠心病的发生。

（3）不宜饮酒　乙醇只能提供热能，长期饮用对肝脏不利，而且容易引起血清甘油三酯的升高。

4. 糖尿病患者饮食治疗注意事项

（1）必须严格按设计的食谱执行。

（2）烹制菜肴应少脂、低盐、无糖（指不加白糖、红糖等纯糖食品）。不宜采用耗油多的烹调方法，如油煎、炸、爆炒等；也不宜采用糖渍、糖醋、拔丝及盐腌、盐浸等烹制方法。

（3）如有吃零食，应将零食也计入食物总摄入量中。不宜将花生、瓜子、葵花籽、黄豆等脂肪含量高的食物作为零食。

（4）正常情况下禁食精制糖，如白糖、红糖、蜂蜜等，可选用甜味剂进行调味。特殊情况比如出现低血糖症状时，可即刻进食少量精制糖，以期迅速提高血糖水平。

（5）关于无糖食品，目前市售无糖食品如无糖饼干、无糖奶粉等，这些都只是在加工过程中没有额外加入糖，但是食品本身所含的碳水化合物并没有去除，因此这类无糖食品也不宜过量食用，且食用量应计入全天食物总量中。

（二）实训步骤

1. 案例导入　患者，男，56岁，身高170cm，体重85kg，高级管理人员。2型糖尿病，血糖基本控制，未出现明显并发症。采用膳食治疗，试制定一周食谱。

2. 食谱编制方法（采用食物交换份法）　根据糖尿病患者的病情、年龄、身高、体重、劳动强度、是否有并发症、目前饮食状态、饮食习惯、每天所需的总能量和各种营养素的数量，参照食物成分表、经济条件、市场供应状况等制定食谱，并加以严格执行。

（1）食物交换份法　将食物分成六大类：主食类（谷薯类）、蔬菜类、水果类、瘦肉类（含豆制品）、乳类（含豆浆）、油脂类。每个食物交换份产生约378kJ（90kcal）能量，同类等值食物可交换，营养价值基本相等，以丰富食物种类。不同能量饮食的食物交换份（单位）及各类食物的交换份参见表3-8至表3-14。

（2）食谱编制步骤

1）判断患者的体型

体质指数：$BMI = 体重(kg) \div [身高(m)]^2 = 85 \div 1.7^2 = 29.4 \geq 28$，该患者体型为肥胖。

BMI在18.5~23.9为体重正常，24.0~27.9为超重，≥28为肥胖。

2）计算标准体重

$$标准体重(kg) = 身高(cm) - 105 = 170 - 105 = 65(kg)$$

3）确定能量需要量和各类食物份数　患者每日能量摄入量见实训表1-1。

实训表1-1　糖尿病患者每日能量摄入量/（4.2kJ/kg）

体型	卧床	轻体力劳动	中体力劳动	重体力劳动
消瘦	25 ~ 30	35	40	45 ~ 50
超重	20 ~ 25	30	35	40
肥胖	15	20 ~ 25	30	35

能量需要 = 1260 ~ 6825kJ = 1300 ~ 1625kcal。因为该患者肥胖，按总能量 5858kJ（1400kcal）设计食谱。

参照表 3 - 8 的资料确定全天各类食物的具体份数。

4）根据患者病情，确定餐次及每餐食物量　每天至少进食 3 餐，应定时定量，早、中、晚三餐能量分配比例通常为 30%、40%、30%。用胰岛素治疗或易发生低血糖的患者，应在三餐之间加餐，加餐量应从三餐定量中适当扣减，不可另外增加总能量的摄入。

（3）制订食谱　根据实训表 1 - 2，根据患者的饮食喜好，结合表 3 - 9 至表 3 - 14 的资料选择组合各类食物进行烹调，为该患者设计一日食谱，具体见实训表 1 - 3。

实训表 1 - 2　一天各类食物份数及三餐分配

餐次	主食类（份）	蔬菜类（份）	瘦肉类（份）	乳类（份）	油脂类（份）
全天	9	1.0	3	2	1.5
早餐	3	0.3	1		0.5
午餐	3	0.4	1		0.5
晚餐	3	0.3	1		0.5
加餐				2	

实训表 1 - 3　糖尿病患者一日营养食谱

餐次	内容	食物份数	食物用量（g）
早餐	玉米面发糕	玉米面 3 份	玉米面 75g
	海带炖豆腐	海带 0.1 份、豆腐 1 份、烹调油 0.5 份	鲜海带 50g、豆腐 100g、烹调油 5g
	蒜泥西兰花	西兰花 0.2 份	西兰花 50g
午餐	二米饭	小米 1 份、大米 2 份	小米 25g、大米 50g
	肉丝苦瓜	瘦猪肉 1 份、苦瓜 0.2 份、烹调油 0.5 份	瘦猪肉 25g、苦瓜 100g、烹调油 5g
	花生拌菠菜	花生仁 0.5 份、菠菜 0.1 份	花生仁 6g、菠菜 50g
加餐	牛奶	牛奶 2 份	牛奶 300g
晚餐	糙米饭	糙米 3 份	糙米 75g
	鱼丸萝卜汤	鲤鱼 1 份、萝卜 0.2 份	鲤鱼 75g、萝卜 70g
	清炒油菜	油菜 0.2 份、烹调油 0.5 份	油菜 70g、烹调油 5g

能量 5854.8kJ（1394kacl）、蛋白质 61g、脂肪 41g、碳水化合物 206g

四、实训报告

以上述糖尿病患者的一日营养食谱为基础，结合食物的含糖量、GI 值等用食物交换份法为该患者设计编制为期一周 7 天的食谱，要求每日的食谱不得重复一样。

（林斌松）

实训二　婴幼儿喂养咨询

一、实训目的

1. 能阐述母乳喂养的优势，学会指导哺乳期妇女持续母乳喂养。

2. 能列举辅食添加的要点，学会指导家长及养育者为 6～24 月龄婴儿进行合理添加辅食。

二、实训内容

根据案例情景，通过小组合作探究、角色扮演，完成婴幼儿喂养咨询。

1. 婴幼儿喂养评估　使用婴幼儿喂养评估表，评估当前婴幼儿喂养状况。

2. 分析优先处理的喂养问题　根据评估结果，小组讨论分析与推荐喂养不一致的情况，正确选择需要优先处理的喂养问题。

3. 制定解决喂养问题方案　使用咨询卡与沟通技巧，完成婴幼儿喂养咨询，与父母或养育者共同确定解决喂养问题的措施。

三、实训步骤

（一）准备

1. 人员分组　3 人为一组，分别扮演营养咨询员，婴幼儿父或母，观察员。

2. 物品准备　婴幼儿喂养评估表、咨询技巧观察评估表、婴幼儿喂养咨询卡、写字板。

3. 情景确定　各组抽取咨询情景卡，确定案例情景。

（二）现场演练

各组领取案例一资料，咨询员对案例婴幼儿父（母）进行访谈，并完成婴儿喂养评估表；根据观察表内容，小组内进行讨论，确定主要喂养问题，提出解决措施并达成共识。

各组领取案例二资料，咨询员、观察员、父母角色轮换，重复上述步骤。

【案例一】天天，女，1 岁半，目前仍在母乳喂养，每天喝 1 顿母乳和 2 顿配方奶，但每次冲调 180ml 的配方奶粉，会有剩余；6 个月时开始添加辅食，基本已尝试了各类食物，无明显过敏反应，但是不太愿意咀嚼，如米饭，更接受稀饭；不喜欢运动，出门总是要求大人抱；过去 3 个月基本无体重增长。

【案例二】睿睿，男，2 岁，已经断奶半年，每天喝三顿配方奶，每顿 180～230ml 不固定，4 个月左右开始出牙，所以 5 个月时开始添加辅食，目前仍然单独烹调，比较喜欢吃肉不爱吃菜，基本无法自主进食，需要大人喂食，喜欢边看平板电脑边吃饭，大便较困难，体重增长正常。

（三）评价反馈

观察员填写咨询技巧的观察评估表，咨询结束之后给出反馈评价。

四、实训报告

按照上述咨询过程与结果，完成婴幼儿喂养评估表、咨询技巧观察评估表。

实训表 2-1 婴幼儿喂养评价表

母亲/父亲/养育人姓名		孩子的姓名			
孩子的年龄（年/月）		家中其他大孩子的人数			
观察母亲和养育者的状态					
孩子患病情况	1. 没有生病；2. 生病中；3. 疾病恢复期　□ 备注：_____				
孩子的生长曲线呈上升趋势	1. 是；2. 否；3. 平缓/有波动　□ 备注：_____				
母乳喂养	□是 频率（每天几次）_____ □否 母乳喂养停止时间_____		困难（母乳喂养进行的怎么样）		
辅食添加	孩子的辅食	名称	频率 （每天几次）	进食量 （如250ml）	食物质地 稠度/浓度
	动物性食物 肉/鱼/内脏/禽/蛋/奶				
	主食 稠粥/面条/红薯/土豆				
	豆类 黄豆/绿豆/豆浆/豆腐				
	蔬菜和水果 （包括本地的种类）				
液体	孩子还喝什么	名称	频率 （每天几次）	进食量 （如250ml）	奶瓶喂养 （是/否）
	动物乳				
	其他液体 （水、汤、饮料）				
母亲、养育人协助孩子吃饭 （回应性照护）	谁帮助孩子吃饭				
	进食时与宝宝互动（如哺乳时微笑、注视宝宝的眼睛）			□是 □否	
	在提供辅食时鼓励婴儿吃、有耐心、能读懂孩子的信号			□是 □否	
卫生与安全	杯子喂养（用干净的杯子和勺子喂宝宝）			□是 □否	
	洗手（在准备食物之前、进食之前、喂养其他幼儿之前和排泄之后，用干净、安全的水和肥皂洗）			□是 □否	

实训表 2 - 2　婴幼儿喂养咨询技巧观察评估表

技巧		是	否	不适用	观察发现/备注
技巧1：获得正确的婴儿年龄					
技巧2：咨询第一步——评估婴儿喂养	评估当前母乳喂养状况				
	检查母乳喂养的困难				
	观察一次母乳喂养（如有必要）				
	评估婴儿奶瓶的使用情况				
	评估"其他食物"和"其他液体"摄入				
	评估辅食添加：与年龄相应的喂养建议的比较，如频次、进食量、质地、食物种类（要吃多种多样的食物）、回应性喂养、卫生				
	完成评估之后，再进行"分析"和"行动"				
技巧3：咨询第二步——分析	分析与推荐的喂养方式不一致的情况				
	考虑母亲反映的喂养问题				
	正确地选择需要优先处理的喂养问题				
技巧4：咨询第三步——行动	表扬母亲、父亲、养育人做得好的喂养行为				
	如果发现喂养困难，58 找到原因				
	讨论遇到的困难和相关的信息				
	用合适的方法帮助母亲、父亲、养育人解决喂养问题				
	鼓励母亲、父亲、养育人尝试新的喂养方式				
	对解决喂养问题的方法达成一致				
技巧5：正确使用咨询卡	使用咨询卡加强好的母乳喂养行为				
	选择合适的年龄组的咨询卡，指出辅食添加的要点				
	用咨询卡加强良好的卫生习惯				
	演示如何在儿童食品中添加营养包（在有需要的地区）				
技巧6：运用沟通技巧	使用良好的非语言沟通				
	使用提问技巧，提出可以获得详细信息的问题				
	接受母亲、父亲、养育人的想法和感受1				
	提供实际的帮助				

（龚琬）

实训三　老年人带量食谱编制与评价

一、实训目的

1. 掌握老年人一日食谱中膳食结构、能量和营养素摄入量的计算和评价方法。
2. 熟悉食物成分表、DRIs、中国居民膳食指南（2022）及平衡膳食宝塔（2022）等工具的使用。
3. 能根据食谱评价指标优化调整老年人食谱。

二、实训内容

某社区老年助餐餐厅为老年人制定了一周的非带量食谱（实训表3-1），接下来请营养指导员为该食谱添加各种食材重量，使其成为带量食谱，并结合营养配餐软件评价所编制食谱是否符合平衡膳食的相关理论，能否满足配餐对象的营养需求，并对食谱作出优化调整，使其更加科学合理。

实训表3-1　老年助餐餐厅一周食谱

餐次	星期一	星期二	星期三	星期四	星期五
早餐	玉米糊、鸡蛋、馒头、苹果	小米粥、鸡蛋、馒头、香蕉	玉米芥菜粒、鸡蛋、牛奶、全麦面包	香菇鸡蛋粥、山药木耳、鸡蛋	黑米粥、清炒土豆丝、鸡蛋
午餐	红薯米饭（大米、红薯）西红柿炖牛肉（牛肉、土豆、西红柿）清炒花菜（花菜、甜椒）海带蹄花汤（猪蹄、海带）	金银米饭（大米、玉米粒）京酱肉丝（猪肉丝、青笋、胡萝卜）百合南瓜（南瓜、百合）豆腐鲫鱼汤（鲫鱼、豆腐、青菜）	二米饭（大米、小米）嫩滑鸡丁（鸡胸肉、西兰花、胡萝卜）清炒油麦菜（油麦菜、红椒）茶树菇老鸭汤（老鸭、茶树菇、小青菜）	南瓜米饭（大米、南瓜）烧肘子（猪肉、胡萝卜）炝炒油菜苔（油菜苔、香菇）鲜菇煲鸡汤（老母鸡、香菇、白萝卜）	高粱米饭（大米、高粱）香焖鸭肉（鸭脯肉、土豆、冬瓜）蔬菜豆腐（豆腐、芥菜）营养乳鸽汤（鸽子、青菜、西红柿）
晚餐	臊子炸酱面（面条、猪肉末、青菜、西红柿）	扬州炒饭（大米、猪肉末、洋葱、青豆）鸡蛋紫菜汤（紫菜、豌豆尖、鸡蛋）	手工馄饨（面皮、肉末、小葱）青菜骨汤（青菜、棒骨）	猪肝面（面条、猪肝、土豆、青菜）	蔬菜瘦肉粥（大米、肉末、青笋）鲜肉包子（面粉、猪肉、白菜、胡萝卜）

三、实训步骤

（一）复习理论知识

1. 查食物成分表。
2. 各供能食物成分的能量系数。
3. 食谱评价的意义。
4. 食谱评价的指标。

（二）编写带量食谱

李某，男性，70岁，身高170cm，体重65kg，无糖尿病等基础性疾病，请选择一周食谱中的任意一天，为食材添加重量，编制一日带量食谱，填入实训表3-2中。

实训表 3 - 2 　一日带量食谱

餐次	菜品名称	原材料名称及重量
早餐		
午餐		
晚餐		

（三）评价带量食谱

1. 分析评价膳食结构是否合理

（1）比较和评价　根据实训表 3 - 3 评价食物摄入种类是否齐全，是否做到了食物种类多样化，同时评价食物摄入的数量是否充足。

实训表 3 - 3 　膳食结构评价表

食物种类	实际摄入品种	膳食宝塔推荐量（g）	实际摄入量（g）	评价
油				
盐				
奶类				
大豆				
坚果				
蛋类				
肉禽鱼				
蔬菜				
水果				
谷类				

（2）根据评价结果给出建议　根据评价结果，如果缺少某类食物应建议增加相应食物种类，如果某类食物与推荐摄入量相比，数量摄入差别较大，应建议相应地增加或减少摄入量。

（3）注意事项　①奶制品和豆制品需要进行折算才能相加；②遵循宝塔各层各类食物的大体比例；③记录食物重量为可食部生重。

2. 评价能量和营养素的摄入是否合理

（1）计算能量和各营养素的摄入量　利用营养配餐软件，录入食物的种类和数量，计算出能量和各种营养素摄入量。

（2）评价能量和营养素的摄入　与 DRIs 进行比较，填入实训表 3 - 4，作出评价。一般可认为，摄入量/RNI（或 AI）在 90% 以下为缺乏，90% 以上为充足，超过 UL 水平为过剩。

实训表 3 - 4 　营养素评价表

营养素	能量（kcal）	蛋白质（g）	视黄醇（mg）	维生素 B$_1$（mg）	维生素 B$_2$（mg）	烟酸（mg）	维生素 C（mg）	钙（mg）	铁（mg）	锌（mg）
实际摄入量										
推荐量（RNI 或 AI）										
摄入量/推荐量（%）										
评价										

（3）能量的营养素来源评价　利用实训表 3 - 5 进行评价，达到下列标准为适宜：蛋白质供热占总热能的 10% ~ 15%，脂肪供热占总热能的 20% ~ 30%，碳水化合物供热占总热能的 50% ~ 65%。

实训表 3 - 5　能量来源分配评价表

	供给的能量（kcal）	占总能量的比例（%）	推荐的比例（%）	评价
蛋白质				
脂肪				
碳水化合物				
合计				

（4）三餐分配合理性评价　利用实训表 3 - 6 进行评价，早、中、晚三餐热能占全天总热能的比例分别为 30%、40%、30% 为宜。

实训表 3 - 6　三餐能量分配评价表

餐次	能量（kcal）	占全天总能量的比例（%）	推荐的比例（%）	评价
早餐				
午餐				
晚餐				
合计				

（5）蛋白质食物来源的评价　利用实训表 3 - 7 进行评价，评价标准：优质蛋白质应占蛋白质总量的 1/3 以上（优质蛋白质 = 动物性蛋白 + 大豆类蛋白）。

实训表 3 - 7　蛋白质来源评价表

类别	蛋白质（g）	占蛋白质总摄入量的百分比（%）	推荐的比例（%）	评价
动物类食品				
大豆类食品				
其他食品				
合计				

（四）优化调整带量食谱

按照以上评价结果，提出改进建议，并写出优化后的食谱，填入实训表 3 - 8。

实训表 3 - 8　优化调整后的一日带量食谱

餐次	菜品名称	原材料名称及重量
早餐		
午餐		
晚餐		

四、实训报告

按照上述食谱评价过程与结果，完成膳食结构评价表、营养素评价表、能量来源分配评价表、三餐能量分配评价表、优化调整后的一日带量食谱单。

（刘　玲）

实训四　肥胖症的营养指导

一、实训目的

1. 掌握肥胖的定义、判定方法，能对肥胖患者进行膳食指导。
2. 熟悉食谱编制方法与步骤。
3. 了解肥胖对健康的影响

二、实训内容

根据案例，通过小组合作讨论，回答问题。

【案例描述】

患者，男，47 岁，身高 168cm，体重 87kg，近期常出现头晕、头痛症状。经检查，血胆固醇 9.7mmol/L，血糖 13.5mmol/L，血压 156/96mmHg。该患者目前从事轻体力活动，平素喜食肉类，爱饮酒，不爱吃蔬菜。

【问题讨论】

1. 上述案例中患者的标准体重为（　　）。

    A. 60kg   B. 63kg   C. 65kg

    D. 68kg   E. 70kg

2. 该患者的体质指数（BMI）为（　　）。

    A. 18.2   B. 21.7   C. 24.5

    D. 30.8   E. 33.2

3. 该患者体型属于（　　）类型。

    A. 消瘦   B. 正常   C. 超重

    D. 肥胖   E. 标准体重

4. 简述与肥胖有关的膳食因素有哪些？

_____

_____

_____

5. 简述肥胖的危害有哪些？

_____

_____

_____

6. 如何对该患者进行膳食营养指导？

_____

_____

_____

7. 为其编制一日减肥食谱（实训表 4－1）。

实训表 4 – 1　肥胖患者一日减肥食谱

餐次	食物名称	原料名称	重量（g）
早餐			
午餐			
晚餐			

三、实训报告

按照上述讨论结果，撰写实训报告。

（杨伟品）

实训五　食物中毒案例讨论

一、实训目的

1. 掌握引起食物中毒的原因、类型、临床表现、诊断及治疗处理原则。
2. 掌握食物中毒案例分析方法。
3. 熟悉食物中毒的调查与处理方法。

二、实训内容

根据案例，通过小组合作学习，回答问题。

【事件描述】

某年 8 月 10 日晚 8 时，某市家住城北区的王某出现发烧、腹泻、腹痛、恶心、呕吐等症状而急诊入院。体格检查结果：体温 39.5℃，腹部有压痛感，大便为水样便并带有黏液。随后，居住在周边的一些居民也因同样的症状体征而入院就诊。至 13 日夜间 12 时，同辖区内共计 60 户，117 人因相似的症状体征到医院住院或门诊观察治疗。

【问题讨论】

1. 医院门诊医生在接到第一例患者时，首先可能会作何诊断？当同天又接到数例相同症状体征的患者后，其又应该如何考虑？如何处理呢？

2. 如果怀疑是食物中毒，应如何处理？

_____

_____

【事件描述】

根据医生对每位患者的询问，发现所有的患者在 8 月 10 日都吃过酱马肉，该肉为居住在该区的个体商贩李某自制售卖。医生立即向所在辖区疾控中心报告，怀疑为一起食物中毒事件。

区疾控中心工作人员从 8 月 10 日到 13 日深入医院和患者家中，开展流行病学调查，了解发病情况，并采集了大量的有关食物、餐具及患者生物样本，进行实验室检测。

【问题讨论】

3. 按照食物中毒的调查处理原则，你认为食物中毒的调查必须包括哪些工作？

_____

_____

4. 要确诊为何种类型的食物中毒，最关键的工作是什么？

_____

_____

【事件描述】

根据区疾控中心的调查报告，此次食物中毒的原因与发病人员均吃过李某自制的酱马肉有关。

8 月 8 日晚，李某将濒于死亡的老马拉回家中后，在自家院内屠宰剥皮，然后在一破陋的棚子里加工制作了酱马肉，周围卫生条件十分差，生、熟马肉均使用过同一刀具和容器。从 8 月 9 日下午到 10 日凌晨共计加工了 4 锅 100 多斤酱马肉，并置于盛过生肉的菜篮子中，放在院中，10 日晨在路边出售。

此次食物中毒调查报告中还有如下一些资料。

（1）发病率　进食酱马肉者 198 人，发病 186 人，发病率 93.9%；住院及门诊观察人 117 人，占发病人数的 62.9%。

（2）潜伏期　198 例病例中，潜伏期最短的 3 小时，最长的为 80 小时，70% 的病例在 12 ~ 30 小时内发病。

（3）临床症状　病例主要症状为发烧、腹泻、腹痛、头疼、头晕、恶心、呕吐；个别患者休克、昏迷。患者发烧最低为 37.5℃，最高为 41℃；75.8% 的患者体温在 38 ~ 39.5℃；大多数患者大便为水样便且带有黏液，腹部有压痛感。

（4）治疗与病程　症状较重患者静脉点滴左氧氟沙星；轻型患者口服小檗碱。大部分患者 2 ~ 5 天痊愈，个别患者病程可达 2 周。预后良好，无后遗症。

【问题讨论】

5. 此事件是何种类型的食物中毒？根据上述资料，能否确定是何种原因引起的食物中毒？

_____

_____

6. 造成此食物中毒的主要原因是什么？

_____

_____

7. 对此类食物中毒的患者在治疗与处理时，应该注意哪些方面？

_____

_____

8. 今后如何防止类似中毒事件的发生？

_____

_____

三、实训报告

按照上述调查过程与结果，完成食物中毒调查报告（实训表5-1）。

实训表5-1 食物中毒调查情况统计表

单位名称		地　址		进食人数		
发病人数		住院人数		死亡人数		
死亡原因						
可疑食物		进食时间				
		最早发病时间				
临床症状						
潜　伏　期		最短：	最长：	中位值：		
样品 检验结果	食　物	患者吐泻物	血　液	厨房炊具	其　他	
卫生学调查情况						
处理情况及改进措施						
可疑食物						
致病因子						
中毒主要原因						
损失情况估计						

报告日期：

报告人：

（王　丹）

参考文献

［1］孙长颢. 营养与食品卫生学［M］. 8 版. 北京：人民卫生出版社，2022.

［2］杨月欣. 中国食物成分表标准版第二册［M］. 6 版. 北京：北京大学医学出版社，2019.

［3］中国营养学会. 中国居民膳食指南（2022）［M］. 北京：人民卫生出版社，2022.

［4］杨柳清. 营养与膳食［M］. 2 版. 北京：高等教育出版社，2020.

［5］杨月欣，葛可佑. 中国营养科学全书［M］. 2 版. 北京：人民卫生出版社，2019.

［6］高永清，吴小南. 营养与食品卫生学［M］. 2 版. 北京：科学出版社，2021.

［7］赵秀娟，吕全军. 营养与食品卫生学实习指导［M］. 5 版. 北京：人民卫生出版社，2021.

［8］王江琼，江秀娟. 营养与膳食［M］. 武汉：华中科技大学出版社，2022.

［9］中国营养学会. 中国居民膳食营养素参考摄入量（2023 年版）［M］. 北京：人民卫生出版社，2023.

［10］夏文水. 食品工艺学［M］. 北京：中国轻工业出版社，2022.

［11］王瑞. 食品卫生与安全［M］. 3 版. 北京：化学工业出版社，2022.

［12］姚卫蓉，于航，钱和. 食品卫生学［M］. 3 版. 北京：化学工业出版社，2021.

［13］钟耀广. 食品安全学［M］. 3 版. 北京：化学工业出版社，2020.

［14］郑晓东. 食品微生物学［M］. 2 版. 北京：中国农业出版社，2022.

［15］中国高血压防治指南修订委员会，高血压联盟（中国），中华医学会心血管病学分会，等. 中国高血压防治指南（2018 年修订版）［J］. 中国心血管杂志，2019，24（1）：1 - 46.

［16］中华医学会内分泌学分会. 中国高尿酸血症与痛风诊疗指南（2019）［J］. 中华内分泌代谢杂志，2020，36（1）：1 - 13.

［17］周昌明，冯小双，沈洁，等. 饮食、营养、体力活动与癌症［J］. 上海医药，2021，42（22）：3 - 8.